骨骼肌肉评估：
关节运动和肌肉测试

Musculoskeletal Assessment:

Joint Motion and Muscle Testing

（第 3 版）

主编　〔加〕黑兹尔·克拉克森（Hazel M. Clarkson）

译者　李　晨

审校　李　哲

Wolters Kluwer　北京科学技术出版社

著作权合同登记号　图字：01–2018–0093

图书在版编目（CIP）数据

骨骼肌肉评估：关节运动和肌肉测试 /（加）黑兹尔·克拉克森 (Hazel M. Clarkson) 主编；李晨译 . -- 北京：北京科学技术出版社，2020.8
　　书名原文：Musculoskeletal Assessment : Joint Motion and Muscle Testing
　　ISBN 978–7–5714–0515–1

　　Ⅰ . ①骨… 　Ⅱ . ①黑… ②李… 　Ⅲ . ①肌肉骨骼系统－康复医学 　Ⅳ . ① R680.9

中国版本图书馆 CIP 数据核字 (2019) 第 229149 号

骨骼肌肉评估：关节运动和肌肉测试

主　　编：〔加〕黑兹尔·克拉克森（Hazel M. Clarkson）
译　　者：李　晨
责任编辑：于庆兰
责任印制：吕　越
图文排版：天地鹏博
出 版 人：曾庆宇
出版发行：北京科学技术出版社
社　　址：北京西直门南大街 16 号
邮政编码：100035
电话传真：0086-10-66135495（总编室）
　　　　　0086-10-66113227（发行部）　0086-10-66161952（发行部传真）
电子信箱：bjkj@bjkjpress.com
网　　址：www.bkydw.cn
经　　销：新华书店
印　　刷：三河市华骏印务包装有限公司
开　　本：889mm×1194mm　1/16
字　　数：536 千字
印　　张：34
版　　次：2020 年 8 月第 1 版
印　　次：2020 年 8 月第 1 次印刷
ISBN 978-7-5714-0515-1

定　　价：228.00 元

编者名单

Denise Donica, PhD
Assistant Professor
Occupational Therapy
East Carolina University
Greenville, North Carolina

Carol Fawcett, PTA, MEd
PTA Program Director
PTA Department
Fox College
Tinley Park, Illinois

Bradley Michael Kruse, DPT, OCS, SCS, Cert. MDT, ATC, CSCS
Instructor
Physical Therapy
Clarke College
Dubuque, Iowa

Clare Lewis, BSPT, MSPT, MPH, PsyD
Associate Professor
Physical Therapy
California State University, Sacramento
Sacramento, California

Lee N. Marinko, PT, ScD, OCS, FAAOMPT
Clinical Assistant Professor
Department of Physical Therapy and Athletic Training
Boston University
Boston, Massachusetts

Jennifer McDonald, PT, DPT, MS
Associate Professor
PTA
SUNY Canton
Canton, New York

Cindy Meyer, OTA-AAS, OT-BS, MS
COTA retired, OTR, Associate Professor,
  Academic Fieldwork Coordinator
OTA Program
South Arkansas Community College
El Dorado, Arkansas

Shannon Petersen, DScPT, OCS, COMT
Assistant Professor of Physical Therapy
Physical Therapy
Des Moines University
Des Moines, Iowa

Hamdy Radwan, PhD
Professor of Physical Therapy
Physical Therapy
Winston Salem State University
Winston Salem, North Carolina

S. Juanita Robel, MHS
Associate Professor
Doctor of Physical Therapy Program
Des Moines University
Des Moines, Iowa

Susan Rogers, MOT
Assistant Professor
Allied Health/ Occupational Therapy
Tuskegee University
Tuskegee, Alabama

Theresa Schlabach, PhD
Dr. OTR/L Board Certified in Pediatrics
Master of Occupational Therapy
St. Ambrose University
Davenport, Iowa

Susan Shore, PhD
Professor
Physical Therapy
Azusa Pacific University
Azusa, California

前 言

我很高兴能把第 3 版的《骨骼肌肉评估：关节运动和肌肉测试》（*Musculoskeletal Assessment: Joint Motion and Muscle Testing*）介绍给大家。这一版继承了先前版本向学生和专业人士传递新信息、方法、经验和智慧的宗旨。书中新加入的一些学习方法，进一步提升了本书作为教学工具和临床资源的价值。

第 3 版新亮点

第 3 版中增加了一些值得注意的补充，包括更加深入地讨论关节、关节运动、SFTR 方法和由于盂肱关节活动范围受限导致的正常和异常肩肱节律。在书中正常活动度（range of motion，ROM）以红色标注。书中还介绍了使用直尺和卡尺测量颞下颌关节（temporomandibular joint，TMJ）主动活动度（active range of motion，AROM），以及用卷尺、标准倾斜计、颈椎活动度测量器（Cervical Rangeof-Motion Instrument，CROM）和通用关节角度尺测量脊柱的方法。在评估和测量肌肉长度时，每个步骤中都包含了对肌肉起止点的介绍。书中介绍了更精确的肌力分级标准。附录 C 还增加了评估和测量关节活动范围、肌肉长度和肌力时的患者摆位表。

书中增加了很多新的照片和图解。关节被动活动度（passive range of motion，PROM）图解中特别标注了角度尺和治疗师手部摆位与深层解剖结构之间的关系，同时还有限制关节运动的正常限制因素（normal limiting factors，NLF）。此外，体表解剖图旁边的深层骨性解剖图也是新增的内容。

本书的主要内容

关节活动范围和肌力的评估是物理治疗和作业治疗中很重要的临床实践技能。它们组成了对肌肉骨骼疾病患者身体评估的两个部分。本书同时满足了对关节活动范围和徒手肌力评定两方面的综合性需要。本书的编写是基于读者已经掌握了一定肌肉骨骼解剖知识的前提之上的。

本书的组织架构和使用方法

第 1 部分：原则与方法（第 1 章和第 2 章）

第 1 章的重点是评估的原则和方法。这是学习其余章节的知识前提。

第 2 章（上一版的第 9 章）展示了某些特定的评估方法可以用来作为治疗方法。通过描述和展示，读者可以清楚评估关节活动范围、肌肉长度和徒手肌力评定的原则与方法与一些治疗技术是相同的。本章节的内容与第 1 章中评估的原则和方法直接相关联，并且融合了评估与治疗的特点，从而促进在临床实践中学习与应用这些技巧。

第 2 部分：各部位评估方法（第 3 章至第 9 章）

第 3 章至第 9 章集中讨论了四肢、头部、颈部和躯干的关节活动范围、肌力的评估方法。每一章节描述一个特定的关节复合体，所有的章节都按同样的顺序进行论述。

关节和运动

每一章节的开始都对特定关节复合体的关节、关节面形状、关节运动和运动轴功能进行回顾。对关节结构、关节运动和关节运动 NLF 以表格的形式进行了总结。这个表格为评估、测量和结果的解释提供了参考信息。表格旁边的简单示意图让读者对正常限制关节运动的 NLF 有了更好的视觉上的印象。

体表解剖

通过展示和描述来说明关节活动范围和肌力评定的相关参照点。在章节后对每块肌肉的描述中会提及精确的触诊位置。

活动度的评估和测量

在一些章节中，会描述和演示特定关节活动的评估和测量方法，用于指导下一步评估中的 AROM 筛查。

对患者现阶段、恢复期和治疗过程采用前后相同的关节活动范围评估和测量方法是至关重要的。使用相同的文献资料和演示方法，可以提高我们的学习效率。

从第 3 章到第 8 章，对关节活动范围评估和测量的描述首先提醒应评估 AROM，并辨别要避免的代偿动作。对于一些四肢关节运动来说，还会对 AROM 的测量方法进行描述和演示。

对四肢关节 PROM 评估方法的描述和演示包含对终末感的判断。描述和演示使用通用关节角度尺测量 PROM 的方法，一些情况下使用的是 OB "Myrin" 角度尺。

第 9 章（上一版的第 2 章），是对 TMJ 和脊柱 AROM 的评估和测量。这一章节内容修改幅度较大，新增了使用直尺和卡尺测量 TMJ AROM，以及使用卷尺、标准倾斜计、CROM 和通用角度尺测量脊柱 AROM 的方法。

肌肉长度评估和测量

在关节活动范围的评估和测量之后，是对肌肉长度评估和测量的描述和演示。

肌力评估

此部分重点讲徒手肌力评定。这一部分开始是对相关解剖区域的回顾，包括肌肉功能、起止点和神经支配等内容。

肌力的测试方法在关节运动的大标题下进行了描述。主动肌和辅助肌都标注了出来。每个运动测试步骤都是先对抗重力位的测试进行演示和描述，之后对去重力位的测试进行演示和描述。

肌力检查中，第一幅抗重力位示意图演示了测试的起始位和固定方法。下一幅图演示了关节活动范围终末位患者的姿势和最佳的触诊位置。之后一幅图演示了治疗师徒手施加阻力的方法。与此图一起的图片演示了被检查肌肉的位置和治疗师手部摆放位置与深部解剖结构之间的关系。这幅图同样让我们对肌肉起止点和肌纤维走向有了视觉概念，可以帮助读者对深部结构有更好的视觉印象。

第一幅去重力位示意图演示了测试时的起始位和固定方法。第二幅图演示了去重力位测试的终末位和肌肉触诊的最佳位置。

正常来说，关节活动范围和肌力评定的测量步骤的第一步是将身体摆在最佳起始位上，这个位置要能给予最佳的固定效果。在一些情况下，可以使用不止一种姿势来评估和测量关节活动范围和肌力，这些姿势被称为替代姿势——在临床使用较普遍，或者首选的起始位不实际，或者对于一些患者来说可能是禁忌姿势——对于这些情况书中也进行了列举。

功能性应用

每一章节的最后一部分是评估的功能性应用，描述了关节特定的功能性应用、关节的功能性活动范围，重点放在了日常生活活动所需的活动范围上。描述肌肉功能的原则是根据生物力学原理和日常生活活动情况，不根据单独的功能进行关节活动范围和肌力的评估。通过对日常生活活动所需活动度与肌肉功能的了解，治疗师可以从评估结果中筛选有意义的信息。治疗师将评估结果和患者完成日常生活活动的能力相结合，或者与其他身体评估结果相结合来制订合适的治疗计划，以帮助患者重建功能。

第 3 部分：附录

附录 A 和附录 B 分别列出了活动度评估和测量，以及徒手肌力评定的表格。附录 C 列出了关节 ROM、肌肉长度和肌力评估时患者摆位的表格。附录 D 描述了整个步行周期中下肢的位置和动作。

结语

我希望这本书作为一本有用的资料可以继续在课堂、实验室和临床上使用，进一步提升读者对关节 ROM 和肌力临床评估的标准化和熟练性。

Hazel M. Clarkson

向我的父母致敬，
感谢他们默默为我无私奉献了那
么多！

致 谢

每一次新版的《骨骼肌肉评估：关节运动和肌肉测试》的出版和成功都离不开许多人的努力。我要再次感谢和我一起出版了第1版和第2版的各位同道，前两个版本是第3版的雏形。现在我想感谢那些帮助我出版第3版的人。

我要再一次感谢我的家人给予我的无私支持和鼓励，"我们"又出版了一个新的版本。很感谢我的丈夫Hans Longerich，我的父母Graham和June Clarkson，还有我的弟弟Ronald Clarkson。感谢我的弟弟无私地把时间贡献出来编辑文字、帮助拍摄照片，并担任照片和演示中的模特。对我来说，你们的帮助给了我很大的支持。

我要感谢医院和研究所的同事们，感谢你们对我的工作提出了很多有益的建议，感谢你们无私地分享了自己的经验和知识。还要特别感谢阿尔伯特大学康复医学院物理治疗系主任Bob Haennel的支持。

我要特别感谢我的好朋友、我的同事Liza Chan，谢谢她花时间和精力帮助我完成文献检索和研究材料的组织。Jess Chan，感谢你帮忙收集参考资料。

感谢这次的摄影师Thomas Turner，谢谢你拍出了那么高质量的照片，和你共事真的很开心。Ronald Clarkson，我的模特，谢谢你再一次扮演了这个角色。谢谢你除了作为模特之外还给我们提出了那么多建议。

我的设计师，KIM Battista，很高兴和你一起为第3版图书创作了那些简笔画。

最后但同样重要的，我要向整个Lippincott Williams & Wilkins团队表示感谢，尤其是Meredith Brittain，感谢能有这样一位具有满腔热情的领导——谢谢你在整个编写过程中提出那么多有建设性的建议并始终对我充满耐心。

目 录

第 1 部分
原则与方法

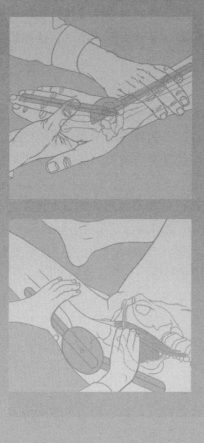

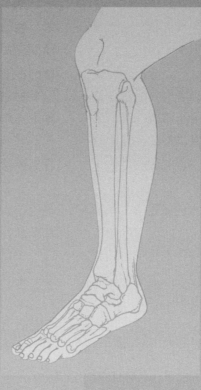

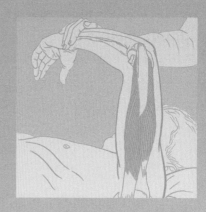

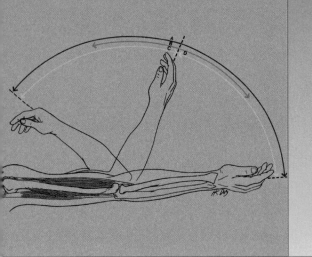

第 1 章

原则与方法

与评估原则和评估方法有关的知识是学习关节活动度（range of motion，ROM）和肌力的基础。这一章讨论了与关节 ROM 和肌力相关的因素。牢固掌握本章节中的评估原则、评估方法和相关术语对于学习后续章节中的评估技术至关重要。

问诊

当进行治疗评估时，要向患者解释进行评估的基本原理以及评估过程中的各个步骤。语速要慢，使用浅白的词语，向患者提供精确易懂的解释，同时鼓励患者在必要的时候提出问题。

患者理解下列事项至关重要。

1. 检查过程中需要暴露身体的特定部位和做出不同的姿势。

2. 在检查中和检查后与患者沟通体征和症状有无改变。告知患者在检查后可能有短暂的症状加重，但是这样的症状会在短时间内消除。

视诊

视诊是评估关节 ROM 和肌力的重要组成部分。视诊时，被评估的身体部位应该完全暴露。通过初期的评估，治疗师可以采集到视觉上的评估信息并制订出合适的评估方案和确定患者的问题所在。通过视诊得到的信息包括面部表情、功能性活动中的对称性或代偿动作、身体姿势、肌肉轮廓、身体比例、体色、状态和皮肤的皱痕。

触诊

触诊是通过触摸对身体表面进行检查的过程。触诊可以评估骨性组织和软组织轮廓、软组织硬度和皮肤温度与质地。视诊和触诊可使深部解剖形象化[1]。

触诊是评估和治疗患者的基本技能。在进行如下操作时，精通触诊是很有必要的。

● 当测量关节 ROM 时，能够正确定位骨性标志以摆放量角器、卷尺或倾斜仪。

● 当测量关节 ROM 或活动关节时，能够正确定位组成关节的骨性部分，并稳定住关节一端和活动另一端。

● 能够正确定位骨性标志以作为评估四肢和躯干情况的参照点。

● 当评估肌力和进行肌肉再教育练习时，确定是否有肌肉收缩。

● 辨别出骨性组织或软组织的失常。

● 定位需要直接治疗的结构。

熟练的触诊技巧需要在练习和实践中获得。在尽可能多的个体上进行触诊练习并熟悉人体解剖上的个体差异。

触诊技术

● 保证患者舒适和温暖，身体或评估部位应得到良好支撑以使肌肉放松。这有利于深部组织或内部（非收缩性）结构的触诊，如韧带或滑囊。

● 先对触诊区域进行视觉观察，注意是否有畸形或异常。

● 使用示指和中指的指腹进行触诊。注意指甲不能太长。

● 手指与患者皮肤直接接触，不要隔着衣物进行触诊。

● 使用敏感且深入的接触来逐步建立患者的安全感。戳刺感令患者很不舒服并可能导致肌肉紧张，这样会使得对深层组织的触诊变困难。

● 指导患者对抗阻力进行肌肉等长收缩，然后放松肌肉再触诊肌腹和肌腱。在收缩和放松过程中触诊肌腹和肌腱。

● 将示指或中指指尖跨过肌腱的长轴，在肌腱上轻柔地滚动来触诊肌腱。

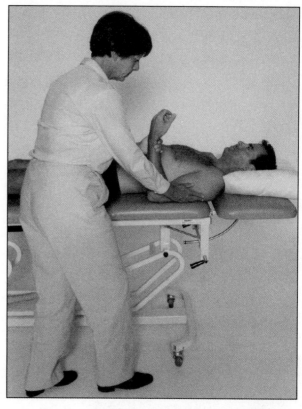

图 1-1　治疗师操作时，侧身站在治疗床旁

治疗师姿势

当进行评估时可利用姿势和举重的相关生物力学原理。治疗师的姿势和对患者肢体的支撑如下文所描述。

姿势

站立时保持头部和躯干直立，双足与肩同宽，膝关节微屈。一侧足站立在另一侧前方，站立方向与动作方向在同一直线上。保证支撑面足够宽以维持平衡并让重心能够有效地从一侧下肢转移到另一侧下肢。当进行移动时应注意以下几点。

● 侧身站在治疗床旁，远离治疗床的一侧下肢站在近侧下肢前方（图 1-1）。

● 正身面对治疗床站立，一侧下肢在另一侧稍前方（图 1-2）。

● 进行诊断性运动时，站立方向与诊断性运动相一致，一侧下肢在另一侧稍前方。

采用脊柱中立姿势来保护腰椎（根据舒适度和习惯的不同，可采用不同姿势），避免极度的

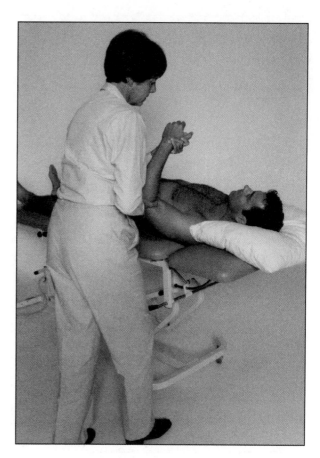

图 1-2　治疗师操作时正身站立在治疗床旁

脊柱屈曲与伸展[2]。可通过以下方法获得额外的保护。

- 尽可能靠近患者。
- 通过移动足部来旋转身体，避免脊柱旋转。
- 利用屈伸下肢关节和动员腿部肌肉来完成运动。

调整治疗床的高度来获得腰椎前凸中立姿势，靠近患者，避免疲劳。

患者肢体的支撑

想要轻松地移动患者肢体，可以按照如下方法进行操作。

- 在肢体重心的高度进行支撑，大致在肢体上中 1/3 段的连接处（图 1-3）[3]。
- 手部放松地抓握住患者肢体来支撑或移动肢体，手部抓握姿势与肢体轮廓相一致（图 1-3）[3]。
- 通过前臂环抱住肢体以给予额外的支撑。
- 当抬起或移动肢体时保证所有的关节都得到了足够的支撑。

关节活动度

运动描述：骨运动学

运动学（kinematics）是研究运动的术语[4]。骨运动学（osteokinematics）研究的是骨在空间中的运动[4]。通过对骨骼运动的评估、测量和记录来呈现关节的活动度（ROM）。关节 ROM 是指

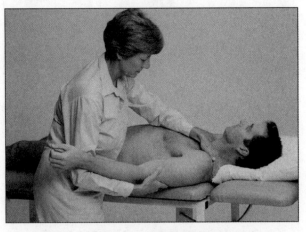

图 1-3　手部放松，支撑住肢体的重心位置

发生在关节处，骨在空间运动而产生的动作的量。患者在无辅助情况下收缩肌肉，在关节活动范围内主动移动肢体，这被称作主动活动度（active range of motion，AROM）。治疗师或者借助外力在关节活动范围内移动肢体，这被称作被动活动度（passive range of motion，PROM）。

评估关节 ROM 需要对解剖有充分的认识，其中包括对关节、关节运动、正常限制因素（NLF）的了解。这些内容将分章进行讨论。

关节和分类

解剖学上关节由两个骨性关节面组成，其上覆盖透明软骨，并且在此连接处可以产生运动[5]。关节处的运动一部分是由关节面的形状决定的。解剖学上关节的分类如表 1-1（图 1-4 ～ 1-10）所示。

除了根据关节面的解剖关系对关节进行分类，关节还可以分成韧带联合、生理性或功能性关节。

韧带联合指的是构成关节的骨关节面之间相对距离较远，通过韧带连接在一起（图 1-11）[7]。运动可以绕着一个轴进行。生理性[5]或功能性[8]关节包含两个关节面、肌肉和骨骼（如肩胛胸壁关节），或者肌肉、滑囊和骨骼（如三角肌下关节），一端骨骼相对另一端骨骼运动（图 1-12）。

运动：运动平面与运动轴

使用一个坐标系能够更好地描述和理解关节的运动（图 1-13）。这个坐标系统中心点在第 2 骶椎前，研究主体处于解剖位。解剖位如图 1-14 ～ 1-16 所示。本书中评估活动度的起始位采用的就是关节的解剖位，特别指出的除外。

这个坐标系统包含 3 个基本平面和轴（图 1-13）。同样的坐标系统可以转换，这样它的中心点可以定位在人体任意关节的中心。在基本平面上或平行于基本平面的运动是绕着垂直于运动平面的轴进行的。表 1-2 列出了人体的基本运动平面和运动轴。很多功能性运动发生在基本平面之间的斜切面上。

表 1-1 关节分类[6]

球窝关节（球状关节）	滑车关节（屈戌关节）	平面关节
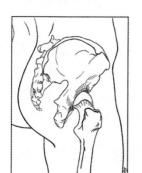	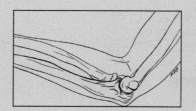	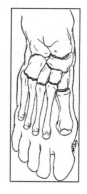
图 1-4 球窝关节（髋关节）。球状关节面和窝状关节面；可以绕着多个轴进行运动	图 1-5 滑车关节（肱尺关节）。两个关节面，一般限制仅可绕一个轴运动；通常有强韧的侧副韧带	图 1-6 平面关节（跗骨间关节）。这种关节由两个相对平滑的关节面组成；在这些关节上会发生滑动运动
椭圆关节	鞍状关节	双髁关节
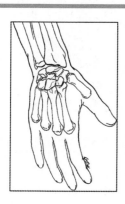	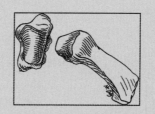	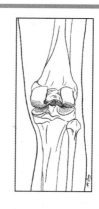
图 1-7 椭圆关节（桡腕关节）。这种关节由椭圆状的凸面与椭圆状的凹面组成；可以绕着两个轴运动	图 1-8 鞍状关节（第一腕掌关节）。每一个关节的凸面和凹面以一个合适的角度相对；可以绕着两个轴运动	图 1-9 双髁关节（胫股关节）。一侧关节面有两个凸起的髁，另一侧关节面有两个凹陷的窝。大部分运动绕着一个轴进行，当事先活动到 90°时可以进行一定程度的旋转运动
	圆柱关节（枢轴关节）	
	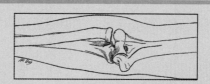	
	图 1-10 圆柱关节（桡尺近端关节）。由中央骨性轴和周围的骨性韧带环组成；只能做旋转运动	

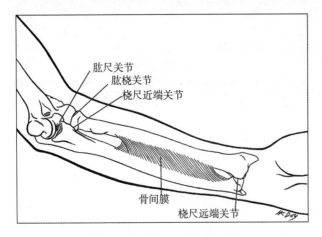

图 1-11　尺桡骨间韧带联合

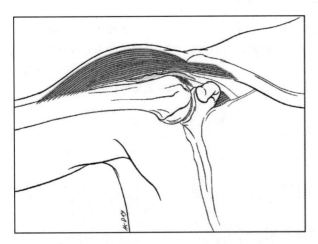

图 1-12　生理性或功能性关节（三角肌下关节）

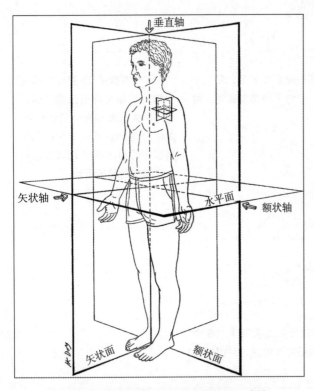

图 1-13　解剖姿势下的运动平面与运动轴

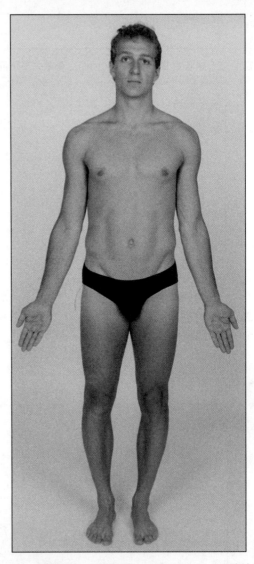

图 1-14　解剖姿势（前面观）。直立站立，手臂放置于身体两侧，足趾、手掌和眼睛朝向前方，手指伸直

运动术语

成角运动

　　成角运动是指相连骨骼间的角度增大或减小的运动。它包括屈曲、伸展、外展和内收（图 1-17）[6]。

　　屈曲：身体某部分弯曲，前表面互相靠近。特殊考量：拇指的屈曲，拇指在手掌上移动；膝和足趾的屈曲，肢体后侧或者跖面相互靠近；踝屈曲，足部背侧面和腿部前侧面相互靠近（这个动作被称为背伸）；颈和躯干的侧屈，向左或向

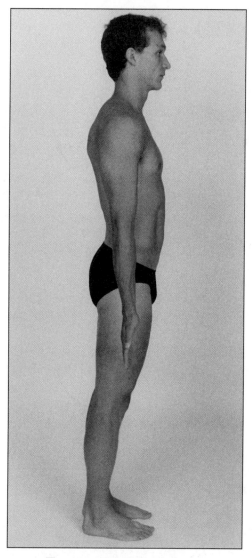

图 1-15　解剖姿势（侧面观）

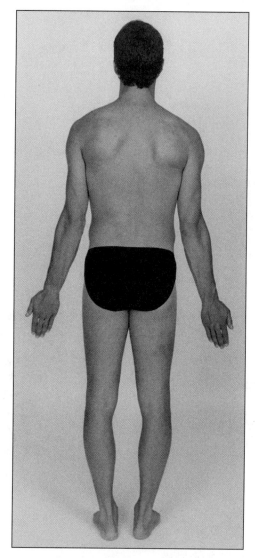

图 1-16　解剖姿势（后面观）

表 1-2　身体的运动平面与运动轴				
平面	平面描述	旋转轴	轴的描述	最常见运动
额状面（冠状面）	将身体分成前后两部分	矢状轴	从前到后	内收、外展
矢状面	将身体分成左右两部分	额状轴（横轴）	从内向外	屈曲、伸展
横截面（水平面）	将身体分成上下两部分	长轴（垂直轴）	从上到下	内旋、外旋

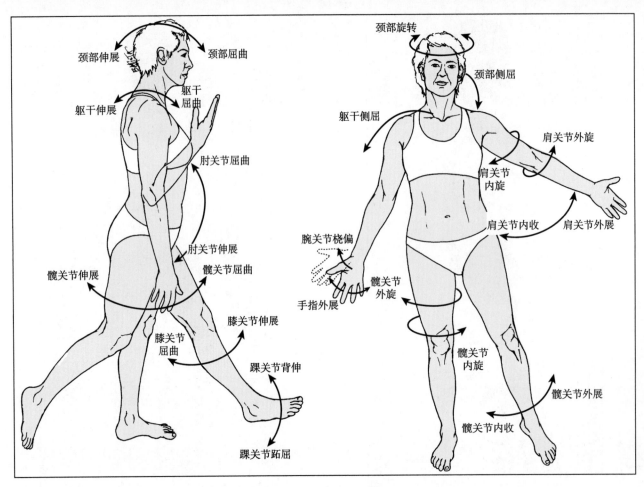

图 1-17　骨性运动术语

右的侧向弯曲动作。

　　伸展：身体一部分伸直，动作方向与屈曲运动相反。特殊考量：踝伸展，足部跖面向着腿部后侧面靠近，这个动作称为跖屈。

　　过伸：超过正常关节解剖伸展位置的运动。

　　外展：远离身体或肢体中线的运动。手的中线穿过第三指骨，足部的中线穿过第二趾骨。特殊考量：肩胛骨外展，又称为前伸，指的是肩胛骨内侧缘远离脊柱的运动；拇指外展，拇指在垂直于手掌面的平面内向前的运动；腕关节外展，又称为腕关节桡偏；足外翻，足跟向外转，它不是一个单纯的外展动作，因为它包含了前足的外展和旋前。

　　内收：向着身体或肢体中线的运动。特殊考量：肩胛骨内收，又称为回缩，指的是肩胛骨内侧缘靠近脊柱的运动；拇指内收，拇指从外展位回到解剖位置的运动；腕关节内收，又称为

腕关节尺偏；足内翻，足跟向内旋转，它不是一个单纯的内收动作，因为包含了前足的内收和旋后。

　　肩关节上举：上肢从肩关节水平位置（如90°）上举到头顶（如180°）的运动。上肢可以在矢状面（肩屈曲）或额状面（肩外展）内运动到垂直位置。在治疗中，这些运动一般被简单称为肩关节屈曲和肩关节外展。肩胛骨所在的平面位于额状面前方30°～45°，这个平面也是肩关节上举动作中斜向运动的参照面[9]。这个上举运动所在的平面称为肩胛骨平面（图1-18）[10]。

旋转运动

　　这些运动一般围绕着长轴或垂直轴进行。

　　内旋：肢体某一部分的前侧面向着身体中线

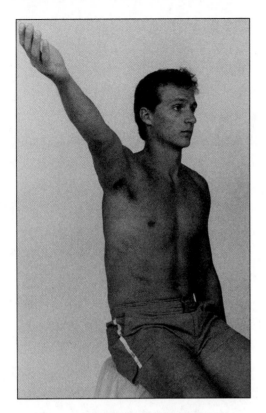

图 1-18　**肩关节上举：肩胛骨平面**

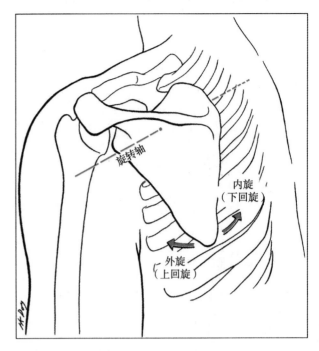

图 1-19　**肩胛骨旋转**

运动（图 1-17）。特殊考量：前臂的内旋又称为旋前。

外旋：肢体某一部分的前侧面远离身体中线运动（图 1-17）。特殊考量：前臂的外旋又称为旋后。

颈部旋转和躯干旋转：绕着垂直轴向左或向右旋转（图 1-17）。

肩胛骨旋转：用方向来描述肩胛骨下角或肩胛骨冈下窝的运动（图 1-19）。

肩胛骨内旋（下回旋）：肩胛骨下角朝向身体中线并且冈下窝向下方运动。

肩胛骨外旋（上回旋）：肩胛骨下角远离身体中线并且冈下窝向上方运动。

环转：屈曲、伸展、内收和外展的组合运动。

拇指和小指的对指运动：拇指和小指的指尖相碰的运动。

拇指和小指的张开运动：拇指和小指从对指位置回到解剖位置的运动。

水平外展（伸展）：发生在肩关节和髋关节。当肩关节以 90°屈曲或伸展，或髋关节屈曲 90°时，上肢和大腿向着远离身体中线的方向或者向后方运动。

水平内收（屈曲）：发生在肩关节和髋关节。当肩关节以 90°屈曲或伸展，或髋关节屈曲 90°时，上肢和大腿向着靠近身体中线的方向或者向前方运动。

倾斜：描述肩胛骨或骨盆的运动。

肩胛骨前倾：肩胛骨喙突向前向下运动而肩胛骨下角向后向上运动[11]。

肩胛骨后倾：肩胛骨喙突向后向上运动而肩胛骨下角向前向下运动。

骨盆前倾：髂前上棘向前向下运动。

骨盆后倾：髂前上棘向后向上运动。

骨盆侧倾：在额状面上同侧的髂前上棘和髂后上棘向上（骨盆上提）或向下运动（骨盆下降）。

肩带上提：肩胛骨和锁骨远端向上运动。

肩带下降：肩胛骨和锁骨远端向下运动。

活动过度：活动范围增大；关节 ROM 比预期的正常 ROM 度大。

活动不足：活动范围减小；关节 ROM 比预期的正常 ROM 度小。

肌肉被动不足发生在当肌肉长度限制其所在或所跨关节在完全 ROM 内活动（图 1-20）[12]。

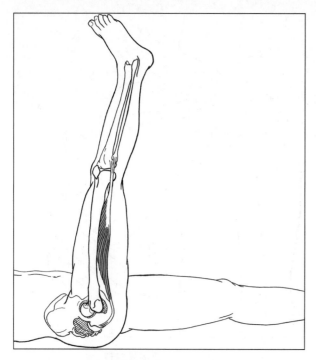

图 1–20　腘绳肌被动不足。膝关节伸展时髋关节屈曲活动度受到腘绳肌长度的限制

运动描述：关节运动学

研究关节内和骨关节面之间运动的学科称为关节运动学（arthrokinematics）[4]。通过对关节面形状的认识和对骨骼运动方向的观察进行 AROM 和 PROM 的评估。还可以使用这个方法对关节运动进行间接观察。

根据关节的一般形态可以对关节进行分类（表 1–1）。所有滑膜关节的关节面形状都可分成关节凸和关节凹，即使是平面关节也是如此[4]。所有关节面在各方向上要么是凸的要么是凹的。例如在髋关节上，髋关节盂唇是关节凹，股骨头是关节凸。鞍状关节面的凸出角度与关节凹陷角度正好契合，例如第一腕掌关节（由大多角骨远端关节面和第一掌骨基底面组成）。在所有的关节内，关节凹与关节凸互相匹配。

当关节产生运动时会表现出两种关节运动——滑动和滚动[4]。滑动和滚动以一定比例同时发生并产生正常的关节运动。滑动是一种平移运动，指一侧关节面上的一点与对侧关节面上不同的点相互接触；关节的滑动类似于刹车时车轮在冰面上的滑动。滚动是指一侧关节面上的点与

对侧关节面上等距的点相互接触；关节的滚动类似于车轮在地面上滚动。

根据 Kaltenborn[13] 的理论，关节运动的减少是由于关节滑动和滚动的减少，而滑动是更主要的限制因素。针对因为关节滑动减少而导致的关节 ROM 减少的情况，治疗师正确地认识到受限方向应该是向哪个方向滑动，以便为选择合适的治疗方案提供依据。

治疗师通过以下方法判断关节滑动的正确方向。

1. 了解移动面的形状（在每一章的开始会有描述）。

2. 在对 PROM 的评估过程中观察骨骼的运动方向。

3. 使用凹凸定律。凹凸定律内容如下[13]。

（1）当关节凸在固定的关节凹上运动时，凸关节面的滑动方向与骨运动方向相反（图 1–21A）。

举例：在盂肱关节外展运动中，肱骨长轴运动方向是向上的，而肱骨关节凸关节面在固定的肩胛骨关节凹上的运动方向是向下的。肱骨头关节面向下滑动受限将会导致盂肱关节外展 ROM 的下降。

（2）当关节凹在固定的关节凸上运动时，凹关节面的滑动方向与骨运动方向相同（图 1–21B）。

举例：在膝关节伸展运动中，胫骨长轴运动方向是向前的，胫骨关节凹面在固定的股骨关节凸面上的运动是向前的。胫骨关节凹面向前滑动受限将会导致膝关节伸展 ROM 的下降。

有关关节运动学，尤其是四肢关节在正常关节 ROM 内的关节滑动会在接下来的章节中进行说明。在评估和测量四肢关节 ROM 时，正常的关节滑动可以促进骨运动和关节运动的协调整合。评估和重建关节滑动的技术超出了本书的描述范围。

关节面之间的第三类运动是绕着某一根轴的旋转运动[4]。在正常的关节 ROM 内，旋转可能单独出现，也可能与滚动和滑动同时出现。在肩关节（图 1–22A）和髋关节的屈曲和伸展运动时，或者肱桡关节旋前、旋后运动时（图 1–22B），会有旋转运动的出现。在膝关节屈曲、伸展时，旋转和滚动、滑动共同出现。

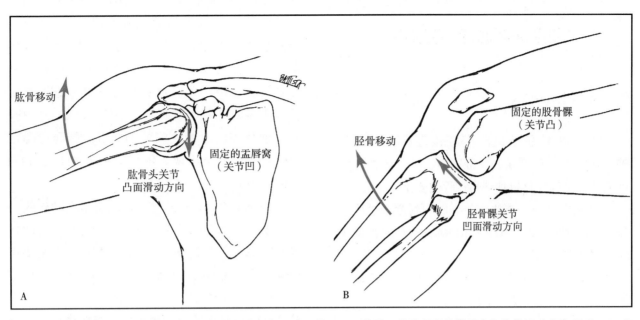

图 1-21 关节运动学：凹凸定律。A. 当关节凸在固定的关节凹上运动时，关节凸面的滑动方向与骨运动方向相反。B. 当关节凹在固定的关节凸上运动时，关节凹面的滑动方向与骨运动方向一致

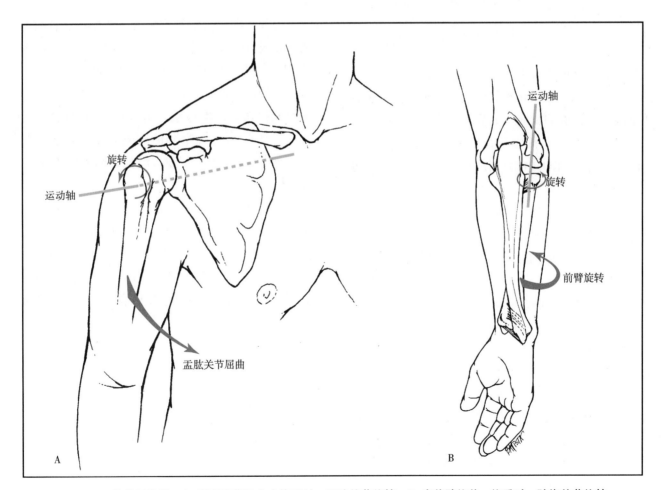

图 1-22 关节运动学。A. 当肩关节屈曲或伸展时，盂肱关节旋转。B. 当前臂旋前、旋后时，肱桡关节旋转

关节活动度的评估和测量

禁忌证和注意事项

当存在禁忌证时，不应该进行 AROM 和 PROM 的评估和测量。在特殊情况下，评估方法可能需要进行变化以使评估过程更安全。

当肌肉收缩、肢体运动会影响到愈合过程或使情况恶化时，AROM 和 PROM 的评估是被禁止的，例如以下情况。

1. 如创伤或手术后短时间内，肢体的活动会导致进一步的损伤或影响愈合进程。

2. 治疗师怀疑有关节松弛、错位或者骨折。

3. 当怀疑有异位骨化或骨化性肌炎时，首先应该保证患者先由有经验的专家进行评估，再进行 AROM 和 PROM 的评估 [14]。

当确保没有 AROM 和 PROM 评估的禁忌证之后，治疗师要注意评估时的肢体运动是否会使情况恶化，例如以下情况。

1. 疼痛。

2. 关节或关节周围区域有炎症。

3. 当患者服用止疼药或肌松药时，由于患者不能做出正确的反应，关节运动可能太激进。

4. 当有明显的骨质疏松或者骨骼脆性增加时，在进行 PROM 测量时应格外注意或者避免进行 PROM 测量。

5. 评估活动过度的关节时。

6. 患有血友病的患者。

7. 在有血肿的区域，尤其是在肘关节、髋关节或膝关节。

8. 怀疑有骨性强直时。

9. 损伤后，软组织（如肌腱、肌腹、韧带）有创伤时。

10. 骨折新愈合部位。

11. 长期的肢体制动后。

当确保没有 AROM 和 PROM 的禁忌证之后，治疗师还要注意在进行 AROM 评估时紧张的或受限的运动是否会使患者目前的状况恶化，例如以下情况。

1. 神经外科手术后，或近期进行了腹部、椎间盘或者眼部手术 [15, 16]；有椎间盘病变或腹部疝气；有心血管病史（如动脉瘤、内置心脏起搏器、心律失常、血栓性静脉炎、近期有血栓、明显的肥胖、高血压、心肺疾病、心绞痛、心肌梗死和脑血管疾病）的患者。指导患者在肌力检查时避免出现瓦尔萨尔瓦动作（Valsalva maneuver）。

Kisner 和 Colby 描述了瓦尔萨尔瓦动作的一系列事件，它包含了声门紧闭时用力地长时间呼气 [15]。试验一开始进行一次深吸气，然后关闭声门屏住气。腹部肌肉收缩，腹内压和胸内压升高，血液被从心脏中挤出，导致短暂且突然的动脉压升高。腹部肌肉的收缩也可能对腹壁施加不安全的压力。

为了避免瓦尔萨尔瓦动作，需要指导患者在进行 AROM 评估时不要屏住呼吸 [17]。这可能有些困难，所以需要指导患者在测试时呼气或者讲话。

2. 如果疲劳会危害到患者或者加重患者的情况（如极度虚弱、营养不良、恶性肿瘤、慢性阻塞性肺疾病、心血管疾病、多发性硬化、脊髓灰质炎、脊髓灰质炎后遗症、重症肌无力、下运动神经元损伤、间歇性跛行），不应进行评估。疲劳的症状包括可观察到的劳累表现、疼痛、肌肉痉挛、收缩速度变慢、震颤、AROM 能力下降 [15]。

3. 如果过度工作会危害到患者的情况（如患有某种神经肌肉疾病或者全身代谢性疾病或者炎症），应该注意避免患者疲劳。过度工作会使患者已经虚弱的肌肉产生短暂或者长期的力量缺失 [15]。这与过度的剧烈活动或者与患者身体情况有关的运动相关。

AROM 的评估

AROM 的评估可以提供以下患者信息。

● 运动的意愿。

● 意识水平。

● 遵循指导的能力。

- 注意力的持续时间。
- 协调能力。
- 关节 ROM。
- 引起或加重疼痛的动作。
- 肌力。
- 进行功能性运动的能力。

AROM 可能会因为以下原因而下降。

- 不愿意运动。
- 无法遵循指导。
- 关节活动性受限。
- 肌力不足。
- 疼痛。

为了快速观察上肢和下肢关节的 AROM，可以指导患者同时进行多个关节的动作。快速观察上肢和下肢关节 AROM 的方法如下。

举例：快速观察上肢关节 AROM 的方法如图 1-23 所示：指导患者完成双手指尖在背后相碰的动作。

- 在上方手掌向下触碰背部的过程中，观察肩胛骨外展和上回旋、肩关节上举和外旋、肘关节屈曲、前臂旋后、腕关节桡偏和手指伸展的活

动度。

- 在下方手掌向上触碰背部时，观察肩胛骨内收和下回旋、肩关节伸展和内旋、肘关节屈曲、前臂旋前、腕关节桡偏和手指伸展的活动度。
- 在患者从姿势 A 活动到姿势 B 的过程中（图 1-23），可以观察到患者肘关节伸展。如果需要的话，还可以快速观察腕关节。拇指和其余四指的 AROM：指导患者握拳，然后张开手掌，尽可能将手指分开。

快速观察的结果可以用来指导下一步评估程序。

为了更详细地评估 AROM，让患者完成目标关节及其相邻关节的所有主动运动。观察患者完成每一个主动运动的能力。如果可能，两侧对称地进行评估，这样可以进行健侧和患侧的 AROM 对比（图 1-24A）。当患者在活动范围内主动运动时，要向患者着重强调运动的准确性，这样可以避免其他关节出现代偿动作。可以使用通用关节角度尺测量 AROM 或者使用 OB "Myrin" 角度尺对患者功能性运动的能力进行客观测量。

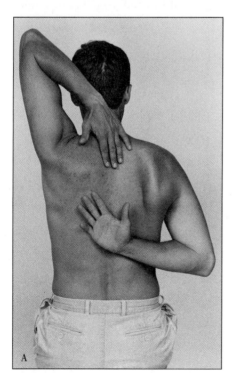 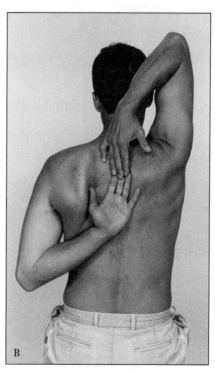

图 1-23　A 和 B. 终末位：上肢 AROM 的快速观察

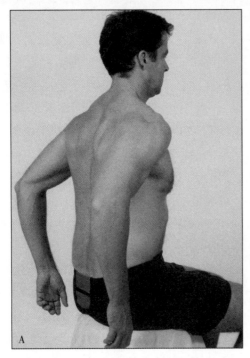
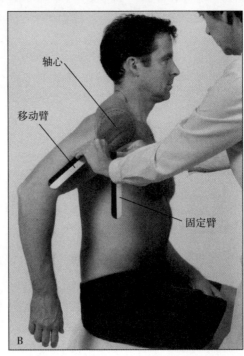

图 1-24   以盂肱关节伸展为例说明 AROM 的评估与测量。A. 观察和评估 AROM。B. 使用通用关节角度尺等工具测量 AROM

在关节全范围活动时，如果肌力不足，重力可能会对肢体的移动产生影响。当肢体在垂直面内抵抗重力进行运动时，它的 AROM 可能会比在水平面内运动时小。在预测 AROM 评估结果时，要考虑到患者姿势和重力对运动的影响。

当进行徒手肌力评定时，可以使用一套分级标准来分辨肌肉或肌群的力量。这套分级标准表明了肌肉自主收缩的力量，以及与关节 PROM 相关的 AROM 的程度。这套分级标准提供的 AROM 的信息可以用来推算患者的功能能力。肌力的评定将在本章进行详细讨论。

AROM 评估之后进行 PROM 和肌力的评估。

主动活动度的测量

使用通用关节角度尺（图 1-24B）和 OB "Myrin" 角度尺的测量过程将在本章的关节 ROM 测量部分进行讨论。测量 AROM 可以使用与测量 PROM 相同或不同的姿势。例如，可以用功能性姿势或者功能性运动来测量 AROM。当患者在活动范围内主动活动时，要向患者着重强调运动的准确性，这样可以避免其他关节出现代偿动作。

被动活动度的评估

评估 PROM 可以提供如下信息。
- 关节运动的范围。
- 限制关节运动的因素。
- 引起或者加重疼痛的动作。

PROM 通常比 AROM 稍大。这是因为组织可以产生轻度的弹性牵伸，以及某些情况下放松的肌肉阻力变小。然而，在肌力不足的情况下 PROM 也会远大于 AROM。

为了评估关节的 PROM，在每一次关节运动之前，稳定住关节近端，并在活动范围内活动关节远端（图 1-25），并按如下方法进行。
- 目测估计 PROM。
- 判断在 PROM 内的关节活动质量。
- 判断终末感和限制 PROM 的因素。
- 注意疼痛的出现。
- 判断是否出现关节囊或非关节囊运动模式。

如果 PROM 比正常情况大或者小，使用关节角度尺测量 PROM 并记录下来。

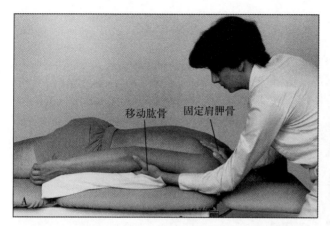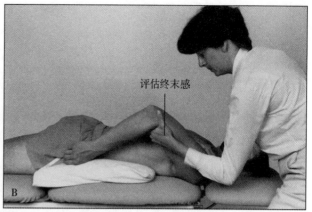

图 1-25　以盂肱关节伸展为例进行 PROM 评估。A. 患者舒适卧位，良好支撑，放松，关节处于解剖位。治疗师徒手稳定住关节近端（如肩胛骨），移动关节远端（如肱骨）。B. 将关节远端部位移动到 PROM 终末位，轻微加压以判断终末感

当评估 PROM 时，下列观点和术语对于理解活动受限很重要。

正常限制因素和终末感

关节独特的解剖结构决定了 PROM 的方向和大小。正常情况下，限制关节运动并决定关节 PROM 的因素如下。

- 软组织的牵伸能力（如肌肉、筋膜和皮肤）。
- 韧带或者关节囊的牵伸能力。
- 软组织的占位。
- 骨与骨的接触。

当评估关节的 PROM 时，观察活动范围是否是完全的、受限的或者过大的，通过感觉来判断哪些结构限制了运动。终末感是在终末位时传递到治疗师手中的感觉。它提示限制关节活动的结构情况[18]。终末感可能是正常的（生理的），也可能是不正常的（病理的）[19]。

当关节拥有完全 PROM，并且是正常的关节解剖结构阻挡了运动时，才会出现正常的终末感。不正常的终末感预示着关节 PROM 增大或减小，或者 PROM 正常，然而存在除正常解剖结构之外的结构阻挡了关节活动。正常和不正常的终末感在表 1-3 和 1-4 中列出。依据解剖部位、治疗经验和可用参考文献，关节运动的终末感的分类将在后续章节中进行描述。对某一关节来说虽然可能会有多种终末感，但是只会列出一种终末感。当一个关节可能有多种不同终末感时，将会用"/"在不同终末感间进行划分。例如，肘关节屈曲时的终末感可能是柔软 / 紧实 / 坚硬（柔软、紧实 / 坚硬）。

表 1-3　正常（生理）终末感[18-20]	
终末感一般术语（特定术语）	描述
坚硬（骨性）	当骨与骨接触时，运动过程中出现无痛的、突然的、一种很坚硬的感觉阻挡了运动。例如，被动伸展肘关节时，尺骨鹰嘴与鹰嘴窝相接触
柔软（软组织占位）	当身体两部分表面相互靠近，感觉到一种柔软的组织挤压感。例如，被动屈曲膝关节时，大腿与小腿后侧的软组织相互挤压
紧实（软组织牵伸）	一种类似于肌肉牵伸时的结实或有弹性的感觉。例如，膝关节伸展位被动背伸踝关节时，运动会被腓肠肌的紧张所阻挡
（关节囊牵伸）	一种类似于关节囊或韧带牵伸的对关节突然的坚实的抵抗。这种感觉就像拉扯一块皮革。例如，被动外旋肩关节

表 1-4　异常（病理性）终末感 [18-20]

终末感	描述
坚硬	一种突然、僵硬的感觉阻挡了运动，类似于骨与骨相接触，骨骼摩擦的感觉，或者僵硬的关节面划过另一僵硬的关节面的感觉。例如，在有关节游离体、退化性关节病、关节脱位或骨折的关节处
柔软	一种踩进沼泽的感觉，表明患有滑膜炎或软组织肿胀
紧实	一种弹性的感觉，或者运动中坚硬的卡顿感，可能稍有弹性，表明肌肉、关节囊或韧带短缩
弹性阻挡	可以看到或感觉到一种回弹，表明内部结构存在紊乱。例如，膝关节半月板损伤
空虚	如果没有明显的疼痛，在活动到 PROM 的终末位之前都不会有任何感觉，直到患者要求停止运动。这表明了存在诸如关节内脓肿、肿瘤、急性滑囊炎、关节炎症或骨折
痉挛	被动活动过程中突然被僵硬的感觉阻挡，通常伴有疼痛，表明有急性或亚急性关节炎、严重的活动性损伤或骨折。如果没有疼痛，痉挛似的终末感意味着中枢神经系统损伤导致的肌张力升高

评估终末感的方法

对于被评估的关节来说，运动是独立的（图 1-25A）。在测试运动中，让患者放松，稳定住关节近端，活动关节远端达到 PROM 的终末位（图 1-25B）。在 PROM 的终末位施加轻柔的压力并注意终末感。

当评估关节的 PROM 时，除了判断终末感，还应目测估算关节每个运动的 PROM，并注意疼痛的出现与消除。

关节囊和非关节囊模式

当 PROM 减少时，应评估关节活动受限的模式。关于关节囊和非关节囊模式的描述来自 Cyriax 的著作 [18]。

关节囊模式

当关节囊发生损伤或者呈现全关节反应时，会出现一种特殊的 PROM 受限模式：关节囊模式。只有那些受肌肉控制的关节会表现出关节囊模式。当来自关节的疼痛刺激激活了不自主的肌肉痉挛，将会导致受关节囊控制的那部分关节运动受限。每个关节的关节囊在不同的情况下对抗牵拉力，因此，在一段时间后，关节囊的某些面变得比其他面更紧张。关节囊模式表现为一种呈比例的关节活动受限，这在不同的关节上有不同的特点。例如，肩关节的关节囊模式与髋关节受限的关节囊模式不同。在不同的个体之间，同样关节的关节囊模式是相似的。主要依靠韧带产生运动的关节不会表现出关节囊模式。当关节在活动极限处拉紧时所引出的疼痛表明了全关节反应或关节炎的严重程度。每一个关节的关节囊模式将在各章节内提及，并按照受限程度排列（受限最严重到受限最轻微）[21-23]。然而，有研究表明关节囊模式并不像以往认为的那样可靠 [21-23]。

非关节囊模式

非关节囊模式是指关节活动受限，但不是来自关节囊模式的受限。非关节囊模式表明了全关节反应的缺失。韧带拉伤或者粘连，关节内紊乱，或者关节外损伤都可能导致关节的非关节囊模式。

韧带拉伤或粘连会影响关节或关节囊的特定区域。此时活动发生受限，当在影响韧带的方向移动关节时，关节会产生疼痛。关节的其他运动通常都是无痛且活动范围不受限。

关节内紊乱发生在关节内有软骨或骨剥离时。当剥离的碎片卡在关节面之间时，关节运动会突然卡住，并可能伴随有局部的疼痛。其他方向的关节活动无痛且活动范围不受限。关节内紊乱常发生在膝关节、颞下颌关节和肘关节。

那些会对非关节结构产生影响的关节外损伤，如肌肉粘连、肌肉痉挛、肌肉拉伤、血肿、囊肿可能在某一个方向上影响关节 ROM，但是其他方向上关节 ROM 不受限并且没有疼痛。

活动度的测量

工具

关节角度尺是用来测量关节角度的工具[7]。根据测量精确度的要求、时间、治疗师可使用资源，以及患者舒适度来选择关节角度尺。X线片、照片、电子量角器、荧光计或者铅垂线的使用可以提供客观、有效和可信的关节 ROM 测量结果。但是这些在临床实际中并不实用。当进行临床研究时，治疗师应该选择能够提供更严格测量关节 ROM 结果的工具。

在临床实际中，通用关节角度尺（图 1-26，1-27）是最常用于测量关节 ROM 的工具。在本文中，测量四肢关节和脊柱 ROM 的工具就是通用关节角度尺。OB "Myrin" 角度尺（图 1-28）虽然在临床上使用频率稍低，但是它仍旧是有用的工具[24]。在本书中仍会讲解用其进行前臂、髋关节、膝关节和踝关节的测量方法。

在本书中，使用通用关节角度尺、卷尺（图 1-29）、标准倾斜计（图 1-30）、颈椎 ROM 测量器（CROM）（Performance Attainment Associates，Roseville, MN）（图 1-31）对脊柱 AROM 进行测量[25]。使用直尺和卡尺测量颞下颌关节（TMJs）AROM。这些工具和使用这些工具进行脊柱与颞下颌关节 AROM 测量的方法将在第 9 章进行描述

和呈现。

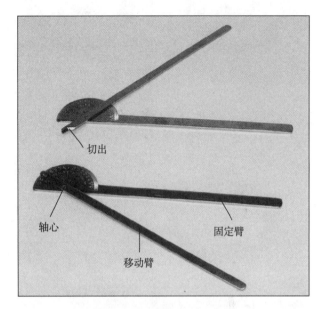

图 1-27　量程为 180° 的通用关节角度尺。上：无法读取活动度，因为移动臂的下摆部分与表盘分离；下：下摆部分在表盘上，可以读取活动度

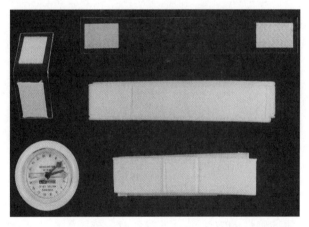

图 1-28　OB "Myrin" 角度尺，罗盘 / 倾斜仪。包括 Velcro 绑带和用于将角度尺固定在身体上的弹性伸展表盘

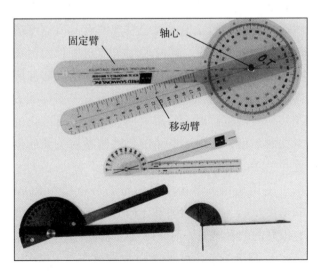

图 1-26　量程为 180° 和 360° 的通用关节角度尺

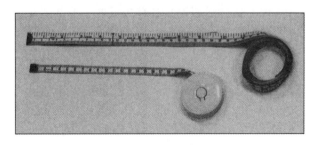

图 1-29　用于测量活动度的卷尺

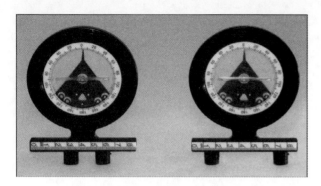

图 1-30　**标准倾斜计**

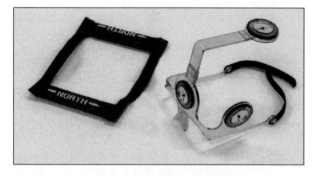

图 1-31　**颈椎活动度测量器**

效度和信度

效度

效度是指某工具所能测量出测量对象的程度[2, p.171]。效度表明了测量的精确性。关节角度尺、倾斜计和卷尺用于测量角度、以厘米为单位的距离、关节活动或位置。测量必须准确，因为测量结果表示实际关节角度，并被用于治疗计划的制订，以及治疗疗效、患者恢复进程和残疾程度的判定。

效标关联效度是一种评价关节角度或位置评估准确性的方法。为了得到效度值，测量工具测量出的结果要与标准工具的测量结果进行比较，如 X 线片。当标准测量工具与测量工具测量的结果同时采集后，同时进行效度的计算。如果计算出测量工具与标准工具具有相近的关系，那么测量工具的测量结果就是有效的。

信度

信度是指同一操作者或不同操作者使用工具进行反复操作时，能够产生相同结果的程度[27, p. 49]。信度表明了测量结果的一致性和可重复性。

治疗师测量活动度并间隔一段时间后再测量，以此来评估治疗效果和患者恢复进程。很重要的一点是，治疗师需要知道关节姿势和活动度可以有一致地评估（如在最小的测量偏差内）。如果这是可行的话，可以通过比较活动度测量结果间的相似性和差别来说明活动度真的发生了变化，而不是仅仅与测量错误或者缺乏测量一致性有关。

在本书中将对通用关节角度尺、OB"Myrin"角度尺，以及通用关节角度尺的效度和信度进行描述。卷尺、直尺、倾斜计和颈椎活动度测量器的效度和信度将在第 9 章进行描述，同时还会讲解这些工具的使用方法。

通用关节角度尺

通用关节角度尺是一种有一个轴心两个臂的 180° 或者 360° 的量角器（图 1-26，1-27）。其中一条臂是固定的，另一条臂可以绕着轴心或者量角器支点进行转动。根据需要测量的关节大小选择角度尺的大小。较大的角度尺一般用于测量大关节的关节 ROM。

效度和信度——有关通用关节角度尺的应用

X 线片（评估关节运动最准确的方法）和照片是用来对比判断通用关节角度尺准确度的标准[28, p.116]。当使用 X 线片或照片采集数据并使用通用关节角度尺进行测量时，可以同时进行效度的计算。

关于通用关节角度尺的效标关联效度的研究比较少。现有研究通过对比膝关节骨骼 X 线片和通用角度尺的测量结果已发现两者具有高度的效标关联效度[29,30]。同时通用关节角度尺应用在小的部分活动范围内的精确性，表明结果与伸展终末位动作复杂性有关。当使用照片参照标准去评估肘关节位置时，结果表明，当通过标准化的方法时，可以使用关节角度尺去测量肘关节的位置[31,p.1666]。

使用通用关节角度尺测量关节位置和 ROM 的信度依赖于评估的关节，同时逐渐被研究发现有很好的测量结果。信度研究结果如下。

1. 通用关节角度尺比视觉估算关节 ROM 信度要高[32-37]。当评估者经验不足时，使用关节角

度尺就更加重要 [36,38]。

2. 根据关节和动作的不同，角度尺测量结果的信度会发生变化 [34,39-42]。

3. 评估者内部信度要比评估者间信度高。所以尽可能由同一位治疗师进行所有的测量 [32,33,39,40,43-45]。不应该让不同的治疗师交替去测量同一患者的活动度，除非已经得知评估者间的信度 [46]。

4. 用于评估活动度的角度尺的尺寸不影响测量信度 [47,48]。

5. 多次测量取平均值是否提高测量效度 [33,44,49] 或对其有无影响 [41,42,47,50]，研究结果说法不一。

6. 目前尚无关于角度尺对强直的肢体进行测量的可靠性的研究结果 [50-56]。

当同一位治疗师遵循"严格标准化的方法"在没有强直的肢体上使用通用关节角度尺进行关节 ROM 测量时，测量结果是可信的 [43,p.57]。Miller 提出了一种判断评估者内部和评估者间信度的方法 [28]。了解测量误差因素可以帮助治疗师更好地确定患者的进展情况。

关节活动度评估和测量步骤

暴露测量区域

向患者解释暴露评估区域的必要性。充分暴露评估区域并按要求做好患者其他部位的遮盖。

解释和指导

向患者简明地解释活动度评估和测量的步骤。解释或者演示将要做出的动作，或者被动地在关节 ROM 内移动患者的健侧肢体。

评估正常的关节活动度

首先评估和记录健侧的关节 ROM 以确定患者正常的活动度和正常的终末感。并以此向患者展示患侧将要做出的动作。如果患者两侧肢体都有问题，可利用临床知识和经验来判断患者的正常活动度，谨记 PROM 比 AROM 稍大。

使用美国骨科医师协会（American Academy of Orthopaedic Surgeons，AAOS）和 Berryman Reese and Bandy 提供的数据作为正常 AROM 参考值 [58]。正常 AROM 数值列在每一章节的开始部分。

"正常"（normal，N）范围活动度可能有些迷惑性，因为关节 ROM 与受试者性别、年龄、职业和健康状态相关。因此，正常活动度只是在评估和治疗患者时的一个参考。更重要的是要去判定患者完成日常生活活动（activities of daily living，ADL）所需要的功能性活动度及患者能否满足这些要求。

评估和测量步骤

患者姿势

保证患者：

● 舒适；

● 得到良好支撑。

以此来保证：

● 要评估的关节处于解剖位置；

● 关节近端被稳住，只会产生目标动作；

● 可以在全范围内不受限地完成关节活动；

● 角度尺可以正确摆放以测量活动度。

如果患者姿势与本书中概述的标准姿势不同，在活动度评估表上要做出特殊记录。

代偿动作。 当评估和测量 AROM 和 PROM 时，应确保受评估的关节只产生目标动作。代偿动作可能表现为被评估关节的多余动作或者其他关节的动作，因此可能会使关节产生比实际更大的活动度。进行功能性活动时出现代偿动作的例子如图 1-32 所示。

当评估和测量 AROM 和 PROM 时，应尽量减少代偿动作。在测量 AROM 时，可以向患者充分解释和指导所要进行的动作和要避免的动作，以避免代偿动作。另外，AROM 和 PROM 的代偿动作还可以通过如下方法避免。

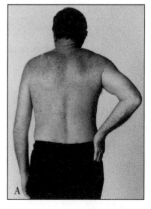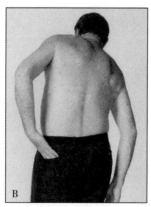

图 1-32　A. 患者使用正常的右上肢够及后侧的口袋。B. 患者尝试用左上肢够及后侧口袋时，左肩带和躯干出现代偿动作

● 使用正确的患者姿势。

● 充分固定关节近端。

● 具备大量的 AROM 和 PROM 评估实践。

为了准确地评估关节 ROM，治疗师必须了解和熟知可能的代偿动作。如果代偿动作的出现使得 AROM 和 PROM 评估测量结果不准确，那么治疗方案可能也会不适当。

固定。 可以通过如下方法固定所要评估和测量关节的近端，并防止 ROM 下降的关节出现代偿动作。

1. 患者的体重。

举例：

● 通过测量屈曲 PROM 来测量肩关节上举。让患者在治疗床上取仰卧位，这样躯干的重量可以固定住肩带（图 1-33）。

● 为了测量髋关节内旋 PROM，让患者在治疗床上取仰卧位，这样躯干的重量可以固定住骨盆带（图 1-34）。

2. 患者的体位。

举例：

● 为了评估髋关节外展 ROM（图 1-35），让患者在治疗床上取仰卧位，对侧下肢垂在治疗床缘外，足部固定在一张凳子上。这种下肢体位防止了骨盆向着测试一侧发生倾斜或偏移，否则可能导致比实际更大的髋关节外展 PROM。

3. 通过治疗师或者外部设备，如绑带或沙袋，来施加外力。保证手或者器材避开了柔软或者疼痛的区域，如在一些病毒感染性疾病中（如脊髓灰质炎）肌腹部位可能很柔软。

举例：

● 徒手固定住骨盆再评估髋关节伸展 PROM（图 1-36），当需要使用双手摆放角度尺时使用绑带固定骨盆（图 1-37）。

● 徒手固定胫骨和腓骨来评估踝关节跖屈和背伸 PROM（图 1-38）。

评估 PROM 和终末感。 当患者放松、舒适地躺在治疗床上，以及关节处于解剖位置时：

● 固定住关节近端（图 1-39A）；

● 移动关节远端到达 PROM 的终末位（图 1-39B），并在该位置加压；

● 目测评估 PROM；

● 注意终末感，是否出现疼痛；

● 将肢体放回起始位；

● 当评估完一个关节所有动作的 PROM 后，判断运动的关节囊模式或非关节囊模式。

测量。 当患侧肢体具备完全的 AROM 和 PROM 时，没有必要再测量关节 ROM。将完全 ROM 记录为正常（nornal，N）或者在正常限度内（within normal limits，WNL）。

0°中立位的方法被用于评估和测量关节 ROM[57]。所有的关节活动都从一个定义上的 0°位开始。它可能是解剖位或者被认定的 0°位。0°位两侧的任何动作都是正值，而且是朝向 180°进行的。

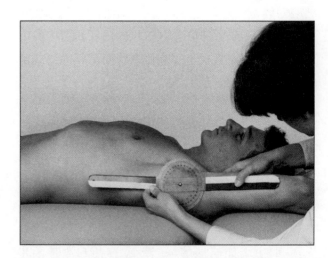

图 1-33　当通过测量屈曲 PROM 来评估肩关节上举时，躯干重量可稳定住肩胛骨

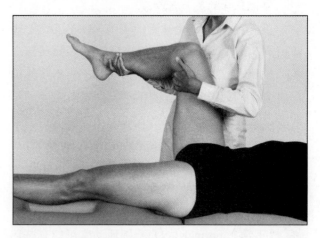

图 1-34　当评估髋关节内旋 PROM 和终末感时，躯干重量和骨盆的摆位可以稳定住骨盆带

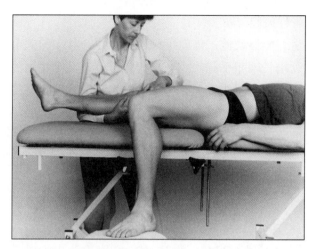

图 1-35　当测试髋关节 PROM 时，非检查侧下肢稳定住骨盆

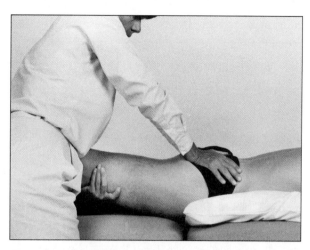

图 1-36　评估髋伸展 PROM 时，治疗师使用外力稳定住骨盆

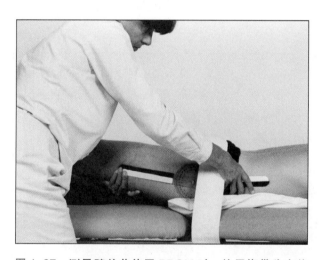

图 1-37　测量髋关节伸展 PROM 时，使用绑带稳定住骨盆

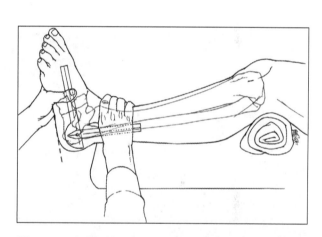

图 1-38　治疗师徒手固定胫骨和腓骨来评估踝关节跖屈和背伸 PROM

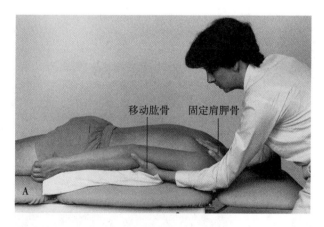

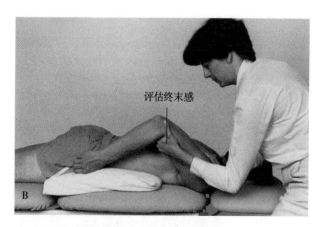

图 1-39　以盂肱关节伸展为例进行 PROM 评估。A. 患者舒适卧位，良好支撑，放松，关节处于解剖位。治疗师徒手稳定住近端关节部位（如肩胛骨），移动远端关节部位（如肱骨）。B. 将远端关节部位移动到 PROM 终末位，轻微加压以判断终末感

测量步骤——通用关节角度尺

● 角度尺的摆放：角度尺的摆放优先选择在关节侧边，稍微离开皮肤表面（图 1-40），但是它也可以悬空于关节之上（图 1-41），角度尺和皮肤之间只保留轻微的接触。如果存在关节肿胀，将角度尺放在关节之上测量关节 ROM 会因肿胀程度改变而产生错误的结果。

● 轴心：角度尺的轴心摆放在关节运动轴心上。特定的骨性突起或者解剖标志点可以用来代替运动轴心，即使这可能代表不了真正的轴心位置。

● 固定臂：角度尺固定臂一般与固定的关节近端长轴相平行，或者指向关节近端某个稍远的骨性突起。

● 移动臂：角度尺移动臂一般与移动的关节远端长轴相平行，或者指向关节远端某个稍远的骨性突起。如果关节运动时严格注意角度尺两臂的位置，角度尺的轴心也将会大致处于运动轴心的位置[59]。

角度尺首先摆放在关节定义上的 0°位上。如果无法维持在 0°位上时，尽量让关节靠近 0°位。移动臂与 0°位之间的距离要记录下来并以此作为起始位。

测量 AROM：测量 AROM 时，让患者主动地在完全关节活动范围内移动肢体。移动臂可以随着肢体在全范围内移动并到达 AROM 终末

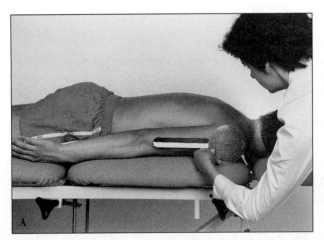
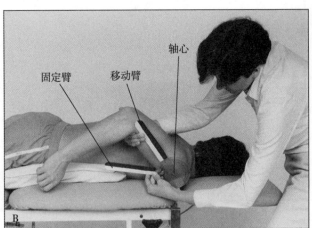

图 1-40　以盂肱关节伸展为例进行 PROM 评估。A. 起始位：关节处于解剖位，通用关节角度尺摆放在一侧。B. 终末位：测量肩关节伸展 PROM（60°）

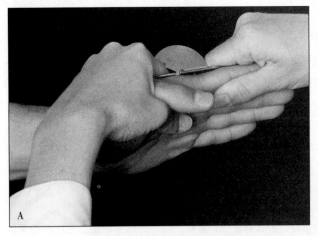
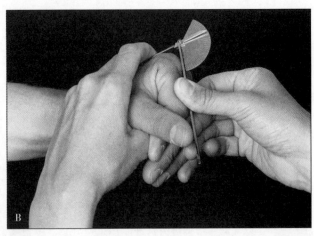

图 1-41　A. 测量掌指关节屈曲活动度的起始位（0°），通用关节角度尺摆放在掌指关节的背侧。B. 终末位：掌指关节屈曲 PROM（90°），角度尺摆放在关节上方

位，或者在肢体到达 AROM 终末位时重新摆放角度尺。

测量 PROM： 下列两种方法都可以用于测量 PROM。

1. 让患者主动在关节活动范围内移动肢体，并在 AROM 终末位摆放角度尺。让患者放松，治疗师在 PROM 的终末范围内移动角度尺和患者肢体。

2. 在完全 PROM 内移动角度尺和患者肢体，并到达 PROM 的终末位。

无论使用哪种方法，移动臂离开 0°起始位的距离都被记录为关节 ROM。当使用刻度为 180°的角度尺时，保证角度尺移动臂的下摆部分在刻度内，这样就可以直接在关节 ROM 终末位读取关节 ROM。

为了避免读取角度尺时的视差，应直视读数，使用双眼或者闭上一只眼读取。保持方法的一致性，之后读取时使用同样的方法。

熟练掌握评估和测量关节活动的技能需要通过实践来获得。在尽可能多的个体上练习评估技术并熟悉个体间的差异是很重要的。

OB "Myrin" 角度尺

OB "Myrin" 角度尺（图 1-28）是一种罗盘倾斜计，它包含了一个充满液体的可旋转的装置[24]。这个装置中包含有以下结构。

● 一根指南针，它会对地球磁场产生反应，并测量水平面内的运动。

● 一根倾斜指针，它受重力影响，并测量额状面和矢状面内的运动。

● 装置面上的读数，它以 2°为分度。

有两根绑带可以将角度尺固定在身体上，还有两个弹性伸展面可用于将角度尺固定在身体上进行特定角度的测量[24]。当使用 OB "Myrin" 角度尺时，除了地球磁场，其他磁场也将会导致 OB "Myrin" 角度尺里的指南针发生偏转，所以要尽量避免外加磁场的干扰。

使用 OB "Myrin" 角度尺测量关节 ROM 的优点如下。

● 不需要将倾斜计对准关节轴心。

● 能轻松地使用罗盘倾斜计测量旋转运动。

● 能轻松地测量躯干和颈部的活动度。

● 在活动范围内，角度尺的摆放变化很小。

● 评估 PROM 将会更简便，因为治疗师不需要握住角度尺并且可以一手固定关节近端，一手使患者关节远端被动活动。

使用 OB "Myrin" 角度尺测量关节 ROM 的缺点如下。

● 相较于通用关节角度尺，它成本较高且体积较大。

● 它无法测量手部与足部的小关节。

● 除了地球磁场之外，其他磁场也会影响到指南针的偏转，因此必须避免影响因素。

测量步骤——OB "Myrin" 角度尺

● Velcro 绑带和（或）弹性伸展面：将 Velcro 绑带固定在关节近端或者远端。将合适的弹性伸展面固定在 Velcro 绑带上。

● OB "Myrin" 角度尺：将角度尺固定在绑带上或者弹性伸展面上。根据骨性标志点摆放角度尺，在之后的测量中也摆放在相同的位置[60]。当患者处在起始位时，如果运动发生在垂直面（如额状面或矢状面）内（图 1-42A），旋转罗盘直至 0°，指针正好位于倾斜指针下，如果运动发生在水平面内（图 1-43），就将 0°指针旋转至指南针下。

● 保证测量过程中指针能自由摆动。在测量过程中不要触碰绑带或转盘，或者用手去改变 OB "Myrin" 角度尺附近的软组织形状。

● 在 AROM 和 PROM 的终末位，记录下倾斜指针（图 1-42B）或者指南针与 0°指针之间的角度（图 1-44），这就是关节的活动度。

● OB "Myrin" 角度尺特别适用于测量前臂旋前、旋后、胫骨旋转和腘绳肌及腓肠肌的长度。这些测量将会在本书中进行描述以作为如何使用 OB "Myrin" 角度尺的例子。

测量关节活动度时误差的来源

仔细读取角度尺读数以避免错误的测量结果。当测量关节 ROM 时要避免的误差来源，包括以下事项[61]。

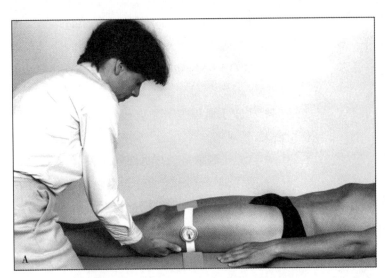
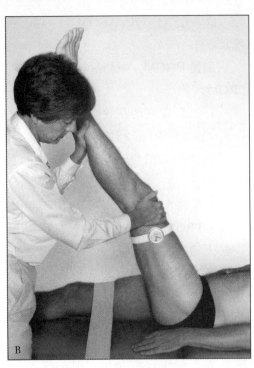

图 1-42　A. 起始位：使用 OB "Myrin" 角度尺测量腘绳肌长度。B. 终末位：使用 OB "Myrin" 角度尺测量髋关节屈曲角度，这间接表示了腘绳肌长度

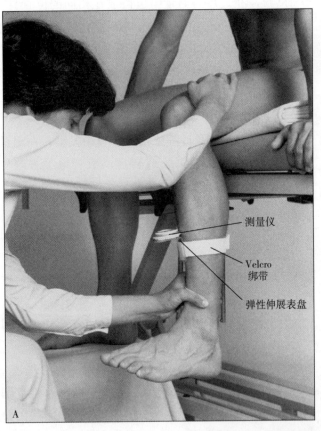
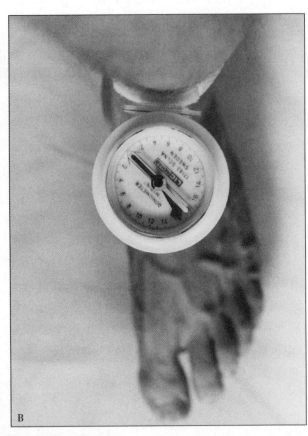

测量仪

Velcro
绑带

弹性伸展表盘

图 1-43　A 和 B. 胫骨旋转起始位：胫骨内旋

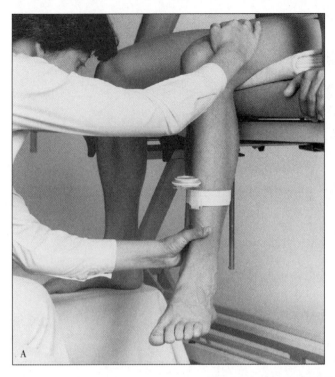
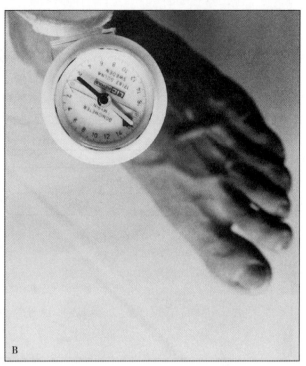

图 1-44　A 和 B. 胫骨旋转终末位：胫骨外旋

● 读取了角度尺错误一侧的读数（例如，当角度尺指针指向 40°和 50°中间时，读成了 55°而不是 45°）。

● 习惯于以某个数字作为读数的结尾，例如 0°。

● 被期望的读数结果影响了记录结果。例如，患者已经进行了 2 周的治疗，治疗师希望看到活动度的进步，但实际上并没有进步。

● 患者运动时的动机变化。

● 在一天的不同时间进行连续地活动度测量。

● 测量步骤错误：保证不产生或尽量最小化错误来源，以保证测量结果可靠，患者的治疗进程被准确记录。

对于可靠的活动度测量，以下方面很重要。

● 由同一位治疗师评估活动度。

● 在每天的同一时间段进行活动度评估。

● 使用相同的测量工具。

● 使用相同的患者体位。

● 遵循标准的测量步骤[59]。

● 治疗可能会影响活动度，因此，应使用与治疗有关的不变的评估方法。

如果由同一位治疗师进行上肢或下肢的活动度测量，活动度增加 3°或 4°表明患者有改善。如果由不同的治疗师进行测量，上肢活动度增加 5°和下肢活动度增加 6°才能表明患者真正的有改善[42]。

活动度测量结果的记录

标准的活动度信息记录表格应该包含以下信息。

● 患者姓名。

● 出生日期或年龄。

● 诊断。

● 检查日期。

● 评估者的姓名、签名和职称。

● ROM 类型，即 AROM 或 PROM。

在国际上有不同的日期记录形式（如年 / 月 / 日），为了保证日期记录上的准确，可用完整或者缩写的形式记录（图 1-45，1-46）。

数字或图表都可以用来记录活动度。图 1-45 和附录 A 都使用了图表形式；图 1-46 举出了一些图表形式的例子。

活动度测量结果

患者姓名　　_Jane Donner_　　　　　　　　　年龄　　_31_

诊　　断　　_#Ⓡ 远端肱骨_　　　　　　　　　评估日期　　_2011年7月10日_
　　　　　　受压 #Ⓡ 胫骨平台

治疗师姓名　_Tom Becker_　　　　　　　　　AROM或PROM　　_PROM_

签　　名　　_T Becker BPT, MA_

记录：

1. 0° 中立位依照AAOS的测量定义

2. AAOS提供的平均值列在括号中

3. 标有*的条框用于表明有ROM受限或者需要进一步总结

4. 在每一部分的结尾留有全日记录过大的活动度和对患者摆位肿胀疼痛或终末感的评价

左侧					右侧			
	*	Oct 8/11	*	测量日期	*	Oct 8/11	*	
				肩关节复合体				
		0°~180°		通过屈曲上举　　　　　　　（0°～180°）	*	0°~160°		
		N		通过外展上举　　　　　　　（0°～180°）		N		
				盂肱关节				
				外展　　　　　　　　　　　（0°～60°）				
				水平外展　　　　　　　　　（0°～45°）				
				水平内收　　　　　　　　　（0°～135°）				
				内旋　　　　　　　　　　　（0°～70°）				
		↓		外旋　　　　　　　　　　　（0°～90°）		↓		
				过度运动：				
				评价：　　终末感：Ⓛ Ⓡ 肩屈曲紧实				
				肘关节和前臂				
		0°~150°		屈曲　　　　　　　（0°～150°）	*	10°~120°		
		N		旋后　　　　　　　（0°～80°）		N		
		↓		旋前　　　　　　　（0°～80°）		↓		
				过度运动：　Ⓛ 肘过度旋前5°				
				评价：　　终末感：Ⓡ 肘外展僵硬；屈曲僵硬				
				膝关节				
		0°~135°		屈曲　　　　　　（0°～135°）	*	0°~75°		
		NT		胫骨旋转		NT		
				过度运动：				
				评价：　　终末感：Ⓡ 膝关节屈曲僵硬				

图 1-45　使用数字记录形式记录活动度的例子

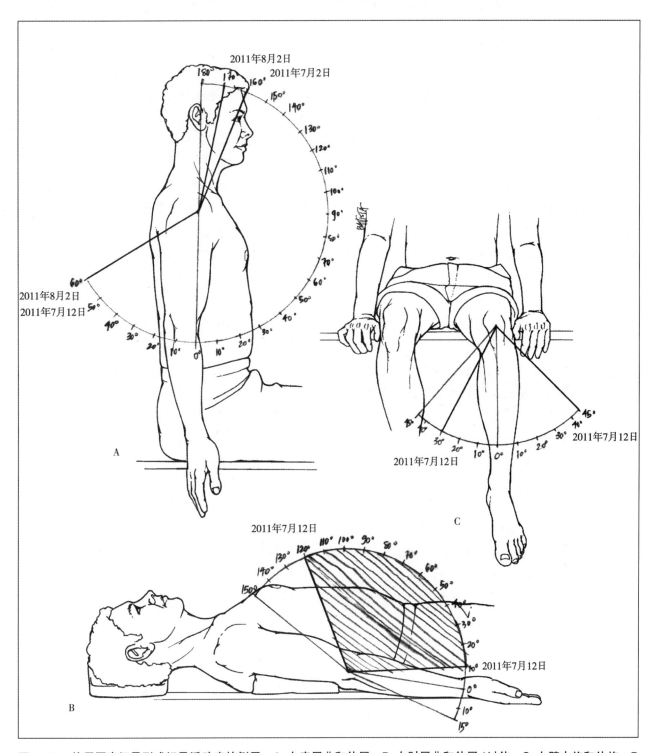

图 1-46　使用图表记录形式记录活动度的例子。A. 右肩屈曲和伸展。B. 右肘屈曲和伸展 / 过伸。C. 左髋内旋和外旋。B 中阴影部分表示肘关节可用的屈曲活动度

如果 AROM 和 PROM 是全范围的，不需要使用角度尺、卷尺再去测量关节 ROM，活动度可以被记为全、正常（normal，N）、正常限制程度内（within normal limits，WML），或者使用数字记录。

如果活动度比正常活动度大或者小，将现有的活动度以图表形式表示或者将运动的度数记录在数字表格里。

活动度记录表格的每一个空格都应该有条目[8]。如果没有进行某项测量，未测（no tested, NT）应该记录下来，或者可以用一条线从第一个空格划到相近的空格，这样就不需要在每一个空格内都写上NT[8]。

如果测量中使用了与本书中标准评估方法不同的测量方法，那么应该在评估表格内进行标注。

在数字表格中，活动度的记录如下（图1-45）。

● 如果可以从0°起始位开始运动，那么活动度度数记为关节与0°位之间的角度。例如，右肩通过屈曲上举160°或者0°～160°，右膝屈曲75°或者0°～75°，右膝伸展0°。

● 如果无法从0°起始位开始运动，那么活动度的初始度数为关节开始运动时与0°位之间的角度，之后写关节运动到活动度末端时与0°位之间的角度。例如，患者因为肘关节屈肌挛缩而无法达到0°伸展位，而且伸展终末感是坚硬的。更特别的是，肘关节无法在屈曲10°之内进行伸展，但是可以屈曲到120°。那么活动度应该记为右肘屈曲10°～120°。

● 如果关节处于固定位或者僵硬状态，那么这应该在图表中关节位置旁边进行记录。

在一张图表中（图1-46），治疗师从关节轴心向外画线，线条指向起始位和终末位之间的运动弧上的关节角度的准确位置。这两条线之间的区域可以加上阴影以表示活动度。在指向运动弧的每一条线旁边，记录测量日期。

● 2011年7月12日评估结果，右肩屈曲上举160°或者0°～160°，右肩伸展60°或0°～60°。患者在2011年8月2日再次评估，右肩屈曲上举增加到170°或0°～170°，右肩伸展活动度无变化。

● 2011年7月12日评估结果，右肘屈曲10°～120°。

● 2011年7月12日评估结果，左髋外旋30°或0°～30°，左髋内旋45°或0°～45°。

SFTR法是一种使用较少的关节ROM记录法[62]。字母S、F、T代表了关节ROM的运动平面［矢状面（sagittal）、额状面（frontal）和水平面（transverse）］（图1-13），R代表了旋转运动（rotational）。在记录活动度时，代表运动平面和旋转运动的字母被记录下来。字母之后有3个数字，它们分别代表起始位、正常活动的0°位、起始位任意一侧的活动度。起始位的读数记录在中间。起始位两侧的活动度记录在起始位两侧，并按照如下惯例进行记录[62]。如果关节僵硬，只记录2个数字，0°和关节位置。

使用SFTR法记录活动度的惯例和例子如下。

● 发生在S（矢状面）内的运动是伸展和屈曲。起始位左边的数字代表伸展活动度，右边的数字代表屈曲活动度。

例如：肩关节，左S：60°-0°-180°；右S：60°-0°-80°。

解释：左肩的活动度是WNL，它可以完成伸展60°和屈曲上举180°。右肩伸展是0°，屈曲上举是80°。

例如：肘关节，左S：0°-0°-150°；右S：0°-10°-120°。

解释：这个记录代表了矢状面内的运动。左肘关节活动度是WNL，起始位是0°，可以完成伸展0°和屈曲150°。右肘关节屈曲起始位是10°，肘关节屈曲是10°～120°，或者右肘关节屈曲是120°。

例如：膝关节，右S：0°-15°。

解释：只使用两个数字表示膝关节是僵硬的。S代表僵硬的位置是在矢状面内。因此，关节是处于屈曲或者伸展位。数字在0°的右边，依据惯例代表的是屈曲。因此，膝关节是屈曲15°僵硬。

● 发生在F（额状面）内的运动是外展和内收。起始位左边的数字代表外展、外旋或者脊柱左侧屈的活动度，右边的数字代表内收、内旋或者脊柱右侧屈的活动度。

例如：髋关节，右F：45°-0°-30°。

解释：右髋外展是45°，内收是30°。

● 发生在T（水平面）内的运动是水平外展和水平内收、回缩和前伸。起始位左边的数字代表水平外展或者回缩的活动度，起始位右边的数字代表水平内收或者前伸的活动度。

例如：肩关节，左T（F90）：35°-0°-90°。

解释：（F90）表示额状面90°，意味着水平外展和水平内收运动的起始位是左肩外展90°。左肩水平外展是35°，水平内收是90°。

● R 代表了旋转运动。起始位左边的数字代表外旋、前臂旋后或者脊柱向左侧旋转。起始位右边的数字代表内旋、前臂旋前或者脊柱向右侧旋转。

例如：髋关节，右 R（S90）：45°－0°－30°。

解释：（S90）表示髋关节旋转是在髋关节在矢状面90°（如髋关节屈曲90°）时测量的。右髋外旋活动度是45°，内旋是30°。

评估和测量双关节肌或多关节肌关节的活动度

如果评估关节 ROM 时，关节运动会拉长或牵伸双关节肌或多关节肌，需要将非检查关节摆放在放松位置。这样双关节肌或多关节肌会处于松弛状态。这会防止肌肉出现被动不足并限制关节 ROM 的评估。

例如：当屈髋评估屈曲活动度时（图 1–47），膝关节应该屈曲使得腘绳肌放松以防止腘绳肌被动不足限制髋关节屈曲（图 1–48）。

必须在评估肌肉长度之前进行 PROM 的评估。关节 PROM 的全范围即为肌肉可以在关节上的活动范围。因此，它被认为是肌力分级评定时的可用 ROM。

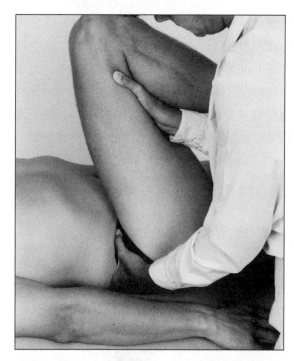

图 1–47　膝关节屈曲时双关节的腘绳肌处于松弛状态，因此，髋关节屈曲活动度不会受腘绳肌的长度限制

肌肉长度的评估和测量

为了评估和测量肌肉的长度，需要被动地在肌肉跨过的关节上牵伸这块肌肉。当肌肉被完全牵伸时，终末感是紧实的，患者也会反映在肌肉部位有牵伸感或者疼痛感。在肌肉完全牵伸之后，使用通用关节角度尺、倾斜计或者卷尺来测量 PROM，或者注意有无因为肌肉紧缩而导致的 PROM 受限。PROM 的测量结果可以间接反映短缩肌肉的长度。将非检查关节摆放在休息位，这样可以使双关节肌和多关节肌在这个关节上变松弛，在这之后重新测量关节 PROM，一般情况下会导致 PROM 测量结果变大。评估和测量各关节相关肌肉长度的步骤将在第 3 ～ 9 章分别描述和展现。

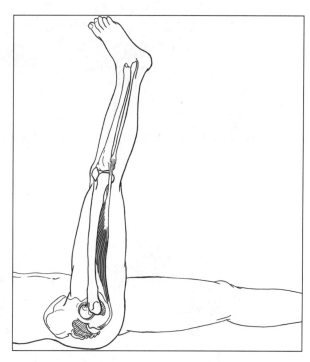

图 1–48　腘绳肌被动不足。当膝关节维持在伸展位时，髋关节屈曲活动度被腘绳肌的长度限制

单关节肌

评估和测量单关节肌的长度时，需要将关节摆放在肌肉拉长位。之后测量关节的位置，这是

一种间接测量肌肉长度的方法。此时的终末感是很紧实的感觉。

例如：评估和测量髋内收肌群的长度时，被

动将髋关节外展到活动范围的极限角度，这会将髋内收肌群拉长。如果髋内收肌群限制了这个活动（图 1-49A），终末感将是很紧实的感觉。为了测量髋内收肌群的长度，可以使用通用关节角度尺来测量髋关节的外展 PROM（图 1-49B）。这个测量结果可以作为髋内收肌群长度的间接测量结果。

双关节肌

为了评估和测量双关节肌的长度，首先将一个关节摆放在肌肉拉长的位置。之后将第二个关节摆放在 PROM 终末位直到肌肉被完全拉长。此时关节无法再产生进一步的运动。评估和测量第二个关节的最终位置，关节的位置间接表示了该肌肉的长度。

例如：为了评估和测量肱三头肌这一双关节肌，首先需要将肩关节摆放在全范围上举的位置（图 1-50A），这可以在肩关节处完全拉长肱三头肌。之后，屈曲肘关节让肱三头肌被完全拉长（图 1-50B）。如果肱三头肌限制了这个动作，终

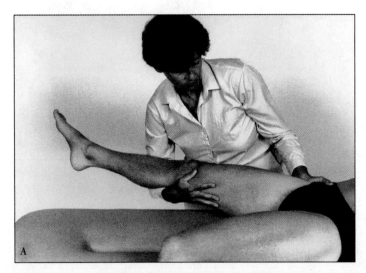
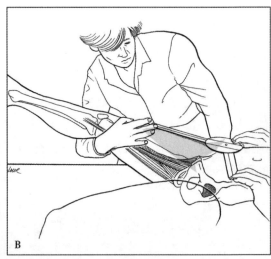

图 1-49　A. 髋外展动作将单关节的髋内收肌群摆放在伸展位。B. 角度尺测量：当肌肉限制髋外展 PROM 时的肌肉长度

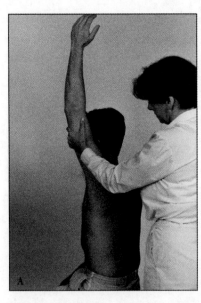
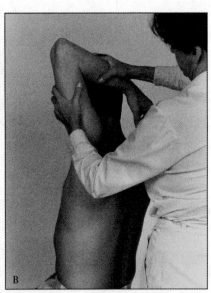
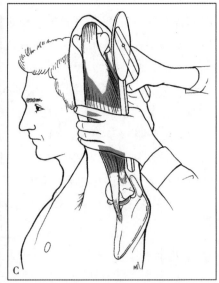

图 1-50　A. 起始位：肱三头肌在肩关节处被拉长。B. 屈曲肘关节将肱三头肌完全拉长。C. 角度尺测量：当肌肉限制肘关节屈曲活动度时，即可测量肱三头肌的长度

末感将是很紧实的。使用通用关节角度尺测量出的肘关节屈曲 PROM 间接表示了肱三头肌的长度（图 1-50C）。

多关节肌

为了评估和测量多关节肌的长度，首先将一个关节放松，其他关节摆放在肌肉拉长的位置。之后将这个放松的关节被动摆放在 PROM 终末位直到肌肉被完全拉长。此时关节无法再产生进一步的动作。评估和测量最后这个关节的最终位置，关节的位置间接表示了该肌肉的长度。

例如：为了评估和测量指屈肌群这一多关节肌的长度，首先需要将肘关节和手指摆放在全范围伸展的位置，这样可以在这些关节上完全拉长指屈肌群（图 1-51A）。之后，伸展腕关节让指屈肌群完全拉长（图 1-51B，C）。如果指屈肌群限制了腕关节伸展的 PROM，那么终末感将是很紧实的。使用通用关节角度尺测量出的腕关节伸展 PROM 间接表示了指屈肌群的肌肉长度。

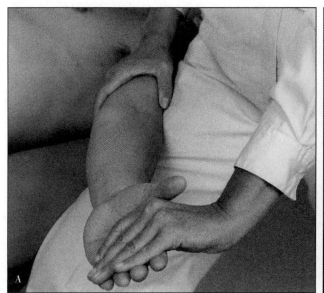

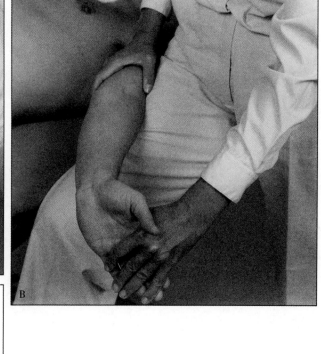

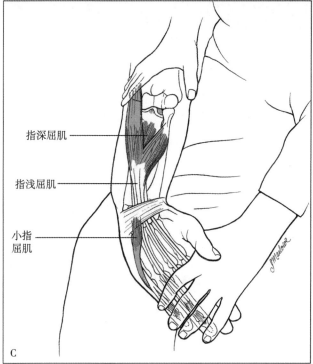

指深屈肌

指浅屈肌

小指
屈肌

图 1-51　A. 起始位：多关节的指屈肌长度（如指浅屈肌、指深屈肌和小指屈肌）。伸展肘关节和指关节将肌肉拉长。B. 伸展腕关节将指屈肌摆放在完全拉长位。C. 治疗师观察腕关节 PROM 和在受限的腕关节感觉是否有紧实的终末感

徒手肌力评定

徒手肌力评定的定义

徒手肌力评定（manual muscle testing，MMT）是用于评估单一或一组肌群的功能和力量的一个步骤。它主要参考的是肌肉在进行与重力和徒手阻力有关的动作时的表现[63,p.466]。

徒手肌力评定可以用于评估大部分的医疗情况，但是在神经损伤方面有一定的限制。因为在一些神经损伤中，如果反射活动发生变化[64]或者中枢神经系统损伤导致的皮质控制发生缺损，肌张力也会发生变化[65]。

为了评定肌力，需要有扎实的解剖（包括关节运动、肌肉起止点和肌肉功能）和体表解剖（知道能最好地触诊到肌肉及其肌腱的部位）的知识。在肌力评定中需要有敏锐的观察力和经验来发现肌肉萎缩、极小的肌肉收缩、肌肉活动和代偿动作。重要的一点是，需要使用相同的徒手肌力评定方法来准确评估患者现有状态、病情进程和治疗项目的有效性。

肌肉测试术语

肌力

肌力是指在特定的肌肉收缩方式、肢体速度和关节角度下，一块肌肉或一组肌群在一次最大收缩过程中能主动释放出的力量[66]或产生的张力[67]。在临床情况下使用的肌力这一词语实际上代表的是力矩[68]。

力矩

力矩（图 1-52）是指力（如肌张力、治疗师拉力或重力）使杠杆（如肢体或肢体某一部分）围绕一个旋转轴心（如关节旋转轴心）进行顺时针（clockwise，cw）或逆时针（counter clockwise，ccw）运动的趋势。力矩的值（torque，T）等于

力（force，F）与力和旋转轴心之间垂直距离（distance，d）的乘积。$T = F \times d$；$T_{cw} = F_1 \times d_1$ 和 $T_{ccw} = F_2 \times d_2$。

肌肉收缩的方式

等长收缩（静力收缩）：等长收缩是指肌张力增加但是没有产生肌肉运动，肌肉的起止点没有发生位置变化，肌肉长度也没有变化。

在图 1-52 中，当 $T_{ccw} = T_{cw}$ 时，不会产生肌肉运动，肱二头肌进行等长收缩。

● 等张收缩：肌肉以不变的张力对抗负荷或阻力[69]。

● 等速收缩：肌肉以不变的运动速度收缩[70]。

● 向心收缩：肌张力增加，肌肉起止点相互靠近；肌肉变短。在图 1-52 中，当 $T_{ccw} < T_{cw}$ 时，肱二头肌进行向心收缩，肘关节屈曲。

● 离心收缩：肌张力增加，肌肉起止点相互分离，肌肉变长。

在图 1-52 中，当 $T_{ccw} > T_{cw}$ 时，肱二头肌离心收缩，肘关节缓慢伸展。

肌耐力

肌耐力是指一块肌肉或一组肌群反复抗阻力收缩的能力，或者指维持一段时间等长收缩的能力。

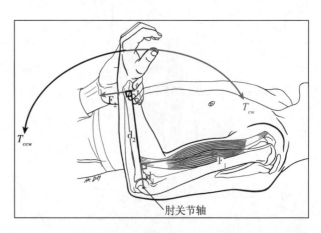

图 1-52　徒手评定肱二头肌肌力。治疗师在前臂远端施加一个阻力（F_2）；这个力使得前臂围绕肘关节的轴进行逆时针旋转，即伸展肘关节。这个力与肱二头肌的力（F_1）相反，F_1 可以使前臂围绕肘关节的轴进行顺时针旋转，即屈曲肘关节

肌肉疲劳 [16]

肌肉疲劳是指肌肉产生的力量逐渐减弱的反应。它可能是由于能量储备缺乏、缺氧、乳酸堆积、中枢神经系统保护性抑制或者神经肌肉接点冲动传导减弱。

过度工作 [15]

过度工作是指在已经变弱的肌肉上出现的暂时性或长期性的一种力量下降的现象。产生原因是过度运动或训练。要避免患有某些神经肌肉疾病、系统疾病、代谢疾病或炎症的患者出现疲劳的现象。因为这可能会增加出现肌肉疲劳的可能性。患有某些神经肌肉疾病的患者更有可能出现这样的情况。因为他们对于不适缺乏正常感知，而这种不适感往往与疲劳相关，并且会让人在损伤发生前自然停止进行有害的运动或训练。

肌肉工作范围 [71]

肌肉工作的全范围指的是肌肉从最大拉长位置收缩到最短的位置。可以将全范围更精确地分为外部、中间和内部范围来进行描述（图1-53）。

● 外部范围是指从肌肉最大拉长位到全范围中间的区域。

● 内部范围是指从全范围中间到肌肉完全短缩位的区域。

● 中间范围是指外部范围中点到内部范围中点间的区域。

使用这个术语系统来清楚地描述肌力评定时的位置信息。

主动不足

跨过两个或多个关节的肌肉的主动不足是指肌肉同时在这些关节上收缩并且已经无法进一步收缩产生张力的现象（图1-54）[12]。当肌肉摆放在主动不足的短缩位时，它会被描述成肌肉处于松弛状态 [72]。

肌肉的功能性分类

肌肉是以肌群的形式产生运动的。根据肌肉在产生动作的过程中的角色，肌肉可以按如下方法分类。

● **主动肌**：指的是产生关节运动的主要肌肉或肌群。

● **拮抗肌**：指的是与主动肌动作相反的肌肉或肌群。拮抗肌要么是放松以使得主动肌在活动范围内活动肢体，要么与主动肌同时收缩以控制或减慢动作速度 [73]。

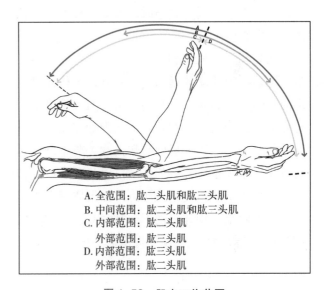

A. 全范围：肱二头肌和肱三头肌
B. 中间范围：肱二头肌和肱三头肌
C. 内部范围：肱二头肌
　　外部范围：肱三头肌
D. 内部范围：肱三头肌
　　外部范围：肱二头肌

图1-53 肌肉工作范围

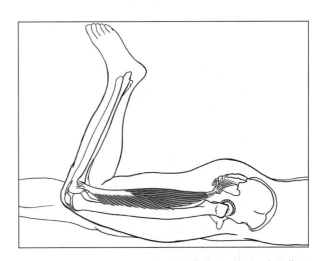

图1-54 腘绳肌主动不足。髋关节伸展时进行膝关节屈曲会导致腘绳肌处于一种短缩的状态。这会降低腘绳肌张力增加的能力

● **协同肌**：协同肌是指与主动肌同时收缩以产生期望动作的肌肉。协同肌以不同的工作方式辅助主动肌产生运动。协同肌分为三种。

中和肌：这些肌肉收缩以抵消主动肌产生的不必要的运动[12]。例如，指长屈肌收缩产生屈指动作时，腕伸肌同时收缩以抑制腕关节屈曲。

联合肌：这些肌肉是指两块或多块肌肉，它们与主动肌一起收缩以产生期望的动作[12]。但这些肌肉单独收缩不会产生这个动作。例如，腕关节伸展运动是由桡侧腕长伸肌、腕短伸肌和尺侧腕伸肌收缩产生的。如果只有桡侧腕长伸肌、腕短伸肌收缩，那么腕关节伸展并产生桡偏。如果只有尺侧腕伸肌收缩，那么腕关节伸展并产生尺偏。当这些肌肉同时收缩时，尺偏与桡偏相互抵消，产生的动作只有腕关节伸展。

稳定肌：这些肌肉收缩以抑制或控制近端关节的运动，为移动的远端关节的有效工作提供稳定的基础[12]。例如，如果肘关节屈肌收缩以捡起身体前方桌面上的一个物体，肩胛骨和盂肱关节周围的肌肉收缩以使肩胛骨和盂肱关节不产生运动或仅产生少量可控制的运动，以此来为肘关节屈肌产生固定的肌肉拉力起点。如果肩胛骨周围的肌肉不收缩，物体可能不会被举起来，因为肘关节屈肌的收缩力会将肩带向桌面下拉。

影响力量大小的因素

现在已普遍认识到很多因素会影响到肌力[12,66,68,74,75]。在评估患者的肌力时必须考虑到这些因素。

年龄：从出生开始肌力开始增长，最高峰大概出现在 20 ～ 30 岁。在最高峰之后肌力随着年龄的增长而下降，这与肌肉体积的退化有关。肌纤维体积和数量下降，结缔组织和脂肪增加，肌肉的呼吸能力也会下降。

性别：男性一般情况下比女性强壮[76]。

肌肉大小：肌肉横截面越大，肌力越大。当测试一块较小的肌肉时，治疗师会检测到比大肌肉块更小的肌张力。

肌肉收缩速度：当肌肉向心收缩时，随着收缩速度的增加，收缩力量下降。所以要指导患者以中等速度进行肌肉测试动作。

肌肉收缩类型：肌肉产生张力的能力与肌肉收缩形式有关。离心收缩能比向心收缩产生更大的张力。向心收缩产生张力的能力最差。当评估肌力时，应该在每次测试时使用相同的收缩方式。

关节位置（图 1-55）：肌肉拉力角度和长度－张力关系

● **肌肉拉力角度**：当肌肉收缩时，它会产生一个拉力并使得它附着的骨骼绕着关节的轴进行转动。这个由肌肉产生的旋转效应就是力矩，它是肌力和关节旋转轴与肌力垂直距离的共同产物。关节的位置会影响肌肉拉力的角度，因此会改变关节旋转轴和肌力间的垂直距离和力矩。理想的肌肉拉力角度是肌肉以 90° 的角度产生拉力或者与骨性部分相垂直时。在这个角度上，所有的肌力都在旋转肢体部分，没有其他的力量分散在其他部位或作为稳定肢体的力。

● **长度－张力关系**：肌肉产生的张力与肌肉初长度有关。无论肌肉做何种收缩，它在拉长状态下都能比在短缩状态下产生更大的力量。当肌肉拉长到身体允许的最大长度时，这时可以产生最大的力量。那也就是说肌肉处在外部范围内。肌张力会随着肌肉短缩而下降直到肌肉达到它静息长度的 50% 时，在这个状态下肌肉已经无法再产生张力。当测试双关节肌的力量时，非检查关节的位置要特别注意。例如，膝关节屈肌（腘绳肌）可以在患者屈髋姿势下产生更大的张力和力量。这个姿势让肌肉处于拉长的状态，这与伸髋姿势完全相反，因为伸髋时肌肉处于短缩的状态。

● **肌肉拉力角度和长度－张力关系**：相互作用并产生肌肉力矩曲线（图 1-55）。当使用等长收缩测试各关节角度下的肌力时，肌肉从外部范围到内部范围产生的力量逐渐变小[77]。并不是所有的力量曲线都能说明肌肉会在全范围拉长的位置上产生最大的张力。即使肌肉长度对于产生大的张力是有利的，但是肌力的拉力角度在该点可能很小，所以依旧无法产生大的拉力。Williams等[77-79]研究了不同肌群的力量曲线。在全范围内

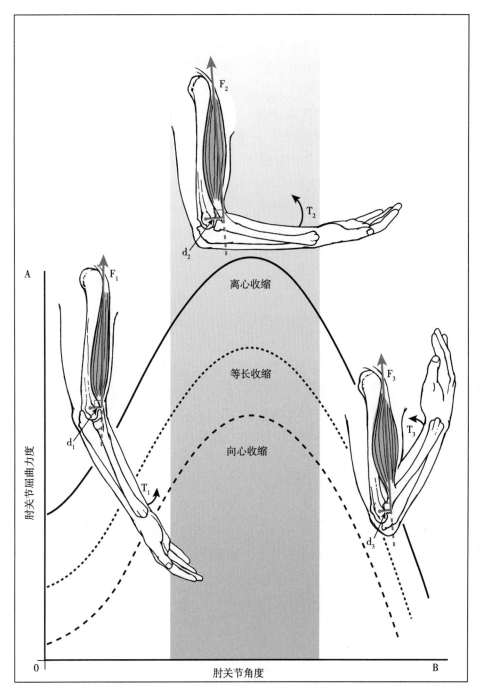

图 1-55　A. 肌肉产生张力的能力与肌肉收缩形式有关，其中离心收缩＞等长收缩＞向心收缩。B. 关节位置的改变：肌肉长度影响肌肉产生力量（F）的能力；肌肉拉力角度改变肌力与关节旋转轴的垂直距离（d）。不同关节位置下的力矩（T）受 F 和 d 之间相互变化的影响

测试肌肉时，随着角度的变化，力量模式会发生改变。因此，在不同的关节角度阻力必须发生变化以适应肌肉的力量能力，并使患者能够在全范围内平缓地完成动作。当使用等长收缩进行肌肉测试时，如果肌肉是在内部范围进行测试，它的分级可能要比在中间范围或外部范围低。当进行

等长收缩测试肌力时，在多次连续测试时使用相同的关节角度以保证每次测试之间能进行对比并评估力量的变化。

　　昼夜变化： 肌力是会伴随着昼夜的变化而发生改变的。因此，应在每天的同一时段进行肌力评定以此来准确比较力量评估结果和判断患者恢

复进度[80,81]。

温度：肌力的变化与测试时肌肉的温度有关。每次测试时肌肉温度应该保持一致，最好是在室温下[82]。

肌肉预活动：力量表现依赖于神经系统对肌肉的激活能力。当一个人对测试环节熟悉时，力量会增加。治疗师在力量评估之前，必须指导患者或者被动让患者在活动范围内运动一次肢体。

疲劳：当患者疲劳时，肌力会下降。治疗师使用尽量少的测试次数来判断肌肉的力量以避免出现疲劳。当测试肌肉时把肌耐力也考虑在内的话，肌肉的功能能力能够更准确地被评估出来。当治疗师判定了患者的肌力之后，患者保持测试姿势并且对抗相同的阻力重复完成测试动作直到患者无法再全范围地活动肢体了。这时肌力将下降到下一个等级。记录动作重复的次数，这可以作为耐力的临床指标之一。另一种选择是，治疗师完成肌肉测试之后只让患者进行需要良好耐力的日常生活动作。患者在特定运动中能够重复的次数也是功能需求的一个指标。

患者的意愿、疼痛水平、体型、职业和习惯也是影响肌力的因素。综合考虑这些因素之后再选择最合适的方法来评估肌力，并保证在进行徒手肌力评定时方法的一致性。

关节位置

紧张位：当关节处于紧张位时，关节面完全对齐。在关节紧张位时，关节囊和韧带的张力最大；关节面牢牢地挤压在一起并且无法用牵伸的方法将关节面拉开[20]。

当测试肌力时要避免关节紧张位。当主动肌力量不足时，患者容易将关节锁定并维持在这个位置，这会导致力量评估结果不准确。评估肘关节、膝关节和踝关节时需要格外注意这些姿势。各关节的紧张位列在表 1-5 中。

松弛位：松弛位是除了紧张位之外的关节位置，在这个位置上关节面不是一致的，部分关节囊也是松弛的[13]。关节休息位或者称为最大松弛位，是关节压力最小、关节面一致性最小、关节囊和韧带最松弛的位置[20]。当在疼痛区域进行等长收缩测试肌力时，可以在休息位进行测试以此来防止关节疼痛。因为这样可以减少关节囊和韧带上的张力和关节外的压力。关节休息位列在表 1-5 中。

禁忌证和注意事项

如果有任何禁忌证，不可进行肌力的评估。在某些特殊情况下，需要调整评估方法。AROM 和 PROM 评估时的禁忌证在此同样适用。肌力评定时的其他禁忌证和注意事项罗列在此。禁忌证和注意事项是根据 Kisner 和 Colby 关于抗阻训练的应用而来的[16]。

如果此评估形式会影响修复进程、导致损伤或者使患者情况恶化，那么也需要停止徒手肌力评定。例如以下情况。

1. 测试区域内有炎症。

2. 患有炎性神经肌肉疾病（如吉兰 - 巴雷综合征、多发性肌炎、皮肌炎）。

3. 患有严重心血管或呼吸系统疾病的患者，或有急性症状的患者。

4. 有疼痛症状时，疼痛会抑制肌肉的收缩，这不能准确地反映肌力。在有疼痛的情况下检查肌力可能导致进一步的损伤。

当进行抗阻力运动时，应该注意以下情况。

1. 神经外科手术后，或近期进行了腹部、椎间盘或者眼部手术[84]；有椎间盘病变[16]或腹部疝气的患者[16]；有心血管病史（如动脉瘤、内置心脏起搏器、心律失常、血栓性静脉炎、近期有血栓、明显的肥胖、高血压、心肺疾病、心绞痛、心肌梗死和脑血管疾病）的患者。指导患者在肌力测试时避免瓦尔萨尔瓦动作。

Kisner 和 Colby[16] 描述了瓦尔萨尔瓦动作的一系列事件，它包含了声门紧闭时用力地长时间呼气。试验一开始进行一次深吸气，然后关闭声门屏住气。腹部肌肉收缩，腹内压和胸内压升高，血液被从心脏中挤出，导致短暂且突然的动脉压升高。腹部肌肉的收缩也可能对腹壁施加不安全的压力。

为了避免瓦尔萨尔瓦动作，需要指导患者在

表 1-5　关节紧张位和松弛位 [4,13,20,83]

关节	紧张位	松弛位（休息位）
小关节（脊柱）	伸展	屈伸中立位
颞下颌关节	牙齿紧闭	微微张口
盂肱关节	外展和外旋	外展 55°～70°，水平内收 30°。前臂位于水平面内
肩锁关节	上臂外展到 90°	上臂垂于体侧，肩带在生理位*
胸锁关节	肩关节最大上举位	上臂垂于体侧，肩带在生理位*
肱尺关节	伸展	肘屈曲 70°，前臂旋后 10°
肱桡关节	伸展 90°，前臂旋后 5°	全范围伸展，全范围旋后
近端桡尺关节	旋后 5°	肘关节屈曲 70°，前臂旋后 35°
远端桡尺关节	旋后 5°	前臂旋后 10°
桡腕关节	伸展伴桡偏	屈伸中立位（桡骨和第三掌骨呈一直线）伴轻度尺偏
第一腕掌关节	完全对掌	内收、外展和屈伸中立位
掌指关节（拇指）	完全对掌	轻度屈曲
掌指关节（第 2～4 指）	全范围屈曲	轻度屈曲伴轻度尺偏
指骨间关节	全范围伸展	轻度屈曲
髋关节	全范围伸展、内旋、外展	屈曲 30°，外展 30°，轻度外旋
膝关节	全范围伸展，胫骨外旋	屈曲 25°
距小腿关节	最大背伸	距屈 10°，内外翻中立位
距下关节	全范围旋后	内外翻中立位
跗骨间关节	全范围旋后	活动范围中间位置
跗跖关节	全范围旋后	活动范围中间位置
跖趾关节	全范围伸展	中立位
趾骨间关节	全范围伸展	轻度屈曲

注：*生理位 [13] 指的是肩带的休息位。肩胛骨平齐于第 2～7 肋，它的内侧缘位于棘突外 5cm。锁骨基本上位于水平面内。在生理位时，想象一条穿过锁骨长轴的直线与肩胛骨所在的平面和半矢状面组成了一个等边三角形。

进行 AROM 评估时不要屏住呼吸。这可能有些困难，所以指导患者在测试时呼气或者讲话[17,16]。

2. 如果疲劳会加重或危害到患者的情况（如极度虚弱、营养不良、恶性肿瘤、慢性阻塞性肺疾病、心血管疾病、多发性硬化、脊髓灰质炎、脊髓灰质炎后遗症、重症肌无力、下运动神经元损伤、间歇性跛行），不应进行力量测试。疲劳的症状包括可观察到的劳累表现、疼痛、肌肉痉挛、收缩速度变慢、震颤、AROM 能力下降。

3. 如果过度工作的情况会危害到患者的情况（如患者患有某种神经肌肉疾病，或全身代谢疾病，或炎症），应该注意避免患者疲劳。过度工作会使患者已经虚弱的肌肉产生短暂或者长期的力量缺失。这与过度的剧烈活动或者与患者身体情况有关。

工具

根据测量精度的要求和现有治疗时机与条件选择肌力评定工具。手持式测力计（hand-held dynamometer，HHD）（图 1-56）、自由重量器械、线圈式张力计、握力计（图 1-57）、指捏力计（图 1-58）和等速测力计能提供客观有效和可信的力量测量结果。但这些在一些临床条件之下会不太实用。评估肌力的器械已经发展了很多年，但仍旧有一些问题需要解决[85,p.5]。虽然 MMT 也有一些问题，但是它始终没有被器械所取代。MMT 仍然是临床上最实用的肌力评定方法。在进行临床研究中，治疗师仍在研究可以带来更严格测试结果的肌力评定工具。

徒手肌力评定方法

本书描述了一些常用的肌力评定和分级的方法。除了徒手评定肌力的方法，一套分级方法也被用于肌肉或肌群力量的评估。在常用的分级和分级方法中，不同分级意味着肌肉主动收缩产生的力量 PROM 内的 AROM。

所有的肌力评定方法都遵从于多年来的临床肌肉测试原则。Lovett 发明了使用重力因素评估肌力的概念[86]。Wright 是第一个发表文章论述如

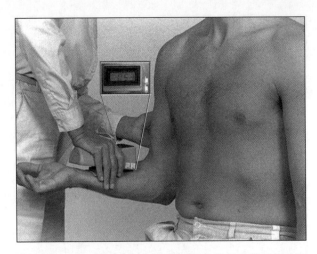

图 1-56　使用手持式测力计进行肘关节屈曲等长肌力评定。显示的数字表示施加的力量。如果患者力量比治疗师强，那么手持式测力计测量的是治疗师的力量

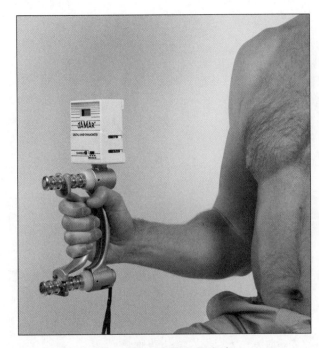

图 1-57　JAMAR 握力计

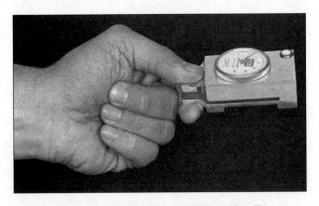

图 1-58　使用指捏力计测量侧捏的力量

何使用肌肉克服重力这一阻力或摩擦力的能力来对肌力进行分级的[87]。Brunnstrom[88]、Smith 和其同事[89]，Hines[90]，Daniels 和 Worthingham[86]、Kendall[91] 发表了进一步的相关研究成果。

常用方法

徒手肌力评定主要依靠以下 3 个因素[86]。

1. 肌肉收缩

● 无可触及的或可观察到的肌肉收缩（0 级）；

● 有可触及或可观察到的肌肉收缩，但没有关节运动（1 级）。

2. 以重力作为阻力——在全范围内活动肢体的能力

● 去除重力（2 级）；

● 抵抗重力（3 级）。

3. 徒手阻力的量——在全范围内抵抗重力和阻力活动肢体的能力

● 中度的徒手阻力（4 级）；

● 较大的徒手阻力（5 级）。

除了 0～5 级的分级，还可以在此分级上增加加（+）或减（–）分级以更详细地说明活动度的变化或最小阻力下移动的能力。可以使用数字或字母来标明肌力的分级。数字说明不是一种很精确的肌力量量化分级方法[64]。表 1-6 描述了各级的标准。

Beasly[92] 发现与标准参照对比的话，3 级肌力并不意味着肌肉或肌群的肌力是正常肌力的 50%。研究发现，3 级肌力可能是正常肌力的 9% 到稍强于 30%。因此，3 级到 5 级之间的幅度要比 0 级到 3 级之间大。

表 1-6　常用分级

数字	字母	描述
抗重力测试		**患者可以在以下范围内主动移动**
5	N（正常，normal）	在全范围内抗重力及最大阻力
4	G（良好，good）	在全范围内抗重力及中度阻力
4–	G–	如果是在活动范围内测试：评为 n/a 如果进行等长收缩测试：可以在一半以上的范围内抗重力及中度阻力
3+	F+	如果在活动范围内测试：只能在小于一半的范围内抗重力及中度阻力 如果进行等长收缩测试：在全范围内抗重力及极小阻力
3	F（一般，fair）	在全范围内抗重力
3–	F–	可以在一半以上的范围内抗重力
2+	P+	只能在小于一半的范围内抗重力
去重力测试		
2	P（差，poor）	去重力位下全范围运动
2–	P–	无法在去重力位下全范围运动
1	T（微弱，trace）	去重力位下无活动，但能触诊或观察到肌肉收缩
0	0（zero）	去重力位下无活动，也不能触诊或观察到肌肉收缩

注意：如果患者无法摆放在要求的受力位置上，或者患者太累，或转换体位特别费时间，治疗师可以提供助力或与肢体等大的阻力以分别模拟去重力或抗重力的体位。

效度和信度

效度

治疗师使用 MMT 采集肌力的信息。肌力是一块肌肉或一组肌群在一次最大收缩过程中能主动释放出的力量或产生的张力。测量结果必须准确，因为测量结果有效地表示肌肉的力量。而这会被用于做出诊断、评估患者预后、制订治疗计划、判定治疗有效性和评估功能状态。关于 MMT 的效度研究比较缺乏。然而，在一个效标效度研究中，MMT 的结果和 HHD 的结果相似 [93-96]。两者结果间的相近关系表明肌力可以通过这两种方式来进行测量。

从临床判断来说，MMT 可以测量目标肌肉的力矩生成能力，因此 MMT 拥有一致的效度 [97]。

信度

对于治疗师来说很重要的一点是，他们需要知道肌力可以有一致性的评估。因此，不同时间的测试结果可以进行比较来评估治疗有效性和患者的恢复进程。如果这可行的话，那么可以通过比较测量结果间的相似性和差别来说明力量的变化真的是与治疗和恢复时间有关，而不是仅仅与测量错误或者缺乏测量一致性有关。

大部分关于 MMT 信度的研究都是基于等长收缩测试而来。当使用标准的测试步骤时，MMT 结果与肌力等级完全一致的可信度较低 [98,99]。不同测试者间和同一测试者间在完整肌肉等级内和不同测试者在一个半等级内（如在 10 或 1 等级之间）的信度极高 [94,98]。虽然这表明了 MMT 的高一致性，但一个完整的力量等级可能还不足以用于做出临床定论 [101]。

关于 MMT 的效度和信度研究表明如下。

1. 测试者内部的信度高于测试者间的信度，因此，可能的话，应该由同一名治疗师进行所有的 MMT 测试 [100,102,103]。

2. MMT 分级受测试者力量的限制，尤其是评估很强壮患者的 5 级力量时 [104]。

3. MMT 对 4 级或 5 级间的力量变化不敏感 [92,94-96,105,106]。

4. MMT 评分可能在 4 级或 5 级时过高地评估了患者力量 [92,94,104,107]。

5. MMT 评分对于 0～3 级间的力量敏感性较高 [108]。

6. 建议在评估 3 级以上肌力时，除了进行 MMT，还要进行定量的力量评估手段（如手持式测力计、等速运动测试、张力测定计）[101,105]。

7. MMT 分级并不是一个线性的测量方法，例如 3 级肌力不是等同于 50% 的肌肉力量 [98,109]。相似的，正常力量也不等同于 100% 的力量，这与测试的肌群有关。例如，膝伸肌、跖屈肌和髋伸肌的 5 级肌力相当于实际最大力量的 53%、34% 和 65%。肘屈肌的 3 级肌力只有最大肌力的 4% [110]。

8. 通过反复训练实践和使用严格标准化的步骤对于获得可信的 MMT 结果至关重要 [111]。

为了增加肌力的评估信度，MMT 应该按如下操作。

- 在每天的同一时间段进行以避免不同的疲劳级别。
- 由同一位治疗师进行。
- 在同样的环境下进行。
- 使用同样的患者姿势。
- 使用标准化的测试方法，以获得更准确的测试间的结果比较和患者恢复程度的比较。

MMT 是一种方便、多用途、可快速使用、价廉的肌力测试方法。在力量较弱的患者身上，不可能使用等速测试 [112,113] 和 HHD 测试 [105,114] 来评估低级的肌力（如 3 级以下）。使用 MMT，特定的稳定、单一肌肉动作的独立测试和避免代偿动作都是可能的。

在临床上，MMT 是一种常用的力量评估方法。尽管 MMT 的效度和信度不是太理想，它还需要进一步的研究，但是如果记住了 MMT 的限制因素，它的使用仍旧会有很多优点。

徒手肌力评定

在视诊和 AROM 与 PROM 评估之后再进行肌力的评估。

单一和多块肌肉测试

进行一般动作的肌肉大都是以肌群的形式进行测试，也可以单独对一块肌肉进行测试。例如，尺侧腕屈肌和桡侧腕屈肌在做腕关节屈曲时是作为一组肌群来进行测试的。单独测试尺侧腕屈肌需要同时完成腕关节屈曲和尺偏的动作。尽管不太可能完全单独分离出一块肌肉来，本文中仍旧描述了一些肌肉的独立测试方法。

解释和指导

● 向患者简单解释徒手肌力评定的步骤。

● 解释或者演示需要完成的动作或者被动移动患者肢体完成测试动作。

正常肌力的评估

● 首先评估和记录非检查侧的肢体力量以判定患者正常的力量（如5级），并展示检查侧肢体需要完成的检查动作。

● 如果对侧肢体无法进行比较，那么依据过去的经验并根据影响力量的因素来判定患者的正常力量，如患者年龄、性别、利侧和职业。

评估和测量步骤

患者体位

● 将患者测试肌肉或测试肌群摆放在去重力位或抗重力位 [115]。

● 保证患者舒适并得到足够支撑。

● 把测试肌肉或肌群摆放在外部范围，当测试力量时肌肉仅有轻微的张力。测试等长肌力时，把肌肉或肌群摆放在合适的测试体位。

● 当评估肌力时，良好的控制和肢体姿势的选择对于可靠的力量评估结果至关重要 [116,p.509]。

固定： 稳定住肌肉起点的附着处，这样肌肉就有了产生拉力的固定点。当测试双关节或多关节肌时，稳定或固定住近端关节来测试肌肉动作。通过使用以下方法来避免代偿动作。

1. 患者的体重——用来固定肩带、骨盆带或躯干。

例如，躯干压在治疗床上的重力可以用于稳定菱形肌在脊柱侧的起点（图1–59）。

2. 患者正常的肌肉——让患者使用的肌肉。

● 一般情况下作为稳定或固定动作协同肌。

例如，当测试菱形肌力量时，指导患者保持直立坐位，手臂直接离开对侧的臀部（图1–60）。

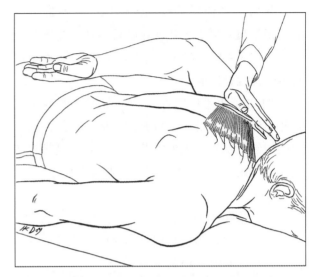

图1–59 躯干施加在治疗床上的重量可以稳定菱形肌在脊柱侧的起点

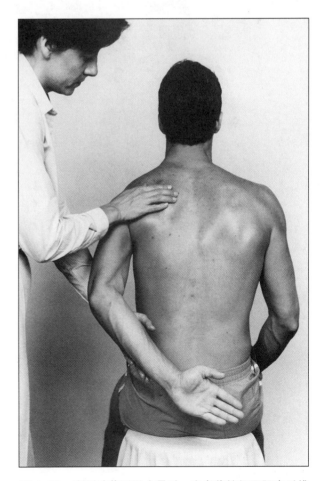

图1–60 当测试菱形肌力量时，患者收缩躯干肌肉以维持直立坐位并稳定住躯干

● 不常用于做出测试的动作。

例如，当屈髋测试髋屈肌群的力量时，指导患者握住治疗床的边缘（图 1-61）。

3. 患者的体位

例如，当使用侧卧位评估髋外展肌群力量时，指导患者以最大屈髋屈膝位握住非检查侧的下肢（图 1-62）。在这个体位中，骨盆后倾可以稳定住骨盆和腰椎。

例如，当评估髋伸肌群力量时（图 1-63），指导患者将躯干的重量放在治疗床上，抓住治疗床的边缘，保持对侧髋关节屈曲，对侧足部放在地面上。在这个体位中，骨盆和腰椎被稳定住了。

4. 外力

● 通过直接徒手加压。

例如，当测试腕伸肌群力量时，治疗师握住桡骨和尺骨（图 1-64）。

● 使用绑带或沙袋。

例如，当测试髋伸肌群力量时，使用绑带固定住骨盆（图 1-65）。

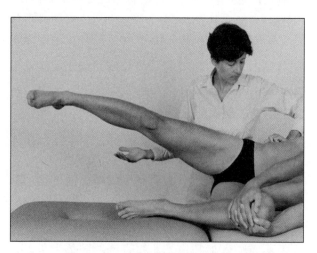

图 1-62　患者以最大屈髋屈膝位握住非检查侧的下肢，以此稳定住骨盆髋外展肌群的起点

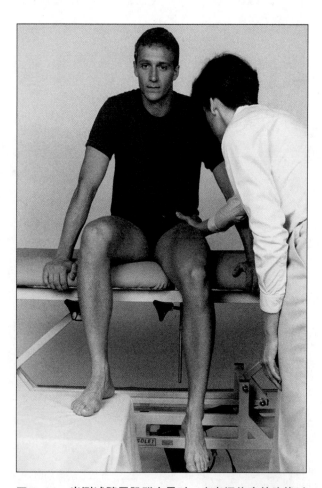

图 1-61　当测试髋屈肌群力量时，患者握住床的边缘以稳住脊柱和骨盆

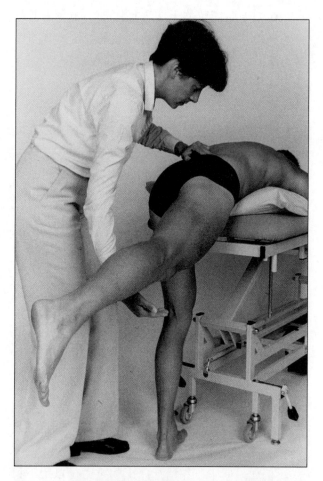

图 1-63　当评定髋伸肌群力量时，指导患者将躯干的重量放在治疗床上，抓住治疗床的边缘，保持对侧髋关节屈曲，足部放在地面上。在这个体位中，骨盆和腰椎被稳定住了

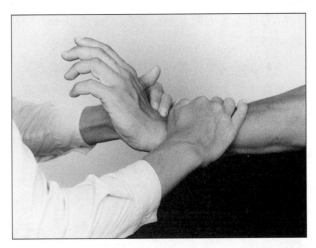

图 1-64　治疗师徒手稳定住尺骨和桡骨来评定腕伸肌群的力量

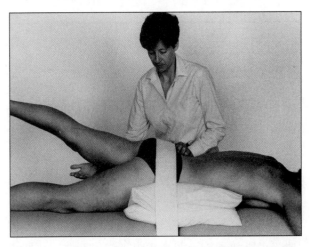

图 1-65　当测试髋伸肌群力量时，使用绑带稳定住骨盆

在固定肢体时，保证手部或器械避开柔软或疼痛部位。例如，在一些病毒感染性疾病（如脊髓灰质炎）中肌腹可能很柔软。保证手部或器械不会对测试肌肉的肌腹施加过大的力量以避免肌肉收缩[117]。

代偿动作：当肌力不足或无力时，其他肌肉可能代偿或者使用重力完成本应由虚弱的肌肉完成的动作[118]。这些替代的动作叫作代偿动作。不同形式的代偿动作如下所列。它们主要是根据Kendall 和其同事[72] 及 Wynn Parry[118] 的描述而来的。

1. 直接或间接的代偿动作

a. 其他主动肌，除目标动作之外它还会产生一些其他的动作。

举例：当旋后肌群力量弱或无力时，肱二头肌可以收缩产生旋后动作，同时出现肘屈曲动作。

b. 固定肌产生一些动作，这些动作看上去好像发生在薄弱的主动肌的起点处。

举例：当测试髋外展肌群时，外侧腹壁肌肉会收缩以稳定骨盆。如果髋外展肌群力量薄弱，外侧腹壁肌肉可能会抬起骨盆，反过来将下肢抬高表现出髋外展的样子。

c. 这一区域的其他肌肉收缩让关节位置发生变化，让肌肉可以在新的关节位置完成测试动作。

举例：如果三角肌无力，外旋肌群外旋肱骨并使肱二头肌长头处于肩关节更靠外的位置。在这个位置外旋肌可以辅助肩关节的外展。

d. 同一侧肢体的其他肌肉共同收缩以辅助力量薄弱的肌肉。

举例：当肘屈肌群力量薄弱，患者尝试屈肘时，肩关节会发生屈曲。

2. 附属止点——当肌肉收缩时，辅助完成力量不足或无力肌肉本应作为主动肌而完成的动作。

举例：拇短屈肌和拇短展肌止点在拇指近节指骨基底部，并分别作为第一掌指关节屈曲和外展的主动肌。当这些肌肉收缩时，它们还会插入到拇指外展肌群的扩张部，外展肌群扩张部和拇长伸肌张力增加，这会导致拇长伸肌在无力状态下出现拇指伸展动作。

3. 肌腱动作——当一块力量不足或无力肌肉的拮抗肌收缩时，它产生的动作可以将薄弱的肌肉拉长。这个拉长动作可以在薄弱肌肉跨过的关节上按其主动动作的方向产生被动的动作，使得看上去肌肉出现了收缩。这个被动动作在薄弱肌肉短缩和缺乏正常伸展能力时更明显。

举例：指浅屈肌和指深屈肌无力时，如果腕关节伸肌收缩产生腕关节伸展动作，手指屈肌将处于牵伸位置。指屈肌的牵伸会导致手指的被动屈曲，显得指长屈肌发生了收缩。

4. 回缩现象——当一块力量不足或无力肌肉的拮抗肌收缩并快速放松时，它会在薄弱肌肉的主要运动方向上产生被动运动。这看上去像是薄弱肌肉产生了收缩。

举例：将拇指指骨间关节摆放在伸展位以测试指长屈肌的力量。在这个姿势上，指长伸肌可收缩同时使指骨间关节进一步伸展，然后迅速放松。这种突然的放松导致指骨间关节轻微地被动屈曲。这个动作可能被误认为是由拇长屈肌收缩产生的。

5. 重力——患者会转换肢体位置以利用重力来辅助完成力量不足或无力肌肉的动作。

举例：坐位肩关节外展 90° 时，肘关节屈曲，上肢放置于一张桌子上，当患者肱三头肌力量不足或无力时，他无法伸展肘关节和移动前臂。患者可能会通过肩带下沉并肩关节外旋来伸展肘关节，并使前臂摆放在重力可以辅助肱三头肌的位置上。

向患者充分解释和指导需要做出的动作和要避免的代偿动作，以此来减少代偿动作的出现。合适的患者摆位、肌肉起点的充分固定、测试肌肉的触诊、熟练掌握评估肌力的方法都可以减少代偿动作的出现。为了更准确地对肌力进行分级，治疗师需要了解可能会出现的代偿动作 [99]。如果没有意识到患者的代偿动作，可能会无法发现患者的问题，治疗方案自然也不够合适。

筛查测试（screen test）：是在肌力评定开始时的一项简单测试。

筛查测试的作用如下。

● 保证肌力的评估顺利。

● 避免不必要的测试。

● 通过减少患者无法成功完成的测试来避免患者疲劳或使患者受挫。

通过以下信息对患者进行筛查。

● 阅读患者表格和先前的肌肉测试结果。

● 观察患者完成功能性活动的情况。例如，与患者握手可以了解患者抓握的力量；患者站起与坐下可以显示下肢的力量；从头上把衣服脱下可以显示肩外展和外旋肌力；躺下和从躺下的位置坐起则可以显示腹部肌肉的力量。

● 患者先前的 AROM 评估结果。

通过现有的信息，将患者摆位在一个符合他实际力量水平的起始位。或者，通过以下方法筛查患者。

● 在某一个等级开始所有的肌肉测试，一般会选择 3 级。指导患者主动地在全范围内抗重力活动肢体。根据初步测试的结果，继续或结束肌肉测试。

肌力分级

抗重力

在接下来的章节中，一般选用 3 级力量开始 MMT 的筛查测试（图 1-66）。将患者肢体摆放在最大的外部范围，重力在尽可能大的活动范围内阻挡肌肉或肌群的主动运动。在大部分情况下，随着骨骼从水平位移动到垂直位或者从垂直位移动到水平位，不可能在全范围内都是抵抗重力进行活动。因此，肌肉可能只在起始位或终末位受到轻微的重力阻挡，或者肌肉在终末位无重力阻挡，因为这时重力辅助了运动并且拮抗肌离心收缩以完成动作 [119]。

患者接收到的指令对肌肉测试中释放出的肌力有很大影响 [69,120]。治疗师的音量可以影响横纹肌的收缩。高音量的指令会比低音量的指令引发出更强的肌肉收缩 [121,122]。在每次测试中，给予患者一致且清楚的指令，以此来引发出患者尽可能大的反应。当患者以中等速度移动肢体时，触诊主动肌的收缩，判断有无代偿动作的出现。

● 如果患者只能在活动度的一小部分内抗重力运动，肌肉被定为 2+ 或 3-，然后结束肌肉测试。

● 如果患者可以在全范围内抗重力运动，重复进行测试运动并通过施加徒手阻力以评定肌力等级（图 1-67）。当患者无法抵抗徒手阻力进行运动时，肌力被定为 3 级。

● 如果患者可以抵抗徒手阻力完成测试，根据徒手阻力的大小给予肌力 3 级以上的等级。

每次测试动作结束后，让患者放松。治疗师将肢体摆放在下一个测试动作的准备姿势上。

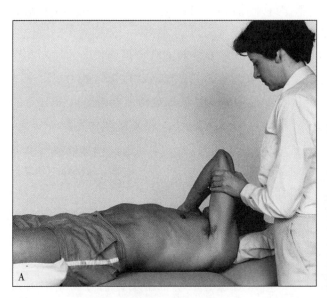

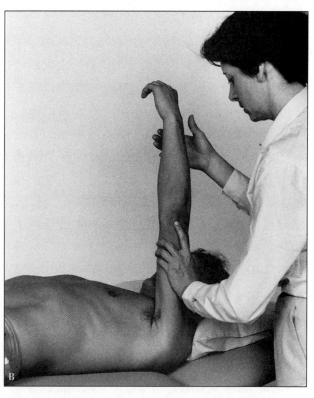

图 1-66 A.MMT 抗重力起始位：肘伸肌群——肱三头肌。B. 患者尝试抵抗重力完成肘关节伸展。如果肌力评为 2+ 或 3-，那么停止 MMT。如果评为 3，重复进行测试，并徒手施加阻力（图 1-67）。如果无法抗重力移动，那么重新摆放患者肢体，在去重力位下测试（图 1-70）

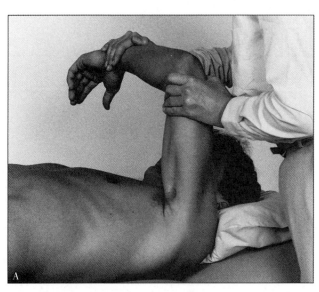

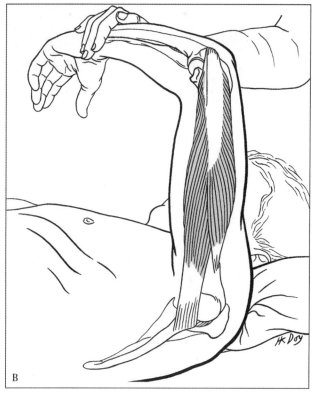

图 1-67 MMT 肘伸肌群——肱三头肌。A. 患者摆放在抗重力体位，可以在活动范围内施加阻力，也可以进行等长收缩并对力量分级。B. 徒手阻力施加在肌肉附着处的远端，即尺骨、桡骨的远端

徒手阻力

使用蚓状抓握的方式施加阻力，这时治疗师掌指关节屈曲、指骨间关节伸展、拇指内收或者在轻度伸展位（图 1-68）。逐渐增加阻力以使患者可以控制肌肉。施加的阻力与肢体呈 90°。

阻力施加的部位应该在肌肉附着处的远端（图 1-69）[11,85]。让关节在阻力施加点和肌肉附着点之间运动可能会增加代偿动作出现的概率。避免在不稳或者薄弱的关节远端施加阻力。尽量保证阻力臂（如关节旋转轴心和徒手阻力施加点间的距离）在每次肌肉测试时都是标准的。注意：阻力臂越长，对抗肌肉所需的阻力就越小。

Nicholas 等人的研究指出，如果治疗师在测试肌肉 A 时施加相同或更大的阻力但是持续时间较短，那么肌肉 A 可能被评估为比肌肉 B 弱 [123]。当施加阻力测试肌肉时，治疗师要把握好肢体在活动度内的活动时间和施加的阻力大小。然后感觉肌肉是否出现力量减弱，再给出等级评定 [123]。因为力量–速度的关系，当需要对肌肉测试进行比较时，在相同的时间内对肌肉施加阻力，如果要在活动范围内活动肢体，应该使用相同的移动速度。

"活动范围内"力量测试时施加的阻力：当使用向心收缩进行肌力评定时，阻力的大小以可施加的阻力大小为准，并要保证患者可以在全范围内平稳地活动肢体。施加的阻力大小应该稍微比可以阻挡运动进行的阻力稍小一些 [87,p.568]。根据患者的能力改变阻力的大小。如果施加了过大的阻力，患者可能无法在活动范围内移动肢体，这可能会动员其他肌肉来完成动作。

在活动范围内测试肌力需要相当的技巧和经验 [85]。正因如此，在全活动范围内的力量测试结果不如使用 MMT 对特定角度的等长收缩力量的评估结果那么肯定 [85]。后者目前使用更为普遍。这也就是说，这要求治疗师很好地掌握在关节活动范围内评估肌力的技巧和经验。最合适的力量测试方法要根据临床需要在全范围内测试或者特定角度上测试进行选择。

最好是测量整个范围内的肌力，以获知周围神经的损伤情况及恢复情况，当对肌力进行分级时，对患者活动范围的评估要易于阻力的评估 [96]。

测试特定角度下等长收缩力量所施加的阻力：当使用等长肌肉收缩测试肌力时，维持测试姿势的力量一般认为应该等同于活动肢体所需的力量 [11]，虽然 Wilson 和 Murphy 指出，在活动度内某一个点测试出的肌力并不代表全范围内的肌力 [124]。在整个活动范围内，力量是会变化的，要想获得更准确的肌肉能力评估结果，那么应该在肌肉内部、中间和外部范围内都进行等长肌肉

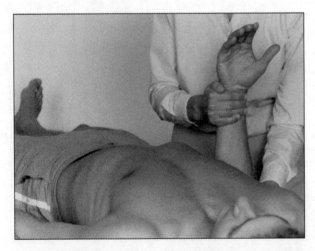

图 1-68　使用蚓状抓握，以与患者肢体呈 90° 的方向施加徒手阻力

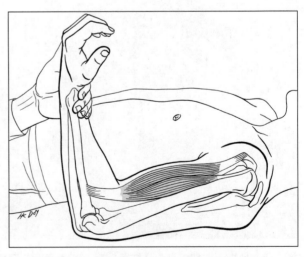

图 1-69　在肌肉附着处的远端施加徒手阻力

测试，最好是在整个活动范围内都进行等长肌肉测试。

Koo 等人使用等长收缩测试研究了偏瘫患者肘关节肌力不足的情况[125]。这项研究支持了从临床和功能角度对肌力不足进行全面评估的需要。每次测试时，肌肉都应该在活动范围内的相同位置进行测试[86]。等长测试是临床上接受的一种肌力评定方法，但是它对于预测动态工作能力不是太可信[69,124]。对于动态运动来说，动态测试要优于等长测试[124]。测试一块肌肉或一组肌群时，应该把它的正常功能考虑在内，也就是说，使用等长测试来评估作为稳定肌的肌肉，如肩胛骨周围的肌肉。

当使用等长收缩测试来对肌力大于 3 级的肌肉进行分级时，治疗师将肢体摆放在外部、中间和内部范围内。在这些位置上肌肉抵抗重力进行收缩，然后撤走所有的支撑并让患者维持住这个姿势。或患者主动进行肌肉收缩并将肢体移动到外部、中间、内部范围。本书中大部分肌肉所采用的姿势都是在内部范围，因为这个位置通常是整个活动范围内力量最弱的位置。

如果肢体维持在抗重力位的初始位置，治疗师逐渐施加阻力并使用如下方法。

● 维持试验（make test）：阻力不能阻碍肌肉的收缩而使患者无法维持姿势[127]。

● 突破试验（break test）：当感觉到肢体朝向外部范围移动时，治疗师逐渐减小阻力。如果力量是 5 级或正常，使用维持试验，不要去破坏受试者的维持状态[11]。

突破试验是最常用的技术。无论使用哪种方法，治疗师应该让患者维持收缩 4 秒以产生最大的等长收缩[128]。根据肌肉可以抵抗的最大阻力来进行分级。突破试验可以比维持试验产生更大的力量测试结果[129]。为了保证测试的可信度，在连续测试中应该使用相同的测试技术，并记录下测试方法。

如果运动会引起疼痛，但没有禁忌证存在，可能很难去完成静态收缩或者关节不产生运动。即使在进行静态的肌肉收缩时，关节内还是会出现一些关节运动、压力和剪切力[130]。然而，

在关节松弛位可能可以进行无痛的等长肌肉测试。当患者在活动度内无法抵抗重力维持住肢体时，使用一只手直接在患者肢体下托住他的肢体。

根据患者的情况和需要，治疗师要决定施加的徒手阻力大小和在哪些位置进行肌力评定。在本书中关于全范围内的徒手阻力和特定关节角度的评估都会进行描述。

去重力

如果患者在任何活动范围内都无法抗重力运动，将患者摆放在去重力位以进行测试运动（如患者在水平面内进行运动）。在这种情况下，可能需要用一个平滑的平面或者徒手支撑肢体的重量（图 1-70）。当患者尝试在活动范围内移动肢体时，稳定住肌肉起点，触诊肌肉（图 1-70B）。在实际测试中，每次测试过程中都要给予一致简明的指令。指令应该引发出最强的反应。

● 如果患者可以在去重力位完成全范围的运动，肌力被定为 2 级。

● 如果患者无法在全范围内运动，肌力被定为 2- 级。

● 如果无法产生运动，治疗师根据有无肌肉收缩将肌肉定为 1 级或 0 级。

患者在每次测试后放松，治疗师将肢体摆放到下一个测试的体位上。

触诊：用示指和中指指腹在肌腱附着点附近或骨性结构附近触诊肌肉。当肌力在 0 ~ 3 级之间时，多触诊和观察肌肉。因为当无法做出动作或肌肉张力过低易引发代偿动作时，肌肉的分级要根据收缩情况来判断。在极度力弱的情况下，通过观察皮肤一次快速的抽动要比触诊更简单。

当肌力很弱时，肌肉最大的收缩可能需要通过将肢体摆放在内部范围内来引出。指导患者维持住这个姿势并逐渐撤去对肢体的支撑。用一只手在肢体下方保护，以防肢体在某个活动范围内无法抵抗重力下落。这个技术可能引发出极小的或稍长时间的可触及的肌肉收缩。

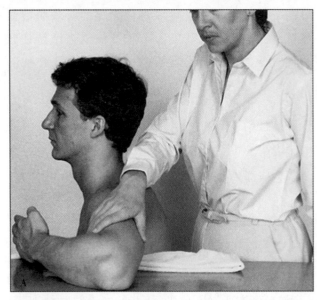

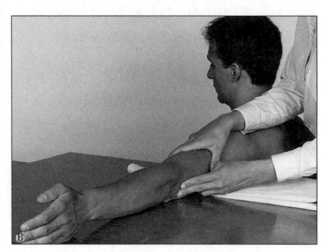

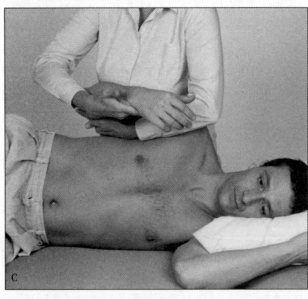

图 1-70　A. 去重力位 MMT 起始位：肘伸肌群。肢体的重力落在支持面上。B. 当患者在去重力位尝试在活动范围内伸展肘关节时，触摸和观察肌肉的收缩。如果可以移动肢体，根据移动的范围定为 2 或 2- 级。如果不能移动肢体，根据有无肌肉收缩定为 1 级或 0 级。C. 治疗师用手替代支持面的位置，以手支撑住患者上臂和前臂

测试时的重复次数：在完成 2～3 次测试动作后判定肌肉的力量。当重复多次以后，疲劳会成为一个影响因素，导致错误的记录结果并错误地判定患者真实的力量。因为徒手肌力评定没有把肌耐力考虑在内。

其他使用等长肌肉收缩的评估步骤

其他等长肌肉收缩的临床应用超出了本书的范围，只在这里做简单讨论。除了用于评估肌力，等长肌肉收缩还可以用于以下。

1. 相应肌肉无力的测试（如源于神经根病变的神经性力弱）。关节处在休息位，在等长收缩时，治疗师要注意收缩的强弱以判断神经肌肉的输入是否不足。

2. 通过肌肉收缩对组织施加应力来选择性地测试收缩组织的完整性。关节处于休息位，在等长收缩时没有关节的运动。因此，应力没有施加在惰性或非收缩组织（如关节囊、韧带和神经）上。在等长收缩过程中，治疗师要注意是否有疼痛的出现，并依据收缩的强弱判断是否有肌肉损伤。

其他肌力分级方法

其他肌力分级方法可以在以下情况使用。

● 肢体部分的重量太轻以至于重力的影响可以忽略且无须考虑（如手指和足趾）。

● 通常情况下某些肌肉不太可能被触诊、施加阻力或者摆放在抗重力位或去重力位（如测试面部肌肉）。

● 肌肉需要体重来作为最大阻力（如腓肠肌和比目鱼肌）。

测试面部、手指（第 2 ～ 5 指）、拇指、足趾的肌肉和需要重力作为阻力的肌肉的分级方法将会在本书相关章节中进行描述。

测试双关节肌或多关节肌

当直接或间接对双关节肌施加阻力时，注意避免双关节肌的过度短缩的位置。因为这可能会导致肌肉疼痛性的抽搐[72]。

1. 当想测试一块单关节肌而该区域还有一块双关节肌或多关节肌可以完成相同动作时，必须去除或减少双关节肌或多关节肌的影响。为了实现这个目标，在非检查关节上将双关节肌或多关节肌被动摆放在一个短缩位，以此来使其产生更多的主动不足，再进行单关节肌的测试。

举例：当测试喙肱肌屈曲和内收肩关节的力量时，肘关节和前臂分别被动地摆放在屈曲和旋后位，以此来使肱二头肌处于短缩状态，使它变得更加主动不足，减少肱二头肌短头屈曲和内收肩关节的作用。

2. 当在某一关节上测试双关节肌或多关节肌时，首先将非检查关节摆放在中立位，以避免肌肉的主动不足。

举例：当测试腘绳肌屈曲膝关节的力量时，髋关节摆放在屈曲位。

3. 当测试一块肌肉在某关节的力量时，如果有一块双关节肌或多关节肌作为拮抗肌，那么把这块双关节肌或多关节肌在非检查关节上摆放在松弛位。这避免了肌肉牵伸使双关节肌或多关节肌处在一个被动不足的位置，降低了主动肌在全范围内活动关节的能力。

举例：当测试髂腰肌屈曲髋关节的力量时，膝关节摆放在屈曲位以使腘绳肌松弛，避免紧张的腘绳肌限制髋关节的屈曲活动度（见图 1–47，1–48）。

记录

使用肌力评定表来记录肌力。图 1–71 和附录 B 是肌肉测试记录表的模板；图 1–71 给出了某些肌肉的力量记录结果。

无法准确测试一块肌肉的原因在表格中可以用问号标注于分级的旁边，例如"3？"。这个问号会提示治疗师在下一次合适的时间重新对肌肉进行评估。在记录表格的要求或备注部分可以给出关于问号的解释说明。

记录表格的每个空格处都应该有个条目[8]。如果没有进行测试，记为 NT，并从该条目第一格划一条直线到最后，这样就不需要在每一格都写上 NT[8]。

留意患者的任何不配合的反应、偏离标准测试步骤的情况和其他会影响肌力评定结果的因素。保证准确的肌肉测试分级在表中列出。

徒手肌力评定

患者姓名　Connie Pearson　　　　　　　年　龄　54

诊　断　吉兰-巴雷综合征　　　　　　　测试日期　2011年10月10日

治疗师姓名　Sue Bart

签　名　Sue Bart DPT

MMT方法

评估日期：<u>2011年10月21日</u>　　MMT方法：<u>C</u>

评估日期：<u>2011年11月25日</u>　　MMT方法：<u>C</u>

评估日期：<u>2011年12月25日</u>　　MMT方法：<u>C</u>

评估日期：＿＿＿＿＿＿　　MMT方法：＿＿＿

重点：MMT方法

C 活动范围内的分级

I 等长收缩的方法：B（突破试验）或M（维持试验）

　（如Ib表示"等长收缩"的突破试验）

左侧			首诊治疗师			右侧		
S B	S B	S B	评估日期			S B	S B	S B
12-15	11-25	10-21				10-21	11-25	12-15
			动作	肌肉	支配神经			

			肩胛骨					
4	3+	3	外展 外旋	前锯肌	胸长神经	3	3+	4
	3+	3	上举	斜方肌上束 肩胛提肌	附属，CN XI 背部肩胛骨	3	3+	
	3+	NT	内收	斜方肌中束	附属，CN XI	NT	3+	
	3	NT	内收 内旋	菱形肌	胸背神经	NT	3	
	3	NT	下降	斜方肌下束	附属，CN XI	NT	3	
肩								
	3+	3-	屈曲	三角肌前束	腋神经	3-	3+	

			髋					
4-	2	2	屈曲	腰大肌 髂肌	腰神经 股神经	2	2	4-
4-	2	1		缝匠肌	股神经	1	2	4-
3-	1	1	伸展	臀大肌 股二头肌 半腱肌 半膜肌	臀神经 坐骨神经 坐骨神经 坐骨神经	1	1	3-
3-	2	1	外展	臀中肌 臀小肌	臀神经 臀神经	1	2	3-

			膝					
3-	1	0	屈曲	股二头肌 半腱肌 半膜肌	坐骨神经 坐骨神经 坐骨神经	0	1	3-
4-	2	1	伸展	股四头肌		1	2	4-
踝								
2	0	0	背伸	胫骨前肌	腓神经	0	0	2
			跖屈	腓肠肌	臀神经			
				比目鱼肌	臀神经			
			内翻	胫骨后肌	臀神经			

| | | | 趾长伸肌 | | | | | |

备注：

图 1-71　使用徒手肌力评定表格记录肌力

3级并不意味着一个功能性的等级。将上肢、躯干和颈部肌力定为低于3级，下肢低于4级或更低，可以在阅读表格时快速识别，并被认为是非功能性等级或需要重点关注的区域。可以使用括号重点标注这些非功能性等级。应密切监控和记录疲劳情况，以便对ADL进行力量测试。

关节活动度和徒手肌力评定的功能性应用

通过分析和观察患者在活动中的表现来评估患者的功能性运动能力。这可以指导治疗师进行更详细的评估和提供客观有意义的治疗目标。治疗师也可以询问患者进行活动的能力。治疗师观察患者进行功能性运动至关重要[131]。可以在初次评估时观察患者进行穿衣、坐立、行走等功能性活动。

在完成关节ROM和肌力的评定时，治疗师必须考虑到患者日常生活能力缺失的影响。这需要治疗师具有良好的骨骼肌肉功能解剖学知识来将这些评估结果转化成有实践意义的信息。功能解剖学的知识可以帮助治疗师深刻理解关节ROM和力量受限对患者日常生活的影响。

参考文献

1. Basmajian JV. *Surface Anatomy: An Instructional Manual.* Baltimore: Williams & Wilkins; 1983.
2. Neumann DA. *Kinesiology of the Musculoskeletal System: Foundations for Rehabilitation.* St. Louis: Mosby Elsevier; 2010.
3. Hollis M. *Safer Lifting for Patient Care.* 2nd ed. Oxford, England: Blackwell Scientific Publications; 1985.
4. MacConaill MA, Basmajian JV. *Muscles and Movements: A Basis for Human Kinesiology.* 2nd ed. New York: Robert E. Krieger; 1977.
5. Kapandji AI. *The Physiology of the Joints. Vol. 1. The Upper Limb.* 6th ed. New York: Churchill Livingstone; 2007.
6. Standring S, ed. *Gray's Anatomy: The Anatomical Basis of Clinical Practice.* 39th ed. London: Elsevier Churchill Livingstone; 2005.
7. Stedman TL. *Stedman's Medical Dictionary for the Health Professions and Nursing.* 6th ed. Philadelphia: Lippincott Williams & Wilkins; 2008.
8. Duesterhaus Minor MA, Duesterhaus Minor S. *Patient Evaluation Methods for the Health Professional.* Reston, VA: Reston Publishing; 1985.
9. Soderberg GL. *Kinesiology: Application to Pathological Motion.* 2nd ed. Baltimore: Williams & Wilkins; 1997.
10. Perry J. Shoulder function for the activities of daily living. In: Matsen FA, Fu FH, Hawkins RJ, eds. *The Shoulder: A Balance of Mobility and Stability.* Rosemont, IL: American Academy of Orthopaedic Surgeons; 1993.
11. Kendall FP, McCreary EK, Provance PG, et al. *Muscles Testing and Function with Posture and Pain.* 5th ed. Baltimore: Lippincott Williams & Wilkins; 2005.
12. Gowitzke BA, Milner M. *Understanding the Scientific Bases of Human Movement.* 2nd ed. Baltimore: Williams & Wilkins; 1980.
13. Kaltenborn FM. *Mobilization of the Extremity Joints. Examination and Basic Treatment Techniques.* 3rd ed. Oslo: Olaf Norlis Bokhandel; 1985.
14. Lundon K, Hampson D. Acquired ectopic ossification of soft tissues: implications for physical therapy. *Can J Rehabil.* 1997;10:231–246.
15. Kisner C, Colby LA. *Therapeutic Exercise: Foundations and Techniques.* 5th ed. Philadelphia: FA Davis; 2007.
16. Hall CM, Brody LT. *Therapeutic Exercise: Moving Toward Function.* 2nd ed. Philadelphia: Lippincott Williams & Wilkins; 2005.
17. O'Connor P, Sforzo GA, Frye P. Effect of breathing instruction on blood pressure responses during isometric exercise. *Phys Ther.* 1989;69:55–59.
18. Cyriax J. *Textbook of Orthopaedic Medicine: Vol 1. Diagnosis of Soft Tissue Lesions.* 8th ed. London: Bailliere Tindall; 1982.
19. Norkin CC, White DJ. *Measurement of Joint Motion: A Guide to Goniometry.* 4th ed. Philadelphia: FA Davis; 2009.
20. Magee DJ. *Orthopedic Physical Assessment.* 5th ed. St. Louis: Saunders Elsevier; 2008.
21. Hayes KW, Petersen C, Falconer J. An examination of Cyriax's passive motion tests with patients having osteoarthritis of the knee. *Phys Ther.* 1994;74:697–707.
22. Klassbo M, Harms-Ringdahl K. Examination of passive ROM and capsular patterns in the hip. *Physiother Res Int.* 2003;8:1–12.
23. Mitsch J, Casey J, McKinnis R, Kegerreis S, Stikeleather J. Investigation of a consistent pattern of motion restriction in patients with adhesive capsulitis. *J Manual Manipulative Ther.* 2004;12:153–159.
24. Instruction Manual: OB Goniometer "Myrin." Available from OB Rehab, Solna, Sweden.
25. Performance Attainment Associates. *CROM Procedure Manual: Procedure for Measuring Neck Motion with the CROM.* St. Paul, MN: University of Minnesota; 1988.
26. Currier DP. *Elements of Research in Physical Therapy.* 3rd ed. Baltimore: Williams & Wilkins; 1990.
27. Sim J, Arnell P. Measurement validity in physical therapy research. *Phys Ther.* 1993;73:48–56.
28. Miller PJ. Assessment of joint motion. In: Rothstein JM, ed. *Measurement in Physical Therapy.* New York: Churchill Livingstone; 1985.
29. Gogia PP, Braatz JH, Rose SJ, Norton BJ. Reliability and validity of goniometric measurements at the knee. *Phys Ther.* 1987;67:192–195.
30. Enwemeka CS. Radiographic verification of knee goniometry. *Scand J Rehabil Med.* 1986;18:47–49.
31. Fish DR, Wingate L. Sources of goniometric error at the elbow. *Phys Ther.* 1985;65:1666–1670.
32. Youdas JW, Carey JR, Garrett TR. Reliability of measurements of cervical spine range of motion—comparison of three methods. *Phys Ther.* 1991;71:23–29.
33. Low J. The reliability of joint measurement. *Physiotherapy.* 1976;62:227–229.
34. Baldwin J, Cunningham K. Goniometry under attack: a clinical study involving physiotherapists. *Physiother Can.*

1974;26:74–76.

35. Watkins MA, Riddle DL, Lamb RL, Personius WJ. Reliability of goniometric measurements and visual estimates of knee range of motion obtained in a clinical setting. *Phys Ther.* 1991;71:15–22.

36. Banskota B, Lewis J, Hossain M, Irvine A, Jones MW. Estimation of the accuracy of joint mobility assessment in a group of health professionals. *Eur J Orthop Surg Traumatol.* 2008;18:287–289.

37. Lavernia C, D'Apuzzo M, Rossi MD, Lee D. Accuracy of knee range of motion assessment after total knee arthroplasty. *J Arthroplasty.* 2008;23(6):Suppl 1,85–91.

38. Rachkidi R, Ghanem I, Kalouche I, et al. Is visual estimation of passive range of motion in the pediatric lower limb valid and reliable. *BMC Musculoskelet Disord.* 2009;10:126–135.

39. Bovens AMPM, van Baak MA, Vrencken JGPM, et al. Variability and reliability of joint measurements. *Am J Sports Med.* 1990;18:58–63.

40. Pandya S, Florence JM, King WM, et al. Reliability of goniometric measurements in patients with Duchenne muscular dystrophy. *Phys Ther.* 1985;65:1339–1342.

41. Elveru RA, Rothstein JM, Lamb RL. Goniometric reliability in a clinical setting: subtalar and ankle joint measurements. *Phys Ther.* 1988;68:672–677.

42. Boone DC, Azen SP, Lin C-M, et al. Reliability of goniometric measurements. *Phys Ther.* 1978;58:1355–1360.

43. Dijkstra PU, deBont LGM, van der Weele LTh, Boering G. Joint mobility measurements: reliability of a standardized method. *J Craniomandibular Practice.* 1994;12:52–57.

44. Youdas JW, Bogard CL, Suman VJ. Reliability of goniometric measurements and visual estimates of ankle joint active range of motion obtained in a clinical setting. *Arch Phys Med Rehabil.* 1993;74:1113–1118.

45. Horger MM. The reliability of goniometric measurements of active and passive wrist motions. *Am J Occup Ther.* 1990;44:342–348.

46. Hellebrant FA, Duvall EN, Moore ML. The measurement of joint motion: Part III, reliability of goniometry. *Phys Ther Rev.* 1949;29:302–307.

47. Rothstein JM, Miller PJ, Roettger RF. Goniometric reliability in a clinical setting: elbow and knee measurements. *Phys Ther.* 1983;63:1611–1615.

48. Riddle DL, Rothstein JM, Lamb RL. Goniometric reliability in a clinical setting: shoulder measurements. *Phys Ther.* 1987;67:668–673.

49. Watkins B, Darrah J, Pain K. Reliability of passive ankle dorsiflexion measurements in children: comparison of universal and biplane goniometers. *Pediatr Phys Ther.* 1995;7:3–8.

50. Kilgour G, McNair P, Stott NS. Intrarater reliability of lower limb sagittal range-of-motion measures in children with spastic diplegia. *Develop Med Child Neurol.* 2003;45:385–390.

51. Stuberg WA, Fuchs RH, Miedaner JA. Reliability of goniometric measurements of children with cerebral palsy. *Develop Med Child Neurol.* 1988;30:657–666.

52. Ashton B, Pickles B, Roll JW. Reliability of goniometric measurements of hip motion in spastic cerebral palsy. *Develop Med Child Neurol.* 1978;20:87–94.

53. Harris SR, Smith LH, Krukowski L. Goniometric reliability for a child with spastic quadriplegia. *J Pediatr Orthop.* 1985;5:348–351.

54. Mutlu A, Livanelioglu A, Gunel MK. Reliability of goniometric measurements in children with spastic cerebral palsy. *Med Sci Monit.* 2007;13(7):CR323–329.

55. McWhirk LB, Glanzman AM. Within-session inter-rater reliability of goniometric measures in patients with spastic cerebral palsy. *Pediatr Phys Ther.* 2006;18(4):262–265.

56. ten Berge SR, Habertsma JPK, Mathius PGM, Verheij NP, Dijkstra PU, Maathuis KGB. Reliability of popliteal angle measurement: A study in cerebral palsy patients and

57. healthy controls. *J Paediatr Orthop.* 2007;27(6):648–652.

57. American Academy of Orthopaedic Surgeons. *Joint Motion: Method of Measuring and Recording.* Chicago: AAOS; 1965.

58. Berryman Reese N, Bandy WD. *Joint Range of Motion and Muscle Length Testing.* 2nd ed. St. Louis: Saunders Elsevier; 2010.

59. Moore ML. Clinical assessment of joint motion. In: Basmajian JV, ed. *Therapeutic Exercise.* 4th ed. Baltimore: Williams & Wilkins; 1984.

60. Ekstrand J, Wiktorsson M, Oberg B, Gillquist J. Lower extremity goniometric measurements: a study to determine their reliability. *Arch Phys Med Rehabil.* 1982;63:171–175.

61. Stratford P, Agostino V, Brazeau C, Gowitzke BA. Reliability of joint angle measurement: a discussion of methodology issues. *Physiother Can.* 1984;36:5–9.

62. Gerhardt JJ, Cocchiarella L, Randall LD. *The Practical Guide to Range of Motion Assessment.* Chicago: American Medical Association; 2002.

63. Wintz MM. Variations in current manual muscle testing. *Phys Ther Rev.* 1959;39:466–475.

64. Williams M. Manual muscle testing, development and current use. *Phys Ther Rev.* 1956;36:797–805.

65. Rothstein JM. Commentary. *Phys Ther.* 1989;69:61–66. In response to Bohannon RW. Is the measurement of muscle strength appropriate in patients with brain lesions? A special communication. *Phys Ther.* 1989;69:56–61 (Author's response: 66–67).

66. Fox EL, Mathews DK. *The Physiological Basis of Physical Education and Athletics.* 3rd ed. Philadelphia: Saunders College Publishing; 1981.

67. Knuttgen HG, ed. *Neuromuscular Mechanisms for Therapeutic and Conditioning Exercise.* Baltimore: University Park Press; 1976.

68. Lieber RL, Bodine-Fowler SC. Skeletal muscle mechanics: implications for rehabilitation. *Phys Ther.* 1993;73:25–37.

69. Kroemer KHE. Human strength: terminology, measurement, and interpretation of data. *Hum Factors.* 1970;12:297–313.

70. Smith LK, Weiss EL, Lehmkuhl LD. *Brunnstrom's Clinical Kinesiology.* 5th ed. Philadelphia: FA Davis; 1996.

71. Hollis M. *Practical Exercise Therapy.* 3rd ed. Oxford, England: Blackwell Scientific Publications; 1989.

72. Kendall FP, McCreary EK, Provance PG. *Muscles Testing and Function.* 4th ed. Baltimore: Williams & Wilkins; 1993.

73. Hamill J, Knutzen KM. *Biomechanical Basis of Human Movement.* 3rd ed. Lippincott, Williams & Wilkins; 2009.

74. Brooks GA, Fahey TD. *Exercise Physiology: Human Bioenergetics and Its Application.* New York: John Wiley & Sons; 1984.

75. Oatis CA. *Kinesiology: The Mechanics and Pathomechanics of Human Movement.* 2nd ed. Philadelphia: Lippincott, Williams & Wilkins; 2009.

76. Laubach LL. Comparative muscular strength of men and women: a review of the literature. *Aviat Space Environ Med.* 1976;47:534–542.

77. Williams M, Stutzman L. Strength variation through the range of joint motion. *Phys Ther Rev.* 1959;39:145–152.

78. Kulig K, Andrews JG, Hay JG. Human strength curves. *Exerc Sport Sci Rev.* 1984;12:417–466.

79. Williams M, Tomberlin JA, Robertson KJ. Muscle force curves of school children. *J Am Phys Ther Assoc.* 1965;45:539–549.

80. Wyse JP, Mercer TH, Gleeson NP. Time-of-day dependence of isokinetic leg strength and associated interday variability. *Br J Sports Med.* 1994;28:167–170.

81. Gauthier A, Davenne D, Martin A, Cometti G, Van Hoecke J. Diurnal rhythm of the muscular performance of elbow flexors during isometric contractions. *Chronobiol Int.* 1996;13:135–146.

82. Holewijn M, Heus R. Effects of temperature on electromyo-

gram and muscle function. *Eur J Appl Physiol*. 1992;65:541–545.

83. Hertling D, Kessler RM. *Management of Common Musculoskeletal Disorders: Physical Therapy Principles and Methods*. 4th ed. Philadelphia: Lippincott, Williams & Wilkins; 2006.

84. Sorenson EJ, Great Lakes ALS Study Group. A comparison of muscle strength testing techniques in amyotrophic lateral sclerosis. *Neurology*. 2003;61(11):1503–1507.

85. Hislop HJ, Montgomery J. *Daniels and Worthingham's Muscle Testing: Techniques of Manual Examination*. 8th ed. St. Louis: Saunders Elsevier; 2007.

86. Daniels L, Worthingham C. *Muscle Testing: Techniques of Manual Examination*. 5th ed. Philadelphia: WB Saunders; 1986.

87. Wright WG. Muscle training in the treatment of infantile paralysis. *Boston Med Surg J*. 1912;167:567–574.

88. Brunnstrom S. Muscle group testing. *Physiother Rev*. 1941;21:3–22.

89. Smith LK, Iddings DM, Spencer WA, Harrington PR. Muscle testing: Part 1. Description of a numerical index for clinical research. *Phys Ther Rev*. 1961;41:99–105.

90. Hines TF. Manual muscle examination. In: Licht S, ed. *Therapeutic Exercise*. 2nd ed. Baltimore: Waverly Press; 1965.

91. Kendall HO, Kendall FP. *Muscles Testing and Function*. Baltimore: Williams & Wilkins; 1949.

92. Beasley WC. Quantitative muscle testing: principles and applications to research and clinical services. *Arch Phys Med Rehabil*. 1961;42:398–425.

93. Bohannon RW. Manual muscle test scores and dynamometer test scores of knee extension strength. *Arch Phys Med Rehabil*. 1986;67:390–392.

94. Schwartz S, Cohen ME, Herbison GJ, Shah A. Relationship between two measures of upper extremity strength: manual muscle test compared to hand-held myometry. *Arch Phys Med Rehabil*. 1992;73:1063–1068.

95. Aitkens S, Lord J, Bernauer E, Fowler WM, Lieberman JS, Berck P. Relationship of manual muscle testing to objective strength measurements. *Muscle Nerve*. 1989;12:173–177.

96. Bohannon RW. Measuring knee extensor muscle strength. *Am J Phys Med Rehab*. 2001;80(1):13–18.

97. Lamb RL. Manual muscle testing. In: Rothstein JM, ed. *Measurement in Physical Therapy*. New York: Churchill Livingstone; 1985.

98. Silver M, McElroy A, Morrow L, Heafner BK. Further standardization of manual muscle test for clinical study: applied in chronic renal disease. *Phys Ther*. 1970;50:1456–1464.

99. Lilienfeld AM, Jacobs M, Willis M. A study of the reproducibility of muscle testing and certain other aspects of muscle scoring. *Phys Ther Rev*. 1954;34:279–289.

100. Iddings DM, Smith LK, Spencer WA. Muscle testing: Part 2. Reliability in clinical use. *Phys Ther Rev*. 1961;41:249–256.

101. Frese E, Brown M, Norton BJ. Clinical reliability of manual muscle testing. Middle trapezius and gluteus medius muscles. *Phys Ther*. 1987;67:1072–1076.

102. Florence JM, Pandya S, King WM, et al. Clinical trials in duchenne dystrophy: standardization and reliability of evaluation procedures. *Phys Ther*. 1984;64:41–45.

103. Paternostro-Sluga T, Grim-Stieger M, Posch M, et al. Reliability and validity of the Medical Research Council (MRC) scale and a modified scale for testing muscle strength in patients with radial palsy. *J Rehabil Med*. 2008;40:665–671.

104. Beasley WC. Influence of method on estimates of normal knee extensor force among normal and post-polio children. *Phys Ther Rev*. 1956;36:21–41.

105. Mahony K, Hunt A, Daley D, et al. Inter-tester reliability and precision of manual muscle testing and hand-held dynamometry in lower limb muscles of children with spina bifida. *Phys Occup Ther Pediatr*. 2009;29(1):44–59.

106. Bohannon RW, Corrigan D. A broad range of forces is encompassed by the maximum manual muscle test grade

107. Hayes KW, Falconer J. Reliability of hand-held dynamometry and its relationship with manual muscle testing in patients with osteoarthritis in the knee. *J Orthop Sports Phys Ther*. 1992;16:145–149.

108. Bohannon RW. Nature, implications, and measurement of limb muscle strength in patients with orthopedic or neurological disorders. *Phys Ther Prac*. 1992;2:22–31.

109. Dvir Z. Grade 4 in manual muscle testing: the problem with submaximal strength assessment. *Clin Rehabil*. 1997;11:36–41.

110. MacAvoy MC, Green DP. Critical appraisal of medical research council muscle testing for elbow flexion. *J Hand Surg Am*. 2007;32(2):149–153.

111. Escolar DM, Henricson EK, Mayhew J, et al. Clinical evaluator reliability for quantitative and manual muscle testing measures of strength in children. *Muscle Nerve*. 2001;24:787–793.

112. Griffin JW, McClure MH, Bertorini TE. Sequential isokinetic and manual muscle testing in patients with neuromuscular disease. *Phys Ther*. 1986;66:32–35.

113. Rabin SI, Post M. A comparative study of clinical muscle testing and Cybex evaluation after shoulder operations. *Clin Orthop Rel Res*. 1990;258:147–156.

114. Wadsworth CT, Krishnan R, Sear M, Harrold J, Nielsen DH. Intrarater reliability of manual muscle testing and hand-held dynametric muscle testing. *Phys Ther*. 1987;67:1342–1347.

115. Donaldson R. The importance of position in the examination of muscles and in exercise. *Physiother Rev*. 1927;7:22–24.

116. Chaffin DB. Ergonomics guide for the assessment of human static strength. *Am Ind Hyg Assoc J*. 1975;36:505–511.

117. Brown T, Galea V, McComas A. Loss of twitch torque following muscle compression. *Muscle Nerve*. 1997;20:167–171.

118. Wynn Parry CB. Vicarious motions (trick movements). In: Basmajian JV, ed. *Therapeutic Exercise*. 4th ed. Baltimore: Williams & Wilkins; 1984.

119. Kendall FP, McCreary EK. *Muscles Testing and Function*. 3rd ed. Baltimore: Williams & Wilkins; 1983.

120. Christ CB, Boileau RA, Slaughter MH, Stillman RJ, Cameron J. The effect of test protocol instructions on measurement of muscle function in adult men. *J Orthop Sports Phys Ther*. 1993;18:502–510.

121. Johansson CA, Kent BE, Shepard KF. Relationship between verbal command volume and magnitude of muscle contraction. *Phys Ther*. 1983;63:1260–1265.

122. McNair PJ, Depledge J, Brettkelly M, Stanley SN. Verbal encouragement: effects on maximum effort voluntary muscle action. *Br J Sports Med*. 1996;30:243–245.

123. Nicholas JA, Sapega A, Kraus H, Webb JN. Factors influencing manual muscle tests in physical therapy: the magnitude and duration of the force applied. *J Bone Joint Surg [Am]*. 1978;60:186–190.

124. Wilson GJ, Murphy AJ. The use of isometric tests of muscular function in athletic assessment. *Sports Med*. 1996;22:19–37.

125. Koo TK, Mak AF, Hung LK, et al. Joint position dependence of weakness during maximum isometric voluntary contractions in subjects with hemiparesis. *Arch Phys Med Rehabil*. 2003;84:1380–1386.

126. McGarvey SR, Morrey BF, Askew LJ, Kai-Nan A. Reliability of isometric strength testing: temporal factors and strength variation. *Clin Orthop*. 1984;185:301–305.

127. Bohannon RW. Make tests and break tests of elbow flexor muscle strength. *Phys Ther*. 1988;68:193–194.

128. Velsher E. Factors affecting higher force readings: a survey of the literature on isometric exercise. *Physiother Can*. 1977;29:141–147.

129. Burns SP, Breuninger A, Kaplan C, et al. Hand-held dynamometry in persons with tetraplegia: Comparison of make- versus break-testing techniques. *Am J Phys Med*

of five. *Percept Motor Skills*. 2000;90:747–750.

Rehab. 2005;84(1):22–29.

130. Lamb DW. A review of manual therapy for spinal pain. In: Boyling JD, Palastanga N, eds. *Grieve's Modern Manual Therapy: The Vertebral Column.* 2nd ed. London: Churchill Livingstone; 1994.

131. Smith LK. Functional tests. *Phys Ther Rev.* 1954;34:19–21.

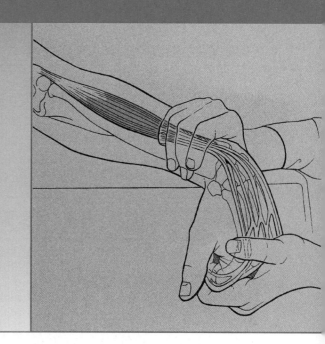

第 2 章

评估与治疗

章节基本原理

● 虽然诊断指南和治疗方案超出了本书的范围，但是本章节还是将用于评估主动活动度（active range of motion，AROM）、被动活动度（passive range of motion，PROM）、肌肉长度和肌力的技术与治疗技术相关联并共同讨论。

● 希望通过本书的展示和描述，给读者提供一个临床评估和治疗异同点的概览。

● 通过了解评估与治疗之间的相似点，使用评估 AROM、PROM、肌肉长度和肌力的方法与技巧，读者能够把主动活动、被动活动或抗阻运动的相似技术运用到治疗上。

● 了解评估与治疗之间的联系对于读者整合患者评估结果与临床治疗方案至关重要。

参考学习方法：读者应该首先学习本书中的评估方法，之后再思考评估与治疗技术是如何相关联的，本章节也可被看作是全书的结束章节。

相似的评估和治疗方法

根据所使用运动的类型（如主动、被动和抗阻运动），相似的评估和治疗在表 2-1 中进行了分类。

进行评估和治疗时的关键步骤

进行评估和治疗的关键步骤按顺序列在了表 2-1 的第一列中。在第 1 章中已经列出了这些步骤在评估上的细节，在此再一次进行了总结，并在表 2-1 中与治疗相关的细节进行比较。

目的

治疗师使用一种评估方法来鉴定损伤或疾病对患者状态的影响。如果使用得当的话，之后的治疗将会减轻或者消除损伤或疾病的影响。需要反复地进行评估以评估治疗的效果。

常用技术

当进行相似的评估和治疗时，主动运动、被动运动和抗阻运动的技术是一样的。

解释和指导

在进行评估和治疗之前，需要向患者解释评估或治疗的内容并获得患者的知情同意。当第一次使用某种评估或治疗时，解释和（或）展示将要做出的动作和（或）要求患者放松并被动地在活动范围内移动患者的肢体。

治疗区域的暴露

在评估和治疗时，需要暴露评估和治疗的区域，并按要求做好其他部位的遮盖。

起始位

在评估和治疗中，保证患者在一个安全和舒适的姿势，并且得到了足够的支撑。在摆放患者时，重力可能会对运动产生相关影响。

固定

在评估和治疗中，提供足够的稳定以保证只产生所需的动作。在评估和治疗中，可以采用以下方式：

（a）固定关节近端或肌肉起点的附着处；

（b）固定关节远端或肌肉止点的附着处。

动作

在评估和治疗中，可以采用以下方式：

（a）活动关节近端或肌肉起点的附着处；

（b）活动关节远端或肌肉止点的附着处。

辅助 / 抗阻

在进行评估和治疗时使用被动活动的话，辅助一般施加在关节远端或肌肉止点附着处的远端。在进行评估和治疗时使用抗阻活动的话，阻力一般施加在肌肉止点附着处的远端。

终末位

在评估和治疗中，可以指导患者主动活动身体的某些部位（主动运动）或者被动地在一定活动范围内或全范围内移动身体的某些部位（被动运动）。在进行长时间的被动牵伸时，治疗师将肢体移动到产生最大肌肉牵伸的位置。当进行抗阻运动时，指导患者在活动范围内（向心收缩）或者在某一个特定点（等长收缩）抵抗治疗师的徒手阻力。

代偿动作

在评估和治疗中，保证不产生代偿动作，以防夸大实际关节 ROM 和（或）肌力，或者干扰患者进行训练的能力。为了避免不期望的动作，向患者解释或演示动作是如何完成及如何避免代偿动作。注意患者的摆位和固定。丰富的经验和仔细的观察可以帮助治疗师抑制代偿动作的出现和发现可能已经发生的代偿动作。

关键步骤	主动运动		被动运动				抗阻运动	
	评估	治疗	评估	治疗	评估	治疗	评估	治疗
	AROM	主动训练	PROM	放松被动运动	肌肉长度	长时间的被动牵伸	肌力	抗阻训练
目的	·评估： ·AROM ·肌力（0～3级） ·完成 ADL 的能力	维持/增加： ·关节 ROM ·肌力 ·完成 ADL 的能力	评估： ·关节 PROM ·终末感	维持/增加： ·关节 ROM	评估： ·肌肉长度	维持/增加： ·肌肉长度	评估： ·肌力（>3级）	维持/治疗： ·肌力

常用技术

解释/指导	←——————————————— 语言（简洁、明确）、展示和（或）被动运动 ———————————————→							
区域暴露	←———————————————— 暴露评估或治疗区域并按要求做好遮盖 ————————————————→							
起始位	·安全、舒适、足够支撑 ·考虑重力影响		·安全、舒适、足够支撑、放松				·安全、舒适、足够支撑 ·考虑重力影响	
固定*	·关节近端 ·肌肉起点		·关节近端		·肌肉起点		·肌肉起点	
运动	·关节远端		·关节远端		·肌肉跨过的关节		·肌肉跨过的关节或抗阻等长收缩时无	
辅助/抗阻	n/a		·辅助施加在关节远端		·辅助施加在肌肉止点的远端		·阻力施加在肌肉止点的远端	
终末位	·可用 AROM 的终点		·可用 PROM 的终点		·肌肉最大伸展位		·可用活动度的终点 ·等长收缩的起始位	
代偿动作	←———————————————————— 保证没有代偿动作的出现 ————————————————————→							
特异性步骤	·评估和（或）测量 AROM	·根据运动处方进行主动活动	·观察和（或）测量关节 PROM ·留意终末感	·根据运动处方进行被动活动	·在肌肉最大伸展位目测和（或）测量关节位置	·关节在肌肉最大伸展位维持处方要求的时间	·判断可施加阻力的大小	·根据运动处方进行抗阻运动或抗阻力维持

表 2-1　评估和治疗的比较

续表

关键步骤	主动运动		被动运动				抗阻运动	
	评估	治疗	评估	治疗	评估	治疗	评估	治疗
	AROM	主动训练	PROM	放松被动运动	肌肉长度	长时间的被动牵伸	肌力	抗阻训练
记录	· 关节 AROM · MMT 分级	· 描述运动 · 注意患者情况的变化	· 关节 PROM · 终末感	· 描述运动 · 注意患者情况的变化	· 关节位置 · 终末感	· 描述牵伸位置和持续时间 · 注意患者情况的变化	· MMT 分级	· 描述运动 · 注意患者情况的变化

注：为了解释和理解的方便，关节的近端或者肌肉起点的附着处被固定，关节的远端或者肌肉止点的附着处是移动的部分。注意：阴影部分的常用技术对于相似的评估和治疗来说相同。

特异性步骤

在使用了常用技术之后，可以使用特异性步骤来获取满足评估和治疗中特殊目的的结果。特异性步骤包括测量 AROM、PROM，注意终末感、肌力分级、改变动作完成次数、改变姿势维持时间和（或）改变阻力大小。

记录

在评估时，与标准测试步骤的不同处和结果都要在表中标注出来。在治疗时，所使用的运动处方中训练和治疗的细节、患者情况的变化都要在表中标注出来。

相似的评估和治疗方法举例

现举出几个特定关节运动和肌肉的例子来展示相似的评估和治疗方法，所包含的内容有主动运动、被动运动和抗阻运动。

在这些例子中，需要注意，一些相似类型的运动使用了同样的常用技术，但是它们的目的、特异性步骤和记录是不同的。

在表 2-1 和这些例子中，为了方便解释和理解，关节的近端或者肌肉起点的附着处被固定，关节的远端或者肌肉止点的附着处是移动的部分。

膝关节伸展*：评估 AROM

使用主动活动进行评估和治疗

评估 AROM	治疗 主动运动
目的 评估 AROM、股四头肌力量和判断进行 ADL 的能力	**目的** 维持或增加 AROM、股四头肌力量和进行 ADL 的能力

常用技术

解释 / 指导：治疗师解释、指导和（或）移动患者肢体进行膝关节伸展运动。治疗师指导患者尽可能伸直膝关节。

治疗区域暴露：患者穿着短裤。

起始位：患者坐位，抓住治疗床的边缘，非检查侧的足部支撑在凳子上（图 2-1）。

固定：指导患者将大腿维持在起始位置或者治疗师固定住患者大腿。

动作：患者进行伸膝运动。

终末位：膝关节在 ROM 内尽可能伸展（图 2-2）。在这个姿势中，腘绳肌可能会限制伸膝运动。

代偿动作：患者向后倾，使骨盆后倾和髋关节伸展。

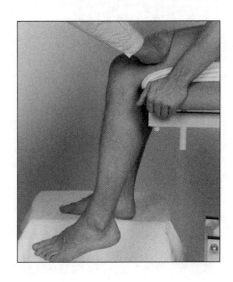

图 2-1　伸膝起始位：AROM 评估和主动训练

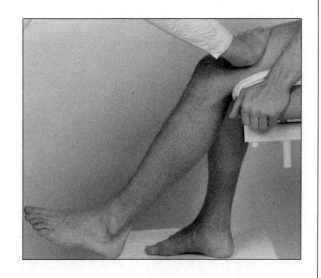

图 2-2　伸膝终末位：AROM 评估和主动训练。治疗师可以固定住股骨和（或）触诊膝关节伸肌的收缩

特异性步骤

目测或使用通用关节角度尺测量 AROM。在评估完 PROM 之后，治疗师使用 AROM 对膝关节伸肌进行分级。

特异性步骤

患者主动完成伸膝运动，动作次数依据预先的运动处方而定。

记录

伸膝 AROM 以度数的形式记录下来和（或）膝关节伸肌根据力量进行分级。

记录

描述处方中的训练动作，患者情况的变化也要标注出来。

注：*展示一个抗重力的运动例子。注意：去重力位下的动作也可以用来展示 AROM 评估和主动运动间的相似性。

髋关节屈曲：使用放松的被动运动进行 PROM 评估和治疗

评估 PROM	治疗 放松的被动活动
目的 评估髋关节屈曲 PROM 和判断终末感	**目的** 维持或增加髋关节屈曲活动度

常用技术

解释 / 指导：治疗师解释、指导和（或）移动患者肢体进行髋关节屈曲运动。治疗师指导患者在活动时放松。

治疗区域暴露：患者穿着短裤，并按要求进行遮盖。

起始位：患者仰卧位，测试侧的髋关节和膝关节在中立位，另一侧髋关节伸展放于治疗床上（图 2-3）。

固定：治疗师固定住骨盆。通过身体摆放稳定躯干。

运动：治疗师举起患者下肢离开床面，向前移动股骨并屈曲髋关节。

终末位：股骨移动到髋关节屈曲的极限位置（图 2-4）。

代偿动作：骨盆后倾和腰椎屈曲。

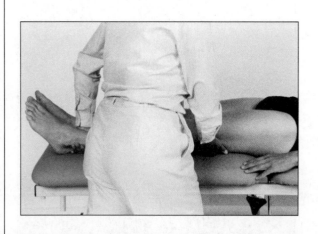

图 2-3　髋关节屈曲起始位：PROM 评估和放松的被动活动

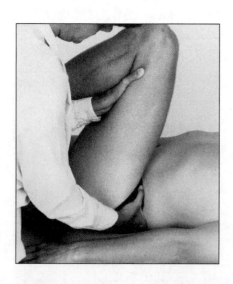

图 2-4　髋关节屈曲终末位：PROM 评估和放松被动活动

特异性步骤

治疗师在 PROM 的终点施加轻度的压力来鉴定终末感。治疗师观察和测量关节 PROM。

记录

终末感和髋关节屈曲 PROM 以度数的形式记录下来。

特异性步骤

髋关节被动移动到屈曲位置，动作次数依据预先的运动处方而定。

记录

描述处方中的训练动作，患者情况的变化也要标注出来。

指伸肌群：使用长时间的被动牵伸进行肌肉长度评估和治疗

评估 肌肉长度	治疗 长时间的被动牵伸
目的 评估指伸肌群的长度	**目的** 维持或增加指伸肌群的长度

常用技术

解释 / 指导：治疗师解释、指导和（或）将患者摆放在牵伸的位置。治疗师指导患者在活动或者动作维持时放松。

治疗区域暴露：患者穿着短袖上衣。

起始位：患者坐位，肘关节伸展，前臂旋前，手指屈曲（图 2-5）。

固定：治疗师固定住尺骨和桡骨。

动作：治疗师屈曲腕关节。

终末位：腕关节屈曲到动作的极限，这样指伸肌群被完全拉长（图 2-6，2-7）。

代偿动作：手指伸展。

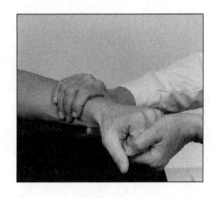

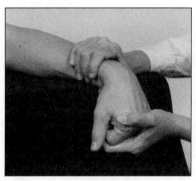

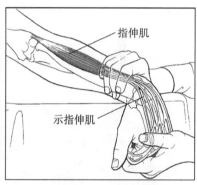

图 2-5　指伸肌群起始位：肌肉长度评估和长时间的被动牵伸

图 2-6　指伸肌群牵伸终末位：肌肉长度评估和长时间的被动牵伸

图 2-7　指伸肌群处于牵伸位

特异性步骤

当指伸肌群被完全牵伸时，观察和（或）测量腕关节屈曲角度，治疗师鉴定终末感。

记录

指伸肌群可以被描述为短缩，记录下腕关节屈曲的角度。标注终末感。

特异性步骤

维持在最大的腕关节屈曲位，这样指伸肌群被完全拉长，时间由预先的运动处方而定，治疗师鉴定终末感。

记录

记录下牵伸位置和牵伸时间。患者情况的变化也要标注出来。

三角肌前束[*]：使用抗阻运动评估肌力和治疗

评估	治疗
肌力	抗阻训练

目的
评估三角肌前束的力量

目的
维持或增加三角肌前束的力量

常用技术

解释／指导：治疗师解释、指导和（或）被动将患者肩关节在轻度内收内旋位下屈曲90°。治疗师指导患者尽量将上臂上举，同时治疗师对抗这个动作。

治疗区域暴露：患者不穿上衣，并按要求做好遮盖。

起始位：患者坐位，手臂垂在体侧，肩关节轻度外展位，手掌向内（图2-8）。

固定：治疗师固定住肩胛骨和锁骨。

动作：患者屈曲肩关节，同时轻度内收内旋肩关节（图2-9，2-10）。

阻力位置：施加在上臂的前内侧，肘关节近端。

终末位：患者将肩关节屈曲到90°位。

代偿动作：肩胛骨上提，躯干伸展。

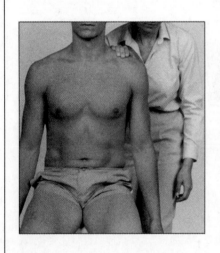

图2-8　三角肌前束测试起始位：MMT和抗阻运动

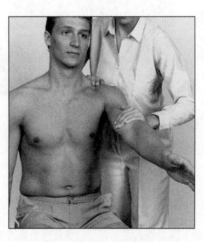

图2-9　终末位：徒手测试三角肌前束力量和三角肌前束力量训练

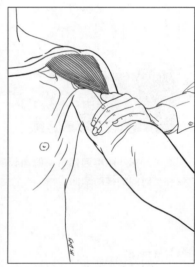

图2-10　三角肌前束

特异性步骤
治疗师评估可以使用并能允许患者平缓地完成动作的徒手阻力大小。

特异性步骤
三角肌前束在活动度内进行抗阻力收缩，阻力大小和收缩次数依据先前的运动处方而定。

记录
记录下三角肌前束力量的分级。

记录
描述处方中的训练动作，患者情况的变化也要标注出来。

注：[*]在这个例子中使用的是肌肉向心收缩的例子，以此来展示肌力评定和抗阻力量训练的相似性。注意：也可以用等长收缩来说明这个相似性。

第 2 部分
各部位评估方法

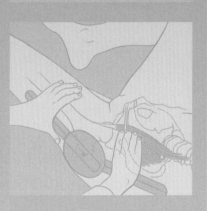

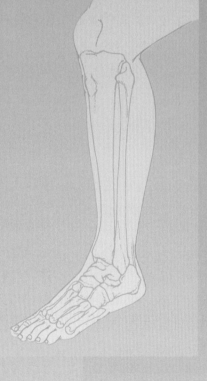

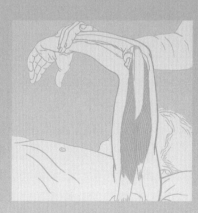

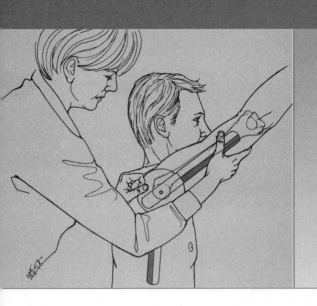

第 3 章

肩关节复合体

关节和运动

肩关节复合体是一组相关关节组成的复合体。这组关节包括了胸锁关节、肩锁关节、肩胛胸壁关节和盂肱关节（图 3-1）。肩关节复合体还可以细分为以下两个主要组成部分。

a. 肩带，包括胸锁关节、肩锁关节和肩胛胸壁关节。

b. 肩关节，即盂肱关节。

肩带

肩带通过胸锁关节直接与躯干相连。锁骨的胸骨端构成了胸锁关节的外侧面，胸骨柄的外侧面和相邻的第 1 肋的上面组成了胸锁关节的内侧面。在关节面之间有关节盘存在。胸锁关节可以被归类为鞍状关节，它的锁骨面在矢状面上呈凸形，在水平面上呈凹形，与对应关节内侧面形成关节[1]。

胸锁关节的运动包括上提、下降、前伸、回缩和绕轴旋转动作。在上提和下降运动中，锁骨的肩峰端在额状面上围绕矢状轴分别向上和向下运动。锁骨的肩峰端前伸时向前运动，回缩时向后运动。锁骨的前伸和回缩运动都发生在水平面内，围绕着垂直轴进行。锁骨的旋转发生在矢状面内，围绕着额状轴进行（沿着锁骨长轴的一条轴）。胸锁关节的活动度是锁骨和肩胛骨活动的先决条件。它们又对肩关节完成正常上举（如手臂上举超过肩关节水平面并到达头顶）至关重要。

肩锁关节连接了锁骨和肩胛骨，被归类为平面关节。它由锁骨肩峰端相对平整的关节面和肩胛骨的肩峰组成。在一些情况下，关节被一个关节盘分开[1]。在肩锁关节内，锁骨和肩胛骨之间轻微的滑动将肩胛骨的运动和锁骨的运动相互独立开来，并将肩胛骨抵在了胸廓之上[2]。

肩胛胸壁关节是一个生理或功能性关节，它包含了肩胛骨和胸壁之间所夹的软组织（如肩胛下肌和前锯肌）。这些软组织让肩胛骨可以在胸廓上进行移动。肩胛骨的运动通过肩锁关节与锁骨的运动同时进行。

肩胛骨的运动包括上提、下降、前伸、回缩、上回旋和下回旋。肩胛骨向上的运动叫作上提，它伴随着锁骨的上提。肩胛骨下降时，肩胛骨和锁骨向下方运动。肩胛骨的前伸和回缩发生在水平面内，围绕着垂直轴进行。运动过程中肩胛骨内侧缘分别朝向和远离脊柱运动。肩胛骨的前伸和回缩分别伴随着锁骨的前伸和回缩。根据肩胛骨下角的运动，肩胛骨还可以产生向外和向内的运动，关节盂分别在向上和向下的方向上运动（图 3-2）。

在临床检查下，胸锁关节和肩胛骨的运动不是很容易被测量，同时也不可能测量肩锁关节的运动。因此，肩胛骨和锁骨的检查一般是通过目视观察主动运动和通过被动运动来完成的。

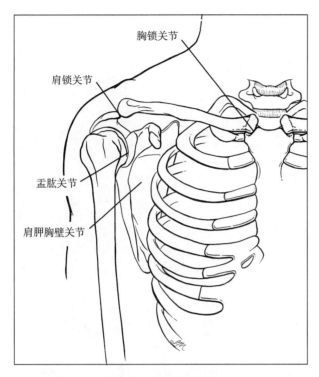

图 3-1 肩关节复合体

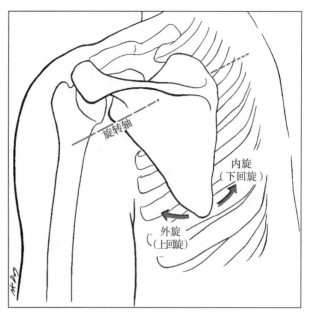

图 3-2 肩胛骨的旋转轴

盂肱关节

盂肱关节是一个球窝关节。它的内侧是肩胛骨关节盂的凹面，外侧是肱骨头的凸面。盂肱关节的活动轴如图 3-3 和 3-4 所示。在图 3-4 中，从解剖位开始，盂肱关节可以在矢状面上围绕额状轴进行屈曲和伸展运动。肩关节内收外展运动发生在额状面内，围绕着矢状轴进行。在图 3-3 中，肩关节处在外展 90°的位置。这个位置可以展示出肩关节的垂直轴。肩关节在水平面内正是围绕着垂直轴进行水平内收外展运动。当肩关节外展 90°时，肩关节的内旋和外旋发生在矢状面内并围绕着肱骨的长轴进行（图 3-3）。然而，当手臂垂于体侧时，内旋和外旋发生在水平面内并围绕着肱骨长轴进行。

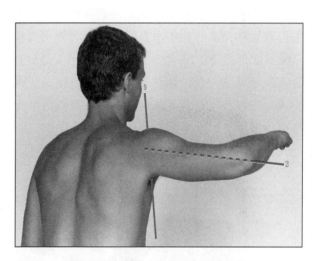

图 3-3 盂肱关节的运动轴：（1）水平内收–外展；（2）内旋–外旋

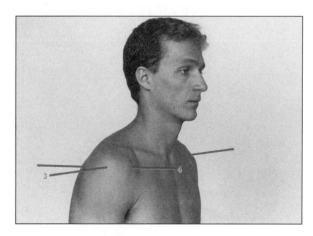

图 3-4 盂肱关节的运动轴：（3）屈曲–伸展；（4）内收–外展

肩关节复合体

完成日常生活活动（ADL）的正常功能依赖于肩带和肩关节（盂肱关节）的复合运动。肩关节（盂肱关节）的运动在各个位置都伴随着肩胛骨、锁骨和躯干的运动。肩胛胸壁关节、肩锁关节、胸锁关节和脊柱的运动可以增加盂肱关节的活动度（ROM）。肩关节上举就是一个需要肩关节复合体所有关节整合运动的例子。

肩关节上举：它描述的动作是指手臂从肩关节水平面（如90°）上举到头一侧的垂直位置（180°）。这个垂直位置可以通过手臂在矢状面或额状面内的运动达到。这两个运动分别称作肩关节屈曲上举和外展上举。在临床情况下，这些运动可能被简称为肩关节屈曲和肩关节外展。

手臂在矢状面和额状面之间的其他垂直面内也可以运动到头一侧的垂直位上。肩胛骨平面位于额状面前方30°～45°[3]。肩胛骨平面是肩胛骨上举运动的一个诊断性平面。同时它也是手臂完成上举过头动作常使用的平面。中立面内的上举称作高举[4]（图3-5）。

图3-6A 和 3-7A 展示的是肩关节复合体各

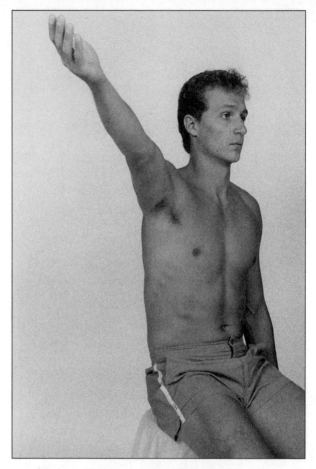

图3-5　上举：肩胛骨平面

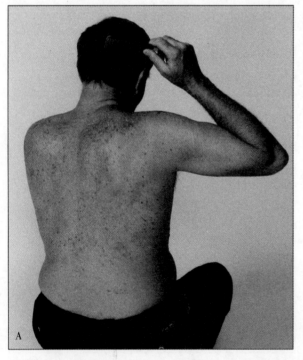

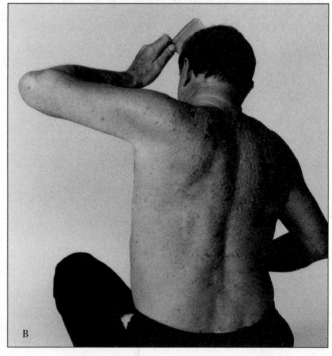

图3-6　A.患者使用正常的右上肢梳头。B.患者尝试使用盂肱关节受限的左上肢梳头。在左肩带和远端关节可以观察到代偿动作

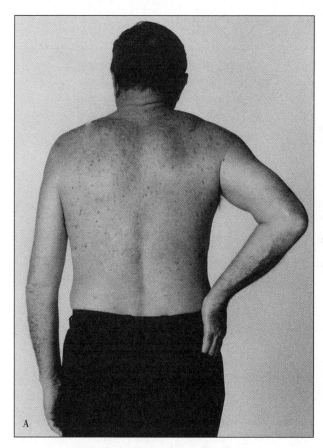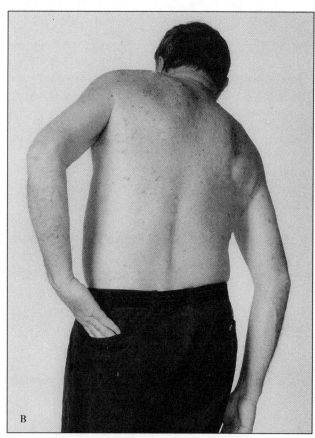

图 3-7　A. 患者使用正常的右上肢触摸后侧的口袋。B. 患者尝试使用盂肱关节受限的左上肢触摸后侧的口袋。在左肩带和远端关节可以观察到代偿动作

关节在完成日常生活活动动作时的整合动作，包括梳头和触摸后侧口袋两个动作。图 3-6B 和 3-7B 展示的肩关节复合体中盂肱关节受限时，整合运动发生的变化。观察一下肩胛骨和躯干增加的动作（如代偿动作）是如何代偿盂肱关节运动

缺失的。没有代偿动作的话，这两项日常生活活动将无法完成。

肩关节复合体的关节和运动总结在了表 3-1 ～ 3-3 中。

表 3-1   关节结构：肩胛骨运动

	上提	下降	外展（前伸）	内收（回缩）
关节 [1,5]	肩胛胸壁关节 肩锁关节 胸锁关节	肩胛胸壁关节 肩锁关节 胸锁关节	肩胛胸壁关节 肩锁关节 胸锁关节	肩胛胸壁关节 肩锁关节 胸锁关节
平面	额状面	额状面	水平面	水平面
运动轴	矢状轴	矢状轴	垂直轴	垂直轴
正常限制因素（图3-8）[5-9]*	肋锁韧带、胸锁关节囊下方、斜方肌下束、胸小肌、锁骨下肌的张力	锁骨间韧带、胸锁韧带、关节盘、斜方肌上束和肩胛提肌的张力；锁骨和第1肋上面的骨性接触	斜方韧带、胸锁后韧带、锁间韧带后板、斜方肌和菱形肌的张力	圆韧带、锁间韧带的前板、胸锁前韧带、胸小肌和前锯肌的张力
正常终末感 [6,10]	紧实	紧实 / 坚硬	紧实	紧实
正常 AROM[5]†	10～12cm （上提和下降的全范围）		10～12cm （外展和内收的全范围）	

	内旋（下回旋）	外旋（上回旋）		
关节 [1,5]	肩胛胸壁关节 肩锁关节 胸锁关节	肩胛胸壁关节 肩锁关节 胸锁关节		
平面	额状面	额状面		
运动轴	矢状轴	矢状轴		
正常限制因素（图3-8）[5-9]*	圆韧带和前锯肌的张力	斜方韧带、菱形肌和肩胛提肌的张力		
正常终末感 [6,10]	紧实	紧实		
正常 AROM[5]		45°～60° （内外旋的全范围）		

注：肩胛骨的内旋和外旋分别与肩关节的伸展和（或）内收、屈曲和（或）外展相联系。

* 缺乏有决定性的研究证实关节运动的正常限制因素（normal limifing facfors，NLF）。此处所列的 NLF 和终末感是根据解剖学、临床经验和可用的参考资料而来的。

† AROM，主动活动范围。

表 3-2　关节结构：盂肱关节

	伸展	内旋	外旋	水平外展	水平内收
关节 [1,5]	盂肱关节	盂肱关节	盂肱关节	盂肱关节	盂肱关节
平面	矢状面	水平面	水平面	水平面	水平面
运动轴	额状轴	长轴	长轴	垂直轴	垂直轴
正常限制因素（图 3-8B）[5-9]*	喙肱韧带前束、前关节囊和胸大肌锁骨部纤维的张力	后关节囊、冈下肌和小圆肌的张力	盂肱韧带各处、喙肱韧带、前关节囊、冈下肌、胸大肌、大圆肌和背阔肌的张力	前关节囊、喙肱韧带和胸大肌的张力	后关节囊的张力　软组织占位
正常终末感 [6,10]	紧实	紧实	紧实	紧实	紧实／柔软
正常 AROM[11]（AROM[12]）	0°～60°（0°～60°）	0°～70°（0°～70°）	0°～90°（0°～90°）	0°～45°（-）	0°～45°（-）

注：*缺乏有决定性的研究证实关节运动的正常限制因素（NLF）。此处所列的 NLF 和终末感是根据解剖学、临床经验和可用的参考资料而来的。

表 3-3　关节结构：肩关节复合运动

	屈曲上举	外展上举
关节 [1,5]	盂肱关节 肩锁关节 胸锁关节 肩胛胸壁关节	盂肱关节 肩锁关节 胸锁关节 肩胛胸壁关节
平面	矢状面	额状面
运动轴	额状轴	矢状轴
正常限制因素（图 3-8B）[5-9]*	喙肱韧带后束、后关节囊、肩关节伸肌和外展肌的张力；肩胛骨运动受到菱形肌、肩胛提肌和斜方韧带张力的影响	盂肱韧带中束和下束、下关节囊、肩关节内收肌的张力；肱骨大结节与关节盂上部和盂唇上部或肩峰外侧面接触；肩胛骨运动受到菱形肌、肩胛提肌和斜方韧带的影响
正常终末感 [6,10]	紧实	紧实／坚硬
正常 AROM[1,5,11]（AROM[12]）	0°～180°（0°～165°） 0°～60°，盂肱关节 60°～180°，盂肱关节、肩胛骨运动和躯干运动	0°～180°（0°～165°） 0°～30°，盂肱关节 30°～180°，盂肱关节、肩胛骨运动和躯干运动
关节囊模式 [10,13]	盂肱关节：外旋、外展（只在 90°～120° 范围内）、内旋 胸锁关节／肩锁关节：活动范围终末位疼痛，尤其是水平内收和全范围上举时	

注：*缺乏有决定性的研究证实关节运动的正常限制因素（NLF）。此处所列的 NLF 和终末感是根据解剖学、临床经验和可用的参考资料而来的。

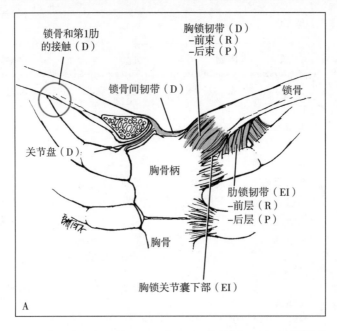

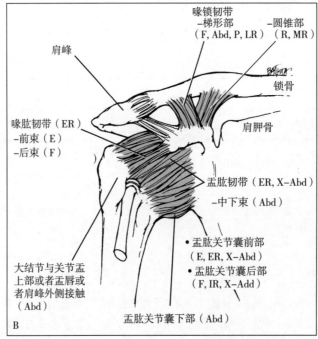

图 3-8　正常限制因素。A. 胸锁关节前面观，展示了正常限制运动的非弹性结构。B. 肩关节前面观，展示了正常限制运动的非弹性结构*

*解剖结构限制的运动标注在括号中，在（1）肩胛骨运动、（2）盂肱关节运动、（3）肩关节复合体中使用以下简写。

（1）肩胛骨运动

　　EI（elevation），上提；　　　　　　　　　　　P（protraction），前伸；

　　D（depression），下降；　　　　　　　　　　　R（retraction），回缩；

　　MR［medial（downward）rotation］，内旋（下回旋）；　　LR［lateral（upward）rotation］，外旋（上回旋）。

（2）盂肱关节运动

　　E（extension），伸展；　　　　　　　　　　　　X-Add（horizontal adduction），水平内收；

　　IR（internal rotation），内旋；　　　　　　　　X-Abd（horizontal abduction），水平外展；

　　ER（external rotation），外旋。

（3）肩关节复合体运动

　　F（elevation through flexion;），屈曲上举；　　　　Abd（elevation through abduction），外展上举。

正常限制运动的肌肉没有列出。

体表解剖（图 3-9 ~ 3-14）

结构	定位
1. 枕外隆突	位于上项线中点的圆形突起
2. 肩胛骨内侧缘	胸椎棘突外侧 5 ~ 6cm，与第 2 ~ 7 肋平齐
3. 肩胛骨下角	肩胛骨内侧缘的最下方
4. 肩胛冈	斜跨过肩胛骨上 4/5 的骨嵴
5. 肩峰	肩胛冈外侧，肩关节的尖端
6. 锁骨	胸廓前上方 S 形的骨骼
7. 喙突	肩胸部锁骨处中外 1/3 结合处外 2cm 处，向外上方，三角肌前束深部
8. 臂脉搏	可在上臂内侧、近端、喙肱肌后方触及的脉搏
9. 肱骨外上髁	肱骨远端外侧突起
10. 尺骨鹰嘴	肘关节后侧，尺骨近端止点
11. 第 12 胸椎棘突	最远端的胸椎棘突，解剖位时在尺骨鹰嘴突稍上方
12. 胸骨	胸廓前中线处扁平的骨骼

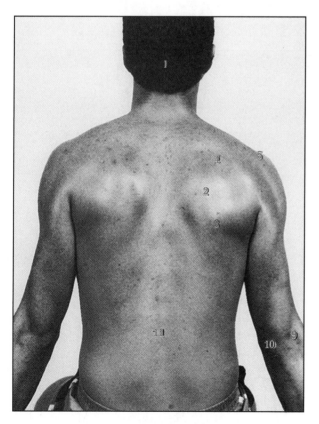

图 3-9　肩关节复合体后面观

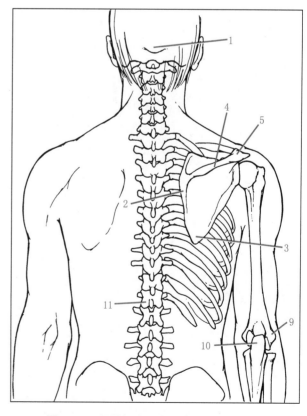

图 3-10　骨性标志，肩关节复合体后面观

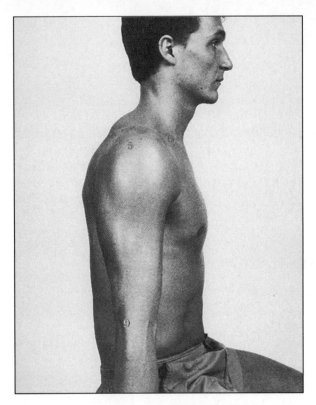

图 3-11　肩关节复合体侧面观

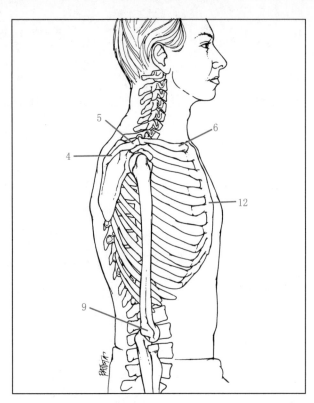

图 3-12　**骨性标志，肩关节复合体侧面观**

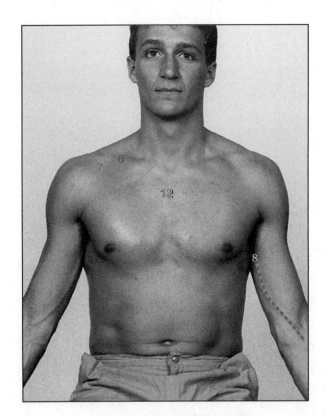

图 3-13　肩关节复合体前面观

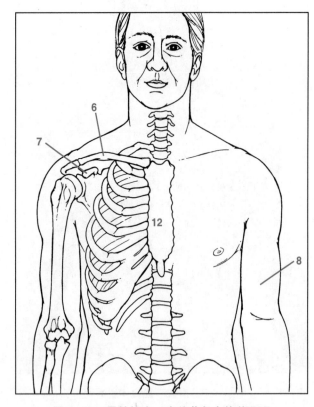

图 3-14　**骨性标志，肩关节复合体前面观**

ROM 的评估和测量

肩关节复合体的正常功能依赖于肩关节复合体每一个关节相互之间的运动模式。因此，完整的肩关节复合体的 ROM 评估必须包括肩胛骨和盂肱关节 AROM 和 PROM 的评估。下面介绍肩胛骨、盂肱关节和肩关节复合体运动的评估。

一般筛查：上肢 AROM

上肢 AROM 筛查，患者起始位采用坐位或站立，双手置于身体两侧（图 3-15）。

指导患者将左手放在颈后并顺着脊柱尽可能向下移动（图 3-16A）。观察肩胛骨外展和外旋（上回旋）、肩关节上举和外旋、肘关节屈曲、前臂旋后、腕关节桡偏和手指伸展的 ROM。

指导患者将右手放在背后并顺着脊柱尽可能向上移动（图 3-16A）。观察肩胛骨内收和内旋（下回旋）、肩关节伸展和内旋、肘关节屈曲、前臂旋前、腕关节桡偏和手指伸展的 ROM。

患者中指指尖在颈后或背后所能触及的脊椎水平可以用来表示上肢关节 AROM 的一般测量结果。

指导患者回到起始位，并用另一侧上肢完成这个动作（图 3-16B）。

如同在图 3-16 中可以观察到的，每侧上肢ROM 之间会有一些差别，这些差别都是正常的。

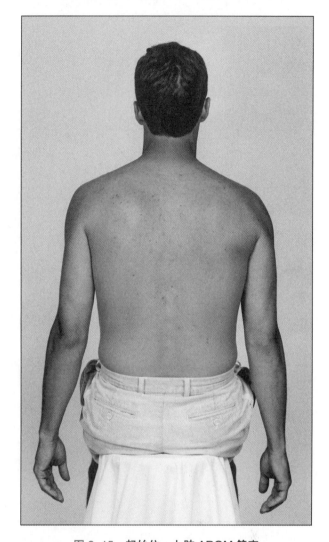

图 3-15　起始位：上肢 AROM 筛查

图 3-17 展示了右肩正常而左侧盂肱关节ROM 减少的上肢 AROM 筛查结果。当患者尝试完成测试动作时，左肩带和其他远端关节产生代偿动作以弥补左肩关节 ROM 受限的影响。

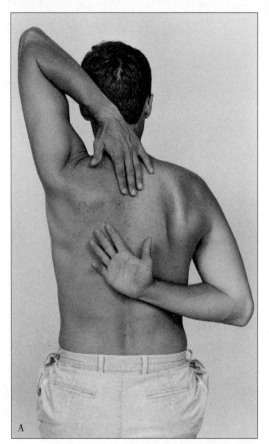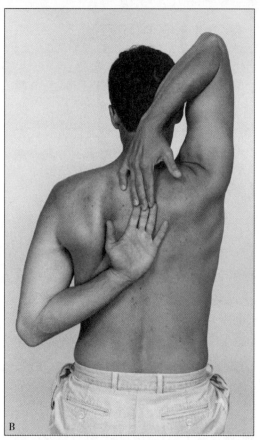

图 3–16   A 和 B. 终末位：上肢 AROM 筛查

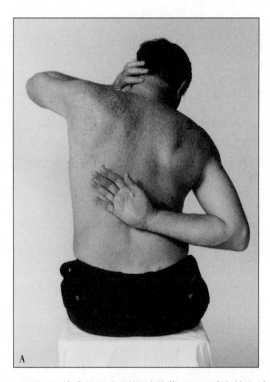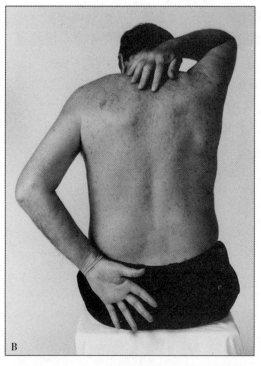

图 3–17   A 和 B. 终末位：左侧盂肱关节 ROM 减少的上肢 AROM 筛查。左肩带和其他远端关节可以观察到代偿动作

肩胛骨运动

正常的肩胛骨运动需要有正常的胸锁关节和肩锁关节（如锁骨运动）活动度。在临床检查中，胸锁关节和肩胛骨的运动不易测得，同时也无法去测量肩锁关节的运动。

肩胛骨运动（表 3-1）的评估是通过 AROM 的视觉观察和被动活动的评估来完成的。活动度被评为"完全"或者"受限"。当肩胛骨 ROM 减少时，评估胸锁关节和肩锁关节的运动。然而这些评估技术超出了本书的范围。

AROM 评估

起始位。患者坐位，保持放松的解剖位（图 3-18）。在这个姿势下，肩胛骨通常平齐于第 2～7 肋，肩胛骨内侧缘大致位于脊柱旁 5～6cm。治疗师站在患者身后观察肩胛骨的运动。

肩胛骨上提

动作。患者朝着耳部向上或者向头部移动肩关节（图 3-19）。

肩胛骨下降

动作。患者向下或者向足部移动肩关节（图 3-20）。

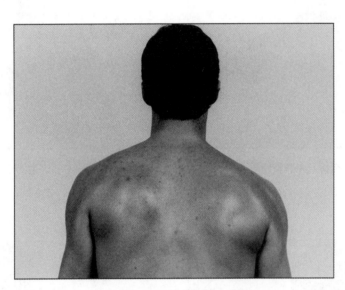

图 3-18 肩胛骨主动运动起始位

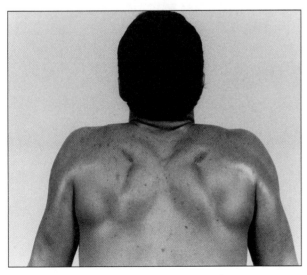

图 3-19 主动运动：肩胛骨上提

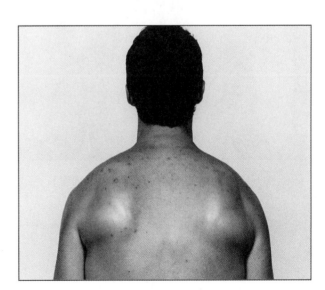

图 3-20 主动运动：肩胛骨下降

肩胛骨外展

动作。从起始位开始，患者双臂屈曲90°，在患者手臂向前伸的过程中可以观察到肩胛骨外展（图3-21）。肩胛骨的内侧缘远离脊柱。

肩胛骨内收

动作。患者将肩胛骨水平地向着脊柱移动（图3-22）。

肩胛骨内旋（下回旋）

动作。患者将手臂伸展并内收，将其放在背后。肩胛骨下角朝着向内的方向运动（图3-23）。

肩胛骨外旋（上回旋）

动作。患者通过屈曲或者外展上举手臂（图3-24）。在上举过程中，肩胛骨下角朝着向外的方向运动。

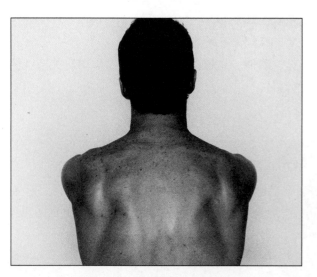

图3-21　主动运动：肩胛骨外展

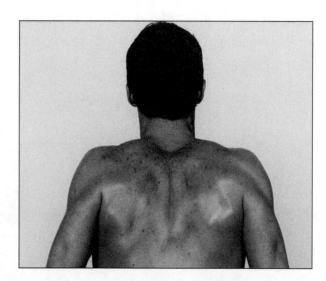

图3-22　主动运动：肩胛骨内收

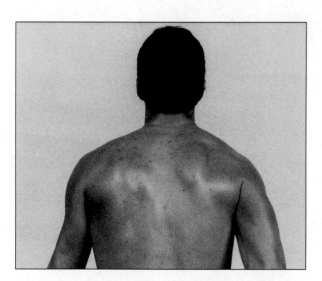

图3-23　主动运动：肩胛骨内旋（下回旋）

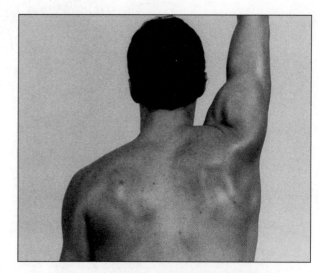

图3-24　主动运动：肩胛骨外旋（上回旋）

PROM 评估

起始位。患者侧卧位，髋关节和膝关节屈曲，头部放松，并用枕头支撑住。在所有肩胛骨运动中均使用这个姿势。

固定。利用躯干的重量稳定住胸椎。

肩胛骨上提

步骤。治疗师一只手握住肩胛骨下角并将肩胛骨向上推，另一只手控制运动的方向（图 3-25）。

终末感。紧实。

关节滑动。肩胛骨上提——肩胛骨在胸廓上向上滑动。胸锁关节：锁骨上提——锁骨内侧端的凸面相对于胸骨的凹面向下滑动。肩锁关节——滑动。

肩胛骨下降

步骤。治疗师将一只手放在肩带上方并下压肩胛骨。治疗师另一只手握住肩胛骨下角控制运动的方向（图 3-26）。

终末感。紧实 / 坚硬。

关节滑动。肩胛骨下降——肩胛骨在胸廓上向下滑动。胸锁关节：锁骨下降——锁骨内侧端的凸面相对于胸骨的凹面向上滑动。肩锁关节——滑动。

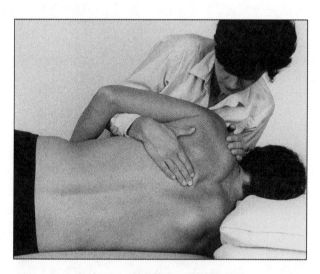

图 3-25　**被动活动：肩胛骨上提**

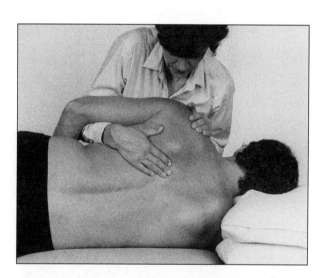

图 3-26　**被动活动：肩胛骨下降**

肩胛骨外展

步骤。治疗师用一只手的拇指和示指抓住肩胛骨的内侧缘和下角，并将肩胛骨外展。治疗师的另一只手放在肩带的上方辅助外展（图 3-27）。

终末感。紧实。

关节滑动。肩胛骨外展——肩胛骨在胸廓上向外滑动。胸锁关节：锁骨前伸——锁骨内侧端的凸面相对于胸骨的凹面向前滑动。肩锁关节——滑动。

肩胛骨内收

步骤。治疗师用一只手的拇指和示指抓住肩胛骨的外侧缘和下角，并将肩胛骨内收。治疗师的另一只手放在肩带的上方辅助内收（图 3-28）。

终末感。紧实。

关节滑动。肩胛骨内收——肩胛骨在胸廓上向内滑动。胸锁关节：锁骨回缩——锁骨内侧端的凸面相对于胸骨的凹面向后滑动。肩锁关节——滑动。

肩关节复合体运动

肩关节上举依赖于胸锁关节、肩锁关节、肩胛骨和盂肱关节的完全 ROM（表 3-2 和 3-3）。当肩关节上举 ROM 减少时，治疗师要判断到底是肩关节复合体中的哪个（些）关节缺乏完全 ROM，并制订有效的治疗方案来重新获得完全 ROM。肩带（如锁骨和肩胛骨运动）的 PROM 与盂肱关节的 PROM 评估是相互独立的。为了将盂肱关节的 PROM 独立开来，治疗师必须稳定住肩胛骨和锁骨。为了保证在测量盂肱关节 ROM 时的充分固定，可以由另一名治疗师摆放角度尺。当评估和测量需要肩关节复合体所有关节的运动时，应该把躯干固定住。

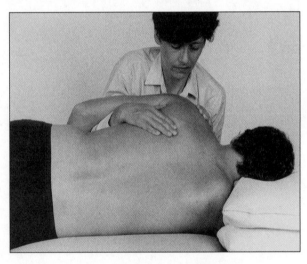

图 3-27　被动运动：肩胛骨外展

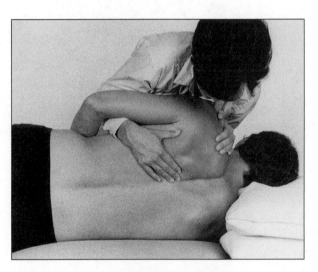

图 3-28　被动运动：肩胛骨内收

肩关节屈曲上举（盂肱关节、肩胛骨和锁骨的运动）

AROM 评估

代偿动作。 躯干伸展和肩关节外展。

PROM 评估

起始位。 患者仰卧位或者坐位（图 3-29）。手臂置于身体一侧，手掌朝内。

固定。 躯干的重量。治疗师固定住胸廓。

治疗师远端手放置位置。 治疗师握住肱骨远端。

终末位。 治疗师向前和向上移动肱骨并到达肩关节屈曲上举的终末位（图 3-30）。肘关节保持伸直位以防止肱三头肌被动不足导致的肩关节屈曲 ROM 受限[14]。

终末感。 紧实。

关节滑动 / 旋转。 肩关节屈曲上举。

肩胛骨外旋（上回旋）——肩胛骨下角在胸廓上向外旋转。

胸锁关节：锁骨上提——锁骨内侧端的凸面相对于胸骨的凹面向下滑动；*锁骨向后旋转*——锁骨在固定的胸骨上旋转。

肩锁关节——滑动。

盂肱关节屈曲——肱骨头凸面在固定的关节盂凹面上旋转。

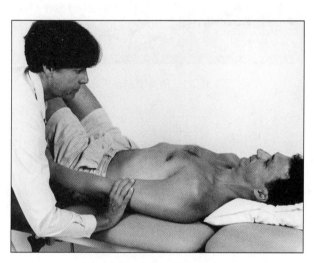

图 3-29　肩关节屈曲上举起始位

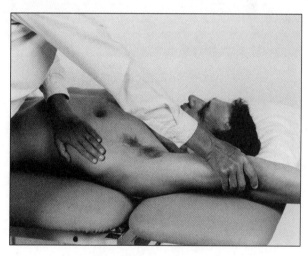

图 3-30　肩关节屈曲上举终末端紧实的终末感

测量：通用关节角度尺

起始位。患者仰卧位或者坐位（图 3-31）。手臂置于身体一侧，手掌朝内。

固定。躯干的重量。肩胛骨可以自由移动。

角度尺轴心。轴心在肱骨头中点的外侧。在解剖位上，肱骨头的中点位于肩峰外侧的下方

2.5cm 处（图 3-31，3-36）。

固定臂。平行于躯干外侧的中线。

移动臂。平行于肱骨长轴。

终末位。肱骨向前向上移动到运动的终末位（肩关节上举 180°）。这个运动代表了肩胛骨、锁骨和盂肱关节的运动（图 3-32）。

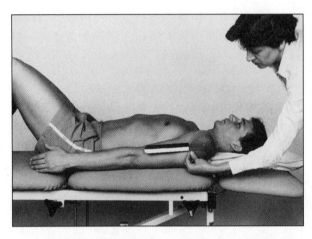

图 3-31　肩关节屈曲上举的起始位：仰卧位

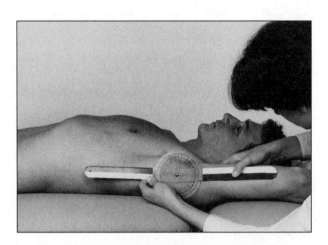

图 3-32　肩关节屈曲上举

盂肱关节屈曲

AROM 评估

肩胛骨被固定住时，患者无法完成独立的盂肱关节屈曲活动。

PROM 评估

起始位。患者仰卧位或者坐位。手臂置于身体一侧，手掌朝内。

固定。治疗师将一只手放在肩胛骨外侧缘上以稳定肩胛骨。

治疗师远端手放置位置。治疗师握住肱骨远端。

终末位。稳定住肩胛骨后，治疗师向前向上移动肱骨并到达运动的终末位，评估盂肱关节的活动（图 3-33)。

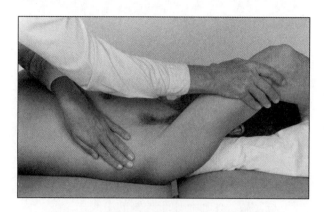

图 3-33　盂肱关节屈曲终末位紧实的终末感

终末感。紧实。

关节旋转。盂肱关节屈曲——肱骨头凸面在固定的关节盂凹面上旋转。

测量：通用关节角度尺

　　起始位。患者仰卧位或者坐位。手臂置于身体一侧，手掌朝内。

　　固定。治疗师固定住肩胛骨。

　　角度尺轴心。轴心在肱骨头中点的外侧。在解剖位上，肱骨头的中点位于肩峰外侧的下方2.5cm处（图3-34，3-36）。

　　固定臂。平行于躯干外侧的中线。

　　移动臂。平行于肱骨长轴。

　　终末位。肱骨向前向上移动到运动的终末位（盂肱关节屈曲120°）[8]（图3-35，3-36）。

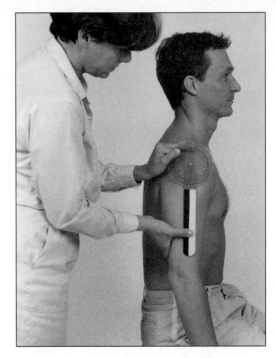

图3-34　肩关节屈曲上举起始位：坐位

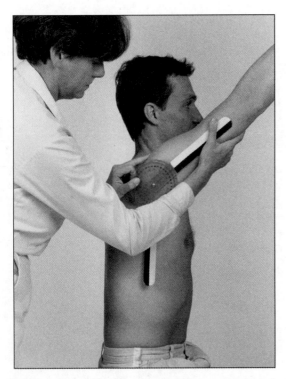

图3-35　角度尺的摆放：肩关节屈曲上举，盂肱关节屈曲和伸展

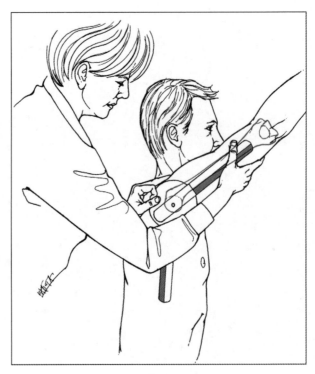

图3-36　盂肱关节屈曲 ROM

肩关节外展

AROM 评估

代偿动作。肩胛骨前倾、肩胛骨上提和肩关节外展。在坐位时，患者可能屈曲并向同侧旋转躯干。

PROM 评估

起始位。患者俯卧位（图 3-37）或者坐位。手臂置于身体一侧，手掌朝内。

固定。治疗师固定住肩胛骨，使盂肱关节运动分离并评估。

治疗师远端手放置位置。治疗师握住肱骨远端。

终末位。治疗师向后移动肱骨直到肩胛骨开始移动（图 3-38）。肘关节屈曲以防止肱二头肌被动不足导致的肩关节伸展 ROM 受限[14]。

终末感。紧实。

关节旋转。盂肱关节伸展——肱骨头凸面在固定的关节盂凹面上旋转。

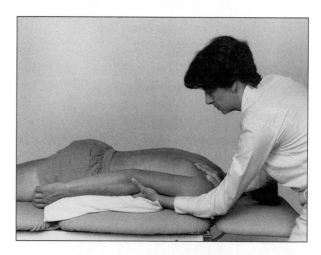

图 3-37　盂肱关节伸展起始位

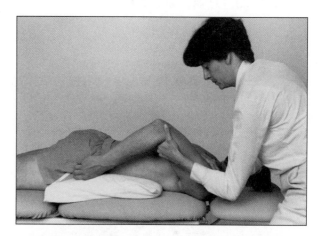

图 3-38　盂肱关节伸展终末位紧实的终末感

测量：通用关节角度尺

起始位。患者俯卧位（图3-39）或者坐位。手臂置于身体一侧，手掌朝内。

固定。治疗师可以用前臂固定住肩胛骨。

角度尺轴心。轴心在肱骨头中点的外侧。在解剖位上，肱骨头的中点位于肩峰外侧的下方2.5cm处（图3-36，3-39）。

固定臂。平行于躯干外侧的中线。

移动臂。平行于肱骨长轴，指向肱骨外上髁。

终末位。肱骨向后移动到运动的终末位（肩关节伸展60°）（图3-40，3-41）。

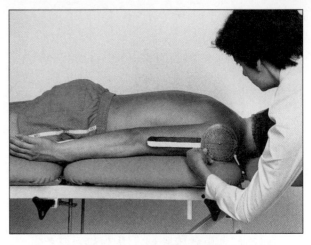

图3-39　肩关节伸展起始位

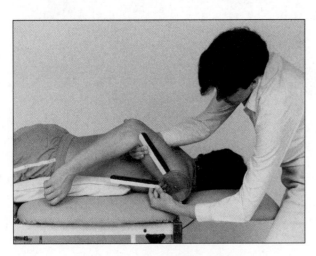

图3-40　肩关节伸展：俯卧位

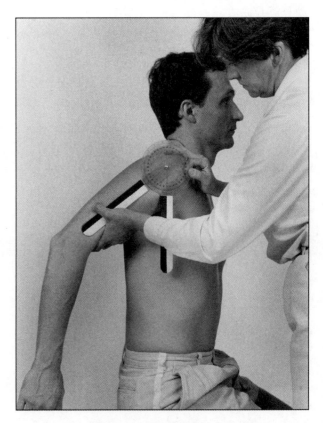

图3-41　肩关节伸展：坐位

肩关节外展上举（盂肱关节、肩胛骨和锁骨的运动）

AROM 评估

代偿动作。躯干向对侧屈曲、肩胛骨上提和肩关节屈曲。

PROM 评估

当肩关节外展上举时，肱骨外旋以使肱骨大结节避开肩峰。在测试外展上举之前，先保证患者能够全范围完成肩关节外旋。

起始位。患者仰卧位（图 3-42）或坐位。手臂置于身体一侧，肩关节外旋。保证患者处于直立坐位，因为弓背坐姿会导致肩关节外展活动度减少[15]。

固定。治疗师固定住躯干。

治疗师远端手放置位置。治疗师抓住肱骨远端。

终末位。治疗师向外向上移动肱骨，直到外展上举运动的终末位（图 3-43）。

终末感。紧实。

关节滑动。肩关节外展上举。

肩胛骨外旋（上回旋）——肩胛骨下角在胸廓上向外旋转。

胸锁关节：锁骨上提——锁骨内侧端的凸面相对于胸骨的凹面向下滑动；锁骨的向后旋转——锁骨在固定的胸骨上旋转。

肩锁关节——滑动。

盂肱关节外展——肱骨头凸面在固定的关节盂凹面上向后滑动。

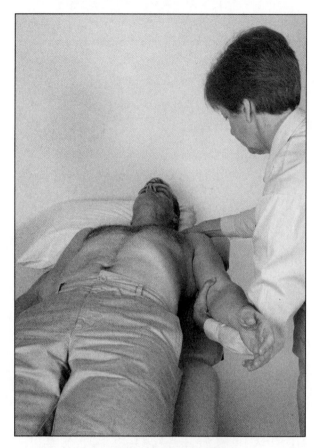

图 3-42　肩关节外展上举起始位

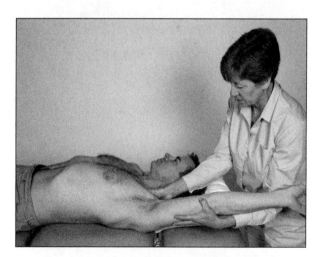

图 3-43　肩关节外展上举终末位紧实的终末感

测量：通用关节角度尺

起始位。患者仰卧位（图 3–44）或坐位。手臂置于身体一侧，并处于内收外旋位。

固定。躯干重量。

角度尺轴心。轴心位于盂肱关节前面或者后面的中点，大约在喙突外下方 1.3cm（图 3–45，3–46）。

固定臂。平行于胸骨。

移动臂。平行于肱骨长轴。

终末位。肱骨向外向上移动到运动终末位（肩关节上举 180°）（图 3–47）。这个运动表现了肩胛骨和盂肱关节的动作。在女性身上推荐采用从后面进行肩关节外展上举的测量，因为前面的胸部可能影响到角度尺的摆放（图 3–48）。

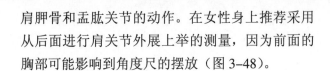

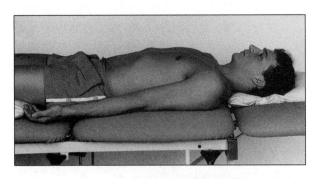

图 3–44　肩关节外展上举起始位

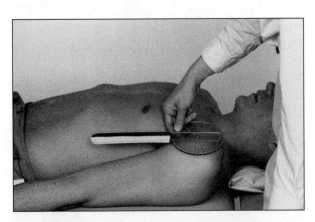

图 3–45　肩关节外展上举角度尺的摆放

图 3–46　角度尺摆放：肩关节外展上举和盂肱关节外展

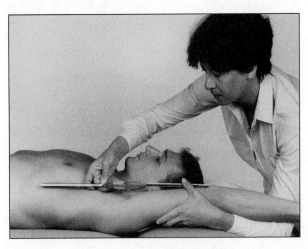

图 3–47　肩关节外展上举终末位

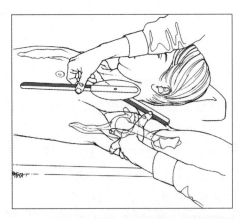

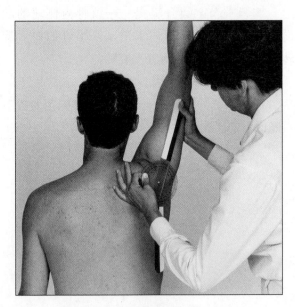

图 3–48　肩关节外展上举：坐位

盂肱关节（肩）外展

AROM 评估

当肩胛骨被固定住时，患者无法进行独立的盂肱关节外展 ROM。

PROM 评估

起始位。患者仰卧位（图 3-49）或坐位。手臂置于身体一侧，肘关节屈曲 90°。

固定。治疗师固定住肩胛骨和锁骨。

治疗师远端手放置位置。治疗师抓住肱骨远端。

终末位。治疗师向外向上移动肱骨到盂肱关节外展运动的终末位（图 3-50）。

终末感。紧实 / 坚硬。

关节滑动。盂肱关节外展——肱骨头的凸面在固定的关节盂凹面上向后滑动。

测量：通用关节角度尺（未展示）

起始位。患者仰卧位（图 3-49）或坐位。手臂置于身体一侧，肘关节屈曲 90°。

角度尺放置。角度尺放置位置与肩关节外展上举相同（图 3-45，3-46）。

固定。治疗师固定住肩胛骨和锁骨以使盂肱关节外展独立并进行测量。

终末位。肱骨向上向外移动到运动终末位（盂肱关节外展 90°～120°）[8] 来测量盂肱关节外展 ROM。

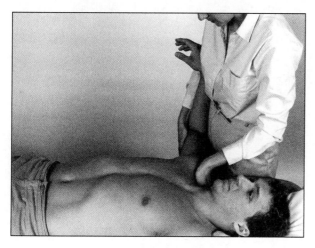

图 3-49　盂肱关节外展起始位

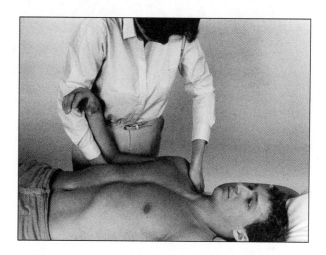

图 3-50　盂肱关节外展终末位紧实 / 坚硬的终末感

肩关节水平外展和内收

AROM 评估

代偿动作。肩胛骨前伸（水平外展）、肩胛骨回缩（水平内收）和躯干旋转。

PROM 评估

起始位。患者坐位。肩关节外展 90°，内外旋中立位。肘关节屈曲，前臂中立位（图 3–51）。

固定。治疗师固定住躯干和肩胛骨来分离盂肱关节运动并测量。

治疗师远端手放置位置。治疗师在外展位支撑住患者手臂，抓住肱骨远端。

终末位。治疗师向后将肱骨移动到水平外展的终末位（图 3–52），向前运动到水平内收的终末位（图 3–53）。

终末感。水平外展——紧实；水平内收——紧实 / 柔软。

关节滑动。盂肱关节水平外展——肱骨头凸面在固定的关节盂凹面上向前滑动。盂肱关节水平内收——肱骨头凸面在固定的关节盂凹面上向后滑动。

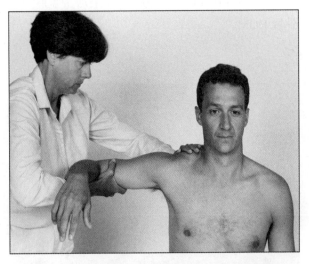

图 3–51　肩关节水平外展和水平内收的起始位

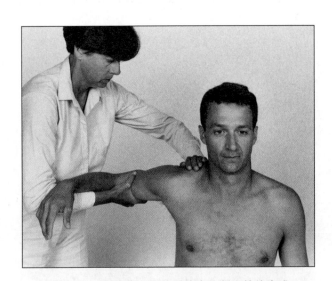

图 3–52　肩关节水平外展终末位紧实的终末感

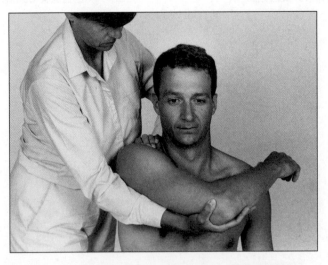

图 3–53　肩关节水平内收终末位紧实 / 柔软的终末感

测量：通用关节角度尺

起始位。患者坐位。肩关节外展 90°，内外旋中立位。肘关节屈曲，前臂中立位（图 3–54）。

另一种方式是肩关节屈曲 90°，肘关节屈曲，前臂中立位（图 3–58）。应该记录下肩关节的起始位。

固定。治疗师固定住躯干和肩胛骨。

角度尺轴心。轴心位于肩峰的上方（图 3–55，3–56）。

固定臂。垂直于躯干。

移动臂。平行于肱骨长轴。

终末位。治疗师在外展位支撑患者住手臂。治疗师向前将肱骨跨过胸部移动到运动极限（肩关节水平内收 135°）（图 3–55，3–56）同时向后移动到运动极限（肩关节水平外展 45°）（图 3–57）。

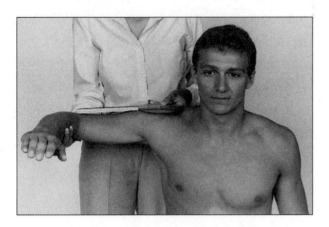

图 3–54　水平外展和内收的起始位

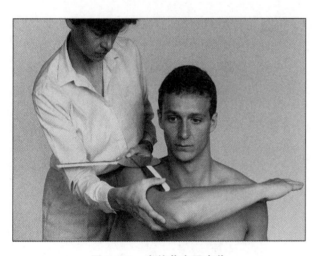

图 3–55　肩关节水平内收

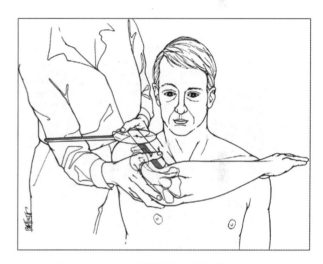

图 3–56　角度尺的摆放：肩关节水平内收

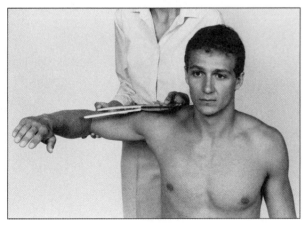

图 3–57　肩关节水平外展

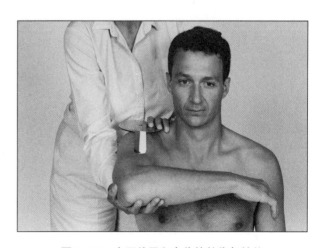

图 3–58　水平外展和内收的替代起始位

肩关节内旋

AROM 评估

代偿动作。 俯卧位肩关节外展90°：肩胛骨上提、肩关节外展和肘关节伸直；仰卧位肩关节外展90°：肩胛骨上提、前伸和前倾，肩关节外展和肘关节伸展。坐位手臂位于身体一侧：肩胛骨上提、肩关节外展和躯干旋转。

PROM 评估

起始位。 患者俯卧或仰卧。俯卧位时，肩关节外展90°，肘关节屈曲90°，前臂位于中立位（图3-59），将毛巾垫在肱骨下方以维持外展姿势。如果患者有盂肱关节后脱位的话，这个动作是被禁止的。

固定。 治疗师固定住肩胛骨并维持住肱骨的位置。俯卧位时，治疗床限制了肩胛骨前伸和前倾。当仰卧位肩关节外展90°评估内旋ROM时，Boon和Smith建议治疗师将一只手放在锁骨和喙突上以稳定住肩胛骨并获得更可靠的结果[16]。

治疗师远端手放置位置。 治疗师握住桡骨和尺骨远端。

终末位。 治疗师将患者手掌向上运动到内旋的终末位（图3-60），直到肩胛骨运动出现。

终末感。 紧实。

关节滑动。 盂肱关节内旋——当肩关节处于解剖位时，肱骨头凸面在固定的关节盂凹面上向后滑动。

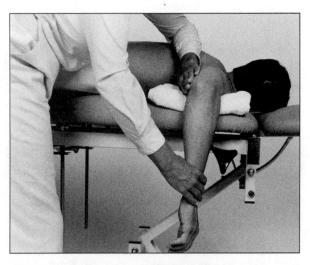

图3-59　肩关节内旋起始位

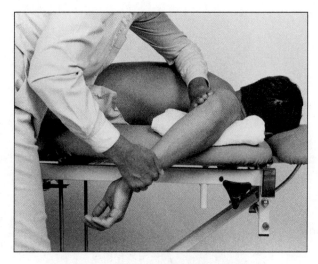

图3-60　肩关节内旋极限紧实的终末感

测量：通用关节角度尺

起始位。 患者俯卧位或仰卧位。俯卧位时，肩关节外展90°，肘关节屈曲90°，前臂位于中立位（图3-61）。将毛巾垫在肱骨下方以维持外展姿势。如果患者有盂肱关节后脱位的话，这个动作是被禁止的。

角度尺轴心。 轴心位于尺骨鹰嘴（图3-62，3-63）。

固定臂。 垂直于地面。

移动臂。 平行于尺骨长轴，朝向尺骨茎突。

终末位。 手掌向着天花板移动到运动极限（肩关节内旋70°）（图3-63，3-64）。

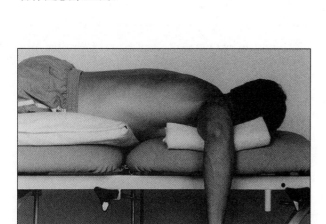

图 3-61　肩关节内旋起始位

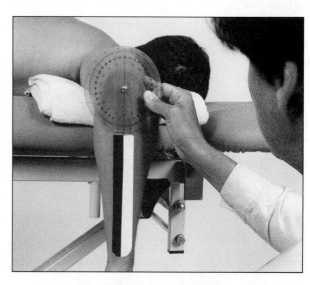

图 3-62　肩关节内旋角度尺的摆位

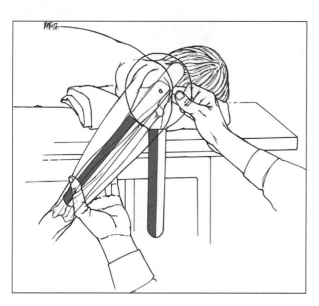

图 3-63　肩关节内旋

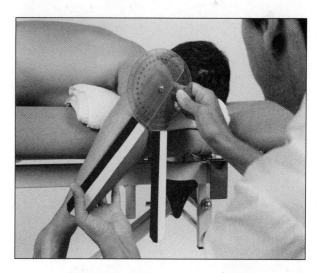

图 3-64　角度尺的摆位：肩关节内旋和外旋

肩关节外旋

AROM 评估

代偿动作。仰卧位肩关节外展90°：肘关节伸展、肩胛骨下降和肩关节内收。坐位手臂放置于一侧：肩胛骨下降、肩关节内收和躯干旋转。

PROM 评估

起始位。患者仰卧位。肩关节外展90°，肘关节屈曲90°，前臂位于中立位（图3-65）。将毛巾垫在肱骨下方以维持外展姿势。如果患者有盂肱关节前脱位的话，这个动作是被禁止的。

固定。躯干的重量。治疗师固定住肩胛骨。

治疗师远端手放置位置。治疗师握住桡骨和尺骨远端。

终末位。治疗师将手背朝向天花板移动到外旋运动的终末位（图3-66），直到肩胛骨运动出现。

终末感。紧实。

关节滑动。盂肱关节外旋——肩关节在解剖位时，肱骨头凸面在固定的关节盂凹面上向前滑动。

测量：通用关节角度尺

测量步骤与内旋的测量相似，除了以下几处不同。

起始位。患者仰卧位（图3-67）。如果患者有盂肱关节前脱位的话，肩外关节外旋这个动作是被禁止的。

终末位。手背朝向运动极限方向移动（肩关节外旋90°）（图3-68）。

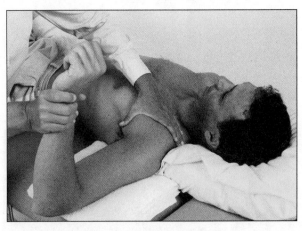

图 3-65　肩关节外旋起始位

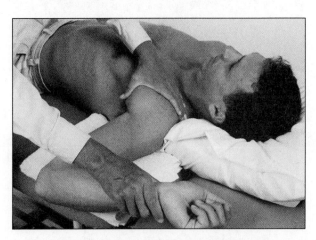

图 3-66　肩关节外旋终末位紧实的终末感

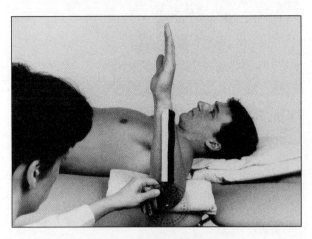

图 3-67　肩关节外旋起始位

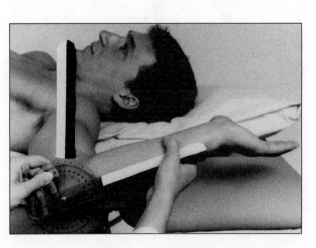

图 3-68　肩关节外旋

其他评估和测量：内旋 / 外旋

如果患者无法达到肩关节外展 90°，可以在患者坐位下评估终末感（未展示）和进行测量。应该记录起始位。

起始位。患者坐位。测量肩关节内旋时，肩关节外展大约 15°，肘关节屈曲 90°，前臂中立位（图 3-69）。测量外旋时（未展示），手臂内收贴于身体一侧，肘关节屈曲 90°，前臂中立位。

角度尺轴心。轴心位于尺骨鹰嘴下方。

固定臂。垂直于躯干。

移动臂。平行于尺骨长轴。

终末位。手掌向着腹部移动并到达肩关节内旋终末位（图 3-70）。治疗师将手从腹部移开并到达外旋终末位（未展示）。

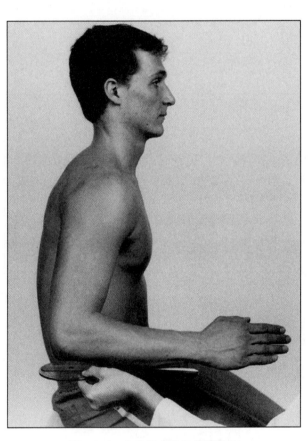

图 3-69　肩关节内旋替代起始位

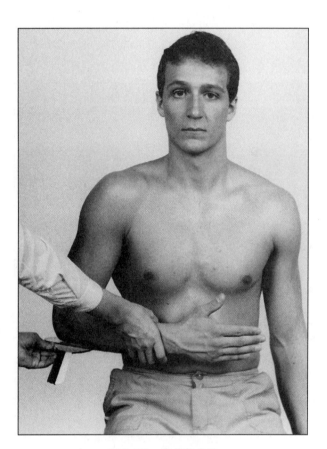

图 3-70　肩关节内旋

肌肉长度的评估和测量

胸大肌

如果患者曾有盂肱关节前脱位病史，那么这种肌肉长度评估技术是被禁止的。

起始位。 患者仰卧，肩关节外旋，在前屈和外展中间的平面上举90°。肘关节屈曲90°（图3-71）。

固定。 治疗师稳定住躯干。

终末位。 肩关节移动到水平外展的终末位，将胸大肌摆放在最大牵伸位（图3-72，3-73）。

评估。 如果胸大肌短缩的话，肩关节水平外展将受限。治疗师可以观察可用的PROM或者使用角度尺测量并记录可用的肩关节水平外展PROM。

终末感。 胸大肌牵伸感——紧实。

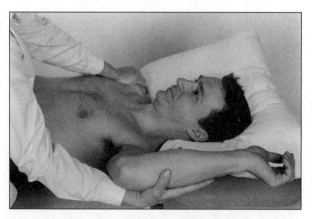

图 3-71　起始位：胸大肌长度

起点[1]	止点[1]
胸大肌	
a. 锁骨端：胸骨前面，锁骨内侧 1/2 b. 胸骨端：同侧胸骨前面 1/2；第 6～7 肋软骨；第 6 肋胸骨端；腹外斜肌腱膜	肱骨结节间沟外侧唇

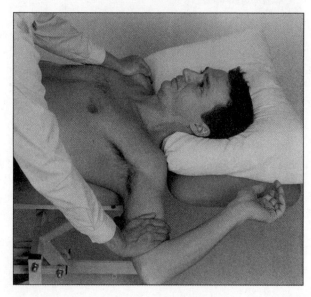

图 3-72　胸大肌牵伸位

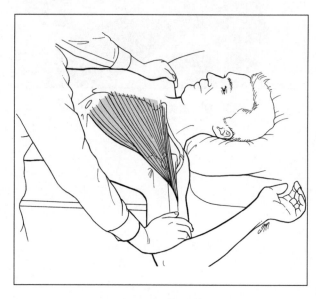

图 3-73　胸大肌

胸小肌 [17]

如果患者曾有盂肱关节前脱位病史，那么这种肌肉长度评估技术是被禁止的。

起始位。 患者仰卧，肩胛骨垂在治疗床边缘外，肩关节外旋，屈曲约 80°。肘关节屈曲（图 3-74）。

固定。 躯干的重量。

终末位。 治疗师通过肱骨长轴施力，使肩带向后移动，将胸小肌置于完全牵伸位（图 3-75 和 3-76）。

评估。 当胸小肌长度缩短时，治疗师可以观察到肩胛骨回缩 ROM 的减少。

终末感。 胸小肌牵伸感——紧实。

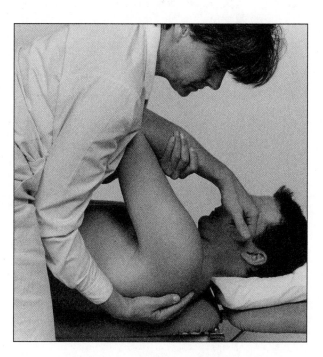

图 3-74　起始位：胸小肌长度

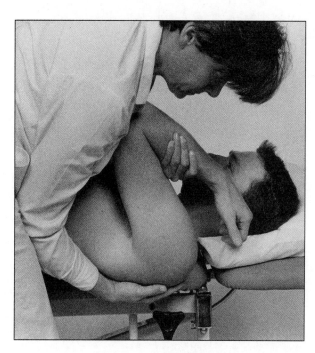

图 3-75　胸小肌牵伸位

起点 [1]	止点 [1]
胸小肌	
第 2～4 肋或第 3～5 肋外侧缘，肋软骨旁；筋膜与肋间外肌相连	肩胛骨喙突内侧缘和上面

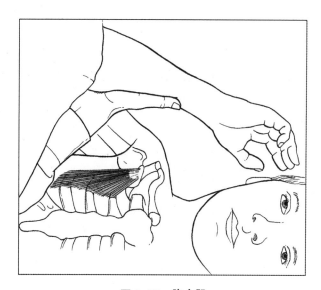

图 3-76　胸小肌

肌力评估（表3-4）

可以使用常用分级方法（可以使用活动范围内，也可以使用等长收缩）评估连接肩带和躯干的肌肉。上肢的重量常作为阻力来有效测试肩胛骨肌肉的力量。

等长/触诊分级（肩胛骨肌肉）

可以优先使用等长/触诊分级来评估肩胛骨周围肌肉的力量，因为这些肌肉主要是稳定肌，对肩胛骨活动范围的影响较小。当患者肌力小于2级而又无法摆放在去重力位时，可以使用等长/触诊分级的方法。

使用等长/触诊分级法时，治疗师将肢体摆放在合适位置，以使其可以在内部范围抵抗重力进行收缩，治疗师根据以下原则对力量进行分级：肌肉抵抗重力维持测试姿势的能力（3级）或抵抗重力和徒手阻力（3+～5级）或者患者尝试维持测试姿势时肌肉收缩的情况（0～2级）。

如果患者在 ROM 的任一位置都无法抵抗重力维持住肢体姿势时，评为0～2级，治疗师的一只手在肢体稍下方控制其下落并对肌肉进行触诊，根据肌肉收缩的感觉对力量进行分级。

级别	等长/触诊分级方法描述 患者：
5	抵抗重力和最大阻力维持测试姿势。
4	抵抗重力和中等阻力维持测试姿势。
3+	抵抗重力和较小阻力维持测试姿势。
3	抵抗重力维持测试姿势。
	当患者无法维持测试姿势时，治疗师触诊：
2	较长时间，有力的肌肉收缩。
2-	较小的肌肉收缩。
1	一瞬间的肌肉收缩，能感觉到肌肉放松。
0	无肌肉收缩。

表3-4 肌肉功能、起止点和神经支配：肩带[18]

肌肉	肌肉主要功能	肌肉起点	肌肉止点	周围神经	神经根
前锯肌	肩胛骨外展 肩胛骨外旋	8、9或10肋的外侧面和前侧缘。覆盖住相应肋间肌的筋膜	肩胛骨内侧缘的肋骨面及肩胛骨上角和下角	胸长神经	C5、C6、C7
肩胛提肌	肩胛骨上提 肩胛骨内旋	第1～4颈椎横突	肩胛骨内侧缘、上角和肩胛冈根部之间	第3、4颈神经，肩胛背神经	C3、C4、C5
斜方肌 a. 上束	肩胛骨上提 肩胛骨内旋	枕骨项上线的内侧1/3；枕外隆凸；项韧带	锁骨外侧1/3的后侧缘	副神经	C3、C4
b. 中束	肩胛骨内收	第1～5胸椎棘突及相应的棘上韧带	肩峰内侧缘，肩胛冈上缘	副神经	C3、C4

续表

肌肉	肌肉主要功能	肌肉起点	肌肉止点	周围神经	神经根
c. 下束	肩胛骨下降 肩胛骨内收	第 6～12 胸椎棘突及相应的棘上韧带	肩胛冈内侧角面顶端的结节处	副神经	C3、C4
小菱形肌	肩胛骨内收 肩胛骨内旋	项韧带下部；第 7 颈椎和第 1 胸椎棘突及相应的棘上韧带	肩胛冈根部平滑的三角区域	肩胛背神经	C4、C5
大菱形肌	肩胛骨内收 肩胛骨内旋	第 2～5 胸椎棘突及相应的棘上韧带	肩胛冈根部和下角之间的肩胛骨内侧缘	肩胛背神经	C4、C5
三角肌 a. 前束	肩关节屈曲 肩关节内旋	锁骨外 1/3 前缘	肱骨外侧的三角肌粗隆	腋神经	C5、C6
b. 中束	肩关节外展	肩峰外侧缘和上方	肱骨外侧的三角肌粗隆	腋神经	C5、C6
c. 后束	肩关节伸展 肩关节外旋	肩胛冈凸起的下唇	肱骨外侧的三角肌粗隆	腋神经	C5、C6
冈上肌	肩关节外展	冈上窝内 2/3	肱骨大结节上面	肩胛上神经	C5、C6
喙肱肌	肩关节屈曲和内收	喙突尖端	肱骨中部内侧	肌皮神经	C5、C6、C7
胸大肌	肩关节水平内收 肩关节内旋	a. 锁骨端：锁骨内 1/3 的前缘 b. 胸骨端：胸骨前面中部；第 6 或第 7 肋的肋软骨；腹外斜肌腱膜	肱骨结节间沟外侧顶端	胸外侧神经和胸内侧神经	C5、C6 C6、C8、T1
胸小肌	肩胛骨前伸 肩胛骨内旋	第 2～4 肋或 3～5 肋外侧面相对应的肋间外肌筋膜	肩胛骨喙突内侧缘和上面	胸外侧神经和胸内侧神经	C 5、C 6、C7、C8、T1

续表

肌肉	肌肉主要功能	肌肉起点	肌肉止点	周围神经	神经根
冈下肌	肩关节内旋	肩胛下窝内侧 2/3	肱骨小结节；肩关节囊前面	肩胛下神经	C5、C6
肩胛下肌	肩关节外旋	冈下窝内侧 2/3	肱骨大结节中间	肩胛上神经	C5、C6
小圆肌	肩关节外旋	肩胛骨背侧面的上 2/3，与肩胛骨外侧缘相邻	肱骨大结节的下面	腋神经	C5、C6
大圆肌	肩关节伸展 肩关节内旋	肩胛骨下角后表面	肱骨结节间沟内侧顶端	肩胛下神经	C5、C6、C7
背阔肌	肩关节伸展 肩关节内收 肩关节内旋	起始于腰骶部棘突的胸腰筋膜的后侧层，相对应的棘上韧带、髂后上棘、斜方肌前方的第 7～12 胸椎椎体；下部的 3～4 肋；肩胛骨下角	肱骨结节间沟底部	胸背神经	C6、C7、C8

续表

肩胛骨外展和外旋

抗重力位：前锯肌

辅助肌肉：斜方肌（外旋）和胸小肌（外展）。

起始位。患者仰卧位。肩关节屈曲 90°，轻度水平内收（如矢状面往内 15°），肘关节伸展（图 3-77）。这个位置是理想的测试前锯肌的姿势，而且它可以减少胸大肌的参与[19]。

固定。躯干的重量。

动作。患者在全范围内外展肩胛骨（图 3-78）。

触诊。胸廓的腋中线。

代偿动作。胸大肌、胸小肌。

阻力位置。施加在肱骨远端（图 3-79，3-80）。

阻力方向。肩胛骨内收。

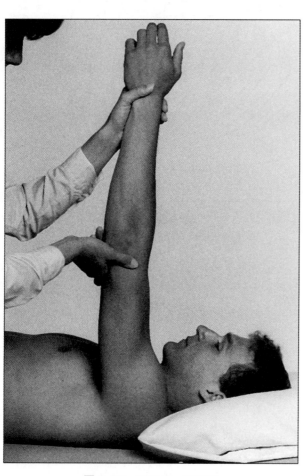

图 3-77　起始位：前锯肌

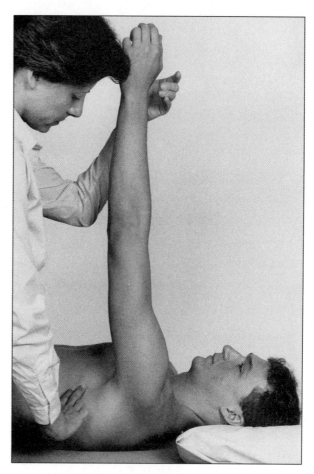

图 3-78　筛查姿势：前锯肌

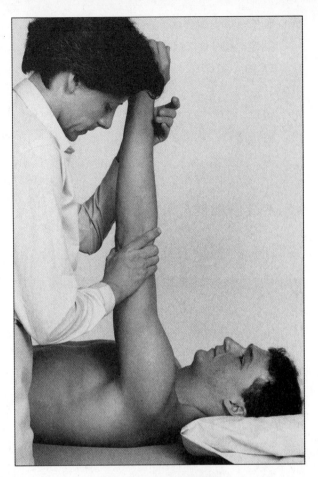

图 3-79　阻力：前锯肌

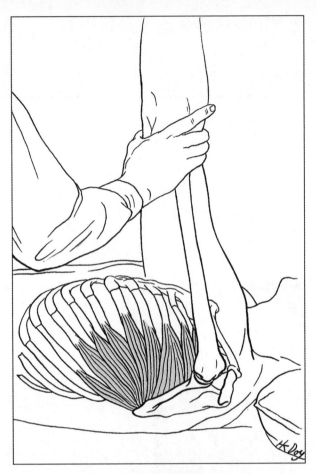

图 3-80　前锯肌

去重力位：前锯肌

起始位。 患者坐位。肩关节屈曲 90°，轻度水平内收，肘关节伸直（图 3-81）。治疗师支撑住上肢重量。

固定。 指导患者避免躯干旋转。

终末位。 患者在全范围内外展肩胛骨（图 3-82）。

代偿动作。 胸大肌和胸小肌，斜方肌上束和下束，躯干向对侧旋转。

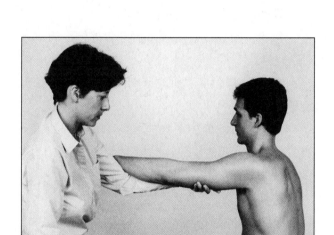

图 3-81　起始位：前锯肌

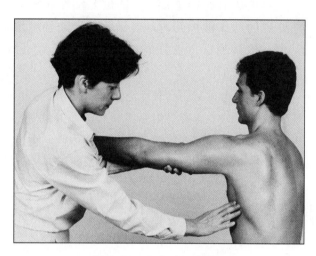

图 3-82　终末位：前锯肌

替代测试方法

抗重力位：前锯肌

患者必须有足够的肩关节屈肌力量来完成这项测试。

当这块肌肉的外旋（上回旋）动作和肩胛骨外展的动作被加强时，前锯肌的活动强度增大[20]。这种测试方法强调肩胛骨的外旋（上回旋）和外展动作。

前锯肌力量减弱会表现出翼状肩胛[21]。当出现翼状肩胛时，肩胛骨内侧缘和肩胛骨下角变得更加明显，而肩胛骨仍旧保持在一个内收和内旋的位置。这个测试可以让治疗师在测试过程中观察到翼状肩胛。

分级方法。这种前锯肌测试的替代方法只在抗重力位下使用等长 / 触诊分级。

起始位。患者坐位。肩关节屈曲 120°，轻度水平内收（如矢状面往内 15°），肘关节伸展（图 3-83）。

固定。患者可以用非检测手握住床缘。

动作。患者维持住测试姿势。

触诊。腋中线，胸廓至肩胛骨外侧缘的前方（图 3-84）。

代偿动作。胸大肌、胸小肌，躯干向对侧旋转。

阻力位置。施加在肱骨远端（图 3-83）和肩胛骨外侧缘。

阻力方向。肩关节伸展和肩胛骨内旋。

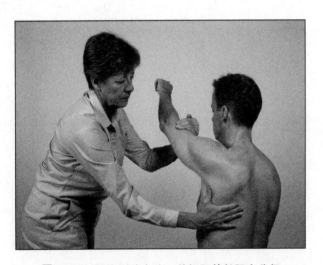

图 3-83　替代测试方法：前锯肌等长肌力分级

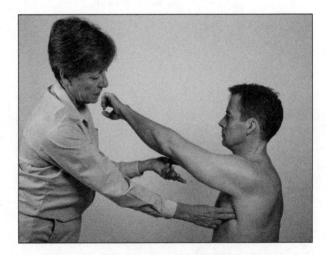

图 3-84　替代测试方法：前锯肌触诊和分级

临床测试：前锯肌

这是一个快速评估前锯肌强弱的临床测试方法。无法进行明确的分级。

起始位。患者站立，面向一面墙。手放置于墙面上与肩同高，肩胛骨轻度水平外展，肘关节伸直（图 3-85）。胸廓可以向着墙面贴近以使肩胛骨内收。

动作。患者推墙，使胸腔远离墙面；肩胛骨外展（图 3-86）。

观察。力量减弱时会出现翼状肩胛[21]。肩胛骨内侧缘和肩胛骨下角变得更加明显，肩胛骨仍旧维持内收和内旋位。

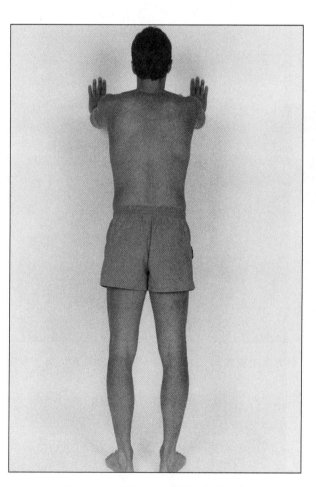

图 3-85　起始位：前锯肌临床测试

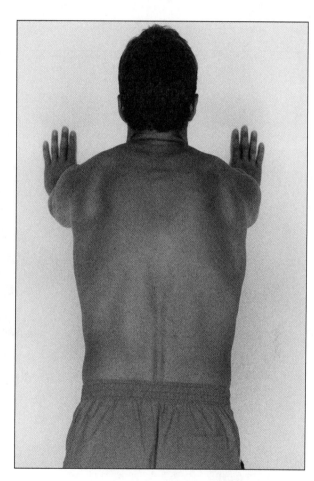

图 3-86　终末位：前锯肌临床测试

肩胛骨上提

抗重力位：斜方肌上束和肩胛提肌

起始位。患者坐位。肩关节轻度外展，肘关节屈曲90°（图3-87）。

动作。患者上提肩带让肩峰靠近耳部（图3-88）。在进行单侧测试时，治疗师将手放置在患者测试侧的头外侧，保持头部处于中立位并固定住肌肉的起点（图3-89）。

触诊。斜方肌上束：枕外隆凸和肩峰连线的中点。肩胛提肌：太深难以触诊到。

代偿动作。单侧测试，耳向肩部靠近，但躯干向对侧侧屈。

阻力位置。施加在肩关节上方（图3-90～3-92）。推荐使用等长分级。

阻力方向。肩胛骨下降。

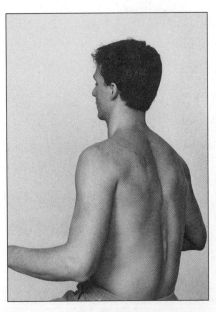

图3-87　起始位：斜方肌上束和肩胛提肌

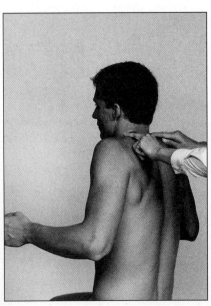

图3-88　筛查姿势：斜方肌上束和肩胛提肌双侧测试

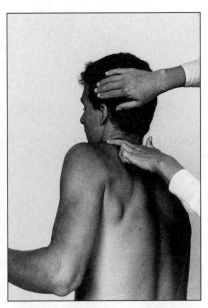

图3-89　筛查姿势：斜方肌上束和肩胛提肌单侧测试

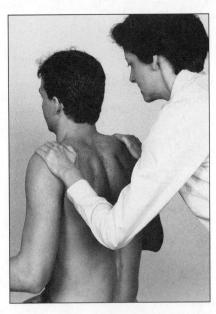

图3-90　抗阻：斜方肌上束和肩胛提肌

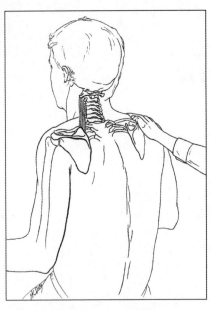

图3-91　肩胛提肌

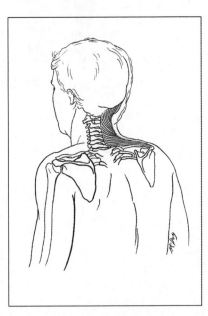

图3-92　斜方肌上束

去重力位：斜方肌上束和肩胛提肌

起始位。患者俯卧位。手臂放置于体侧，肩关节处于旋转中立位（图 3-93）。治疗师支撑住患者上肢以减少治疗床和上肢之间的摩擦力。

固定。头部的重量。

终末位。患者在全范围内上提肩胛骨（图

3-94）。

代偿动作。躯干向对侧侧屈。

替代测试方法。如果患者无法采用俯卧位姿势，可以在坐位下的抗重力位使用等长 / 触诊分级评估 2 级以下的力量。治疗师将肩带摆放在上提位置，患者尝试去维持住这个姿势，治疗师触诊肌肉收缩的情况。

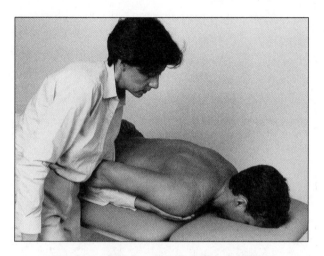

图 3-93　**起始位：斜方肌上束和肩胛提肌**

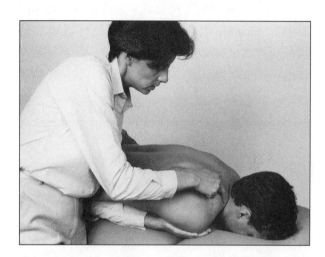

图 3-94　**终末位：斜方肌上束和肩胛提肌**

肩胛骨内收

抗重力位：斜方肌中束

辅助肌肉：斜方肌（上束和下束）。

患者必须有足够的肩关节水平外展力量来进行这项测试。

起始位 [22]。患者俯卧位。肩关节外展90°并外旋，拇指朝向天花板。肘关节伸直（图3-95）。Ekstrom等人 [20] 证明了这是可以很好地激活斜方肌中束的姿势。

当进行测试时，肩关节外旋可以增加斜方肌中束的肌肉激活程度。外旋姿势可以牵伸大圆肌，继而对肩胛骨外侧缘施加了一个拉力使得肩胛骨移动到外旋的位置 [23]。将肩胛骨摆放在外旋位可以帮助测试斜方肌中束这一肩胛骨内收肌 [22]。它与菱形肌在肩胛骨内旋位时内收肩胛骨正好相反 [22]。

固定。躯干的重量。治疗师固定住对侧的胸廓以防躯干上提。

动作。患者向着天花板举起手臂，并朝着身体中线内收肩胛骨（图3-96）。

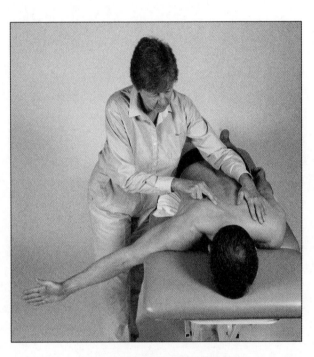

图 3-95　**起始位：斜方肌中束**

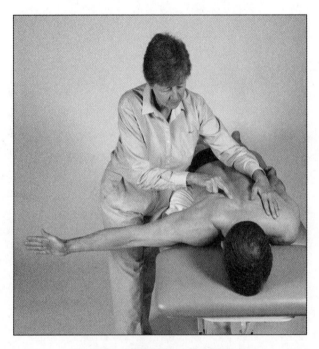

图 3-96　**筛查姿势：斜方肌中束**

触诊。在肩胛骨内侧缘和脊柱之间，肩胛冈上方。

代偿动作。大菱形肌，小菱形肌，同侧躯干旋转和肩关节水平外展。

阻力位置。施加在前臂远端[22]（图3-97）。

当三角肌后束力量薄弱时，手臂垂直放在治疗床边缘，肩关节屈曲90°，阻力施加在肩胛骨上（图3-98）并记录下阻力位置。推荐使用等长分级方法。

阻力方向。肩胛骨外展。

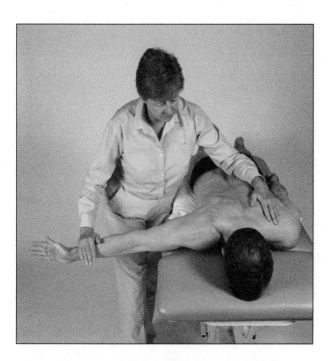

图3-97　阻力施加在前臂远端：斜方肌中束

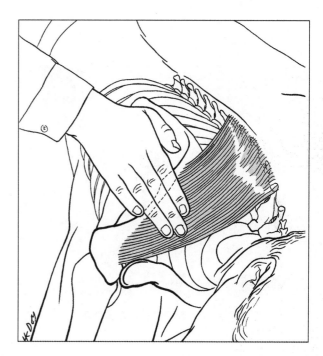

图3-98　阻力施加在肩胛骨上：斜方肌中束

去重力位：斜方肌中束

起始位。患者坐位。肩关节外展90°和外旋。肘关节伸展（图3-99）。手臂由治疗师支撑或者使用平板支撑。

终末位。患者在完全ROM内内收肩胛骨（图3-100）。

代偿动作。肩关节水平外展，躯干向同侧旋转。

替代测试方法。如果患者无法采用坐位姿势，可以在俯卧位下的抗重力位使用等长 / 触诊分级评估 2 级以下的力量。治疗师支撑住上肢，将肩胛骨摆放在内收位，患侧尝试去维持住这个姿势，治疗师触诊肌肉收缩的情况。

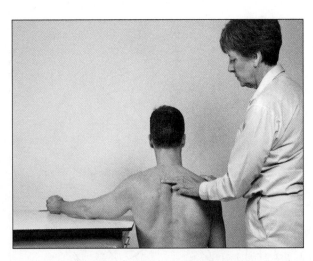

图 3-99　起始位：斜方肌中束

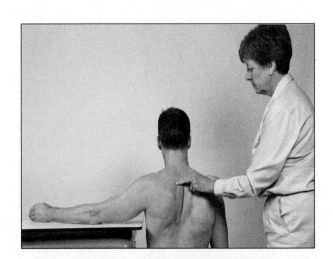

图 3-100　终末位：斜方肌中束

肩胛骨内收和内旋

抗重力位：大菱形肌和小菱形肌

辅助肌肉：肩胛提肌、斜方肌中束。

起始位。患者俯卧位。手背放置在非检查侧的臀部，肩关节放松（图 3-101）。

固定。躯干的重量。

动作。患者将手臂从后背抬离起来。举起的上肢重量为肩胛测试动作提供了阻力（图 3-102）。

*注意：*无法将手从臀部抬离起来可能是由于肩关节肌力薄弱，尤其是肩胛下肌，而不是菱形肌力量薄弱。保证手维持在非检查侧的臀部上方，患者在测试过程中内收内旋肩胛骨。

触诊。肩胛骨内侧缘和 C7 ~ T5 之间的连线。大菱形肌可以在肩胛骨内侧缘的内侧，斜方肌下束的外侧和肩胛骨下角附近触诊到。

代偿动作。通过胸小肌前倾肩胛骨[21]。

阻力位置。施加在肩胛骨上方（图 3-103，3-104）。保证阻力没有施加在肱骨上。推荐使用等长分级。

阻力方向。肩胛骨外展和外旋。

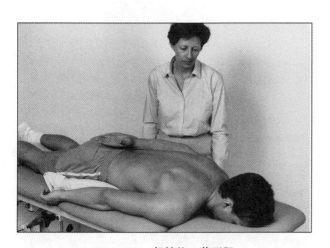

图 3-101　**起始位：菱形肌**

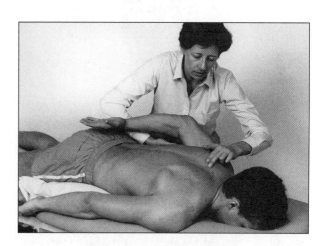

图 3-102　**筛查姿势：菱形肌**

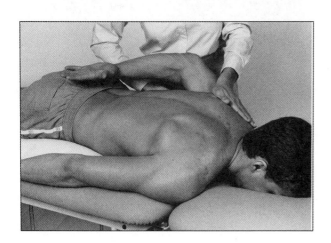

图 3-103　**抗阻：菱形肌**

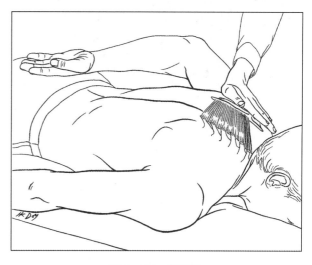

图 3-104　**菱形肌**

去重力位：大菱形肌和小菱形肌

起始位。患者坐位。手背放置在非检查侧的臀部，肩关节放松（图 3-105）。

固定。治疗师指导患者避免躯干前屈和（或）同侧旋转。

终末位。患者将手掌维持在臀部，手臂从背部抬离以内收和内旋肩胛骨（图 3-106）。

代偿动作。躯干向同侧旋转和（或）躯干前屈，肩胛骨前倾。

替代测试方法。如果患者无法采用坐位姿势，可以在俯卧位下的抗重力位使用等长／触诊分级评估 2 级以下的力量。治疗师支撑上肢离开背部，手指维持放在臀部，将肩胛骨摆放在内收和内旋位。在患者尝试维持住这个姿势的时候触诊肌肉收缩的情况。

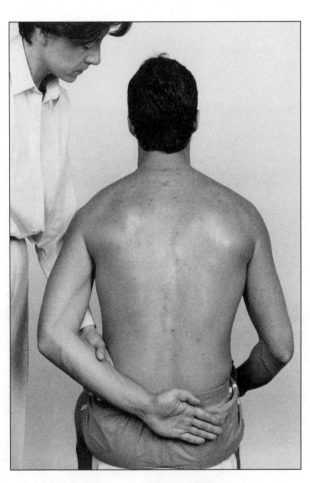

图 3-105　起始位：菱形肌

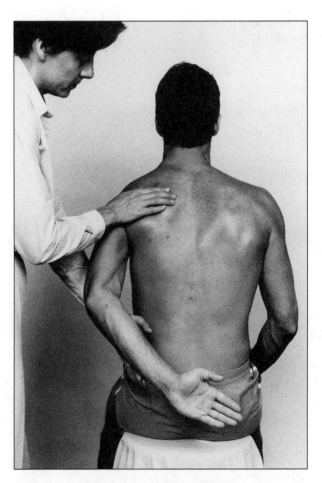

图 3-106　终末位：菱形肌

抗重力位替代测试：大菱形肌和小菱形肌

辅助肌肉：肩胛提肌、斜方肌中束。

这个测试采用了 Kendall 菱形肌和肩胛提肌抗重力测试方法[22]。

起始位。患者俯卧位。肩关节内收 0°，肘关节屈曲，前臂旋前（图 3-107）。

固定。躯干的重量。

动作。患者朝着对侧肩关节向上向内抬起肘关节以伸展和屈曲肩关节（图 3-108）。

触诊。肩胛骨内侧缘和 C7 ～ T5 之间的连线。大菱形肌可以在肩胛骨内侧缘的内侧、斜方肌下束的外侧和肩胛骨下角附近触诊到。

代偿动作。肩胛骨通过胸小肌前倾。

阻力位置。施加在肘关节近端，肱骨后内侧（图 3-109）。

阻力方向。肩关节外展和屈曲。

对于 2 级以下力量。可以使用等长 / 触诊分级的方法评估肌力。治疗师将肱骨维持在伸展和内收位，当患者尝试维持住这个姿势时，治疗师触诊大菱形肌的肌肉收缩情况。

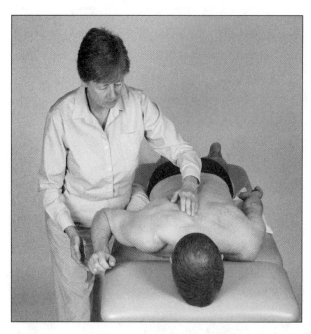

图 3-107　起始位：菱形肌

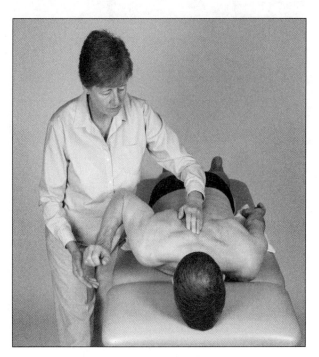

图 3-108　终末位：菱形肌

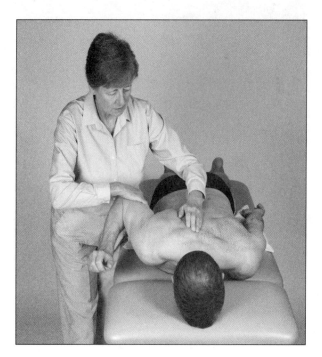

图 3-109　抗阻：菱形肌

肩胛骨下降和内收

抗重力位：斜方肌下束

辅助肌肉：斜方肌中束。

起始位。患者俯卧位。头部偏向对侧，肩关节外展约 130°（图 3-110）。虽然这个姿势对于肩胛骨的下降来说是个去重力位，但是斜方肌下束通过手臂的位置抵抗手臂的重量进行运动。

固定。躯干的重量。

动作。患者上举手臂产生肩胛骨下降和内收（图 3-111）。

触诊。位于肩胛骨下角内侧，沿着肩胛骨根部和第 12 胸椎棘突之间的连线。

代偿动作。躯干伸展，斜方肌中束。

阻力位置。推荐使用等长分级。阻力施加在肩胛骨上（图 3-112，3-113）。

阻力方向。肩胛骨上提和外展。

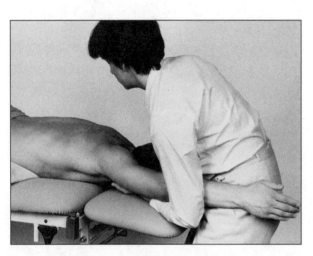

图 3-110　起始位：斜方肌下束

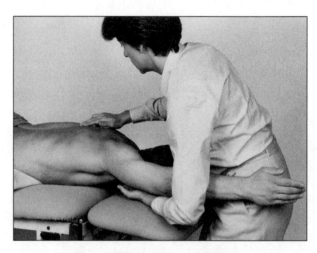

图 3-111　筛查姿势：斜方肌下束

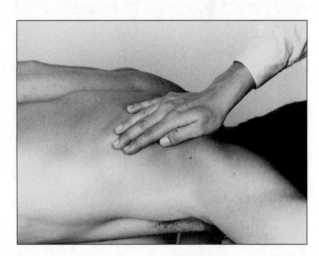

图 3-112　抗阻：斜方肌下束

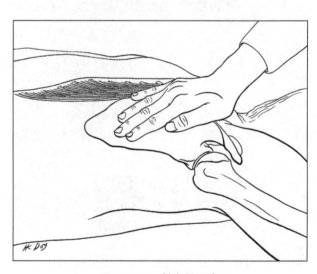

图 3-113　斜方肌下束

去重力位：斜方肌下束

起始位。患者俯卧位，手臂置于身体一侧（图 3–114）。治疗师在关节活动范围内支撑住手臂以减少治疗床面和上肢之间的摩擦力。

固定。躯干的重量。

终末位。患者在完全 ROM 内下降和内收肩胛骨（图 3–115）。

代偿动作。同侧躯干侧屈和斜方肌中束。

替代测试方法。如果患者无法采用坐位姿势，可以在俯卧位下的抗重力位使用等长/触诊分级评估 2 级以下的力量。

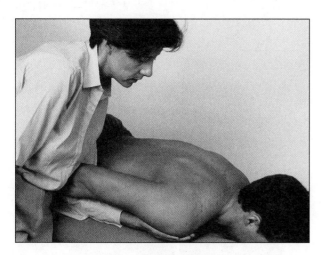

图 3–114　**起始位：斜方肌下束**

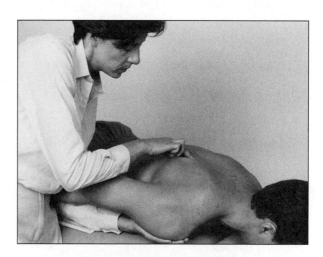

图 3–115　**终末位：斜方肌下束**

肩关节屈曲至 90°

抗重力位：三角肌前束

辅助肌肉：喙肱肌、三角肌中束、胸大肌锁骨端、肱二头肌、斜方肌上束和中束、前锯肌。

起始位。患者坐位。手臂置于身体一侧，肩关节轻度外展，手掌朝内（图 3-116）。

固定。治疗师固定住肩胛骨和锁骨。

动作。患者屈曲肩关节到 90°，同时轻度内收和内旋肩关节（图 3-117）。

触诊。肩关节前侧，锁骨外 1/3 的远端。

阻力位置。施加在手臂前内侧面，肘关节近端（图 3-118，3-119）。

阻力方向。肩关节伸展，轻度外展和外旋。

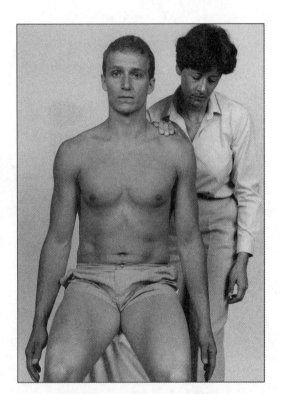

图 3-116　起始位：三角肌前束

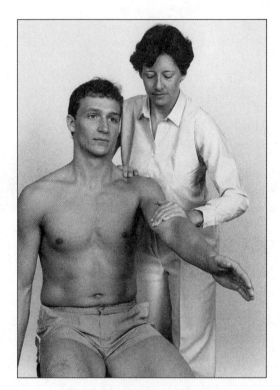

图 3-118　抗阻：三角肌前束

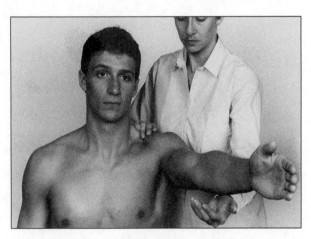

图 3-117　筛查姿势：三角肌前束

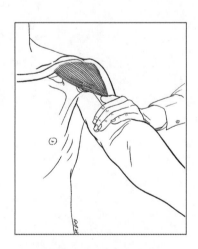

图 3-119　三角肌前束

去重力位：三角肌前束

起始位。患者侧卧位，非检查侧在下方。手臂放置于身体一侧，肩关节轻度外展和旋转中立位（图 3-120）。治疗师支撑住肢体重量。

固定。治疗师固定住肩胛骨和锁骨。

终末位。患者屈曲肩关节至 90°，同时轻度内收和内旋肩关节（图 3-121）。

代偿动作。肩胛骨上提和躯干伸展。

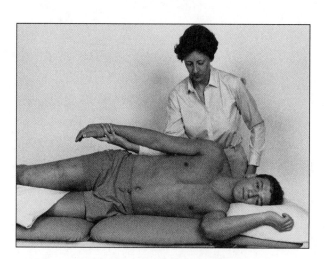

图 3-120　**起始位：三角肌前束**

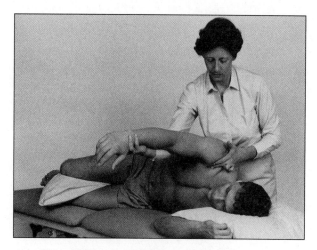

图 3-121　**终末位：三角肌前束**

肩关节屈曲和内收

抗重力位：喙肱肌

辅助肌肉：三角肌前束、胸大肌锁骨端、肱二头肌短头。

起始位。患者仰卧位。肩关节轻度外展和外旋；肘关节屈曲，前臂旋后（图3-122）。

固定。躯干的重量。

动作。患者屈曲和内收肩关节，同时维持肩关节在外旋位（图3-123）。

触诊。手臂前内侧面的近端1/3处，肱动脉前（图3-124）。

代偿动作。肩胛骨上提。

阻力位置。施加在肱骨远端的前内侧面（图3-125，3-126）。

阻力方向。肩关节外展和伸展。

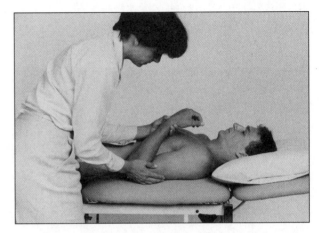

图3-122　起始位：喙肱肌

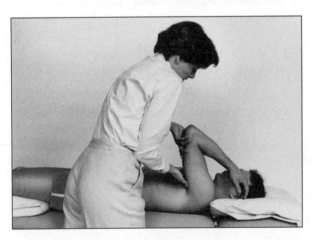

图3-123　筛查姿势：喙肱肌

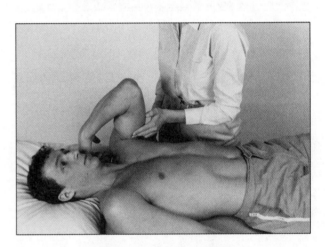

图3-124　触诊：喙肱肌

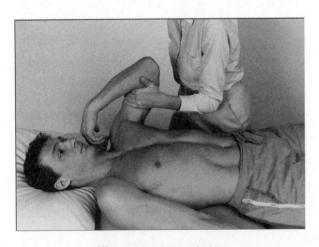

图3-125　抗阻：喙肱肌

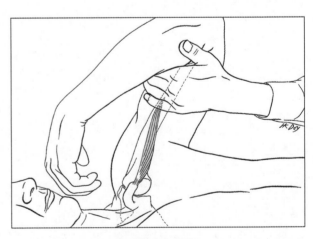

图3-126　喙肱肌

去重力位：喙肱肌

起始位。患者仰卧位。肩关节轻度外展和外旋；肘关节屈曲，前臂旋后（图 3-127）。治疗师支撑住患者手臂的重量。

固定。治疗师固定住肩胛骨。

终末位。患者在完全 ROM 内屈曲和内收肩关节（图 3-128）。

代偿动作。肩胛骨上提。

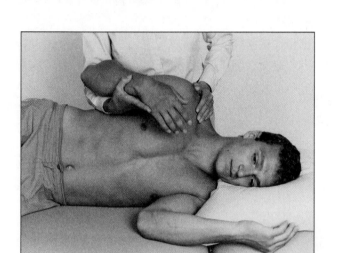

图 3-127　**起始位：喙肱肌**

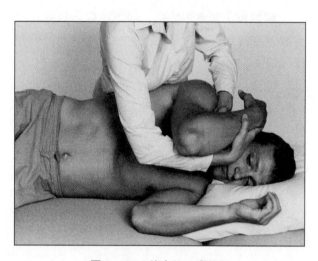

图 3-128　**终末位：喙肱肌**

肩关节伸展

抗重力位：背阔肌和大圆肌

辅助肌肉：三角肌后束、肱三头肌和小圆肌。

起始位。患者俯卧位，靠近治疗床边缘。手臂放置在身体一侧，肩关节内旋。手掌朝向天花板（图 3-129）。

固定。躯干的重量，治疗师固定住肩胛骨。

动作。患者在完全 ROM 内伸展肩关节的同时保持轻度的肩关节内收（图 3-130A）。三角肌后束对于全范围的肩关节伸展至关重要 [24]。在三角肌无力时，这个测试运动可能只能达到正常肩关节伸展 ROM 的 1/3。

触诊。背阔肌：肩胛骨下角外侧或者腋下胸廓的后侧壁（图 3-130B）（大圆肌触诊点的外下方）。大圆肌：腋下胸廓的后侧壁，肩胛骨外侧缘的外侧。

代偿动作。胸小肌。

阻力位置。施加在肘关节近端，手臂后内侧面（图 3-13，13-132）。

阻力方向。肩关节屈曲和轻度外展。

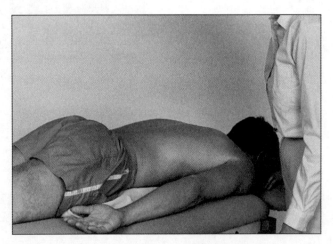

图 3-129　起始位：背阔肌和大圆肌

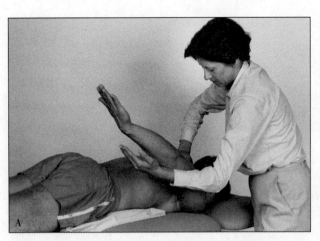

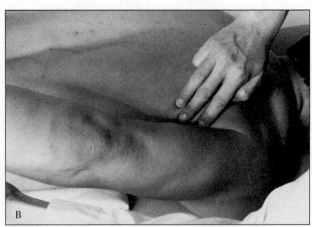

图 3-130　A.筛查姿势：背阔肌和大圆肌。B.触诊：背阔肌

去重力位：背阔肌和大圆肌

　　起始位。患者侧卧位，非检查侧在下方，检查侧手臂在身体上方，肩关节内旋。髋关节和膝关节屈曲（图 3-133）。治疗师支撑住患者手臂的重量。

　　固定。躯干的重量，治疗师固定住肩胛骨。

　　终末位。患者伸展肩关节并同时维持肩关节内收（图 3-134）。

　　代偿动作。胸小肌。

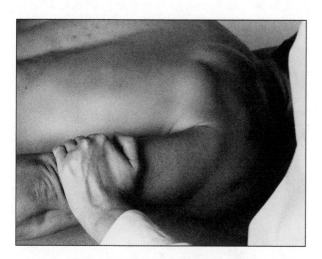

图 3-131　**抗阻：背阔肌和大圆肌**

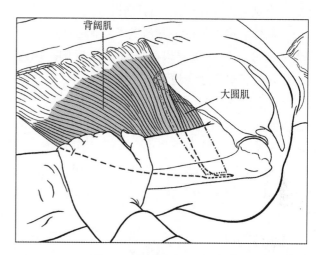

图 3-132　**背阔肌和大圆肌**

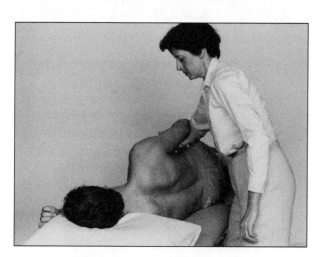

图 3-133　**起始位：背阔肌和大圆肌**

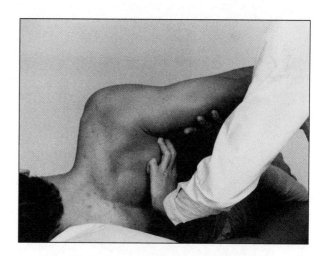

图 3-134　**终末位：背阔肌和大圆肌**

肩关节外展至 90°

抗重力位：三角肌中束和冈上肌

辅助肌肉：无。

起始位。患者坐位。测试侧手臂垂于体侧，呈旋转中立位，肘关节伸展（图 3-135）。

固定。治疗师固定住肩胛骨。

动作。患者外展手臂到 90°（图 3-136）。

触诊。三角肌中束：肩峰顶端后侧。冈上肌：太深而难以触诊到。

代偿动作。斜方肌上束（肩关节上举）、肱二头肌长头（肩关节外旋）和躯干向同侧或对侧侧屈。

阻力部位。施加在肘关节近端，手臂外侧面（图 3-137～3-139）。

阻力方向。肩关节内收。

替代测试方法（未展示）。也可以在肩胛骨平面内外展手臂进行这个测试（图 3-140）。肩胛骨平面在矢状面前 30°～45°[3]。虽然在矢状面或者肩胛骨平面内测试外展肌的力量时两者没有区别[25]，但还是推荐在肩胛骨平面内进行评估。肩胛骨平面是一个更加功能化的运动平面，施加在关节囊与韧带上的压力也更小。应该记录下运动平面。

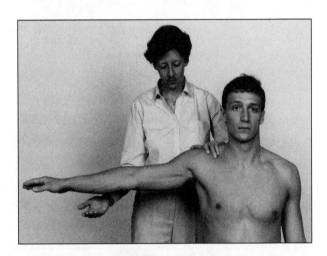

图 3-136　**筛查姿势：三角肌中束和冈上肌**

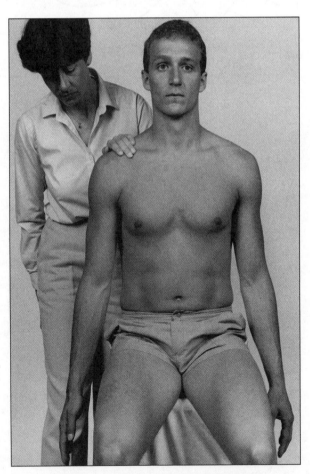

图 3-135　**起始位：三角肌中束和冈上肌**

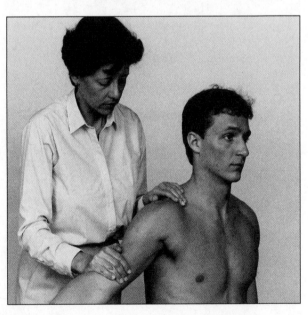

图 3-137　**抗阻：三角肌中束和冈上肌**

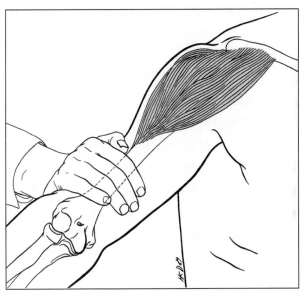

图 3-138　三角肌中束

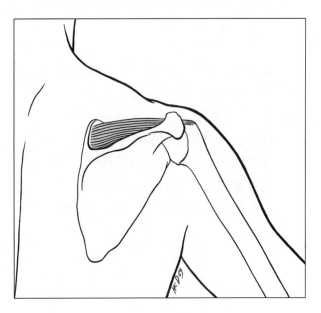

图 3-139　冈上肌

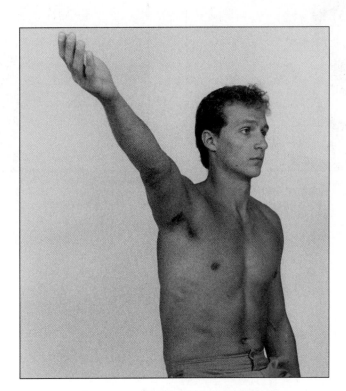

图 3-140　肩胛骨平面内的肩关节外展

去重力位：三角肌中束和冈上肌

起始位。患者仰卧位。测试侧手臂垂于体侧，旋转中立位，肘关节伸展（图 3-141）。治疗师支撑住上臂重量。

固定。治疗师固定住肩胛骨。

终末位。患者外展肩关节至 90°（图 3-142）。

代偿动作。斜方肌上束（肩关节上举）、肱二头肌长头（肩关节外旋）和对侧躯干侧屈。

肩关节内收

可以使用以下方法测试这个动作的主动肌。

胸大肌：肩关节水平内收。

背阔肌：肩关节伸展。

大圆肌：肩关节伸展。

当患者仰卧位时，可以将肩胛骨内收肌群作为一个整体进行测试。常用的分级方法主要用于评定 0～2 级。当需要评定 2 级以上肌力时，治疗师施加等同于肢体重量的阻力来刺激产生一个抗重力的测试条件。

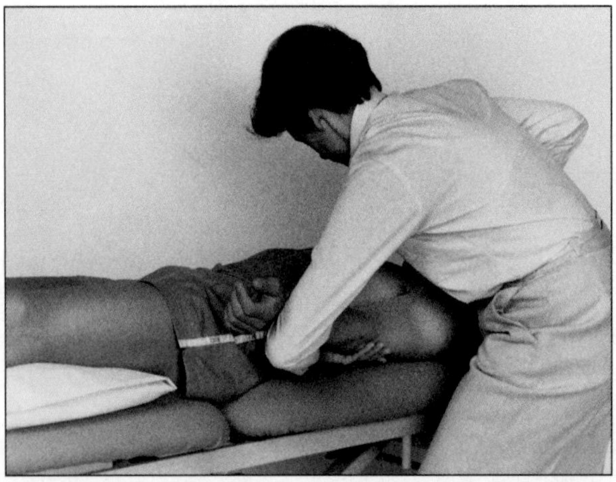

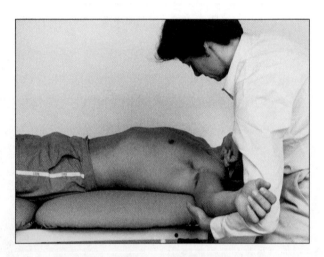

图 3-141　起始位：三角肌中束和冈上肌

图 3-142　终末位：三角肌中束和冈上肌

肩关节水平内收

抗重力位：胸大肌（胸骨端和锁骨端）

辅助肌肉：三角肌前束。

起始位。患者仰卧位。肩关节外展至 90°，肘关节屈曲 90°（图 3-143）。

固定。躯干的重量，治疗师固定住对侧肩关节以防躯干抬起。

动作。患者在全范围内水平内收肩关节（图 3-144）。

触诊。胸大肌胸骨端：腋窝前侧缘。胸大肌锁骨端：锁骨前缘中段的后部。

代偿动作。躯干旋转。

阻力位置。施加在手臂前面，肘关节近端（图 3-145，3-146）。

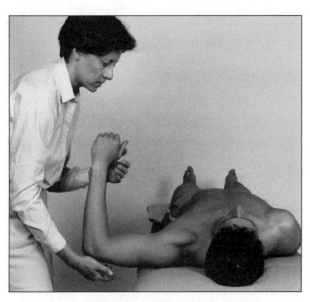

图 3-143　起始位：胸大肌

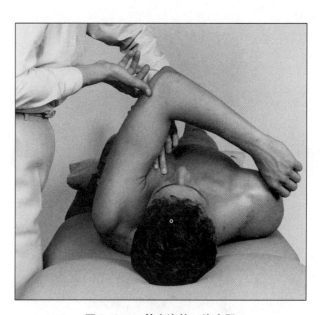

图 3-144　筛查姿势：胸大肌

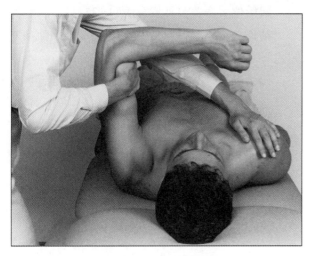

图 3-145　抗阻：胸大肌

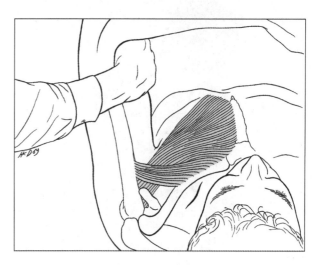

图 3-146　胸大肌

去重力位：胸大肌（胸骨端和锁骨端）

起始位。患者坐位。肩关节外展至90°，肘关节屈曲至90°，手臂由治疗师支撑（图3-147）。

固定。治疗师将手放置在肩关节上方以固定住肩胛骨和躯干。

终末位。患者在全范围内水平内收肩关节（图3-148）。

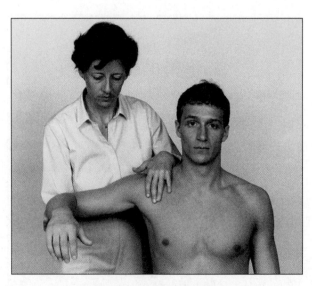

图3-147   起始位：胸大肌

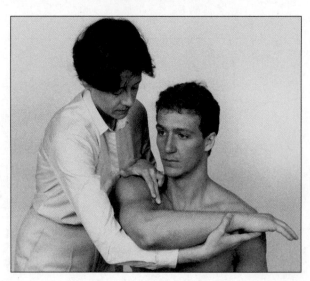

图3-148   终末位：胸大肌

代偿动作。对侧躯干旋转。

抗重力位：胸大肌锁骨端和胸骨端的独立测试

如果在测试胸大肌两个分支时出现力量减弱的话，那么则需要对胸骨端和锁骨端进行特定的测试，因为不同的分支是由不同的神经支配的。患者的摆位应是肱骨和肌肉的各部分呈一条直线。患者处于抗重力的仰卧位。对于0～2级力量，治疗师在患者前臂下提供等同于肢体重量的辅助力，以模拟去重力的测试情况。

锁骨端

起始位。肩关节外展至70°～75°。

动作。内收、前屈和内旋肩关节（手部触及对侧肩）。

阻力部位。施加在手臂的前内侧，肘关节近端。

阻力方向。肩关节外展、伸展和轻度外旋。

代偿动作。对侧躯干旋转、喙肱肌和肱二头肌短头。

胸骨端

起始位。肩关节外展至大约135°。

动作。内收、伸展和内旋肩关节（手伸向对侧髋部）。

阻力部位。施加在手臂的前内侧，接近肘关节近端。

阻力方向。肩关节外展、屈曲和轻度外旋。

代偿动作。背阔肌、大圆肌和躯干向对侧旋转。

肩关节水平外展

抗重力位：三角肌后束

辅助肌肉：冈下肌和小圆肌。

起始位。患者俯卧位。肩关节外展至大约75°，肘关节屈曲90°，前臂垂于治疗床边缘（图3-149）。

固定。治疗师固定住肩胛骨。

动作。患者水平外展和轻度外旋肩关节（图3-150）。

触诊。肩胛冈外侧面的后部。

代偿动作。菱形肌、斜方肌中束和同侧躯干旋转。

阻力位置。施加在手臂后外侧面，肘关节近端（图3-151，3-152）。

阻力方向。肩关节水平内收和轻度内旋。

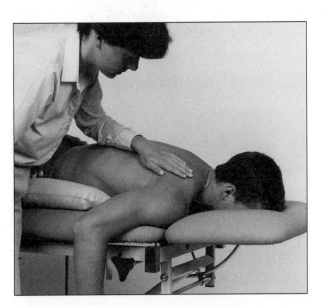

图 3-149　起始位：三角肌后束

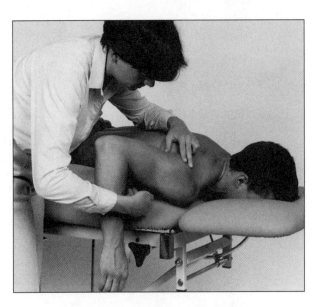

图 3-150　筛查姿势：三角肌后束

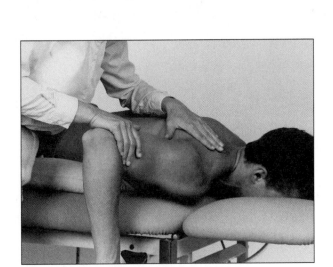

图 3-151　抗阻：三角肌后束

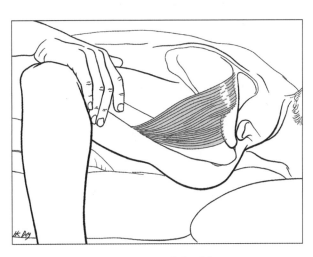

图 3-152　三角肌后束

去重力位：三角肌后束

起始位。患者坐位。肩关节外展至大约 75°（图 3-153）。上肢由治疗师支撑。

固定。治疗师固定住肩胛骨。

终末位。患者水平外展和轻度外旋肩关节（图 3-154）。

代偿动作。菱形肌、斜方肌中束和同侧躯干旋转。

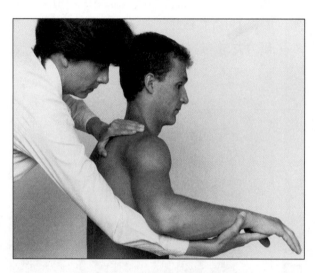

图 3-153　起始位：三角肌后束

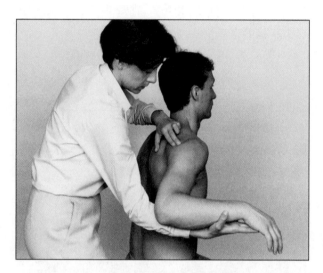

图 3-154　终末位：三角肌后束

肩胛骨内旋

抗重力位：肩胛下肌

辅助肌肉：大圆肌、胸大肌、背阔肌和三角肌前束。

起始位。患者俯卧位。肩关节外展至90°，肘关节屈曲至90°，肘关节近端的手臂放置于治疗床上（图3-155）。

固定。治疗师固定住肱骨以防肩关节内收。

动作。患者将手掌向着天花板运动以使肩胛骨内旋（图3-156）。

触诊。肩胛下肌太深而难以触诊。

代偿动作。肱三头肌（肘关节伸展）和胸小肌（肩胛骨前伸）。

替代测试方法。如果患者有盂肱关节后脱位病史和（或）无法采用俯卧位姿势外展肩关节至90°，可以采用坐位模拟去重力体位（图3-158）。治疗师在患者前臂下提供等同于肢体重量的辅助力来模拟去重力的测试情况。

阻力位置。施加在腕关节近端（图3-157～3-159）。阻力的施加重点在肩关节和肘关节，应多加注意。

阻力方向。肩关节外旋。

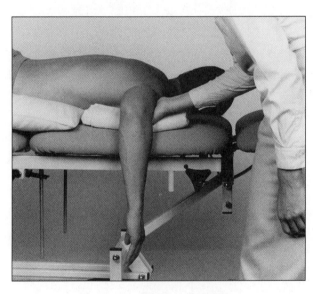

图 3-155　**起始位：肩胛下肌**

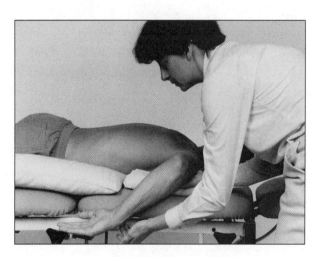

图 3-156　**筛查姿势：肩胛下肌**

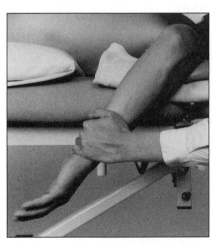

图 3-157　**抗阻：肩胛下肌**

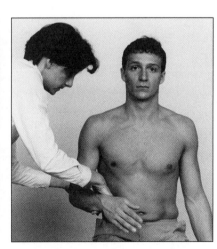

图 3-158　**替代姿势：肩胛下肌**

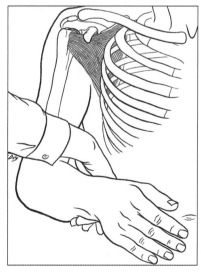

图 3-159　**肩胛下肌**

去重力位：肩胛下肌

起始位。患者坐位。肩关节轻度外展，旋转中立位，肘关节屈曲90°，前臂中立位（图3-160）。

固定。治疗师固定住肱骨以防肩关节外展。

终末位。患者将手掌向着腹部运动以内旋肩关节（图3-161）。

代偿动作。肱三头肌（肘关节伸展）、肩关节外展、前臂旋前。

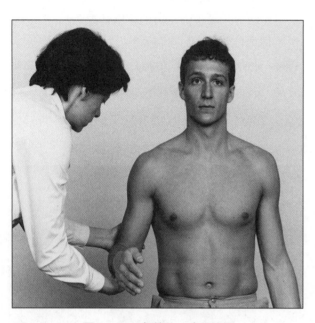

图 3-160　起始位：肩胛下肌

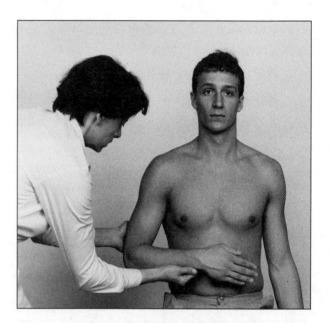

图 3-161　终末位：肩胛下肌

肩胛下肌替代测试。患者必须有全范围的内旋 ROM 来进行这项测试。这项测试最大限度地激活了肩胛下肌并减小了辅助肌肉（背阔肌、胸大肌[26,27]和大圆肌[26]）的活动。

起始位。患者坐位。肩关节内旋，手背放置在腰椎中段（图 3-162）。

固定。治疗师指导患者避免躯干前屈和（或）同侧躯干旋转。

终末位（未展示）。患者将手从背部抬离。

触诊。肩胛下肌太深难以触诊。

代偿动作。同侧躯干旋转和（或）躯干前屈，肩胛骨前倾、回缩、内旋和上提。

阻力位置。施加在腕关节。阻力的施加重点在肩关节和肘关节。

阻力方向。肩关节外旋。推荐使用等长收缩测试。

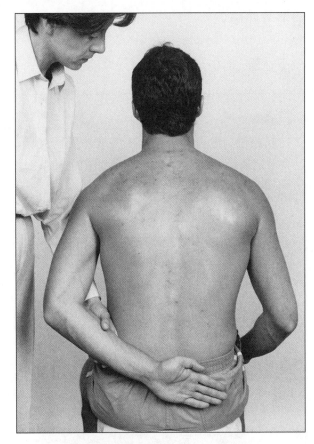

图 3-162　替代测试起始位：肩胛下肌

肩关节外旋

抗重力位：冈下肌和小圆肌

辅助肌肉：三角肌后束。

起始位。患者俯卧位。肩关节外展至90°，肘关节屈曲至90°，手臂靠近肘关节的近端，放置在治疗床上（图3-163）。

固定。治疗师固定住肱骨以防肩关节内收。

动作。患者通过将手背向着天花板运动以外旋肩关节（图3-164）。

触诊。冈下肌：肩胛骨上方、肩胛冈后面。小圆肌：无法触及。

代偿动作。肱三头肌（肘关节伸展）和斜方肌下束（肩胛骨下降）。

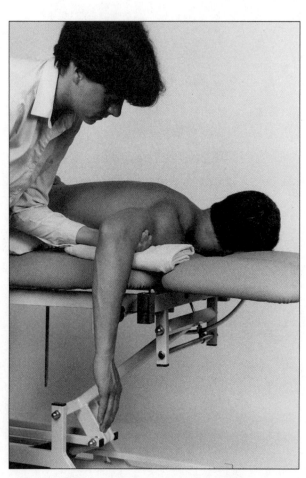

图3-163　起始位：冈下肌和小圆肌

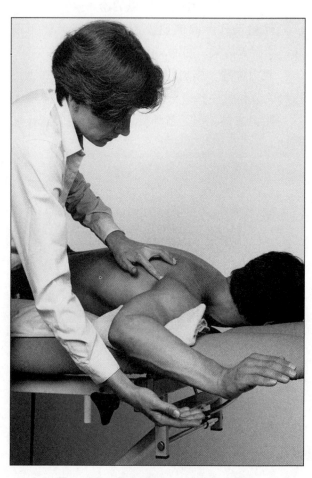

图3-164　筛查姿势：冈下肌和小圆肌

替代测试方法。如果患者有盂肱关节前脱位病史和（或）无法采用俯卧位来达到肩关节外展90°，可以采取坐位，提供辅助力以模拟去重力的方法（图3-166）。

阻力位置。施加在腕关节近端，前臂后侧（图3-165～3-167）。阻力的施加重点在肘关节和肩关节。

阻力方向。肩关节内旋。

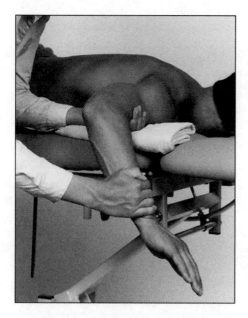

图 3-165 抗阻：冈下肌和小圆肌

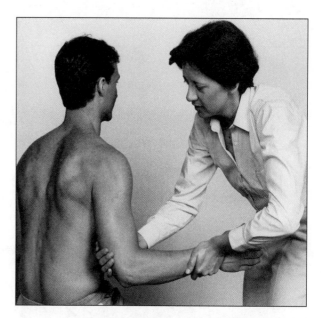

图 3-166 替代姿势：冈下肌和小圆肌

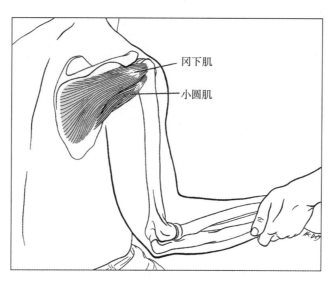

图 3-167 冈下肌和小圆肌

去重力位：冈下肌和小圆肌

固定。治疗师固定住肱骨。

起始位。患者坐位。前臂置于身体一侧。肩关节内收，处于旋转中立位。肘关节屈曲至90°，前臂中立位（图3-168）。

终末位。患者通过将手抬离身体表面完成肩胛骨外旋动作（图3-169）。

代偿动作。肱三头肌（肘关节伸展）、斜方肌下束（肩胛骨下降）和前臂旋后。

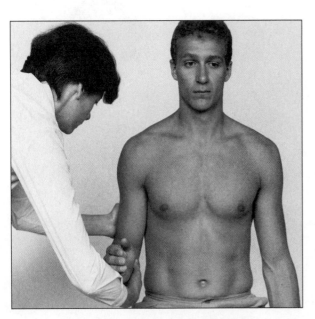

图3-168　起始位：冈下肌和小圆肌

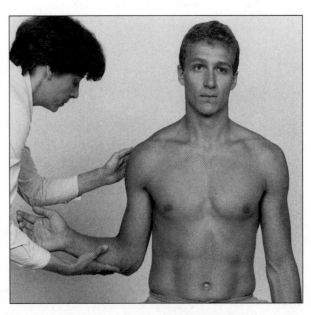

图3-169　终末位：冈下肌和小圆肌

功能性应用

关节功能

肩关节复合体的功能是在空间中摆放和移动手臂以发挥手部的功能。肩关节复合体是人体最灵活的关节复合体，它的 ROM 超过了其他所有关节。正因为如此大的灵活性，所以其关节稳定性不佳[8,28-32]。

功能性活动度

盂肱关节可以完成外展、内收、屈曲、伸展、内旋、外旋等动作。在功能性运动中，盂肱关节的运动在各个位置都伴随有肩胛骨、锁骨和躯干的运动。这些动作拓展了肩关节的功能性活动度，如果没有它们的参与，上肢的运动会受到严重的限制[29,31,32]。肩关节复合体的功能性运动会在下文中进行描述。文中会着重强调在运动过程中，肩关节复合体与躯干各部分间的相互联系。

手臂上举过头

上举到 170°～180° 的功能性上举动作可以通过在矢状面内的前屈和在额状面内的外展来完成。因为肩胛骨的关系，它位于额状面前方

30°～45°[3]，很多日常功能性活动都是在肩胛骨平面内完成的。肩胛骨平面是肩关节上举运动诊断的参考平面（图 3-5）。Scaption 是专门用来描述在这个平面内上举的单词[4]。每个个体使用的平面根据活动的要求和手部位置的要求而来（表 3-5）。

为了在 180° 全范围内完成屈曲上举或者外展上举，盂肱关节的运动往往伴随着胸锁关节、肩锁关节和肩胛胸壁关节的运动。活动终末位的角度还必须通过躯干伸展和（或）对侧侧屈来获得[3,5,28]。整个肩关节复合体以一种协调的方式产生平滑的运动并完成上肢的大范围运动。肩胛胸壁关节和盂肱关节之间协调的运动被称为肩肱节律[3,8,28,30]。

不同的人关节参与完成上举过头这个动作时都存在个体差异。差异性与上举的平面、上举的弧度、施加在手臂上的负荷和个体解剖差异有关[32]。考虑到这些差异的情况下，在上举过程中，盂肱关节和肩胛骨的运动之间的比值是2：1，也就是说，盂肱关节每活动 2°，肩胛骨活动 1°[8,30,31,34]。肩肱节律可以应用在屈曲上举和外展上举中。理解肩肱节律对于理解肩关节复合体关节活动范围受限至关重要。

肩肱节律

在矢状面最初的肩关节屈曲 60° 或额状面外

表 3-5	特定功能性活动所需的肩关节水平内收 / 外展和其他肩关节 ROM[33]*	
活动	**水平内收 ROM（°）[†]**	**其他肩关节 ROM（°）**
清理腋下	104±12	屈曲 52±14
吃饭	87±29	屈曲 52±8
梳头	54±27	外展 112±10
	水平外展 ROM（°）[†]	
手在背后向上够	69±11	伸展 56±13
触及会阴部	86±13	伸展 38±10

注：*数值是 8 个正常个体的平均值 ± 标准差；[†]水平内收和水平外展的 0° 位是从肩关节外展 90° 开始（参见图 3-51）。

展30°范围内，肩肱节律前后不一致。在这个范围内，肩胛骨在寻找与肱骨的稳定关系[34-36]。肩胛骨可能处在一个固定的阶段，或者它发生轻度的内旋（下回旋）或外旋（上回旋）（图3-170）[34]。在这一阶段，运动主要由盂肱关节完成。在肩关节上举这一活动范围内做出的喂食动作包括使用汤匙或者叉子，用水杯喝水。这些活动发生在肩关节屈曲5°～45°和肩关节外展5°～30°这一范围内[37]。

在固定阶段之后，肩关节在活动到170°之内的弧度内，肩肱节律是有规律的（图3-171）。在外展30°或屈曲60°至外展/屈曲170°这一范围内，每完成15°的活动，10°发生在盂肱关节，5°发生在肩胛胸壁关节。在固定阶段之后，肩胛骨的运动主要是肩胛骨外旋（下回旋），其次

还包括后倾（矢状面）和后旋（水平面）。在这个过程中，随着手臂在肩胛平面内的上举，肱骨角逐渐增加[38]。

外展至170°依赖于正常的肩肱节律和肱骨经上举完成全范围外旋的能力。当手臂外展至90°时，上举的动作无法继续完成，因为肱骨大结节和关节盂与喙肩弓之间的空隙相接触[5,36,39]。肱骨外旋（25°～50°）[2]使大结节往后，使得肱骨可以在喙肩弓下自由移动。全范围的肩关节屈曲上举依赖于正常的肩肱节律和肱骨内旋的能力[40]。

上举最终程度依赖对侧躯干侧屈和（或）躯干伸展实现（图3-172）。从对肩肱节律的讨论来看，肩关节复合体任意关节活动受限都会限制手的功能定位能力。

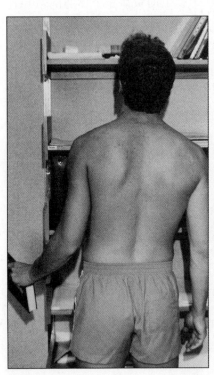 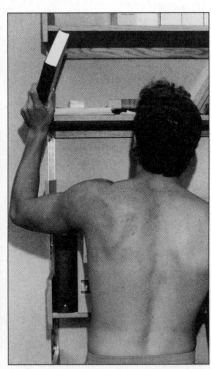 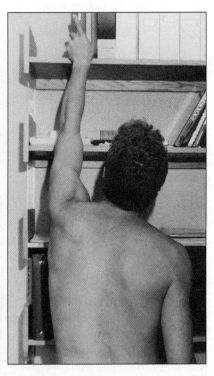

图3-170　手臂外展上举过程中肩胛骨固定阶段

图3-171　肩肱节律：在屈曲60°或外展30°以上时，肩胛骨外展和外旋（上回旋）

图3-172　完全外展上举：全范围是通过对侧躯干侧屈获得的

肩关节伸展

　　肩关节伸展最初的 60°主要是由盂肱关节完成的[39]。在功能性活动中，伸展往往伴随着肩胛骨内收和内旋（下回旋）（图 3-173）。在这个动作中，未表现出一致的肩肱节律。

　　想要完成手在背后往上够的动作（如扣内衣，图 3-174）需要肩关节伸展 43°～69°，在进行个人清洁时，需要肩关节伸展 28°～48°才能够及会阴部[33]。

水平内收和外展

　　水平内收和外展的动作帮助手臂在肩关节水平可以围绕着身体，并完成清洗腋下或背部（图 3-175）、在黑板写字（图 3-176）和水平开关窗户的动作。虽然被定义为水平内收和外展，这些动作也是在水平面内完成，很多日常生活活动需要运动在肩关节水平上下的平面内完成。直到它们运动到额状面上之前，这些运动都会被称为水平外展和内收。表 3-5 列出了特定日常生活活动需要的 ROM，例如把手臂放在身体前方（水平内收）或者身体后方（水平外展），以及手臂完成其他的肩部动作。

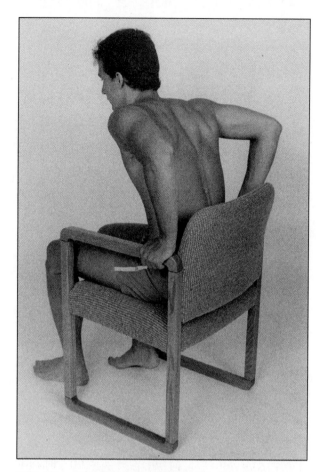

图 3-173　肩关节伸展伴肩胛骨内收和内旋（下回旋）

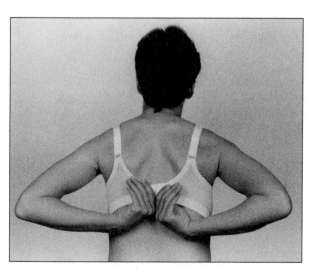

图 3-174　肩关节功能性伸展和内旋

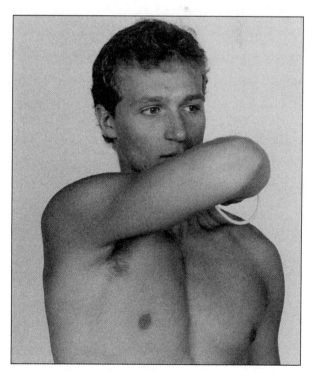

图 3-175　水平内收——胸大肌功能

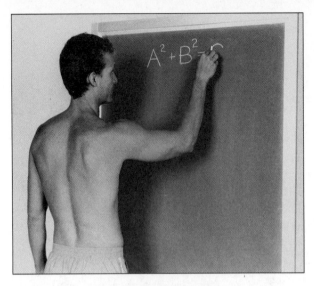

图 3-176　水平外展

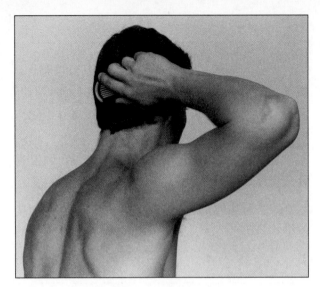

图 3-177　全范围肩关节外旋

内旋和外旋

随着手臂位置的发生变化，内外旋的活动范围也不同。当手臂放置于身体一侧时，内外旋的平均活动度是 68°，而当手臂外展至 90° 时，可以达到内旋 70° 和外旋 90°。完成将手放置于颈后的动作，如梳头、扣上项链扣子（图 3-177）需要有完全外旋活动范围。

整理衣服下摆需要有肩关节内旋活动度。使用勺子或叉子和用杯子喝水需要有 5°～25° 的肩关节内旋活动度。可以通过肩胛胸壁关节和肘关节的运动来增加完全盂肱关节内旋活动范围，

这个活动范围可以完成手放于后背触摸后面的口袋、个人清洁、把衣服塞进后面的腰带里、扣内衣（图 3-174）等动作。Mallon 等人[41] 分析了将手臂放置于后背这一动作时肩关节复合体和肘关节的运动。分析展示了肩胛骨和盂肱关节运动中协调的运动模式。在活动度的初始阶段，内旋几乎都发生在盂肱关节处，这时手臂从身体前方移动到同侧髋关节处。随着运动的继续，手部被带到下背部，肩胛胸壁关节的运动增大了盂肱关节的内旋。肘关节之后屈曲，使手部向上触及胸廓水平的脊椎。

　　肩关节旋转和前臂的旋转有功能性的联系[28]。当手臂远离体侧时，两个关节的旋转参与到手掌朝上和朝下的运动。肩关节内旋与前臂的旋前有关，在很多活动中，这两个动作同时发生，肩关节内旋可以增加手臂的旋前运动（图3-178）。当肘关节伸展时，肩关节外旋和前臂旋后有功能性联系。表现出这一连带动作的例子是将灯泡插入天花板上的灯座中、手臂伸直位掷出保龄球和用手帮脚塞进鞋中（图3-179）。

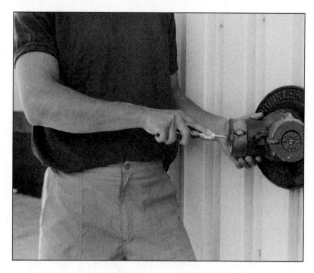

图 3-178　功能性联系：肩关节内旋和前臂旋前

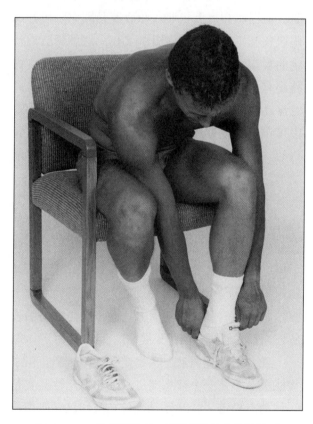

图 3-179　功能性联系：肩关节外旋和前臂旋后

肌肉功能

肩关节上举

完成那些包含肩关节上举动作活动的能力依赖于关节活动自由度的完整性、力量和肩带产生并控制动作的肌肉功能[42]。负责平滑协调的上举运动的肌肉可以被分为以下 4 组。

1. 肩胛骨稳定肌和运动肌。
2. 肱骨稳定肌。
3. 肱骨屈肌和外展肌。
4. 肱骨旋转肌。

肩胛骨稳定肌和运动肌包括斜方肌、菱形肌、前锯肌和肩胛提肌。在肩胛骨固定阶段，这些肌肉几乎没有活动（图 3-170）。肩胛骨肌肉特定的参与同个体差异和肩胛骨是固定还是轻度内外旋有关[34]。在固定阶段之后，肩胛骨和肱骨同时运动并产生肩肱节律。固定阶段和同时运动阶段可以通过观察图 3-170 和 3-171 的肩胛骨位置得知。随着手臂上举，这些肩胛骨肌肉活动逐渐增加，因为这些肌肉主要是向上和向外侧旋转肩胛骨。肩胛骨旋转的目的是将关节盂和肩胛骨其他外部结构摆放在一个可以让肱骨不受其他骨性或韧带结构限制而上举的位置[43]。首先，斜方肌上束、斜方肌下束、前锯肌是肩胛骨外旋的主动肌[3,38,44]。前锯肌更主要的功能是使肩胛骨屈曲上提，它会将肩胛骨在胸廓上拉向一个更靠前的位置，而斜方肌更多的是外展[42]。

第二组肌肉将肱骨头稳定在关节盂上。由于盂肱关节不是一个静态支点，因此稳定性其实是一种动态稳定[45]。运动功能性意义和这些肌肉的稳定功能在上举过程中变得更加明显。在运动的全范围内，肱骨头被肩胛下肌、冈下肌、冈上肌、小圆肌上半部分[45,46]和肱二头肌长头[47]固定在关节盂上。通过肌电分析，Saha[45]发现在肩关节外展 0°～150°的范围内，肩胛下肌和冈下肌发挥稳定作用，在剩余的活动范围内，冈下肌是主要的稳定肌。冈上肌在手臂下垂位置时发挥稳定作用[30,46]。

第三组肌肉在矢状面或额状面内移动肱骨。

这些肌肉在 0°～180°的范围内都是活动的。这些肌肉近端固定在肩胛骨上，远端固定在肱骨上，包括了肩关节外展肌和肩关节屈肌。三角肌中束和冈上肌通过外展上提肱骨；三角肌前束和胸大肌锁骨端和喙肱肌通过屈曲上提肱骨。

随着肩关节肌肉收缩以屈曲或外展手臂，肩袖肌肉将肱骨头稳定或者动态固定在关节盂上，因此，为肱骨外展或屈曲创造了一个支点或定点。这种稳定作用抑制肩关节外展肌或屈肌在上举过程中产生不需要的肱骨运动。

第四组肌肉的目的是内外旋转肱骨。外展上举伴随着肱骨的外旋[5,28,36,39]。三角肌前束完成肱骨内旋的功能[48]，使得肩关节屈曲时有内旋的动作[40]。

肩胛骨上举的功能是移动手部和将手部摆放在某个空间位置以发挥手的功能。手部活动对肩带肌肉有其他的要求。Sporrong 和同事们[49]评估了肩带四块肌肉的作用，稳定和运动肩胛骨（斜方肌）、稳定（冈上肌、冈下肌）和运动（三角肌）肱骨，它们类似于工具箱中的起重工具以小的负荷在坐位下将手臂上举。当施加的抓握负荷越来越大时，肩带肌肉的活动也会增加，尤其是肱骨稳定肌。

肩关节内收和伸展

从手臂屈曲上举或外展上举开始，手臂通过伸展或者内收回到体侧。当一项活动需要快速、移动或用力时，例如关窗户、爬梯子或网球发球（图 3-180），背阔肌和大圆肌内收和伸展肱骨。虽然背阔肌在有无阻力时都发挥作用，但是大圆肌只在有阻力时发挥作用[46]。在这种情况下，大圆肌伴随着菱形肌的活动，它们一起内旋肩胛骨。当手臂在矢状面从体侧向后移动时，三角肌后束辅助背阔肌和大圆肌运动。

背阔肌有一部分止点位于髂嵴上，它的功能意义在需要用于负重的活动时变得更明显[28]。在诸如扶拐行走或从坐姿到站立等运动中（图 3-173），背阔肌使肩带下降，上提躯干和骨盆[50]。在完成引体向上或在下运动神经元损伤患者中，胸大肌胸骨端在固定的肱骨上辅助背阔肌上提躯干[51]。

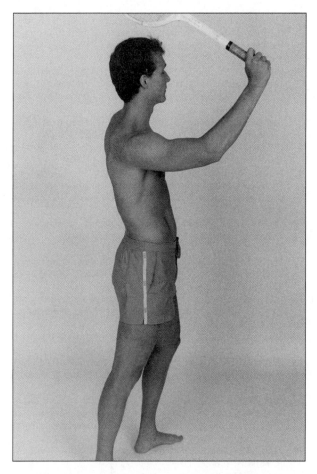

图 3-180 肩关节伸展——背阔肌和大圆肌运动

屈曲和内收

胸大肌是手臂的屈曲和内旋肌。它功能完整性的意义体现在手臂屈曲和内收，以完成自我护理活动。这些运动模式在许多自理活动，如穿衣、洗澡和个人清洁（图 3-175）活动中比较明显。

内旋

肩胛下肌是唯一的一块单纯的肩关节内旋肌[52]。大圆肌、背阔肌、胸大肌和三角肌前束都在完成内旋动作之外还可以完成其他的动作。当手臂摆放在身体前侧或后侧时，肩胛下肌向内旋转肱骨。这块肌肉在完成把手从腰椎抬离的动作中发挥了重要作用[26]，例如一个人坐位时将一个枕头放在后背。

内旋与前臂的旋前有功能性联系，在很多活动中，两个动作同时发生[28]，肩关节的内旋也可以增大旋前的范围（图 3-178）。

外旋

这个运动是通过冈下肌、小圆肌和三角肌后束来完成的。当肘关节伸展时，肩关节外旋和前臂的旋后有功能性联系[28]。两组肌肉都与将手掌向上的动作有关。表现这一连带动作的活动有将灯泡插入天花板的灯座中、手臂伸展投掷保龄球和用手帮脚塞进鞋中（图 3-179）。

参考文献

1. Standring S, ed. *Gray's Anatomy: The Anatomical Basis of Clinical Practice.* 39th ed. London: Elsevier Churchill Livingstone; 2005.
2. Neumann DA. *Kinesiology of the Musculoskeletal System: Foundations for Rehabilitation.* 2nd ed. St Louis: Mosby Elsevier; 2010.
3. Soderberg GL. *Kinesiology: Application to Pathological Motion.* 2nd ed. Baltimore: Williams & Wilkins; 1997.
4. Perry J. Shoulder function for the activities of daily living. In: Matsen FA, Fu FH, Hawkins RJ, eds. *The Shoulder: A Balance of Mobility and Stability.* Rosemont, IL: American Academy of Orthopaedic Surgeons; 1993.
5. Kapandji IA. *The Physiology of the Joints. Vol. 1. The Upper Limb.* 6th ed. New York: Churchill Livingstone Elsevier; 2007.
6. Norkin CC, White DJ. *Measurement of Joint Motion: A Guide to Goniometry.* 4th ed. Philadelphia: FA Davis; 2009.
7. Daniels L, Worthingham C. *Muscle Testing: Techniques of Manual Examination.* 5th ed. Philadelphia: WB Saunders; 1986.
8. Levangie PK, Norkin CC. *Joint Structure & Function: A Comprehensive Analysis.* 3rd ed. Philadelphia: FA Davis; 2001.
9. Woodburne RT. *Essentials of Human Anatomy.* 5th ed. London: Oxford University Press; 1973.
10. Magee DJ. *Orthopedic Physical Assessment.* 5th ed. St Louis: Saunders Elsevier; 2008.
11. American Academy of Orthopaedic Surgeons. *Joint Motion: Method of Measuring and Recording.* Chicago: AAOS; 1965.
12. Berryman Reese N, Bandy WD. *Joint Range of Motion and Muscle Length Testing.* Philadelphia: WB Saunders; 2002.
13. Cyriax J. *Textbook of Orthopaedic Medicine, Vol. 1. Diagnosis of Soft Tissue Lesions.* 8th ed. London: Bailliere Tindall; 1982.
14. Gajdosik RL, Hallett JP, Slaughter LL. Passive insufficiency of two-joint shoulder muscles. *Clin Biomech.* 1994;9:377–378.
15. Kebaetse M, McClure P, Pratt NA. Thoracic position effect on shoulder range of motion, strength, and three-dimensional scapular kinematics. *Arch Phys Med Rehabil.* 1999;80:945–950.
16. Boon AJ, Smith J. Manual scapular stabilization: its effect on shoulder rotational range of motion. *Arch Phys Med Rehabil.* 2000;81:978–983.
17. Evjenth O, Hamberg J. *Muscle Stretching in Manual Therapy A Clinical Manual: The Extremities.* Vol. 1. Alfta, Sweden: *Alfta Rehab Forlag;* 1984.
18. Soames RW, ed. Skeletal system. In: Salmons S, ed. Muscle. *Gray's Anatomy.* 38th ed. New York: Churchill Livingstone; 1995.
19. Wang SS, Normile SO, Lawshe BT. Reliability and smallest detectable change determination for serratus anterior muscle strength and endurance tests. *Physiother Theor Pract.* 2006;22(1):33–42.

20. Ekstrom RA, Donatelli RA, Soderberg GL. Surface electro-myographic analysis of exercises for the trapezius and serratus anterior muscles. *J Orthop Sports Phys Ther.* 2003; 33(5):247–258.

21. Brunnstrom MA. Muscle testing around the shoulder girdle. *J Bone Joint Surg [Am].* 1941;23:263–272.

22. Kendall FP, McCreary EK, Provance PG, Rodgers MM, Romani WA. *Muscles Testing and Function with Posture and Pain.* 5th ed. Philadelphia: Lippincott Williams & Wilkins; 2005.

23. Robel SJ, Mills MM, Terpstra L, Vardaxis V. Middle and lower trapezius manual muscle testing. *J Orthop Sports Phys Ther.* 2009;39:A79–A79.

24. Nishijima N, Yamamuro T, Fujio K, Ohba M. The swallowtail sign: a test of deltoid function. *J Bone Joint Surg [Br].* 1994; 77:152–153.

25. Whitcomb LJ, Kelley MJ, Leiper CI. A comparison of torque production during dynamic strength testing of shoulder abduction in the coronal plane and the plane of the scapula. *J Orthop Sports Phys Ther.* 1995;21:227–232.

26. Greis PE, Kuhn JE, Schultheis J, Hintermeister R, Hawkins R. Validation of the lift-off test and analysis of subscapularis activity during maximal internal rotation. *Am J Sports Med.* 1996;24:589–593.

27. Kelly BT, Kadrmas WR, Speer KP. The manual muscle examination for rotator cuff strength. *Am J Sports Med.* 1996;24: 581–588.

28. Smith LK, Lawrence Weiss E, Lehmkuhl LD. *Brunnstrom's Clinical Kinesiology.* 5th ed. Philadelphia: FA Davis; 1996.

29. MacConaill MA, Basmajian JV. *Muscles and Movements.* 2nd ed. New York: RE Kreiger; 1977.

30. Cailliet R. *Shoulder Pain.* 3rd ed. Philadelphia: FA Davis; 1991.

31. Rosse C. The shoulder region and the brachial plexus. In: Rosse C, Clawson DK, eds. *The Musculoskeletal System in Health and Disease.* New York: Harper & Row; 1980.

32. Zuckerman JD, Matsen FA. Biomechanics of the shoulder. In: Nordin M, Frankel VM, eds. *Basic Biomechanics of the Musculoskeletal System.* 2nd ed. Philadelphia: Lea & Febiger; 1989.

33. Matsen FA, Lippitt SB, Sidles JA, Harryman DT. *Practical Evaluation and Management of the Shoulder.* Philadelphia: WB Saunders; 1994.

34. Inman VT, Saunders M, Abbot LC. Observations on the function of the shoulder joint. *J Bone Joint Surg.* 1944;26:1–30.

35. Dvir Z, Berme N. The shoulder complex in elevation of the arm: a mechanism approach. *J Biomech.* 1978;11:219–225.

36. Kent BE. Functional anatomy of the shoulder complex: a review. *Phys Ther.* 1971;51:867–888.

37. Safaee-Rad R, Shwedyk E, Quanbury AO, Cooper JE. Normal functional range of motion of upper limb joints during performance of three feeding activities. *Arch Phys Med Rehabil.* 1990;71:505–509.

38. Ludewig PM, Cook TM, Nawoczenski DA. Three-dimensional scapular orientation and muscle activity at selected positions of humeral elevation. *J Orthop Sports Phys Ther.* 1996;24:57–65.

39. Peat M. The shoulder complex: a review of some aspects of functional anatomy. *Physiother Can.* 1977;29:241–246.

40. Blakey RL, Palmer ML. Analysis of rotation accompanying shoulder flexion. *Phys Ther.* 1984;64:1214–1216.

41. Mallon WJ, Herring CL, Sallay PI, et al. Use of vertebral levels to measure presumed internal rotation at the shoulder: a radiologic analysis. *J Shoulder Elbow Surg.* 1996;5:299–306.

42. Norkin CC, Levangie PK. *Joint Structure & Function: A Comprehensive Analysis.* 2nd ed. Philadelphia: FA Davis; 1992.

43. Duvall EN. Critical analysis of divergent views of movement of the shoulder joint. *Arch Phys Med Rehabil.* 1955;36:149–153.

44. Johnson G, Bogduk N, Nowitzke A, House D. Anatomy and actions of the trapezius muscle. *Clin Biomechanics.* 1994;9:44–50.

45. Saha AK. Dynamic stability of the glenohumeral joint. *Acta Orthop Scand.* 1971;42:491–505.

46. Basmajian JV, DeLuca CJ. *Muscles Alive: Their Functions Revealed by Electromyography.* 5th ed. Baltimore: Williams & Wilkins; 1985.

47. Pagnani MJ, Deng X-H, Warren RF, Torzilli PA, O'Brien SJ. Role of the long head of the biceps brachii in glenohumeral stability: A biomechanical study in cadavers. *J Shoulder Elbow Surg.* 1996;5:255–262.

48. Moore KL. *Clinically Oriented Anatomy.* Baltimore: Williams & Wilkins; 1980.

49. Sporrong H, Palmerud G, Herberts P. Hand grip increases shoulder muscle activity: an EMG analysis with static hand contractions in 9 subjects. *Acta Orthop Scand.* 1996;67:485–490.

50. Reyes ML, Gronley JK, Newsam CJ, Mulroy SJ, Perry J. Electromyographic analysis of shoulder muscles of men with low-level paraplegia during a weight relief raise. *Arch Phys Med Rehabil.* 1995;76:433–439.

51. Perry J, Gronley JK, Newsam CJ, Reyes ML, Mulroy SJ. Electromyographic analysis of shoulder muscles during depression transfers in subjects with low-level paraplegia. *Arch Phys Med Rehabil.* 1996;77:350–355.

52. Lehmkuhl LD, Smith LK. *Brunnstrom's Clinical Kinesiology.* 4th ed. Philadelphia: FA Davis; 1983.

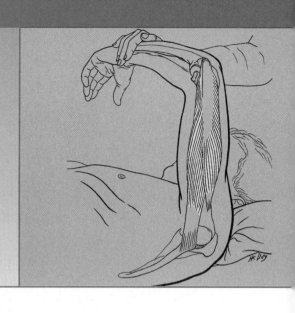

第 4 章

肘关节和前臂

关节和运动

肘关节是一个变形的滑车关节（图 4-1），它由肱尺关节和肱桡关节组成。肱尺关节近端是肱骨滑车，是一个前后向的关节凸。它与尺骨的滑车切迹这一关节凹相关节。肱骨头的关节凸和桡骨小头近端关节凹相关节组成了肱桡关节。

肘关节可以在矢状面内围绕额状轴完成屈曲和伸展动作（图 4-2）。肘关节屈曲和伸展的轴穿过了肱骨滑车和肱骨小头连线的中点[2,p.354]。当肘关节运动到终末位时，这条运动轴朝向变成前后方向[2]。

前臂的关节包括了桡尺近端关节、桡尺远端关节和由桡尺骨间膜组成的韧带结构[1]。桡尺近端关节包绕在肘关节囊内，它是一个圆柱关节，由桡骨头的关节凸和尺骨近端桡侧面的桡切迹的关节凹组成。环状韧带与关节软骨相连，包绕住了桡骨头的边缘[3]。当桡尺近端关节运动时，肱桡关节也会发生运动，此时桡骨头在肱骨头上旋转。桡尺远侧关节也是一个圆柱关节，桡骨远端内侧面的尺切迹构成关节凹，尺骨小头构成关节凸。

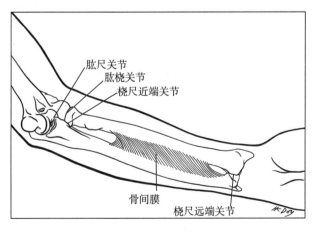

图 4-1　肘关节和前臂关节

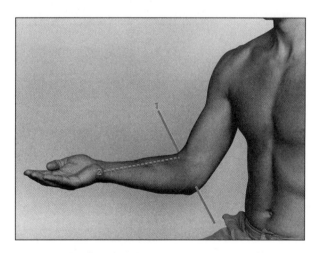

图 4-2　肘关节和前臂的运动轴：（1）屈曲 – 伸展；
（2）旋后 – 旋前

前臂可以完成旋前和旋后的动作。这组运动围绕着一条倾斜的运动轴进行。这条轴近端经过桡骨头，远端经过尺骨头（图4–2）[4,5]。当肘关节处于解剖位时，旋前与旋后运动围绕着一条长轴发生在水平面内。当前臂旋后时，桡骨贴在尺骨上（图4–3A）。当前臂旋前时，桡骨围绕着相对固定的尺骨旋转（图4–3B）。肘关节和前臂关节的运动列在表4–1中。

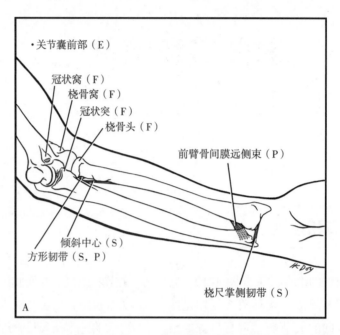

- 关节囊前部（E）
- 冠状窝（F）
- 桡骨窝（F）
- 冠状突（F）
- 桡骨头（F）
- 前臂骨间膜远侧束（P）
- 倾斜中心（S）
- 方形韧带（S, P）
- 桡尺掌侧韧带（S）

A

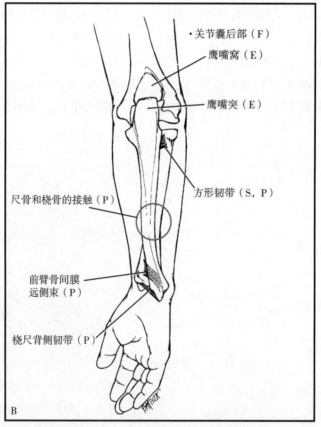

- 关节囊后部（F）
- 鹰嘴窝（E）
- 鹰嘴突（E）
- 方形韧带（S, P）
- 尺骨和桡骨的接触（P）
- 前臂骨间膜远侧束（P）
- 桡尺背侧韧带（P）

B

图4–3　正常限制因素。A.肘关节和前臂前面观，展示了正常限制运动的非弹性因素。B.肘关节和前臂后面观，展示了正常限制运动的非弹性因素。解剖结构所限制的运动用以下简写的形式在后方标注：F，屈曲；E，伸展；P，旋前；S，旋后。正常限制运动的肌肉没有展示出来

表 4-1　关节结构：肘关节和前臂动作

	屈曲	伸展	旋后	旋前
关节 [1,6]	肱尺关节 肱桡关节	肱尺关节 肱桡关节	肱桡关节 桡尺近端关节 桡尺远端关节 前臂骨间膜	肱桡关节 桡尺近端关节 桡尺远端关节 前臂骨间膜
运动平面	矢状面	矢状面	水平面	水平面
运动轴	额状轴	额状轴	长轴	长轴
正常限制因素 [3, 6-8]* （图 4-3）	前臂前方和上臂软组织占位；冠突与冠突窝相接触；桡骨头与桡窝相接触；关节囊后部和肱三头肌的张力	鹰嘴突与鹰嘴窝相接触；肘关节屈肌、关节囊后部和内侧副韧带的张力	旋前肌、方形韧带、桡尺远端关节的桡尺掌侧韧带的张力，斜锁	桡骨与尺骨的接触；方形韧带、桡尺远端关节的桡尺背侧韧带、前臂骨间膜远侧束、前后肌、肘关节伸展时肱二头肌的张力 [9]
正常终末感 [7,10,11]*	柔软 / 坚硬 / 紧实	坚硬 / 紧实	紧实	坚硬 / 紧实
正常 AROM [12] （AROM[13]）	0° ～ 150° （0° ～ 140°）	0°（0°）	0° ～ 80° ～ 90° （0° ～ 80°）	0° ～ 80° ～ 90° （0° ～ 80°）

关节囊模式 [10, 11]
肘关节：肱尺关节——屈曲、伸展和全范围无痛的旋转
肱桡关节——屈曲、伸展、旋后和旋前
桡尺近端关节：旋后和旋前同等受限
桡尺远端关节：全范围旋转时在旋转终末位出现疼痛

注：* 缺乏有决定性的研究证实关节运动的正常限制因素（NLF）。此处所列的 NLF 和终末感是根据解剖学、临床经验和可用的参考资料而来的。

体表解剖（图 4-4 ～ 4-6）

结构	定位
1.肩峰	肩关节顶端，肩胛骨外侧面
2.肱骨内上髁	肱骨远端内侧突起
3.肱骨外上髁	肱骨远端外侧突起
4.鹰嘴	肘关节后面；尺骨远端
5.桡骨头	肱骨外上髁的远端
6.桡骨茎突	桡骨远端，前臂外侧面的骨性突起
7.第三掌骨头	第三掌骨底的骨性突起
8.尺骨头	尺骨远端，前臂后内侧面的圆形骨性突起
9.尺骨茎突	尺骨远端后内侧面的骨性突起

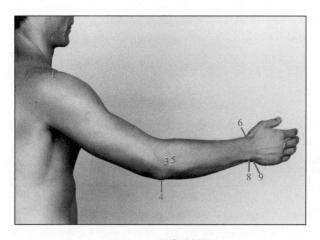

图 4-4　手臂后侧面

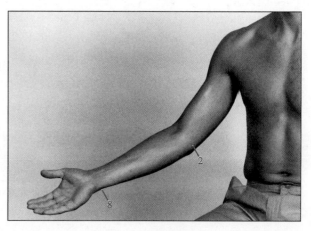

图 4-5　手臂前侧面

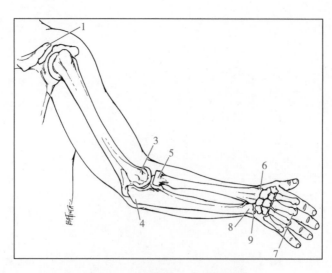

图 4-6　骨性解剖。手臂后侧面

ROM 评估和测量

肘关节屈曲 – 伸展 / 过伸

AROM 评估

代偿动作。屈曲——躯干伸展，肩关节屈曲，肩胛骨下降和腕关节屈曲。伸展——躯干屈曲，肩关节伸展，肩胛骨上提和腕关节伸展。

PROM 评估

起始位。患者仰卧位或者坐位。手臂位于解剖位，肘关节伸展（图 4-7）。肱骨下方垫一条毛巾以调整 ROM。由于肱二头肌的张力，一些肌肉发达的人可能无法伸展到 0°。因为一些女性或者儿童的鹰嘴较小 [12,14,15]，所以他们的过伸角度可以达到 15° [15]。

固定。治疗师固定住肱骨。

治疗师远端手放置位置。治疗师握住桡骨和尺骨远端。

终末位。治疗师向前移动前臂到达肘关节屈曲的终末位（图 4-8）。治疗师向后移动前臂到达肘关节伸展 / 过伸的终末位（图 4-9）。

终末感。屈曲——柔软 / 坚硬 / 紧实；伸展 / 过伸——坚硬 / 紧实

关节滑动。屈曲——作为关节窝的滑车切迹和桡骨头在固定的肱骨滑车和肱骨小头上向前滑动。伸展——作为关节窝的滑车切迹和桡骨头在固定的肱骨滑车和肱骨小头上向后滑动。

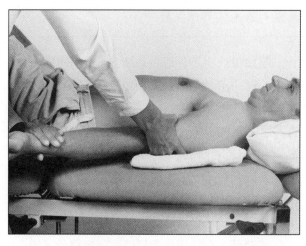

图 4-7　肘关节屈曲和伸展 / 过伸 PROM 的起始位

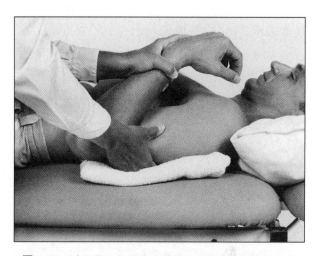

图 4-8　肘关节屈曲终末位柔软 / 坚硬 / 紧实的终末感

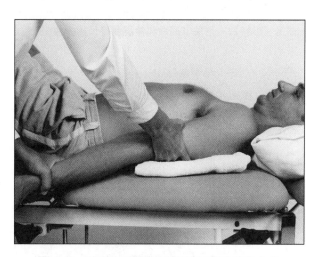

图 4-9　肘关节过伸终末端坚硬 / 紧实的终末感

测量：通用关节角度尺

起始位。 患者仰卧位或者坐位。手臂位于解剖位，肘关节伸展（图4-10）。肱骨下方垫一条毛巾以调整ROM。由于肱二头肌的张力，一些肌肉发达的人可能无法伸展到0°。

固定。 治疗师固定住肱骨。

角度尺轴心。 轴心在肱骨外上髁的外侧（图4-10，4-11）。

固定臂。 平行于肱骨长轴，指向肩峰顶端。

移动臂。 平行于桡骨长轴，指向桡骨茎突。

终末位。 从肘关节伸展的起始位，前臂向上方移动以使手掌向肩关节靠近并达到肘关节屈曲的终末位（150°）（图4-12）。

伸展/过伸。 前臂向后运动并到达肘关节伸展（0°）/过伸（15°）的终末位（图4-13）。

替代测量方法

患者坐位（图4-14，4-15）。

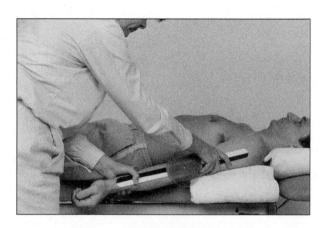

图4-10　肘关节屈曲和伸展起始位

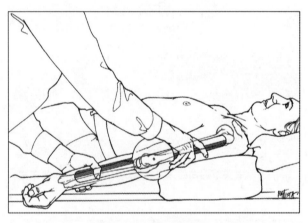

图4-11　肘关节屈曲和伸展角度尺的摆放

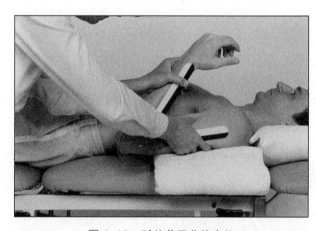

图4-12　肘关节屈曲终末位

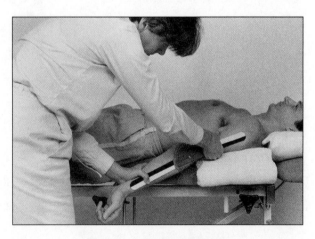

图4-13　肘关节过伸终末位

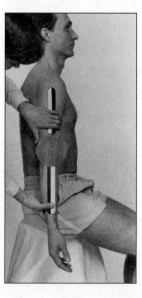

图4-14　肘关节0°伸展

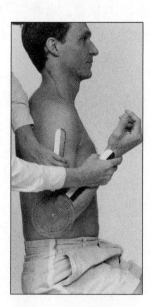

图4-15　肘关节屈曲

旋后 – 旋前

AROM 评估

代偿动作。 旋后——肩关节内收和外旋，同侧躯干侧屈。旋前——肩关节外展和内旋，对侧躯干侧屈。

PROM 评估

起始位。 患者坐位。一侧手臂垂于身体一侧，一侧肘关节屈曲至 90°，前臂处于中立位（图 4–16A）。

固定。 治疗师固定住肱骨。

治疗师远端手放置位置。 治疗师握住桡骨和尺骨远端（图 4–16B）。

终末位。 前臂从中立位向外旋转以使手掌向上和朝向天花板运动并达到前臂旋后的终末位（图 4–17。前臂从中立位向内旋转以使手掌向下和朝向地板运动并达到前臂旋前的终末位（图 4–18。

终末感。 旋后——紧实；旋前——坚硬 / 紧实。

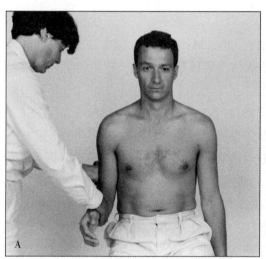
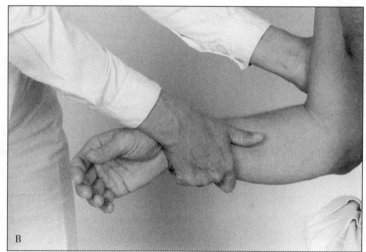

图 4–16　A. 旋前和旋后的起始位。B. 治疗师测量 PROM 时手的位置

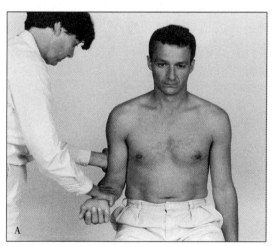
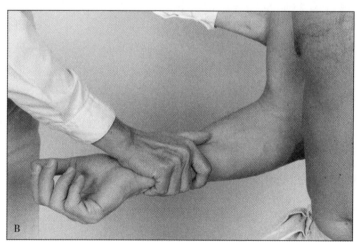

图 4–17　A. 肘关节旋后终末位紧实的终末感。B. 治疗师手的位置

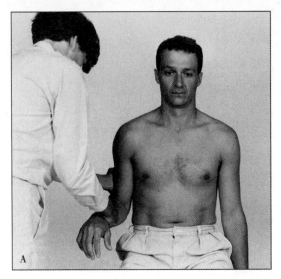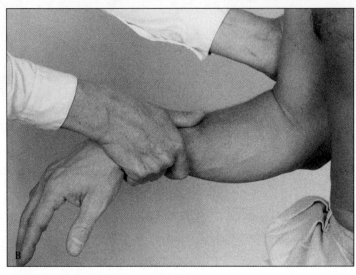

图 4-18　A. 肘关节旋前终末位坚硬 / 紧实的终末感。B. 治疗师手的位置

关节滑动。旋后——①作为关节突的桡骨头在由环状韧带组成的纤维 - 骨性环内和固定的桡骨切迹内旋转。根据 Baeyens 等人的研究，它是向前滑动的，这与凹凸定律相反 [16,17]。②作为关节窝的尺骨切迹在固定的尺骨头上向后滑动 [16]。旋前——①作为关节突的桡骨头在由环状韧带组成的纤维 - 骨性环内和固定的桡骨切迹内旋转。根据 Baeyens 等人的研究，它是向后滑动的，这与凹凸定律相反 [16,17]。②作为关节窝的尺骨切迹在固定的尺骨头上向前滑动 [16]。肱桡关节——前臂旋后和旋前时，桡骨头在固定的肱骨头上旋转。

测量前臂旋前和旋后的 5 种方法

现在介绍 5 种测量前臂旋前和旋后的方法。其中 3 种方法要使用通用关节角度尺，2 种方法

要使用到 OB "Myrin" 角度尺。大部分的日常生活活动将前臂的旋转和手部的使用结合在一起（如抓握）[18]。这 5 种方法中的 2 种（一种使用通用关节角度尺，一种使用 OB "Myrin" 角度尺）在抓握位测量前臂的旋转，在这个位置可以刺激到功能性的活动（放置在腕关节近端，图 4-19，4-29）。通用关节角度尺（见图 4-25 ～ 4-28）和 OB "Myrin" 角度尺（见图 4-32）放置在腕关节近端的方法都可以测量独立的前臂 ROM。

前臂旋前和旋后 ROM 受到肘关节位置改变的影响。当肘关节屈曲时，前臂旋后活动度增加，前臂旋前活动度减小。肘关节伸展时，情况相反 [19]。在肘关节屈曲 45°～ 90° 之间时，可以出现最大的前臂旋转角度 [19]。因此，测量前臂旋前和旋后 ROM 时，保持肘关节屈曲 90° 是很重要的。

测量：通用关节角度尺

起始位。患者坐位，前臂垂于体侧，肘关节屈曲 90°，前臂处于中立位。握紧的拳头内握住一支铅笔并从手掌的桡侧面伸出，腕关节处于中立位（图 4-19）。拳头需要握紧以固定住第四和第五掌骨，这样可以避免进行测量时铅笔出现不希望的运动。

固定。患者使用非检查手固定住肱骨。

角度尺轴心。轴心放置于第三掌骨头处。

固定臂。垂直于地面。

移动臂。平行于铅笔。

终末位。前臂从中立位向外旋转以使手掌向上和朝向天花板运动并达到前臂旋后的终末位（从中立位 80°～90°）（图 4-20）。

代偿动作。测试时拳头未握紧导致铅笔位置发生变化，拇指触碰或者移动铅笔，腕关节伸展和（或）桡偏。

终末位。前臂从中立位向内旋转以使手掌向下和朝向地板运动并达到前臂旋前的终末位（从中立位 80°～90°）（图 4-21）。

代偿动作。铅笔位置发生变化，腕关节屈曲和（或）尺偏。

使用这种通用关节角度尺和手握铅笔的方法

测量前臂主动旋前和旋后活动度有很高的测试者间和测试者内部信度[18,20]。

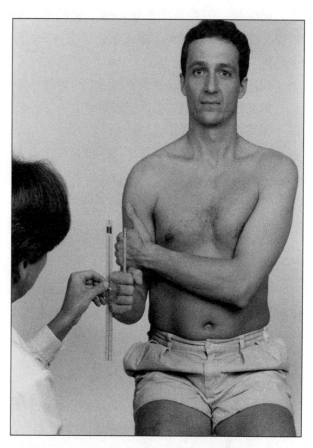

图 4-19 **功能性测量方法：前臂旋前和旋后起始位**

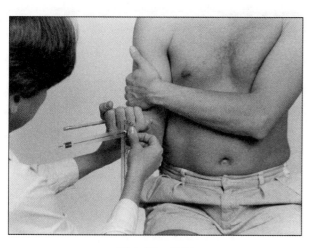

图 4-20 **旋后**

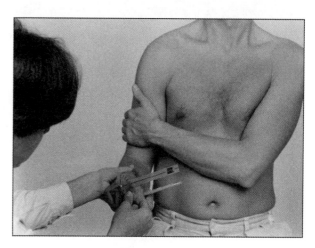

图 4-21 **旋前**

替代测量方法：通用关节角度尺

　　如果患者无法握住铅笔的话可以使用这种方法。

　　起始位。手臂垂于身体一侧，肘关节屈曲90°，前臂处于中立位。腕关节处于中立位，手指伸展（图4-22）。

　　固定。患者使用非检查手固定住肱骨。

　　角度尺轴心。轴心位于中指顶端。

　　固定臂。垂直于地面。

　　移动臂。平行于伸展的环指顶端。

　　终末位。前臂从中立位向外旋转以使手掌向上和朝向天花板运动并达到前臂旋后的终末位（图4-23）。

　　代偿动作。手指过伸、腕关节伸展和腕关节偏移。

　　终末位。前臂从中立位向内旋转以使手掌向下和朝向地板运动并达到前臂旋前的终末位（从中立位80°～90°）（图4-24）。

　　代偿动作。手指屈曲、腕关节屈曲和偏移。

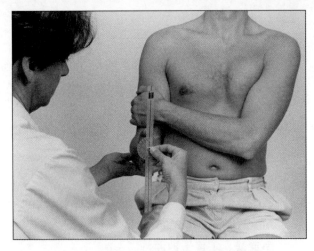

图 4-22　**替代方法：前臂旋前和旋后起始位**

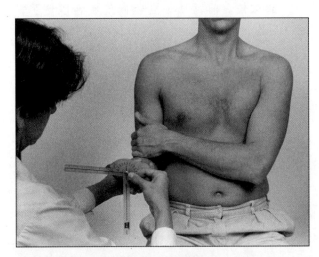

图 4-23　旋后

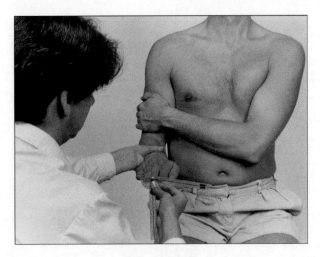

图 4-24　旋前

替代测量方法：通用关节角度尺放置于腕关节近端

这种方法减少了前臂远端关节对测量的影响，可以在患者无法抓握铅笔时使用。使用这种方法时固定臂平行于肱骨中线，它所测量的 AROM 有很好的测量者间信度 [20]。

起始位。手臂垂于身体一侧，肘关节屈曲至 90°，前臂处于中立位。腕关节处于中立位，手指放松（图 4-25，4-27）。

固定。患者使用非检查手固定住肱骨。

角度尺轴心。轴心与尺骨茎突成一条直线。

固定臂。垂直于地面。

移动臂。旋后——抵在前臂远端的前侧面，与尺骨茎突成一条直线（图 4-25）。旋前——抵在前臂远端的后侧面，与尺骨茎突成一条直线（图 4-27）。

终末位。前臂从中立位向外旋转以使手掌向上和朝向天花板运动并达到前臂旋后的终末位（图 4-26）。

代偿动作。肩关节内收、肩关节外旋和躯干同侧侧屈。

终末位。前臂从中立位向内旋转以使手掌向下和朝向地面运动并达到前臂旋前的终末位（从中立位 80° 至 90°）（图 4-28）。

代偿动作。肩关节外展、肩关节内旋和躯干对侧侧屈。

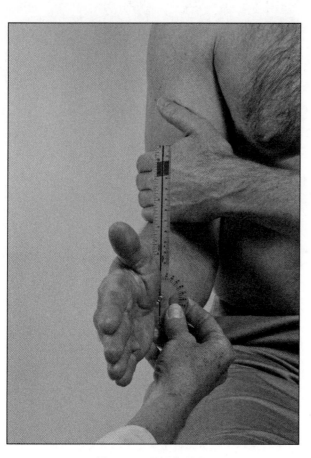

图 4-25　旋后起始位

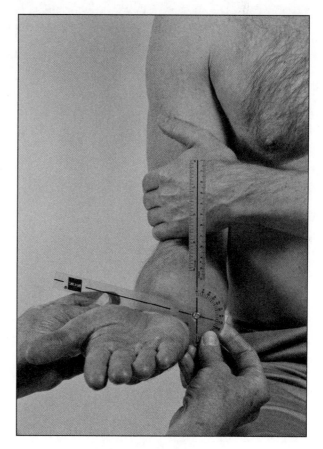

图 4-26　旋后终末位

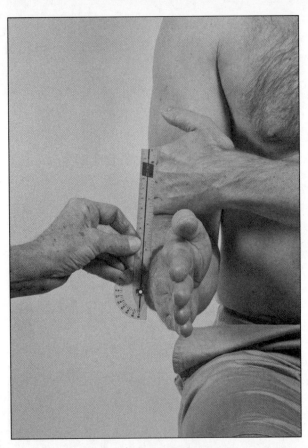

图 4-27　旋前起始位

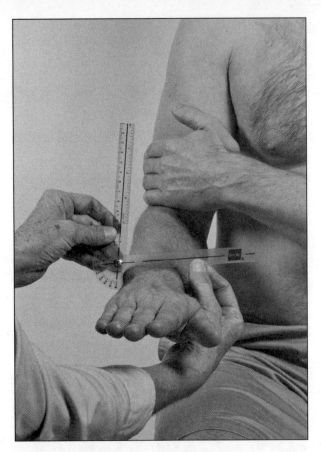

图 4-28　旋前终末位

测量：OB"Myrin"角度尺

　　起始位。患者坐位。肩关节内收，肘关节屈曲至 90°，前臂中立位。腕关节处于中立位，手指屈曲（图 4-29）。

　　角度尺摆放位置。刻度盘放在右侧角度盘上。角度盘握在示指和中指之间。

　　固定。治疗师固定住肱骨。

　　终末位。前臂从中立位向外旋转到达旋后的终末位（图 4-30）。

　　代偿动作。腕关节伸展和偏移、肩关节内收伴外旋和躯干同侧侧屈。

　　终末位。前臂从中立位向内旋转到旋前的终末位（图 4-31）。

　　代偿动作。腕关节屈曲和偏移、肩关节外展伴内旋和躯干对侧侧屈。

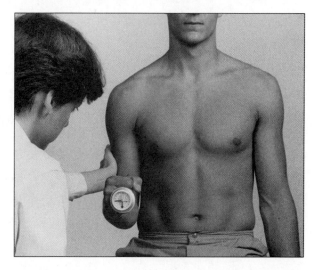

图 4-29　使用 OB"Myrin"角度尺测量前臂旋前和旋后的起始位

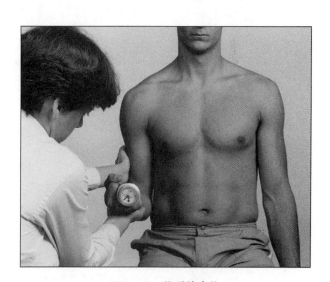

图 4-30　旋后终末位

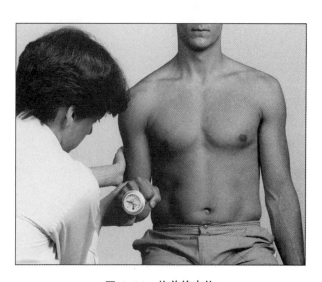

图 4-31　旋前终末位

替代摆放位置：OB "Myrin" 放置于腕关节近端

绑带缠绕在前臂远端。 刻度盘放在右侧角度盘上并固定在前臂的桡侧（图 4-32）。这种角度尺摆放方法可以测量独立的前臂旋转 ROM。

代偿动作。 使用这样的替代角度尺摆放方法，前臂旋后的代偿动作限于肩关节内收、肩关节外旋和躯干同侧侧屈。前臂旋前的代偿动作限于肩关节外展、肩关节内旋和躯干对侧侧屈。

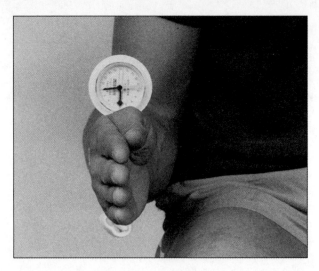

图 4-32　测量前臂旋前、旋后的 OB "Myrin" 替代摆放位置

肌肉长度的评估和测量

肱二头肌

起点 [1]	止点 [1]
a. 短头：肩胛骨喙突顶点 b. 长头：肩胛骨盂上结节	桡骨粗隆后侧面，穿过肱二头肌腱膜与深筋膜融合并覆盖住前臂屈肌起点

起始位。患者仰卧位，肩关节伸展并垂在床缘外侧。肘关节屈曲，前臂旋前（图 4-33）。

固定。治疗师固定住肱骨。

终末位。肘关节伸展到运动终末位以使肱二头肌处于完全牵伸位（图 4-34，4-35）。

终末感。肱二头肌牵伸——紧实。

测量。治疗师使用角度尺测量和记录肘关节可用的伸展 PROM。如果肱二头肌短缩，肘关节伸展 PROM 会因为肌肉长度的减少而受限。

通用关节角度尺的摆放。角度尺摆放方法和肘关节屈曲 - 伸展相同。

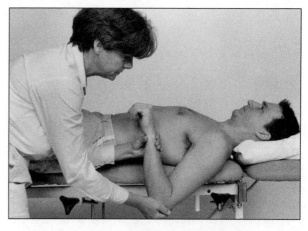

图 4-33　起始位：肱二头肌长度

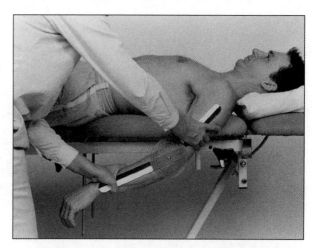

图 4-34　关节角度尺摆放：肱二头肌长度

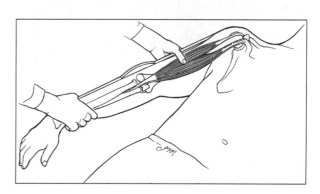

图 4-35　肱二头肌牵伸

肱三头肌

起始位。患者坐位，肩关节全范围屈曲上举和外旋。肘关节伸展，前臂旋后（图 4-36）。

固定。治疗师固定住肱骨。

终末位。肘关节屈曲到运动终末位以使肱三头肌处于完全牵伸位（图 4-37，4-38）。

终末感。肱三头肌牵伸——紧实。

测量。治疗师使用角度尺测量和记录肘关节可用的屈曲 PROM。如果肱三头肌短缩，肘关节屈曲 PROM 会因为肌肉长度的减少而受限。

通用关节角度尺的摆放。角度尺摆放方法和肘关节屈曲－伸展相同。

起点 [1]	止点 [1]
a. 长头：肩胛骨盂下结节 b. 外侧头：肱骨后外侧面，桡神经沟和小圆肌止点之间，肌间膜之间 c. 内侧头：桡神经沟下方肱骨后侧面，肱骨滑车和大圆肌止点之间；肌间膜的内侧和外侧	鹰嘴近端面；一些纤维向远端走行，与前臂筋膜相融合

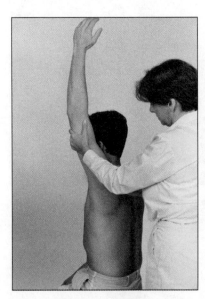

图 4-36　起始位：肱三头肌长度

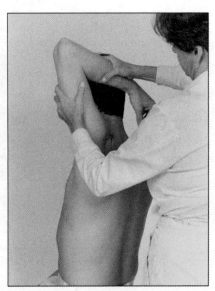

图 4-37　终末位：肱三头肌牵伸

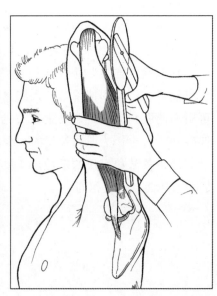

图 4-38　关节角度尺的摆放：肱三头肌长度

替代测量方法：仰卧位

如果患者肩关节屈曲 ROM 减少，可以使用这种方法。

起始位。患者仰卧位，肩关节屈曲至 90°，肘关节伸展（图 4-39）。

固定。治疗师固定住肱骨。

终末位。肘关节运动到屈曲终末位以牵伸肱三头肌（图 4-40）。

通用关节角度尺的摆放。角度尺摆放方法和肘关节屈曲 - 伸展相同（见图 4-38）。

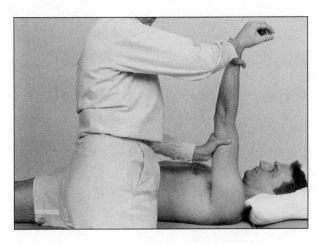

图 4-39　替代起始位：肱三头肌长度

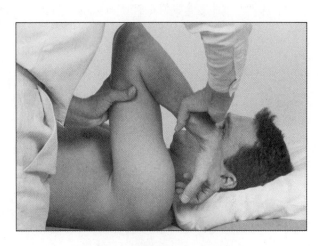

图 4-40　终末位：肱三头肌牵伸

肌力评估（表4-2）

表4-2　肌肉功能、起止点和神经支配：肘关节和前臂[21]

肌肉	主要肌肉功能	肌肉起点	肌肉止点	周围神经	神经根
肱二头肌	肘关节屈曲，前臂旋后	a. 短头：肩胛骨喙突顶点 b. 长头：肩胛骨盂上结节	a. 桡骨粗隆后侧面 b. 肱二头肌腱膜：与深筋膜融合并覆盖住前臂屈肌起点	肌皮神经	C5、C6
肱肌	肘关节屈曲	肱骨前侧面的远端1/2；骨间膜的内侧和外侧	尺骨粗隆；鹰嘴前侧面	肌皮神经、桡神经	C5、C6（7）
肱桡肌	肘关节屈曲	肱骨外上髁的近端2/3；骨间膜的外侧	桡骨远端的外侧面，茎突的近端	桡神经	C5、C6
肱三头肌	肘关节伸展	a. 长头：肩胛骨盂下结节 b. 外侧头：肱骨后外侧面，桡神经沟和小圆肌止点之间，肌间膜之间 c. 内侧头：桡神经沟下方肱骨后侧面，肱骨滑车和大圆肌止点之间，肌间膜的内侧和外侧	鹰嘴近侧面；一些纤维向远端走行，与前臂筋膜相融合	桡神经	C6、C7、C8
旋后肌	前臂旋后	肱骨外上髁；肘关节桡侧副韧带；桡尺近端关节的环状韧带；尺骨旋后突起和其前方降部的后侧面	桡骨近端1/3的前侧面和后侧面	桡神经骨间分支的后部	C6、C7

续表

肌肉	主要肌肉功能	肌肉起点	肌肉止点	周围神经	神经根
旋前圆肌	前臂旋前	a. 肱骨端：肱骨内上髁的近端；前臂屈肌总腱 b. 尺骨端：尺骨鹰嘴内侧	桡骨外侧面的中部	正中神经	C6、C7
旋前方肌	前臂旋前	尺骨前面的远端 1/4	桡骨前侧面的远端 1/4；桡骨尺切迹近端的三角区域	正中神经骨间分支的前部	C7、C8

肘关节屈曲

抗重力位：肱二头肌

辅助肌肉：肱肌、肱桡肌、旋前圆肌、桡侧腕长伸肌和桡侧腕短伸肌[21,22]。

起始位。 患者仰卧位或坐位。手臂处于身体一侧，肘关节伸展，前臂旋后（图4-41）。

固定。 治疗师固定住肱骨。

动作。 患者在完全 ROM 内屈曲肘关节（图4-42）。

触诊。 肘窝前侧面。

代偿动作。 肱肌可能代偿肱二头肌的动作，因为不考虑前臂摆位的话，它也是一块肘关节屈肌[23]。

阻力位置。 施加在腕关节近端，前臂的前侧面（图4-43，4-44）。

阻力方向。 前臂旋前和肘关节伸展。

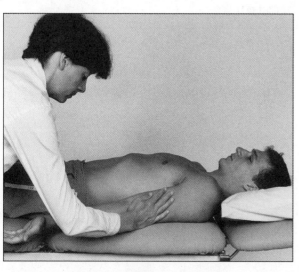

图4-41　起始位：肱二头肌

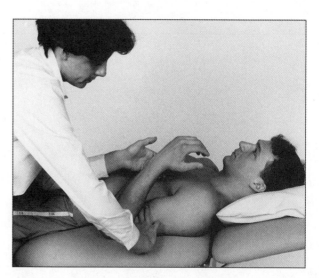

图4-42　筛查姿势：肱二头肌

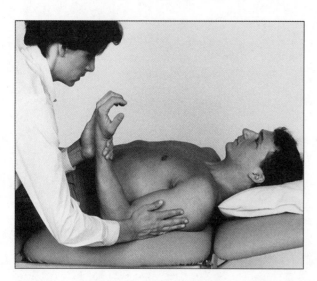

图4-43　抗阻：肱二头肌

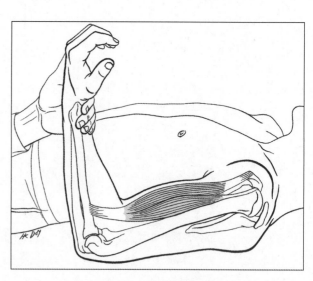

图4-44　肱二头肌

去重力位：肱二头肌

起始位。患者坐位，用一块平板支撑住手臂。肩关节外展至 90°，肘关节伸展，前臂旋后（图 4-45）。

替代起始位。患者侧卧位。治疗师支撑住患者上肢的重量（图 4-46）。

固定。治疗师固定住肱骨。

终末位。患者在完全 ROM 内屈曲肘关节（图 4-47）。

代偿动作。肱肌。

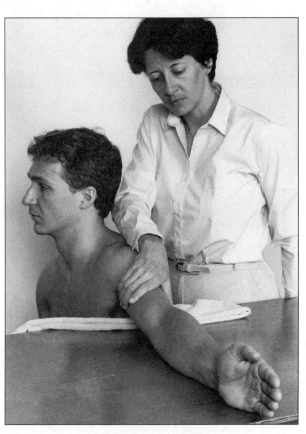

图 4-45　起始位：肱二头肌

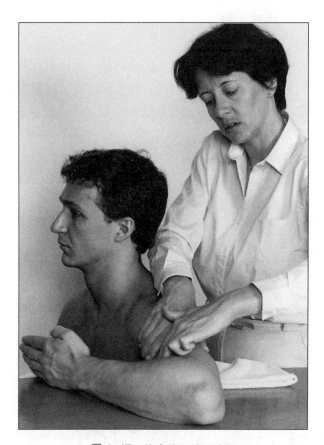

图 4-47　终末位：肱二头肌

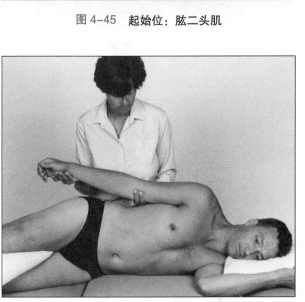

图 4-46　替代起始位

抗重力位：肱肌和肱桡肌

辅助肌肉：肱二头肌、旋前圆肌、桡侧腕长伸肌和桡侧腕短伸肌[21,22]。

起始位。患者仰卧位或坐位。手臂置于身体一侧，肘关节伸展，前臂旋前位（图 4-48）。

固定。治疗师固定住肱骨。

动作。患者在全范围 ROM 内屈曲肘关节（图 4-49）。

触诊。肱肌：肱二头肌腱内侧。肱桡肌：前臂前外侧面，肘横纹远端。因为前臂旋前时两块肌肉都会活动[23]，必须通过触诊和（或）观察来确认肌肉的收缩。

阻力位置。施加在肘关节近端，前臂后侧面（图 4-50 ～ 4-52）。

阻力方向。肘关节伸展。

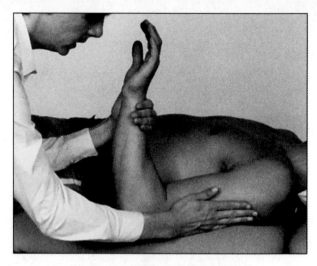

图 4-50　抗阻：肱肌和肱桡肌

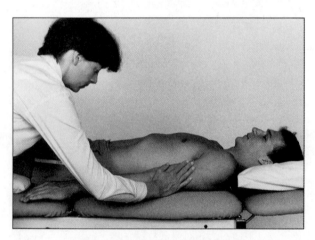

图 4-48　起始位：肱肌和肱桡肌

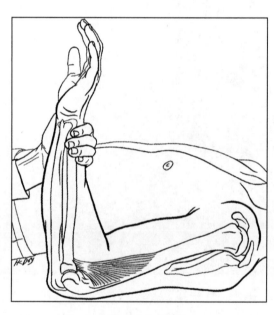

图 4-51　肱肌

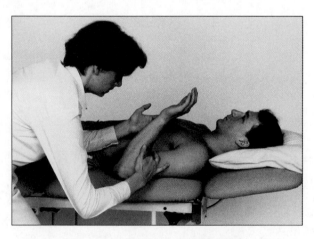

图 4-49　筛查姿势：肱肌和肱桡肌

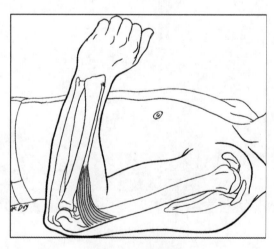

图 4-52　肱桡肌

去重力位：肱肌和肱桡肌

4-53）。一个替代姿势是侧卧位（未展示）。

起始位。 患者坐位，手臂由一块平板支撑。肩关节外展至90°，肘关节伸展，前臂旋前（图

固定。 治疗师固定住肱骨。

终末位。 患者在完全 ROM 内屈曲肘关节（图 4-54）。

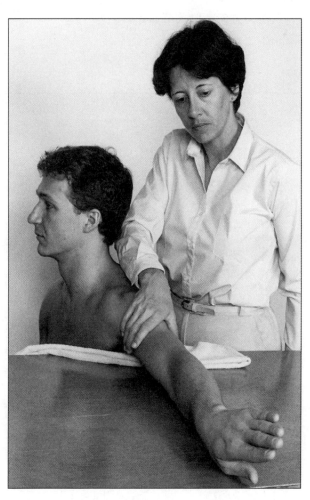

图 4-53　**起始位：肱肌和肱桡肌**

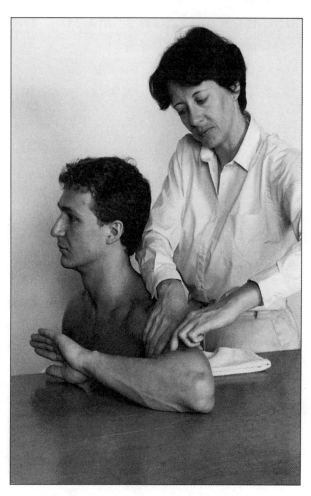

图 4-54　**终末位：肱肌和肱桡肌**

肘关节伸展

抗重力位：肱三头肌

辅助肌肉：肘肌。

起始位。患者仰卧位。肩关节内旋，屈曲至90°，肘关节屈曲，前臂旋后（图4–55）。

固定。治疗师固定住肱骨。

动作。患者在完全ROM内伸展肘关节（图4–56），保证患者不在完全伸展位锁死肘关节（如关节紧张位）。

触诊。尺骨鹰嘴近端。

阻力位置。施加在腕关节近端，前臂后侧（图4–57，4–58）。

阻力方向。肘关节屈曲。

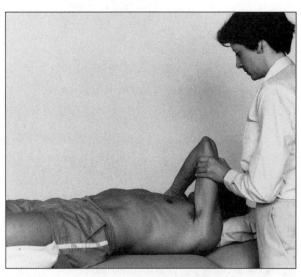

图4–55　起始位：肱三头肌

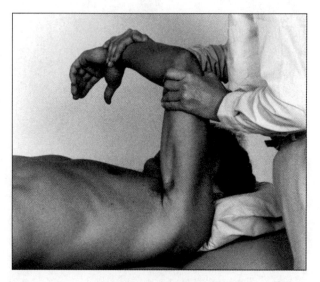

图4–57　抗阻：肱三头肌

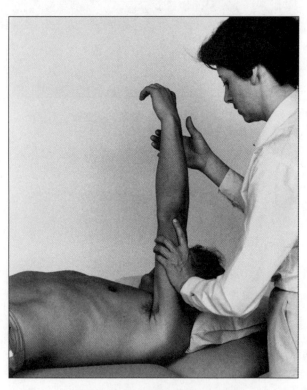

图4–56　筛查姿势：肱三头肌

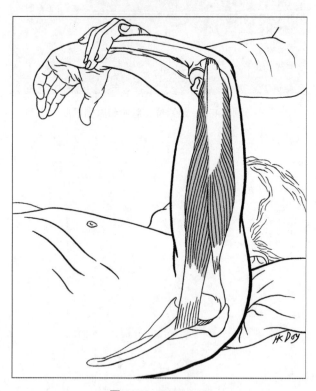

图4–58　肱三头肌

去重力位：肱三头肌

起始位。患者坐位，手臂由一块平板支撑住。肩关节外展至 90°，肘关节屈曲，前臂旋后（图 4-59）。

替代起始位。患者侧卧位。治疗师支撑住患者上肢的重量（图 4-60）。

固定。治疗师固定住肱骨。

终末位。患者在完全 ROM 内伸展肘关节，避免紧张位（图 4-61）。

代偿动作。肩胛骨下降，肩关节外旋，可利用重力辅助完成 ROM。

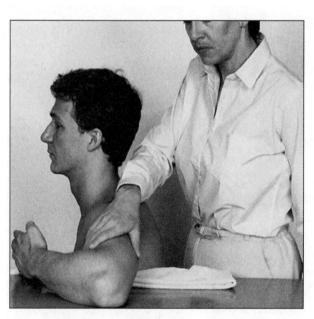

图 4-59　**起始位：肱三头肌**

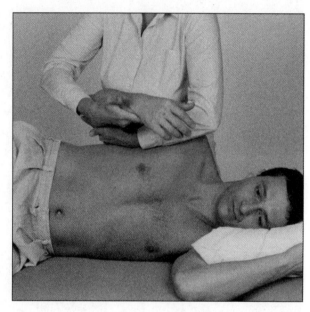

图 4-60　**替代起始位**

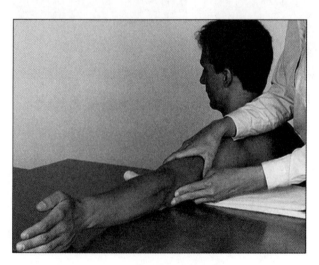

图 4-61　**终末位：肱三头肌**

替代抗重力位评估：肱三头肌

如果患者肩关节肌力不足，可以使用这种方法。

患者俯卧位。在固定和施加阻力时，在肱骨下面垫一条毛巾以保证患者舒适。肩关节外展，肘关节屈曲，前臂和手部垂直垂于治疗床边缘之外（图 4-62）。患者在完全 ROM 内伸展肘关节，避免紧张位（图 4-63）。阻力施加在腕关节近端，前臂的后面（图 4-64）。

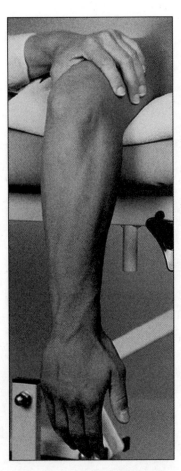

图 4-62　**起始位：肱三头肌**

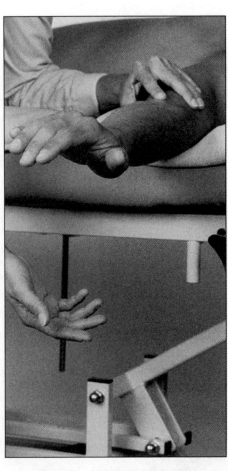

图 4-63　**筛查姿势：肱三头肌**

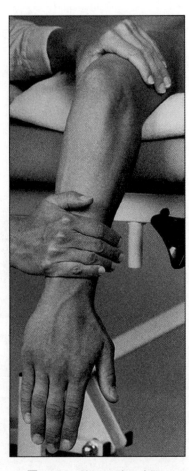

图 4-64　**抗阻：肱三头肌**

旋后

抗重力位：旋后肌和肱二头肌

起始位。患者坐位，手臂置于身体一侧，肘关节屈曲至 90°，前臂旋前（图 4-65）。

固定。治疗师固定住肱骨。

动作。患者在全范围 ROM 内将前臂旋后（图 4-66）。因为超过中立位后，重力会辅助旋后，所以治疗师需要施加等同于前臂重量的阻力。

触诊。肱二头肌——肘窝的前侧面。旋后肌——前臂后面，桡骨头远端。

代偿动作。肩关节外旋、肩关节内收和躯干同侧侧屈。

阻力位置。施加在桡骨远端的后面，同时在尺骨前面施加反方向的压力（图 4-67，4-68）。

阻力方向。前臂旋前。

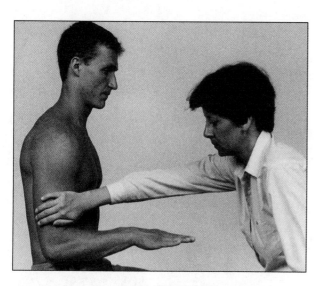

图 4-65　起始位：旋后肌和肱二头肌

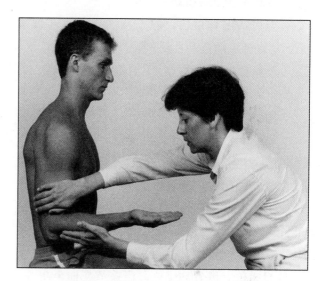

图 4-66　筛查姿势：旋后肌和肱二头肌

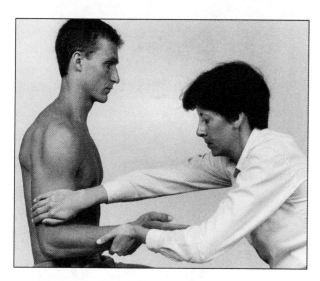

图 4-67　抗阻：旋后肌和肱二头肌

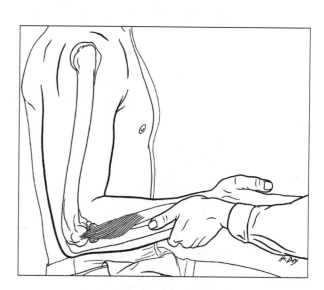

图 4-68　旋后肌

去重力位：旋后肌和肱二头肌

起始位。患者仰卧位，手臂处于身体一侧，肘关节屈曲至90°，前臂旋前（图4-69）。

替代起始位（未展示）。患者坐位，肩关节和肘关节屈曲至90°，前臂旋前。

固定。治疗师固定住肱骨。

终末位。患者在完全ROM内将前臂旋后（图4-70）。

代偿动作。肩关节内收和外旋。

旋后肌独立的运动

当肘关节伸展时，肱二头肌无法将前臂旋后，运动速度缓慢并且没有阻力[3,23]。

起始位。患者坐位，手臂垂于身体一侧，肘关节伸展，前臂旋前。

固定。治疗师固定住肱骨。

动作。患者在完全内将前臂旋前。治疗师在运动过程中触诊旋后肌（图4-71）。

替代起始位（未展示）。使用这种测试方法时，肱二头肌摆放在最大短缩位，即主动不足的位置。在这个姿势中，肱二头肌松弛并无法产生有效的张力，因此将旋后肌独立开来。

起始位。患者仰卧位，肩关节屈曲至90°，肘关节完全屈曲，前臂旋前。

固定。治疗师固定住肱骨。

动作。患者缓慢将前臂旋后。治疗师在运动过程中触诊旋后肌。

当旋后肌力量薄弱时，患者无法只利用肱二头肌将前臂维持在完全的旋后位[24]。

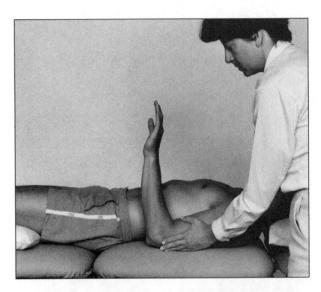

图4-69　起始位：旋后肌和肱二头肌

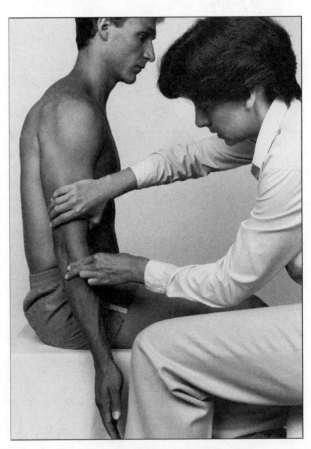

图4-71　旋后肌独立运动的临床测试

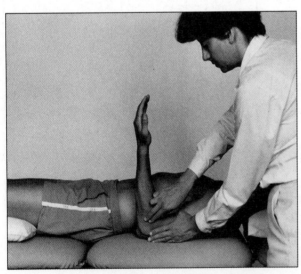

图4-70　终末位：旋后肌和肱二头肌

旋前

抗重力位：旋前圆肌和旋前方肌

　　起始位。患者坐位，手臂垂于身体一侧，肘关节屈曲至 90°，前臂旋后（图 4–72）。

　　固定。治疗师固定住患者肱骨。

　　动作。患者在完全 ROM 内将前臂旋前（图 4–73）。因为超过中立位后，重力会辅助旋前，所以治疗师需要施加等同于前臂重量的轻微阻力。

　　触诊。旋前圆肌：前臂前侧面的近端 1/3，肱骨内上髁和桡骨外侧缘中点的连线上。旋前方肌：太深难以触及。

　　代偿动作。肩关节外展和内旋，躯干对侧侧屈。

　　阻力位置。施加在桡骨远端的前面，同时在尺骨后面施加相反方向的压力（图 4–74 ~ 4–76）。

　　阻力方向。前臂旋后。

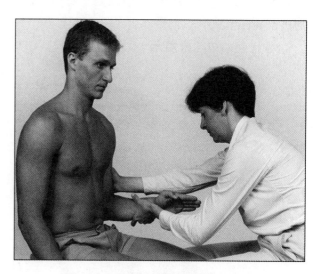

图 4–74　抗阻：旋前圆肌和旋前方肌

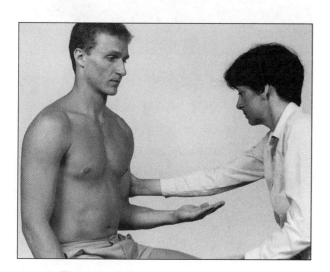

图 4–72　起始位：旋前圆肌和旋前方肌

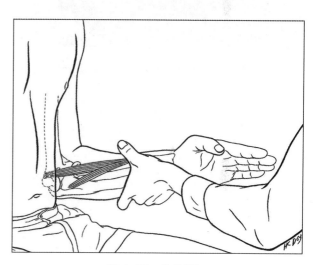

图 4–75　旋前圆肌

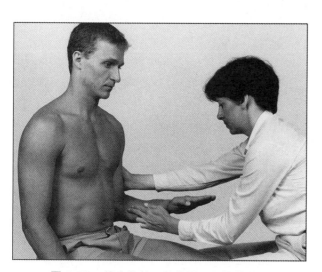

图 4–73　筛查姿势：旋前圆肌和旋前方肌

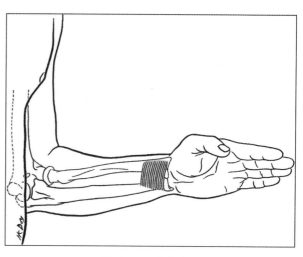

图 4–76　旋前方肌

去重力位：旋前圆肌和旋前方肌

起始位。 患者仰卧位，手臂处于身体一侧，肘关节屈曲至 90°，前臂旋后（图 4-77）。

替代起始位（未展示）。 患者坐位，肩关节

和肘关节屈曲至 90°，前臂旋后。

固定。 治疗师固定住肱骨。

终末位。 患者在完全 ROM 内将前臂旋前（图 4-78）。

代偿动作。 肩关节外展和内旋。

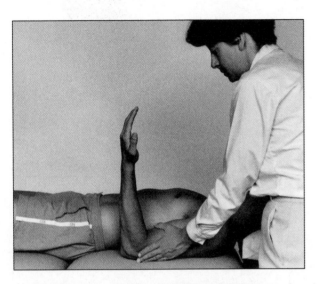

图 4-77　起始位：旋前圆肌和旋前方肌

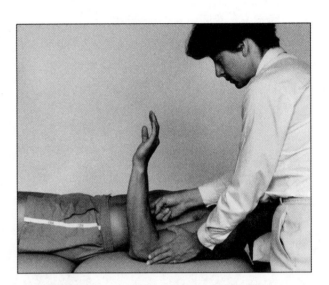

图 4-78　终末位：旋前圆肌和旋前方肌

功能性应用

关节功能

肘关节复合体是为手部功能服务的 [3,6,25]。肘关节的运动调整了前臂的功能性全长 [16]。肘关节伸展使手部远离身体；肘关节屈曲将手部拉近身体。手部在空间中的方向和手部的灵活性通过前臂的旋前和旋后得到加强。肘关节复合体，包括前臂对于很多需要技能和力量的手部活动，如个人清洁、娱乐和工作等贡献很大。肘关节复合体同样为进行上举活动 [26] 和需要使用手部抬升、降低身体的活动提供了必要的力量 [25]。

肘关节和前臂不是单独运动的，而是和肩关节与腕关节共同加强了手部的功能 [3]。但肘关节伸展时，手臂的旋后与旋前分别与肩关节的外旋和内旋有功能性联系 [25]。这些相关联的运动在活动中同时产生。然而，当肘关节屈曲时，前臂的旋转可以和肩关节的旋转分离开 [25]。这些动作在旋转门把手或者拧螺丝时展现了出来（图 4–79）。

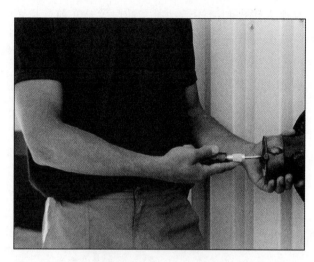

图 4–79　**肘关节屈曲将前臂旋转和肩关节旋转独立开来**

功能活动度

肘关节正常 AROM 是从伸展 0°至屈曲 150°、前臂旋前 80°～90°和前臂旋后 80°～90°[12]。然而，很多日常功能是在小于这些活动范围内完成的。触碰到身体不同部位进行个人护理和清洁活动所需的肘关节和前臂位置列在表 4-3 中，此表数据采集自 Morrey 等人[26]。特定日常生活活动（activities of daily life，ADL）所需肘关节和前臂的 ROM 列在表 4-4 中，此表数据采集自 Morrey[26]、Safaee-Rad[27]、Packer[28]、Magermans[29]、Raiss[30]、Sardelli[31] 和其同事。ADL 所需的 ROM 受家具陈设、生活用品和患者姿势的影响。这些因素解释了表 4-3 和表 4-4 中一些相似的 ADL 中 ROM 不同的原因。因此，表 4-3 和表 4-4 中的 ROM 数值仅用于指导 ADL 的需求。

很多自我护理活动是在屈伸 30°～130°和旋前 50°至旋后 50°这一活动弧内完成的。书写、从水缸中倒水、读报和进行会阴清洗是在这一活动范围内活动的例子。饮食活动，如用水杯饮水、使用勺子或者叉子、用小刀切东西（图 4-80）可以在屈伸 45°～136°、旋前 47°至旋后 59°这一运动弧内完成[26,28,32]。

表 4-3　健康个体进行个人护理和清洁时肘关节和前臂位置[26]*

	肘关节屈曲（°）	旋后（°）	旋前（°）
头顶	119	47	—
枕骨	144	2	—
腕关节	100	12	—
胸部	120	29	—
颈部	135	41	—
骶部	70	56	—
足部	16	—	19

注：*平均值根据数据来源四舍五入到最近度数[26]。

表 4-4　特定 ADL 所需肘关节和前臂的活动度 [26-28,29,30,31]*

活动	屈曲活动度（°）		旋后活动度（°）		旋前活动度（°）	
	最小	最大	起点	终点	起点	终点
读报 [26]	78	104	—	—	7	49
从椅子站起 [26]	20	95	—	—	10	34
坐—站—坐 [28]	15	100	—	—	—	—
开门 [26]	24	57	—	23	35	—
开门 [31]	—	—	—	77	—	—
从水罐内倒水 [26]	36	58	22	—	—	43
向杯子内倒水 [30]	38	50	20	—	—	55
用有柄茶杯饮水 [27]	72	129	3	31	—	—
用无柄玻璃杯饮水 [30]	42	132	1	23	—	41
使用电话 [26]	43	136	23	—	—	—
使用电话 [28]	75	140	—	—	—	42
使用电话 [30]	69	143	21	—	—	—
使用电话 [31]	—	146	—	—	—	—
使用手机 [31]	—	147	—	—	—	65
键盘打字 [31]	—	—	—	—	—	—
用刀切东西 [26]	89	107	—	—	27	42
把叉子放入嘴里 [26]	85	128	—	52	10	—
使用叉子进食 [27]	94	122	—	59	38	—
使用勺子 [27]	101	123	—	59	23	—
使用勺子 [28]	70	115	—	—	—	—
使用勺子 [30]	74	133	—	50	9	—
梳头 [29]	112	157	—	—	—	—
清洗腋下 [29]	104	132	—	—	—	—
清洗会阴 [29]	35	100	—	—	—	—

注：* 平均值根据原始数据来源四舍五入到最近度数 [26,27,30]；中位数根据原始数据来源 [28]；最大值和最小值根据原始数据来源四舍五入到最近度数 [29,31]。

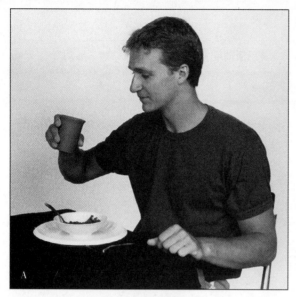

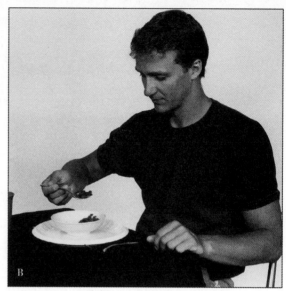

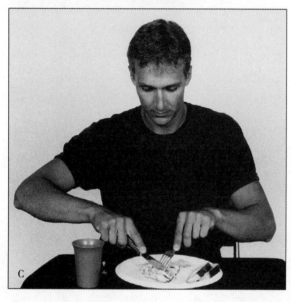

图 4-80　屈伸 45°～ 136°、旋前 47°至旋后 59°这一运动弧度内的肘关节活动范围。A. 用无柄水杯饮水。B. 用勺子吃东西。C. 用小刀和叉子进食

　　需要使用到肘关节终末活动范围的日常活动包括梳头或洗头（屈曲、旋前和旋后）（图 4-81）、触及颈后的拉链（屈曲、旋前）、使用电话或手机（大致屈曲 135°～ 145° [26,28,30,31]）（图 4-82）、系鞋带（屈曲 16° [26]）（图 4-83）、穿裤子（伸展）（图 4-84）、投球（伸展）、使用助行器行走（伸展）、从椅子上站起时使用双手撑起身体（屈曲 15° [28]）、打网球（伸展）、使用鼠标或键盘（旋前 65°）（图 4-85）[31]。

　　当肘关节屈曲和伸展 ROM 受限，但是其他邻近关节可以进行代偿时，这时可能需要更少的肘关节 ROM 来完成大部分的上肢活动。在这种情况下，肘关节功能性 ROM 是屈曲 75°～ 120° [33]。代偿动作发生在胸椎和腰椎、肩关节（主要是肩胛胸壁关节和肩锁关节）及腕关节 [34]。当肘关节固定在屈曲 90°时，虽然功能受限，但是在大部分情况下所有的个人护理 ADL（如进食和个人清洁）都可以完成 [33,35]。这个观点得到了 Andel 等人研究成果的支持，他们发现至少需要肘关节屈曲 85°来完成梳头、触及拉链或对侧肩膀，或手触及嘴部完成饮水等动作 [36]。

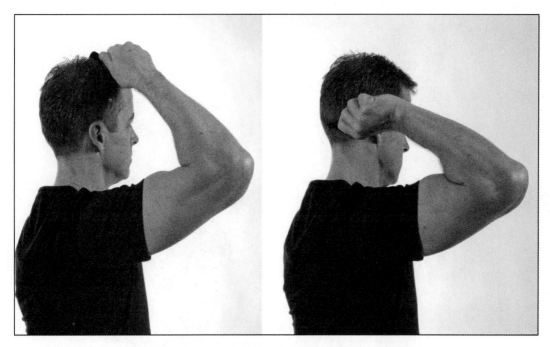

图 4-81　梳头需要肘关节屈曲和前臂旋前、旋后

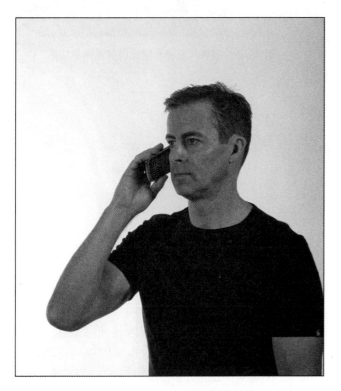

图 4-82　使用手机时需要肘关节屈曲

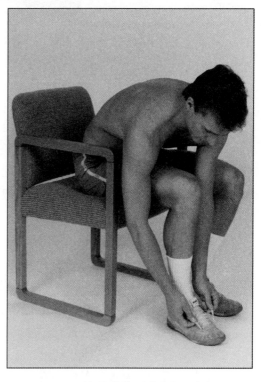

图 4-83　系鞋带需要肘关节屈曲 16°

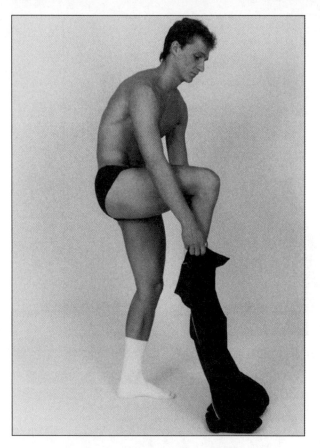

图 4-84　穿裤子时肘关节伸展

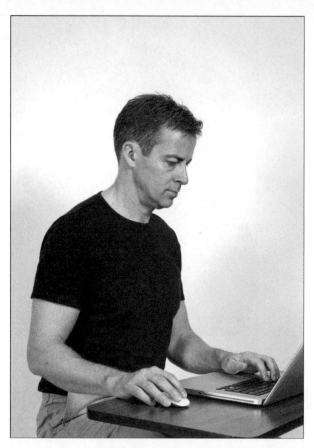

图 4-85　当使用鼠标和键盘时需要前臂旋前

当肘关节 ROM 受限时，肘关节屈曲受限比肘关节伸展受限对功能丢失影响更大，比例是 2：1[37]。因此，肘关节屈曲受限 5°对功能丢失的影响几乎等于肘关节伸展受限 10°对功能丢失的影响。

当前臂 ROM 受限时，Kasten 等人证明在肩关节和肘关节的代偿动作主要有肩关节内收、外展和肘关节屈曲、伸展，还有少部分的肩关节屈曲、伸展[38]。当前臂 ROM 受限时，代偿动作也会出现在腕关节[39]。Kasten 等人推断，当前臂固定在中立位时，以下所有日常生活活动，包括将水倒进水杯中、用水杯喝水、用勺子吃饭、打电话、在桌子上画一个大的 8 字、使用键盘、翻页、在锁眼里面拧钥匙、梳头、清洗会阴和臀部都可以通过肩关节和肘关节运动的代偿来完成[38]。

肌肉功能

肘关节屈曲

肱二头肌、肱肌和肱桡肌是主要的肘关节屈肌。肘关节屈肌在功能性活动中的角色部分由肘关节、前臂和邻近关节的位置，以及阻力的大小和运动的速度来决定[3]。

肌电数据具有重要的临床和功能性意义，它证明在运动中，屈肌之间有良好的协同运动，并且在不同个体之间肌肉反应的变化幅度极大[23]。特定运动所要求的动作组合在分析每块肌肉的运动及力弱导致的动作代偿时是一个很重要的考量因素。

肱二头肌

肱二头肌可以作为肘关节屈肌和前臂旋后肌。这个动作在需要同时完成这两个运动的活动中可以得到很好的表现，如使用开瓶器、餐具（图4-86）或螺丝刀（见图4-79）。肱二头肌在肘关节屈曲90°时运动最有效[6,22]。当肘关节伸展时，这块肌肉不参与前臂的旋后，除非前臂旋后严重受限，而且当前臂旋前时无法作为肘关节屈肌进行运动[23]。因此，当前臂旋前时，肱二头肌的屈曲力量最弱[40]。当前臂处于中立位时，肱二头肌有最大的屈曲力量。因为肱二头肌作用在3个关节上（如肩关节、肘关节和桡尺关节），它的有效性受到肩关节位置的影响[22,25]。当肩关节伸展时，肱二头肌会比肩关节屈曲时更有效。这种有效性可以表现在需要肩关节伸展和肘关节屈曲的拉力活动中，如划船、拔河、清扫地板等。

肱肌

肱肌被认为是肘关节屈肌中一块奴性肌肉[41]，因为前臂在所有姿势下，无论有无阻力，它都会活动[23]。因为肱肌的起止点在尺骨的近端和肱骨的远端，这块肌肉不受因桡骨旋转和肩关节位置变化而导致的前臂位置的影响[3]。虽然所有屈肌都会在诸如敲钉子这样的活动中被募集（图4-87），但肱肌是最理想的选择，因为它唯一的功能就是屈曲肘关节。

肱桡肌

这块肘关节屈肌是一块储备屈肌。当前臂处于半旋前或旋前位，并需要一定的运动速度和力量时，这块肌肉会参与到肘关节屈曲中。它的活动可以表现在诸如用水杯饮水、敲钉子（见图4-87）、打字或者弹琴等活动中。

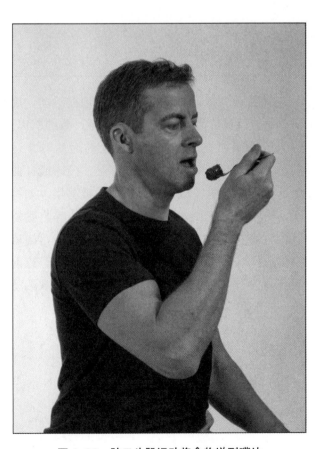

图4-86　肱二头肌运动将食物送到嘴边

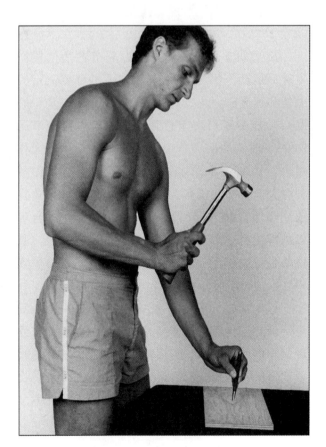

图4-87　肱肌和肱桡肌运动

肘关节伸展：肱三头肌

肱三头肌是肘关节的伸展肌。肘肌的角色是存在争议的。肘肌被认为在慢速运动中比较活跃，在旋前、旋后运动中起稳定作用[23]，辅助肘关节伸展[3]，在伸展动作时也可以忽略[41]。

因为肱三头肌的长头跨过了两个关节，所以这块肌肉的有效性受到肩关节位置的影响。当肘关节和肩关节屈曲时长头被牵伸[25]。因此，肱三头肌在肩关节屈曲、肘关节伸展时更加有效。这表现在诸如推扫帚或吸尘器、锯木头等动作中。

肱三头肌内侧头可以被认为是这块肌肉的奴性部分，因为它经常在肘关节伸展时活动。当需要一定的力量时，外侧头和长头被募集[23]。肱三头肌的功能在一些需要把身体抬起的运动中会有所表现，例如从椅子上站起（图4-88）、使用助行器行走、俯卧撑或其他推拉动作，如将关闭的门推开。

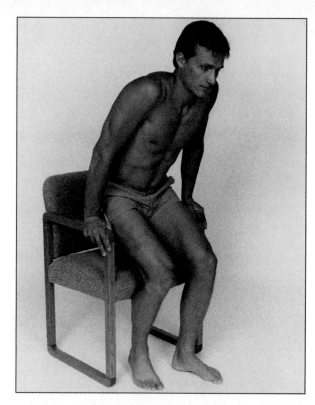

图4-88　当从椅子站起时，肱三头肌运动将身体抬起

前臂旋后：旋后肌和肱二头肌

旋后肌单独作用时，在肘关节各个位置产生旋后运动[23,41]。当肘关节屈曲，并需要一定的力量和速度时，肱二头肌参与其中。肱二头肌的旋后功能受到肘关节位置的影响，当肘关节屈曲90°时这块肌肉作为旋后肌可以发挥最大作用[42]。大部分日常生活活动需要各种不同的力量和肘关节屈曲与前臂旋后的组合动作，如将食物放到嘴边、翻书页（图4-89）。这种动作组合可以维持或将手部移向身体，并旋转手臂向上。肱桡肌也可以作为旋后肌，虽然它只有从旋前位到中立位这一小部分 ROM[42]。

因为前臂旋后和肩关节外旋在活动中同时发生，因此，当肘关节伸展时，旋后肌和肩关节外旋肌功能性相连[25]。旋后的力量在肩关节外旋时要比肩关节内旋时大，可能是因为肱二头肌长头的位置在外旋时增加了肌肉的长度，因此产生了更大的力量输出[43]。

前臂旋前：旋前圆肌和旋前方肌

旋前圆肌和旋前方肌在前臂旋前时运动。旋前方肌一直被认为是这两块肌肉中最一致的肌肉。因为旋前圆肌在需要快速和力量的运动时才运动[23,41]，例如使用螺丝刀拧开螺丝、投球或打曲棍球时。旋前肌在很多自理活动中被募集，如写字、清洁身体（图4-90）、穿衣和清洁等。肱桡肌也可以看作是一块旋前肌，虽然它只能在旋后位将前臂旋转到中立位的一小部分 ROM[42]。旋前肌与肩关节内旋肌功能性相连，因为在很多活动中，旋前和肩关节内旋同时产生。

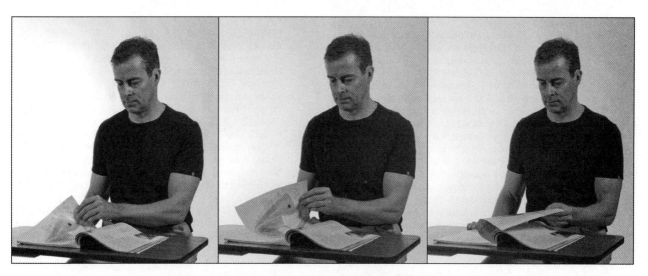

图 4-89 旋后肌和肱二头肌运动将前臂旋后

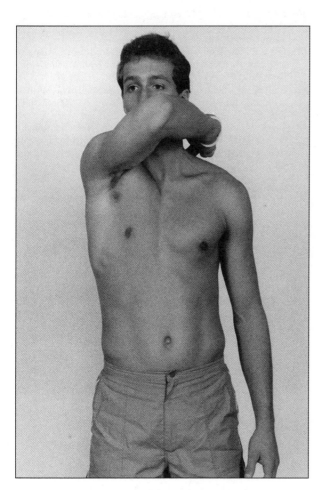

图 4-90 旋前圆肌和旋前方肌运动

参考文献

1. Standring S, ed. *Gray's Anatomy: The Anatomical Basis of Clinical Practice.* 39th ed. London: Elsevier Churchill Livingstone; 2005.
2. London JT. Kinematics of the elbow. *J Bone Joint Surg [Am].* 1981;63(4):529–535.
3. Levangie PK, Norkin CC. *Joint Structure and Function: A Comprehensive Analysis.* 4th ed. Philadelphia: FA Davis; 2005.
4. Steindler A. *Kinesiology of the Human Body Under Normal and Pathological Conditions.* Springfield: Charles C Thomas; 1955.
5. Nakamura T, Yabe Y, Horiuchi Y, Yamazaki N. In vivo motion analysis of forearm rotation utilizing magnetic resonance imaging. *Clin Biomech.* 1999;14:315–320.
6. Kapandji IA. *The Physiology of the Joints. Vol. 1. The Upper Limb.* 6th ed. New York: Churchill Livingstone Elsevier; 2007.
7. Norkin CC, White DJ. *Measurement of Joint Motion: A Guide to Goniometry.* 4th ed. Philadelphia: FA Davis; 2009.
8. Nordin M, Frankel VH. *Basic Biomechanics of the Musculoskeletal System.* 3rd ed. Philadelphia: Lippincott Williams & Wilkins; 2001.
9. Gabl M, Zimmermann R, Angermann P, et al. The interosseous membrane and its influence on the distal radioulnar joint. An anatomical investigation of the distal tract. *J Hand Surg [Br].* 1998;23(2):179–182.
10. Cyriax J. *Textbook of Orthopaedic Medicine. Vol 1. Diagnosis of Soft Tissue Lesions.* 8th ed. London: Bailliere Tindall; 1982.
11. Magee DJ. *Orthopaedic Physical Assessment.* 5th ed. Philadelphia: Saunders Elsevier; 2008.
12. American Academy of Orthopaedic Surgeons. *Joint Motion: Method of Measuring and Recording.* Chicago: AAOS; 1965.
13. Berryman Reese N, Bandy WD. *Joint Range of Motion and Muscle Length Testing.* 2nd ed. Philadelphia: Saunders Elsevier; 2010.
14. Hoppenfeld S. *Physical Examination of the Spine and Extremities.* New York: Appleton-Century-Crofts; 1976.
15. Kaltenborn FM. *Mobilization of the Extremity Joints.* 3rd ed. Oslo: Olaf Norlis Bokhandel; 1985.
16. Neumann DA. *Kinesiology of the Musculoskeletal System: Foundations for Physical Rehabilitation.* 2nd ed. Philadelphia:

Mosby Elsevier; 2010.

17. Baeyens J-P, Van Glabbeek F, Goossens M, Gielen J, Van Roy P, Clarys J-P. In vivo 3D arthrokinematics of the proximal and distal radioulnar joints during active pronation and supination. *Clin Biomech*. 2006;21:S9–S12.

18. Karagiannopoulos C, Sitler M, Michlovitz S. Reliability of 2 functional goniometric methods for measuring forearm pronation and supination active range of motion. *J Orthop Sports Phys Ther*. 2003;33(9):523–531.

19. Shaaban H, Pereira C, Williams R, Lees VC. The effect of elbow position on the range of supination and pronation of the forearm. *J Hand Surg Eur Vol*. 2008;33(1):3–8.

20. Gajdosik RL. Comparison and reliability of three goniometric methods for measuring forearm supination and pronation. *Percept Mot Skills*. 2001;93:353–355.

21. Soames RW, ed. Skeletal system. Salmons S, ed. Muscle. *Gray's Anatomy*. 38th ed. New York: Churchill Livingstone; 1995.

22. Soderberg GL. *Kinesiology: Application to Pathological Motion*. 2nd ed. Baltimore: Williams & Wilkins; 1997.

23. Basmajian JV, DeLuca CJ. *Muscles Alive: Their Function Revealed by Electromyography*. 5th ed. Baltimore: Williams & Wilkins; 1985.

24. Kendall FP, McCreary EK, Provance PG. *Muscles Testing and Function*. 4th ed. Baltimore: Williams & Wilkins; 1993.

25. Smith LK, Lawrence Weiss EL, Lehmkuhl LD. *Brunnstrom's Clinical Kinesiology*. 5th ed. Philadelphia: FA Davis; 1996.

26. Morrey BF, Askew LJ, An KN, Chao EY. A biomechanical study of normal functional elbow motion. *J Bone Joint Surg [Am]*. 1981;63:872–876.

27. Safaee-Rad R, Shwedyk E, Quanbury AO, Cooper JE. Normal functional range of motion of upper limb joints during performance of three feeding activities. *Arch Phys Med Rehabil*. 1990;71:505–509.

28. Packer TL, Peat M, Wyss U, Sorbie C. Examining the elbow during functional activities. *OTJR*. 1990;10:323–333.

29. Magermans DJ, Chadwick EKJ, Veeger HEJ, van der Helm FCT. Requirements for upper extremity motions during activities of daily living. *Clin Biomech*. 2005;20:591–599.

30. Raiss P, Rettig O, Wolf S, Loew M, Kasten P. Range of motion of shoulder and elbow in activities of daily living in 3D motion analysis. *Z Orthop Unfall*. 2007;145:493–498.

31. Sardelli M, Tashjian RZ, MacWilliams BA. Functional elbow range of motion for contemporary tasks. *J Bone Joint Surg [Am]*. 2011;93:471–477.

32. Cooper JE, Shwedyk E, Quanbury AO, Miller J, Hildebrand D. Elbow joint restriction: effect on functional upper limb motion during performance of three feeding activities. *Arch Phys Med Rehabil*. 1993;74:805–809.

33. Vasen AP, Lacey SH, Keith MW, Shaffer JW. Functional range of motion of the elbow. *J Hand Surg [Am]*. 1995;20:288–292.

34. O'Neill OR, Morrey BF, Tanaka S, An KN. Compensatory motion in the upper extremity after elbow arthrodesis. *Clin Orthop Relat Res*. 1992;281:89–96.

35. Nagy SM, Szabo RM, Sharkey NA. Unilateral elbow arthrodesis: the preferred position. *J Southern Orthop Assoc*. 1999;8(2):80–85.

36. van Andel CJ, Wolterbeek N, Doorenbosch CAM, Veeger D, Harlaar J. Complete 3D kinematics of upper extremity functional tasks. *Gait Posture*. 2008;27:120–127.

37. Morrey BF, An KN. Functional evaluation of the elbow. In: Morrey BF, ed. *The Elbow and Its Disorders*. 3rd ed. Philadelphia: WB Saunders; 2000.

38. Kasten P, Rettig O, Loew M, Wolf S, Raiss P. Three dimensional motion analysis of compensatory movements in patients with radioulnar synostosis performing activities of daily living. *J Orthop Sci*. 2009;14:307–312.

39. Ogino T, Hikino K. Congenital radio-ulnar synostosis: compensatory rotation around the wrist and rotation osteotomy. *J Hand Surg [Br]*. 1987;12(2):173–178.

40. Morrey BF, An KN, Chao EYS. Functional evaluation of the elbow. In: Morrey BF, ed. *The Elbow and Its Disorders*. 2nd ed. Toronto: WB Saunders; 1993.

41. Rosse C. The arm, forearm, and wrist. In: Rosse C, Clawson DK, eds. *The Musculoskeletal System in Health and Disease*. New York: Harper & Row; 1980.

42. Bremer AK, Sennwald GR, Favre P, Jacob HAC. Moment arms of forearm rotators. *Clin Biomech*. 2006;21:683–691.

43. Savva N, McAllen CJP, Giddins GEB. The relationship between the strength of supination of the forearm and rotation of the shoulder. *J Bone Joint Surg [Br]*. 2003;85:406–407.

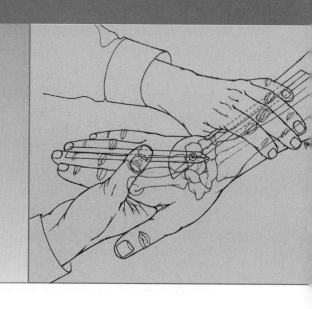

第5章

腕关节和手部

关节和运动

　　腕关节和手部解剖如图 5-1 和 5-2 所示。腕关节和手部的运动见表 5-1 ～ 5-3。

　　腕关节位于前臂和手部之间，由 8 块骨组成（图 5-1，5-2A）。这些骨骼分为近侧列（手舟骨、月骨、三角骨和豌豆骨）和远侧列（大多角骨、小多角骨、头状骨和钩骨）。

　　腕骨近侧列的近端关节面（包括豌豆骨，它只和三角骨相关节）构成了关节凸（图 5-2B），与桡骨远端的关节凹相关节，它们与桡尺远端关节的关节盘一起构成了桡腕关节这一椭圆关节[2]。

　　腕骨间关节是由腕骨近侧列和远侧列组成的混合关节[2]。腕骨远侧列的近端面外侧凹陷，内侧凸出，外侧由大多角骨和小多角骨组成，内侧由头状骨和钩骨组成（图 5-2B）。这些关节面与腕骨近侧列的远端面相关节。腕骨近侧列的远端面外侧由手舟骨形成凸面，内侧由手舟骨、月骨和三角骨形成凹面。

　　临床上无法单独测量桡腕关节和腕骨间关节的活动。因此，腕关节 ROM 的测量包括了这两个关节的活动。桡腕关节和腕骨间关节的活动包括腕关节屈曲、伸展、桡偏和尺偏。从解剖位开始，腕关节屈曲和伸展发生在矢状面上，围绕着额状轴进行（图 5-3）。腕关节桡偏和尺偏发生在

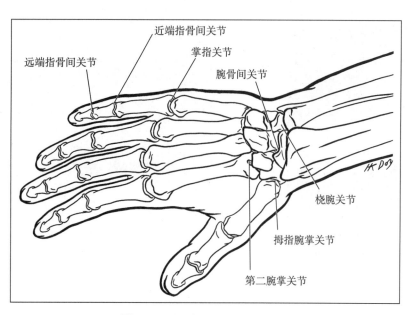

图 5-1　腕、拇指和其余四指关节

额状面上，围绕着矢状轴进行（图 5-4）。最大的腕关节屈伸 AROM 发生在腕关节尺桡偏中立位时，反之亦然[10]。

　　腕掌关节由腕骨远侧列的远端面和掌骨的基底部组成，它的运动（图 5-1）对于正常的手部功能至关重要。当手完全打开时（图 5-5A）腕掌关节的运动有助于放平手掌。当手抓握或操纵物体时（图 5-5B）腕掌关节有助于握拳动作。可

移动的第一、第四和第五掌骨围绕着固定的第二和第三掌骨运动。可以通过观察张开的手掌逐渐变成放松握拳进而再紧握拳来了解第一、第四和第五掌骨围绕固定的第二和第三掌骨活动的灵活性（图 5-6）。临床上不可能直接测量第二至第五腕掌关节的 ROM，但可以测量第一腕掌关节的 ROM。

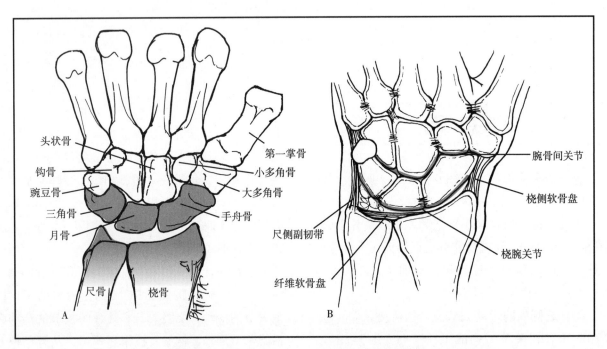

图 5-2　腕部前侧面展示了骨性结构（A）及腕骨间和桡腕关节的凹凸轮廓（B）

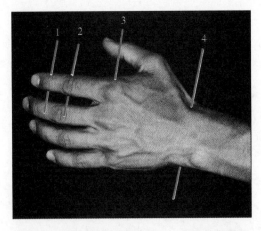

图 5-3　腕和手指的额状轴：1 为远端指骨间关节屈曲 – 伸展；2 为近端指骨间关节屈曲 – 伸展；3 为掌指关节屈曲 – 伸展；4 为腕关节屈曲 – 伸展

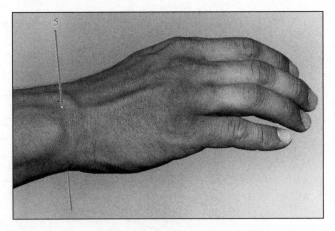

图 5-4　腕关节矢状轴：5 为桡偏 – 尺偏

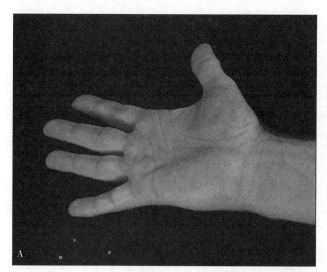
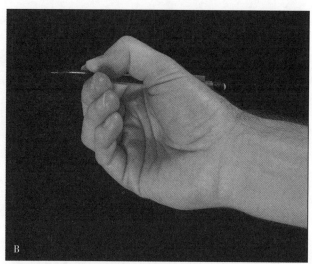

图 5-5　A. 当手张开时，手掌放平。B. 当抓握或操纵物品时，手掌握紧

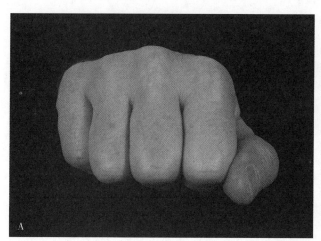
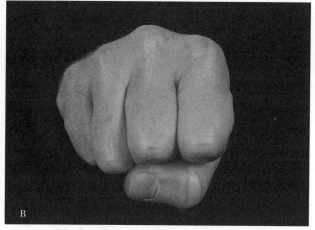

图 5-6　通过观察放松的拳头（A）和握紧的拳头（B）来观察第四和第五掌指关节的灵活性

第一腕掌关节（图5-7）是一个鞍状关节，由大多角骨的远端面和相应的第一掌骨基底面构成。其中，大多角骨的远端面前后凹陷、中间凸起。第一腕掌关节的运动包括屈曲、伸展、外展、内收、旋转和对掌。屈曲和伸展运动围绕着一条倾斜的矢状轴在一个倾斜的额状面上进行（图5-8）。在屈曲过程中，拇指从解剖位（图5-9A）跨过了手掌面（图5-9B）。腕掌关节

的拇指伸展（图5-9C）包括拇指向外离开解剖位的动作，方向与屈曲相反。拇指从解剖位（图5-9D）向垂直于手掌的方向运动（图5-9E）叫拇指外展。拇指通过内收从外展位恢复到解剖位。拇指的外展和内收围绕着一条倾斜的额状轴在一个倾斜的矢状面上进行。对掌（图5-9F）是一个结合了第一掌骨外展、屈曲和内收及旋转的连续性动作[11]。

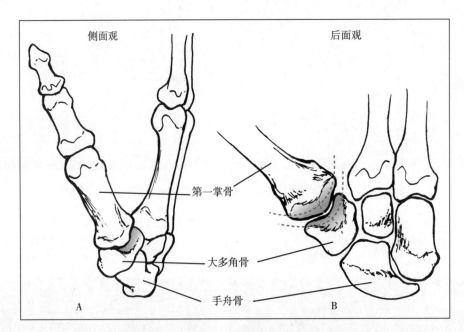

侧面观　　　　　　　　　　后面观

第一掌骨

大多角骨

手舟骨

A　　　　　　　　　　　　　B

图5-7　A.右侧的第一腕掌关节。B.将关节面暴露出来以展示凹凸轮廓

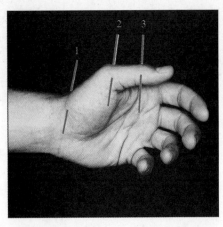

图5-8　拇指倾斜的矢状轴：1为腕掌关节屈曲－伸展；2为掌指关节屈曲－伸展；3为指骨间关节屈曲－伸展

手部的掌指关节属于球窝关节，近端是掌骨的凸面，它与相邻的凸出的指骨基底相关节[2]（图5-1）。掌指关节的运动包括屈曲、伸展、外展、内收和旋转。临床上会对屈曲伸展和内收外展进行测量。屈曲伸展运动围绕额状轴在矢状面上进行（图5-3），内收外展运动围绕矢状轴在额状面上进行。在临床上，无法对掌指关节的旋转进行测量。

手指的指骨间关节属于滑车关节，其近端由凹陷的指骨头构成，远端由相邻的远侧指骨凸出的基底部构成。指骨间关节可以在矢状面围绕额状轴产生屈曲伸展运动（图5-3），拇指的指骨间关节围绕一条倾斜的矢状轴在一个倾斜的矢状面上进行运动（图5-8）。

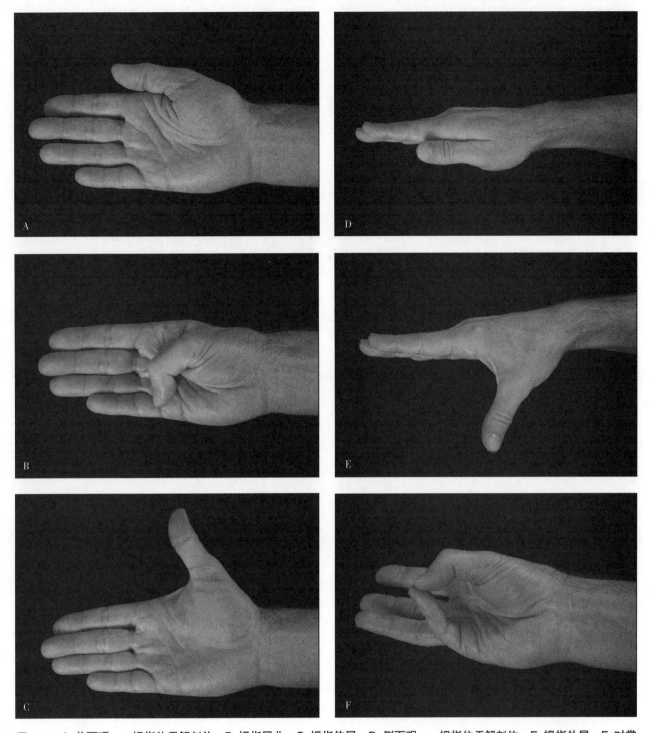

图 5-9　A. 前面观——拇指位于解剖位。B. 拇指屈曲。C. 拇指伸展。D. 侧面观——拇指位于解剖位。E. 拇指外展。F. 对掌

表 5-1　关节结构：腕关节运动

	屈曲	伸展	桡偏	尺偏
关节[1,2]	桡尺关节 腕骨间关节	桡尺关节 腕骨间关节	桡尺关节 腕骨间关节	桡尺关节（主要） 腕骨间关节
运动平面	矢状面	矢状面	额状面	额状面
运动轴	额状轴	额状轴	矢状轴	矢状轴
正常限制因素[1,3,4]* （图 5-10A，B）	桡腕韧带后侧和关节囊后方的张力	桡腕韧带前侧和关节囊前侧的张力；桡骨和腕骨间的接触	尺侧副韧带、尺腕韧带和关节囊尺侧部的张力；桡骨茎突和手舟骨的接触	桡侧副韧带和关节囊桡侧部的张力
正常终末感[3,5]	紧实	紧实／坚硬	紧实／坚硬	紧实
正常 AROM[6] （AROM[7]）	0°～80° （0°～80°）	0°～70° （0°～70°）	0°～20° （0°～20°）	0°～30° （0°～30°）
关节囊模式[5,8]	屈曲和伸展同等受限			

注：*缺乏有决定性的研究证实关节运动的正常限制因素（NLF）。此处所列的 NLF 和终末感是根据解剖学、临床经验和可用的参考资料而来的。

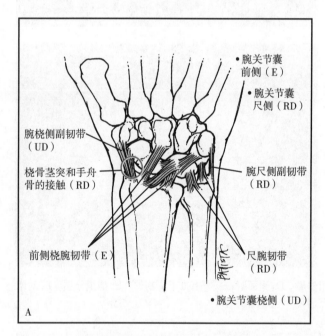
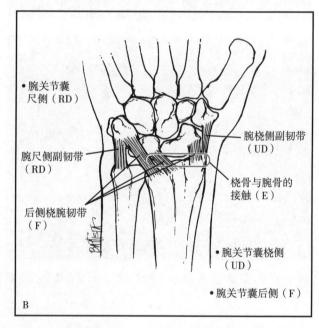

图 5-10　正常限制因素。A. 腕关节前面观展示了正常限制腕关节运动的非弹性结构。B. 腕关节后面观展示了正常限制腕关节运动的非弹性结构。结构所限制的运动在括号中标注出来，并使用以下缩写方式：F，屈曲；E，伸展；UD，尺偏；RD，桡偏。肌肉所限制的运动未展示出来

表 5-2　关节结构：手指运动

	屈曲	伸展	外展	内收
关节[1,2]	掌指关节 远端指骨间关节 近端指骨间关节	掌指关节 远端指骨间关节 近端指骨间关节	掌指关节	掌指关节
运动平面	矢状面	矢状面	额状面	额状面
运动轴	额状轴	额状轴	矢状轴	矢状轴
正常限制因素[1,3,4]*（图5-10A，B）	掌指关节：关节囊后侧、侧副韧带；近节指骨和掌骨的接触；伸指总腱和示指伸肌的张力（腕关节屈曲时）[9] 近端指骨间关节：中节指骨和远节指骨的接触；中节指骨和远节指骨软组织的占位；关节囊后部和侧副韧带的张力 远端指骨间关节：关节囊后部、侧副韧带和斜支持韧带的张力	掌指关节：关节囊前部、手指纤维软骨板（掌侧韧带）的张力；指深屈肌和指浅屈肌的张力（当腕关节伸展时）[9] 近端指骨间关节：关节囊前部的张力 远端指骨间关节：关节囊前部和掌侧韧带的张力	侧副韧带、筋膜和网状空间内的张力	相邻手指的接触
正常终末感[3,5]	掌指关节：紧实/坚硬 近端指骨间关节：坚硬/柔软/紧实 远端指骨间关节：紧实	掌指关节：紧实 近端指骨间关节：紧实 远端指骨间关节：紧实	紧实	
正常 AROM（AROM[7]）	掌指关节：0°～90°（0°～90°） 近端指骨间关节：0°～100°（0°～100°） 远端指骨间关节：0°～90°（0°～70°）	掌指关节：0°～45°（0°～20°） 近端指骨间关节：0°（0°） 远端指骨间关节：0°（0°）		
关节囊模式[5,8]				

注：*缺乏有决定性的研究证实关节运动的正常限制因素（NLF）。此处所列的 NLF 和终末感是根据解剖学、临床经验和可用的参考资料而来的。

图 5-11　正常限制因素。腕关节和手指的侧面观展示了正常限制拇指（t）和其余四指（f）的掌指关节和指骨间关节运动的非弹性结构。其他的限制掌指关节、指骨间关节和腕掌关节的因素如表 5-2 所示。结构所限制的运动在括号中标注出来，并使用如下缩写方式：F，屈曲；E，伸展；Abd，外展。肌肉所限制的运动未展示出来。MCP—掌指关节；DIP—远端指骨间关节；PIP—近端指骨间关节

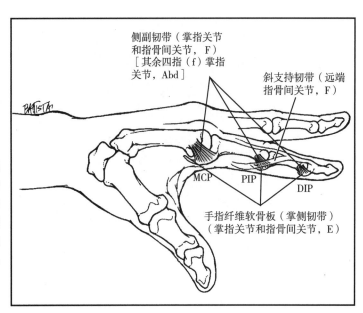

表 5-3　关节结构：拇指运动

	屈曲	伸展	掌侧外展	内收
关节 [1,2]	腕掌关节 掌指关节 指骨间关节	腕掌关节 掌指关节 指骨间关节	腕掌关节 掌指关节	腕掌关节 掌指关节
运动平面	腕掌关节：倾斜的额状面 掌指关节：额状面 指骨间关节：额状面	腕掌关节：倾斜的额状面 掌指关节：额状面 指骨间关节：额状面	腕掌关节：倾斜的矢状面	腕掌关节：倾斜的矢状面
运动轴	腕掌关节：倾斜的矢状轴 掌指关节：矢状轴 指骨间关节：矢状轴	腕掌关节：倾斜的矢状轴 掌指关节：矢状轴 指骨间关节：矢状轴	腕掌关节：倾斜的额状轴	腕掌关节：倾斜的额状轴
正常限制因素 [1,3,4]* （图 5-11）	腕掌关节：大鱼际和手掌之间的软组织占位；关节囊后部、拇短伸肌和拇短展肌的张力 掌指关节：第一掌骨和近节指骨的接触；关节囊后部、侧副韧带和拇短伸肌的张力 指骨间关节：侧副韧带和关节囊后部的张力；远节指骨、纤维软骨板和近节指骨的接触	腕掌关节：关节囊前部、拇短屈肌和第一骨间背侧肌的张力 掌指关节：关节囊前部、掌侧韧带和拇短屈肌的张力 指骨间关节：关节囊前部、掌侧韧带的张力	筋膜和第一网状空间，第一骨间背侧肌和拇指内收肌的张力	拇指和示指间的软组织占位
正常终末感 [3,5,8]	腕掌关节：柔软 / 紧实 掌指关节：坚硬 / 紧实 指骨间关节：坚硬 / 紧实	腕掌关节：紧实 掌指关节：紧实 指骨间关节：紧实	紧实	柔软
正常 AROM [6,7]	腕掌关节：0～15°（0～15°） 掌指关节：0～50°（0～50°） 指骨间关节：0～80°（0～65°）	腕掌关节：0～20°（0～20°） 掌指关节：0°（0°） 指骨间关节：0～20°（0°～10°至20°）	0～70°（0～70°）	0°（0°）
关节囊模式 [5,8]	腕掌关节：外展、伸展 掌指关节和指骨间关节：屈曲、伸展			

　　注：*缺乏有决定性的研究证实关节运动的正常限制因素（NLF）。此处所列的 NLF 和终末感是根据解剖学、临床经验和可用的参考资料而来的。

体表解剖（图 5-12 ～ 5-14）

结构	定位
1. 尺骨茎突	尺骨远端前臂后内侧面的骨性突起
2. 桡骨茎突	桡骨远端前臂外侧面的骨性突起
3. 掌骨	掌骨基底和骨干可以在腕关节和手部后侧的伸肌腱下感觉到。掌骨头是位于指骨底的骨性突起
4. 头状骨	邻近第三掌骨基底的小凹陷
5. 豌豆骨	腕骨近侧列内侧的骨骼；邻近小鱼际
6. 拇指网状空间	连接拇指与手掌的皮肤网
7. 远侧掌横纹	从手掌内侧向外延伸至示指与中指间皮肤网的横向皱纹
8. 近侧掌横纹	从手掌外侧向内延伸，并逐渐在小鱼际处消失
9. 大鱼际	手掌底部靠近拇指基底部的肌肉隆起；与纵行的掌纹相邻
10. 小鱼际	手掌底部内侧的肌肉隆起
11. 第一腕掌关节	解剖鼻烟窝的远侧，由第一掌骨和大多角骨组成的关节 （解剖鼻烟窝：拇指伸展时，腕关节和手部外侧的三角区域，由外侧的拇长展肌和内侧的拇短展肌腱围成）

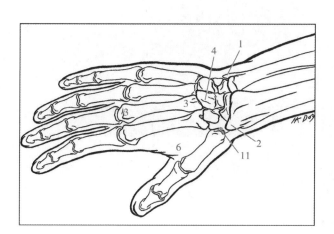

图 5-12　骨性解剖，腕关节和手部后侧

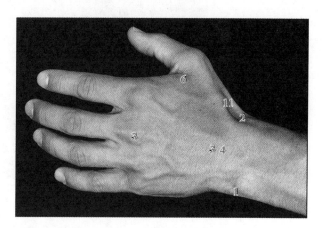

图 5-13　腕关节和手部后侧

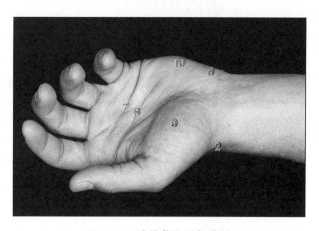

图 5-14　腕关节和手部前侧

ROM 的评估和测量

一般筛查：腕关节和手部的 AROM

对腕关节和手部的 AROM 进行一般性筛查可以给出腕关节或手部可用 ROM 和（或）肌力的大致信息。患者坐位，肘关节屈曲90°，前臂旋前，指导患者进行以下动作。

● 握拳（图 5-15A）。观察手指屈曲、拇指屈曲和外展、手腕伸展的 AROM。

● 手掌张开，最大限度地将手指分开（图 5-15B）。观察手指伸展和外展、拇指伸展、腕关节屈曲的 AROM。

● 前臂旋后，拇指指腹和小指指腹相互贴近（图 5-15C）。观察拇指和小指对掌运动的 AROM。

筛查的结果可以作为这部分详细检查的指导。

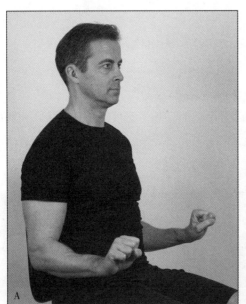
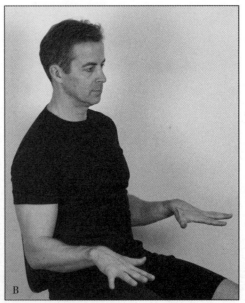
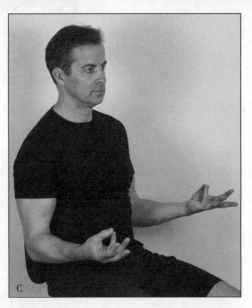

图 5-15　腕关节和手部 AROM 的一般筛查。A. 患者握拳。B. 张开手掌。C. 前臂旋后，拇指指腹和小指指腹相互贴近

腕关节屈曲 - 伸展

AROM 评估

代偿动作。腕关节尺偏或桡偏。

PROM 评估

起始位。患者坐位，肘关节屈曲，前臂放在桌面上并保持旋前位，腕关节处于中立位，手掌放在桌子边缘以外，手指放松（图 5–16）。手指的位置会影响腕关节的 ROM，因此，腕关节 ROM 的评估必须使用前后一致的手指标准位置[12]。

固定。治疗师固定住前臂。

治疗师远端手放置位置。治疗师握住掌骨。

终末位。治疗师将手掌向前移动到运动的终末位并评估腕关节屈曲（图 5–17）。治疗师将手掌向后移动到运动的终末位并评估腕关节伸展（图 5–18）。在评估终末感时手指应保持放松状态，以避免指伸肌或指长屈肌拉长而导致的腕关节屈曲或伸展受限。

终末感。腕关节屈曲——紧实；腕关节伸展——紧实 / 坚硬。

关节滑动。屈曲。桡腕关节——腕骨近侧列的关节凸面在固定的桡骨远端的关节凹面及远端桡尺关节关节盘上向后滑动。腕骨间关节——由大多角骨和小多角骨组成的关节凹面在固定的手舟骨的关节凸面上向前滑动；由头状骨和钩骨组成的关节凸面在固定的由手舟骨、月骨和三角骨构成的关节凹面上向后滑动。

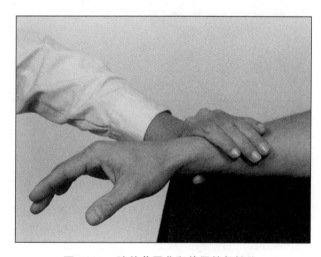

图 5–16　腕关节屈曲和伸展的起始位

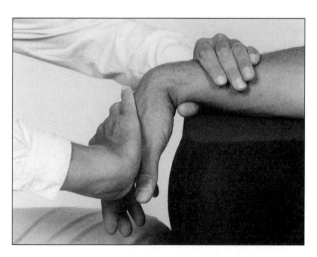

图 5–17　腕关节屈曲终末位紧实的终末感

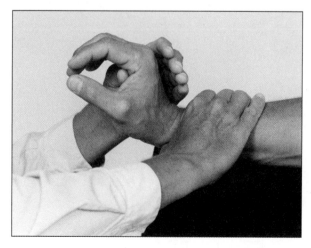

图 5–18　腕关节伸展终末位紧实 / 坚硬的终末感

伸展。桡腕关节——腕骨近侧列的关节凸面在固定的桡骨远端的关节凹面及远侧桡尺关节关节盘上向前滑动。腕骨间关节——由大多角骨和小多角骨组成的关节凹面在固定的手舟骨的关节凸面上向后滑动；由头状骨和钩骨组成的关节凸面在固定的由手舟骨、月骨和三角骨构成的关节凹面上向前滑动。

以上呈现的是利用凹凸定律解释的简化的腕关节运动学。

测量：通用关节角度尺

起始位。患者坐位，肘关节屈曲，前臂放在桌面上并保持旋前位，腕关节处于中立位，手掌放在桌子边缘以外（图 5-19）。手指放松以避免指伸肌或指长屈肌拉长而导致的腕关节屈曲或伸展受限。

固定。治疗师固定住前臂。

角度尺轴心。轴心对准桡骨茎突（图 5-20）。

固定臂。平行于尺骨长轴。

移动臂。平行于第五掌骨长轴。

终末位。腕关节向前运动到腕关节屈曲（80°）终末位（图 5-20 和 5-21）。腕关节向后运动到腕关节伸展（70°）终末位（图 5-22）。对于这两种运动，在评估过程中，需要保证第四和第五掌骨维持在起始位上，确保如果无法达到全范围活动时腕关节不出现偏移。

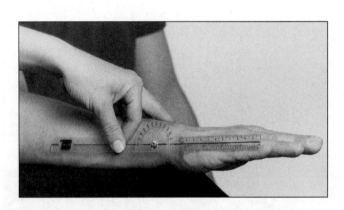

图 5-19　腕关节屈曲和伸展的起始位

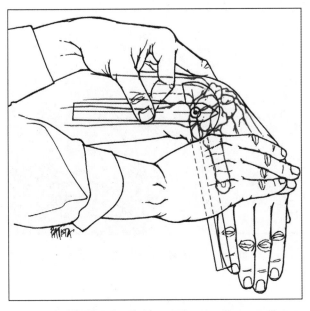

图 5-20 腕关节屈曲和伸展关节角度尺的摆放（腕关节屈曲终末位）

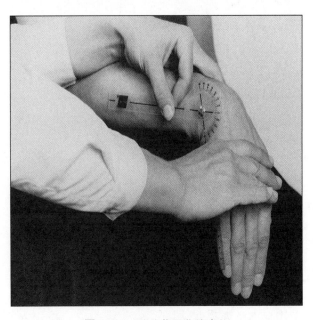

图 5-21 腕关节屈曲终末位

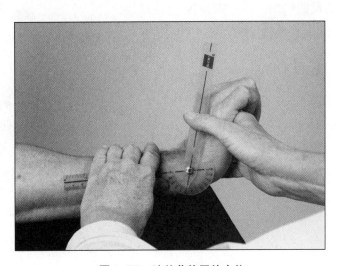

图 5-22 腕关节伸展终末位

腕关节尺偏和桡偏

AROM 评估

代偿动作。手指的尺偏或桡偏、腕关节屈曲、腕关节伸展。

PROM 评估

起始位。患者坐位，前臂旋前放在桌面上，腕关节处于中立位，手部放在桌面以外，手指放松（图 5-23）。手指的位置会影响腕关节 ROM，因此，腕关节 ROM 的评估必须使用前后一致的手指标准位置[2]。

固定。治疗师固定住前臂。

治疗师远端手放置位置。治疗师握住患者掌骨的桡侧来评估腕关节的尺偏情况。治疗师握住患者掌骨的尺侧来评估腕关节的桡偏情况。

终末位。治疗师将手部向着尺侧方向移动到运动的终末位以评估腕关节尺偏的活动（图 5-24）。治疗师将手部向着桡侧方向移动到运动的终末位以评估腕关节桡偏的活动（图 5-25）。

终末感。尺偏——紧实；桡偏——紧实/坚硬。

关节滑动[13]。尺偏。桡腕关节——腕骨近侧列的关节凸面在固定的桡骨远端关节凹面及远端尺桡关节关节盘上向外滑动。腕掌关节——由头状骨和钩骨组成的关节凸面在固定的由手舟骨、月骨和三角骨组成的关节凹面上向外滑动。

桡偏。桡腕关节——腕骨近侧列的关节凸面在固定的桡骨远端关节凹面及远侧尺桡关节关节盘上向内滑动。腕掌关节——由头状骨和钩骨组成的关节凸面在固定的由手舟骨、月骨和三角骨组成的关节凹面上向内滑动。

以上是利用凹凸定律对腕关节运动学所做的简化讲解。

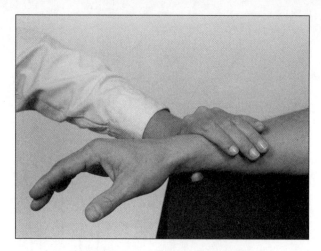

图 5-23　腕关节尺偏和桡偏起始位

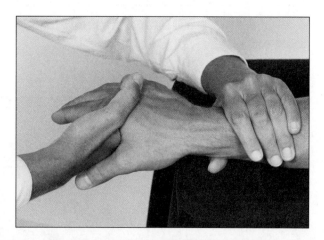

图 5-24　腕关节尺偏终末位紧实的终末感

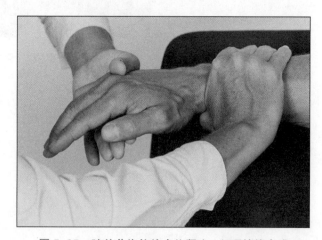

图 5-25　腕关节桡偏终末位紧实/坚硬的终末感

测量：通用关节角度尺

起始位。患者坐位，肘关节屈曲，前臂旋前，手部掌面轻轻放在桌面上。腕关节保持中立位，手指放松以避免手指收缩导致的腕关节尺偏受限（图 5-26）[12]。

固定。治疗师固定住前臂。

角度尺轴心。轴心对准腕关节后侧头状骨的位置（图 5-27）。

固定臂。沿着前臂中线。

移动臂。平行于第三掌骨骨干长轴。

终末位。尺偏（图 5-27 和 5-28）：腕关节向尺侧内收以到达尺偏的终末位（30°）。桡偏（图 5-29）：腕关节向桡侧外展以达到桡偏的终末位（20°）。保证腕关节没有屈曲或伸展运动。

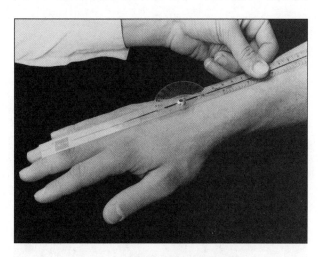

图 5-26　腕关节尺偏或桡偏起始位

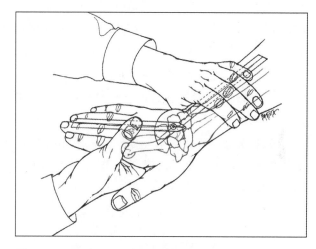

图 5-27　腕关节尺偏和桡偏的关节角度尺摆放位置（腕关节尺偏终末位）

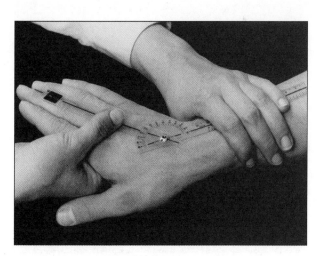

图 5-28　终末位：尺偏

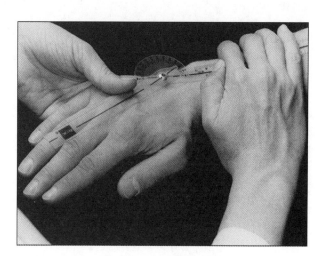

图 5-29　终末位：桡偏

掌指关节（第 2～5 指）屈曲－伸展

AROM 评估

起始位。患者坐位。前臂保持中立位并放在桌面上，腕关节中立位，手指放松（图 5-30）。

固定。治疗师固定住掌骨。

治疗师远端手放置位置。治疗师握住近节指骨。

终末位。治疗师将近节指骨向前移动到运动的终末位并评估掌指关节屈曲运动（图 5-31）。治疗师将近节指骨向后移动到运动的终末位并评估掌指关节伸展运动（图 5-32）。

终末感。掌指关节屈曲——紧实 / 坚硬；掌指关节伸展——紧实。

关节滑动。掌指关节屈曲——近节指骨基底部作为关节凹面，在相邻掌骨关节凸面上向前滑动。掌指关节伸展——近节指骨基底部作为关节凹面，在相邻掌骨关节凸面上向后滑动。

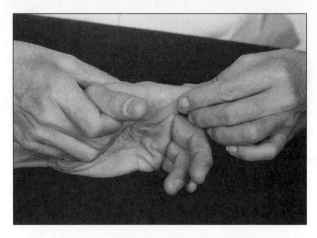

图 5-30　起始位：掌指关节屈曲和伸展

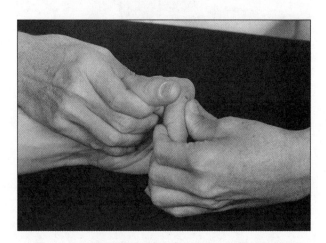

图 5-31　掌指关节屈曲终末位紧实 / 坚硬的终末感

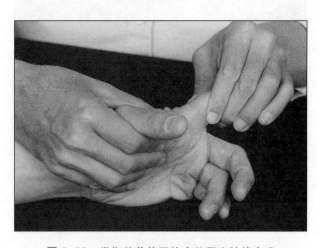

图 5-32　掌指关节伸展终末位紧实的终末感

测量：通用关节角度尺

掌指关节屈曲

起始位。患者坐位，前臂放在桌面上，肘关节屈曲，腕关节轻度伸展，手指的掌指关节处于伸展 0°位（图 5-33）。

固定。治疗师固定住掌骨。

角度尺轴心。轴心对准掌指关节后侧。

固定臂。平行于掌骨骨干的长轴。

移动臂。平行于近节指骨的长轴。

终末位。所有手指向着手掌运动到掌指关节屈曲终末位（90°）（图 5-34）。从示指到小指，ROM 逐渐增加 [1]。可以伸展指骨间关节以避免伸肌腱的张力导致掌指关节屈曲受限。

其他的角度尺摆放位置。可以在示指和小指的掌指关节外侧进行测量（图 5-35，5-36）。考虑到关节的突起可能影响到在关节后方进行测量，所以在测量了示指和小指的活动度后，估算中指和环指的活动度 [14]。

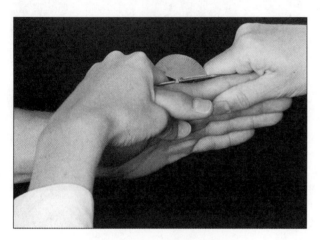

图 5-33　掌指关节屈曲起始位

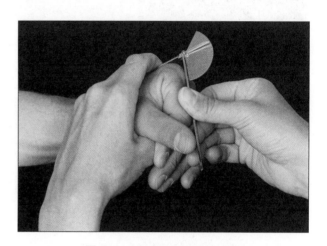

图 5-34　掌指关节屈曲终末位

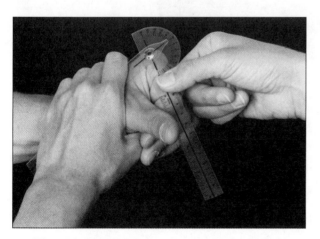

图 5-35　掌指关节屈曲，其他的角度尺摆放方法

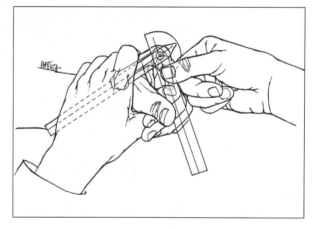

图 5-36　掌指关节屈曲和伸展，关节角度尺摆放在关节外侧面（此图为掌指关节屈曲）

测量：通用关节角度尺

掌指关节伸展

起始位。患者坐位，前臂放在桌面上，肘关节屈曲，腕关节轻度伸展，手指的掌指关节处于伸展0°位（图5-37）。

固定。治疗师固定住掌骨。

角度尺轴心。轴心对准掌指关节前侧。

固定臂。平行于掌骨骨干的长轴。

移动臂。平行于近节指骨的长轴。

终末位。手指向后运动到掌指关节伸展终末位（45°）（图5-38）。可以屈曲指骨间关节以避免指长屈肌腱的张力导致掌指关节伸展受限。

其他的角度尺摆放位置。可以在示指和小指的掌指关节外侧进行测量（图5-39）。

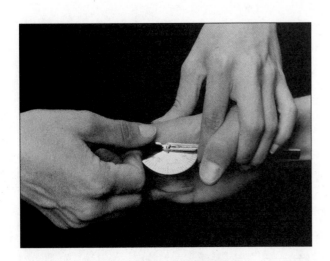

图5-37　掌指关节伸展起始位

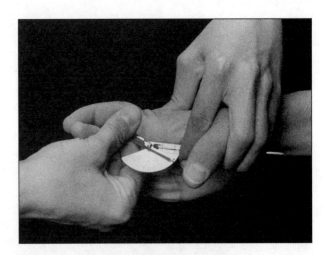

图5-38　掌指关节伸展终末位

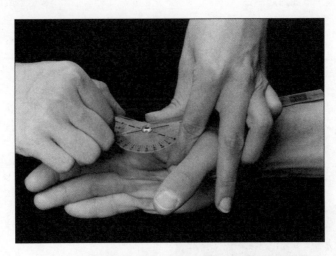

图5-39　掌指关节伸展其他的角度尺摆放的替代位置

掌指关节（第 2~5 指）外展 – 内收

AROM 评估

掌指关节外展

为了测量手指展开这一复合运动，可以以厘米为单位进行手指外展运动的测量。在患者手掌下放一张纸。治疗师固定住患者的腕关节和掌骨。患者张开五指，治疗师描下五指的轮廓（图 5-40）。移开患者的手，以厘米为单位测量手指指尖之间的直线距离（图 5-41）。注意：使用这种方法时，第一指骨间关节、掌指关节和腕掌关节的活动度会影响拇指伸展 ROM 的测量结果。

PROM 评估

掌指关节外展

起始位。患者坐位，前臂放在桌面上，腕关节中立位，手指处于解剖位（图 5-42）。

固定。治疗师固定住掌骨。

治疗师远端手放置位置。治疗师握住近节指骨的侧边。

终末位。治疗师将近节指骨移动到运动的终末位以评估掌指关节外展运动（图 5-43）。

终末感。掌指关节外展——紧实。

关节滑动。掌指关节外展——近节指骨基底部作为关节凹面，在固定的相对应的掌骨的关节凸面上运动。运动方向与近节指骨骨干运动方向

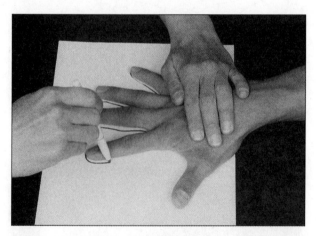

图 5-40　**其他测量方法：掌指关节外展和拇指外展时手部的放置**

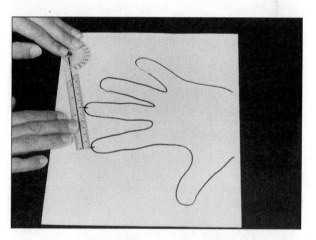

图 5-41　**量尺测量：掌指关节外展和拇指外展**

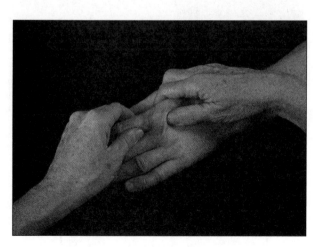

图 5-42　**起始位：第二掌指关节外展**

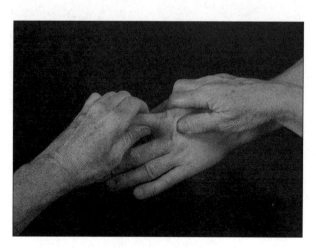

图 5-43　**第二掌指关节外展终末位紧实的终末感**

相同。掌指关节内收——近节指骨基底部作为关节凹面，在固定的相对应的掌骨的关节凸面上运动。运动方向与近节指骨骨干相同。

测量：通用关节角度尺

起始位。患者坐位，肘关节屈曲至90°，前臂旋前并放在桌面上，腕关节处于中立位，手指处于解剖位（图5-44）。

固定。治疗师固定住掌骨。

角度尺轴心。轴心对准掌指关节后侧（图5-45）。

固定臂。平行于掌骨骨干的长轴。

移动臂。平行于近节指骨的长轴。

终末位。手指向远离手部中线的方向移动到外展的终末位（图5-45和5-46）。手指朝向手部中线的方向移动到内收的终末位（图5-47）。其他手指移开以保证完全内收。

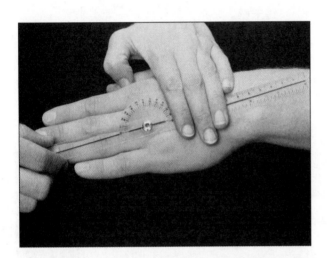

图5-44　起始位：掌指关节外展和内收

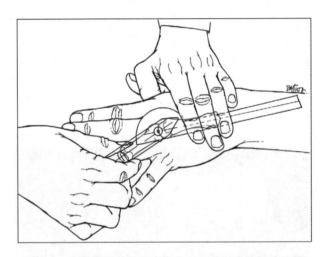

图5-45　掌指关节外展和内收，关节角度尺摆放位置

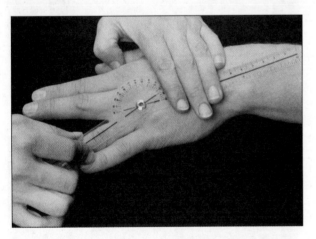

图5-46　终末位：第四掌指关节外展

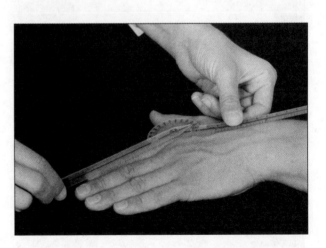

图5-47　终末位：第二掌指关节内收

指骨间关节（第 2~5 指）屈曲－伸展

AROM 评估

起始位。患者坐位，前臂放在桌面上，腕关节中立位，手指放松。

固定。治疗师固定住近节指骨以评估近端指骨间关节，固定住中节指骨以评估远端指骨间关节。

治疗师远端手放置位置。治疗师握住中节指骨以评估近端指骨间关节，握住远节指骨以评估远端指骨间关节。

终末位。治疗师向前移动近节或远节指骨至运动的终末位，以分别评估近端指骨间关节或远端指骨间关节的屈曲运动（图 5–48）。治疗师向后移动近节或远节指骨至运动的终末位，以分别评估近端指骨间关节或远端指骨间关节屈曲运动（图 5–49）。

终末感。近端指骨间关节屈曲——坚硬 / 柔软 / 紧实；远端指骨间关节屈曲——紧实；近端指骨间关节伸展——紧实；远端指骨间关节伸展——紧实。

关节滑动。指骨间关节屈曲——远端指骨的基底部作为关节凹面，在固定的相邻近端指骨头的关节凸面上向前滑动。指骨间关节伸展——远端指骨的基底部作为关节凹面，在固定的相邻近端指骨头的关节凸面上向后滑动。

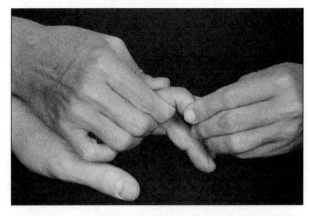

图 5–48　远端指骨间关节屈曲终末位紧实的终末感

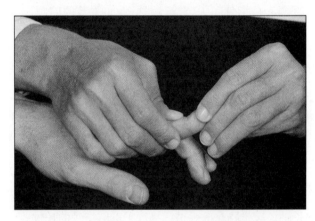

图 5–49　远端指骨间关节伸展终末位紧实的终末感

测量：通用关节角度尺

起始位。患者坐位，前臂以中立位或旋前位放在桌面上，腕关节和手指处于解剖位（掌指关节和指骨间关节伸展0°）（图5-50）。

固定。治疗师固定近节指骨以评估近端指骨间关节，固定中节指骨以评估远端指骨间关节。

角度尺轴心。测量指骨间关节屈曲时，使用带有一条短臂的角度尺进行测量，轴心对准所测近端指骨间关节或远端指骨间关节的后侧（图5-50，5-51）。测量指骨间关节伸展时，轴心对准所测近端指骨间关节或远端指骨间关节的前侧。

Kato和其同事在尸体上使用了3种角度尺测量近端指骨间关节的屈曲角度，以研究角度尺测量结果的精确性[15]。研究人员建议使用带有短臂的角度尺，并将角度尺放置在近端指骨间关节的背侧来测量ROM。

固定臂。近端指骨间关节：平行于近节指骨的长轴。远端指骨间关节：平行于中节指骨的长轴。

移动臂。近端指骨间关节：平行于中节指骨的长轴。远端指骨间关节：平行于远节指骨的长轴。

终末位。近端指骨间关节（图5-51和5-52）或远端指骨间关节（未展示）运动到近端指骨间关节或远端指骨间关节屈曲终末位（分别为100°和90°）。近端指骨间关节（图5-53）或远端指骨间关节运动到近端指骨间关节或远端指骨间关节伸展终末位（0°）。

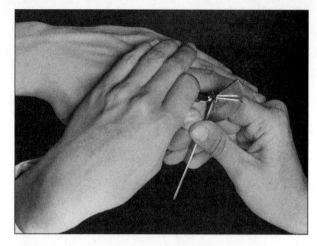

图5-51　终末位：远端指骨间关节屈曲

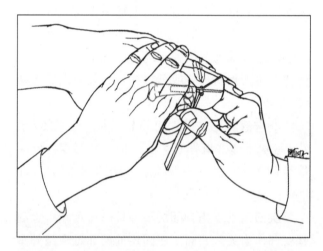

图5-52　角度尺摆放在近端指骨间关节的后侧来测量关节屈曲

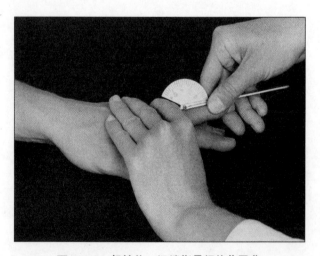

图5-50　起始位：远端指骨间关节屈曲

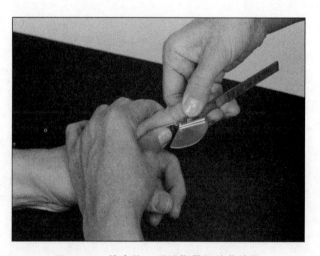

图5-53　终末位：近端指骨间关节伸展

掌指关节和指骨间关节（第 2~5 指）屈曲

在评估手功能缺失时，应该将直尺测量手指屈曲与角度尺测量结合起来。这种测量对评估手的抓握能力有重要作用 [16]。患者坐位，肘关节屈曲、前臂旋后并放在桌面上。使用以下两种测量方法。

1. 患者在保持掌指关节伸展 0° 时屈曲指骨间关节（图 5-54）。使用直尺测量中指指腹到远侧掌横纹的距离。

2. 患者屈曲掌指关节和指骨间关节（图 5-55）。使用直尺测量手指指腹到近侧掌横纹的距离。

*注意：*当指甲与手掌接触时，如果指甲较长，则会限制手指关节屈曲 ROM（掌指关节屈曲受影响最大）[17]。

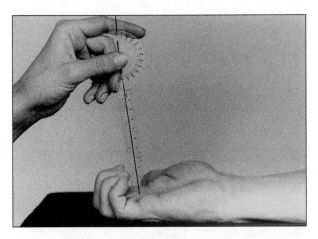

图 5-54　减小的指骨间关节屈曲角度

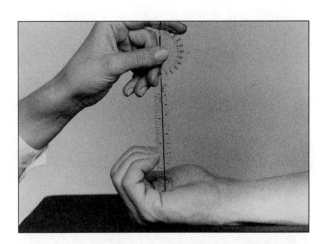

图 5-55　减小的掌指关节和指骨间关节屈曲角度

第一腕掌关节屈曲－伸展

PROM 评估

起始位。患者坐位。肘关节屈曲，前臂处于中立位并放在桌面上。腕关节处于中立位，手指放松，拇指处于解剖位。

固定。治疗师固定住患者的大多角骨，腕关节和前臂（图 5-56）。

治疗师远端手放置位置。治疗师握住第一掌骨（图 5-57）。

终末位。治疗师将第一掌骨向尺侧移动到运动终末位以评估第一腕掌关节屈曲活动（图 5-58）。治疗师将第一掌骨向桡侧移动到运动终末位以评估第一腕掌关节伸展活动（图 5-59）。

终末感。第一腕掌关节屈曲——柔软 / 紧实；第一腕掌关节伸展——紧实。

关节滑动[13]。第一腕掌关节屈曲——第一掌骨头作为关节凹面在大多角骨的关节凸面上向内（如与第一掌骨骨干运动方向相同）滑动。第一腕掌关节伸展——第一掌骨头作为关节凹面在大多角骨的关节凸面上向外（如与第一掌骨骨干运动方向相同）滑动。

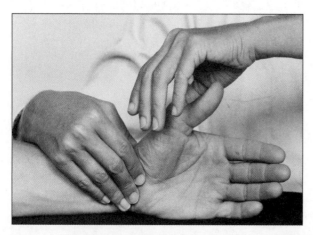

图 5-56　起始位：第一腕掌关节屈曲和伸展。治疗师固定住左手拇指和示指间的大多角骨

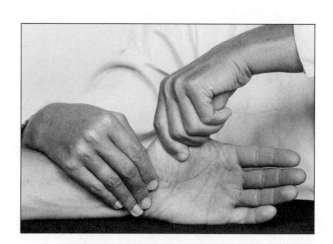

图 5-57　治疗师远端手握住第一掌骨

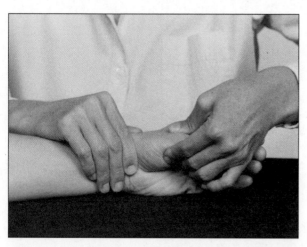

图 5-58　第一腕掌关节屈曲终末位柔软 / 紧实的终末感

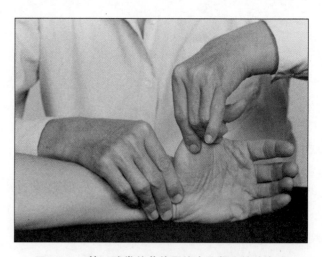

图 5-59　第一腕掌关节伸展终末位紧实的终末感

测量：通用关节角度尺

起始位。 患者坐位，肘关节屈曲，前臂处于中立位并放在桌面上。腕关节轻度尺偏，手指维持在解剖位，拇指与示指的掌骨和近节指骨相接触（图 5-60）。

固定。 治疗师固定住大多角骨、腕关节和前臂。

角度尺轴心。 轴心对准腕掌关节（图 5-61）。

固定臂。 平行于桡骨长轴。

移动臂。 平行于拇指掌骨长轴。注意：虽然在起始位时角度尺的两条臂不是 0°，但这个位置被认定为 0° 起始位。掌骨从 0° 起始位运动的角度被认定为运动的 ROM。例如，腕掌关节屈曲/伸展起始位的度数为 30°（图 5-60）、腕掌关节屈曲终末位的度数为 15° 时（图 5-62），认为腕掌关节屈曲 ROM 为 15°。

终末位。 屈曲（图 5-62）：拇指跨过手掌运动到腕掌关节屈曲的终末位（15°）。伸展（图 5-63）：拇指远离手掌运动到腕掌关节伸展的终末位（20°）。

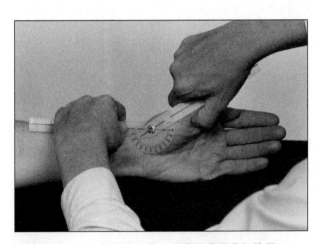

图 5-60　**起始位：第一腕掌关节屈曲和伸展**

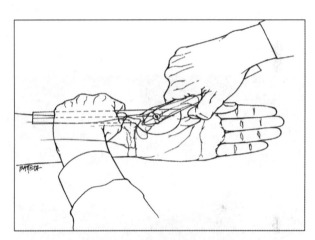

图 5-61　**第一腕掌关节屈曲和伸展角度尺摆放**

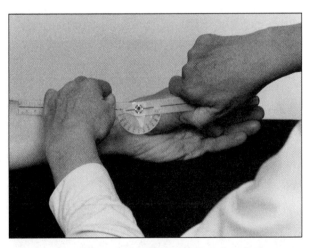

图 5-62　**终末位：第一腕掌关节屈曲**

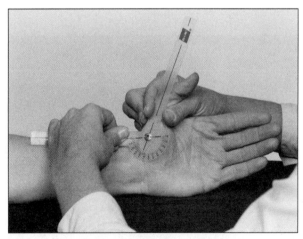

图 5-63　**终末位：第一腕掌关节伸展**

第一掌指关节和指骨间关节的屈曲－伸展

PROM 评估

起始位。患者坐位，肘关节屈曲，前臂处于中立位并放在桌面上。腕关节处于中立位，手指放松。第一掌指关节和指骨间关节伸展（0°）。

固定。第一掌指关节：治疗师固定住第一掌骨。指骨间关节：治疗师固定近节指骨。

治疗师远端手放置位置。第一掌指关节：治疗师握住近节指骨。指骨间关节：治疗师握住远节指骨。

终末位。治疗师将近节指骨跨过手掌移动到第一掌指关节屈曲的终末位（图5-64），或向桡侧运动到第一掌指关节伸展的终末位（图5-65）。治疗师将远节指骨向前或向后运动到第一指骨间关节屈曲或伸展的终末位（图5-66和5-67）。

终末感。第一掌指关节屈曲——坚硬/紧实；第一指骨间关节屈曲——坚硬/紧实；第一掌指关节和指骨间关节伸展——紧实。

关节滑动。第一掌指关节屈曲——近节指骨基底部作为关节凹面在固定的第一掌骨的关节凸面上向前滑动。第一指骨间关节屈曲——远节指骨的基底部作为关节凹面在固定的近节指骨的关节凸面上向前滑动。第一掌指关节伸展——近节指骨基底部作为关节凹面在固定的第一掌骨的关节凸面上向后滑动。第一指骨间关节伸展——远节指骨的基底部作为关节凹面在固定的近节指骨的关节凸面上向后滑动。

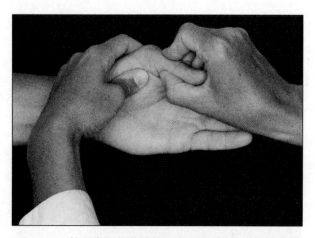

图5-64　**第一掌指关节屈曲终末位坚硬/紧实的终末感**

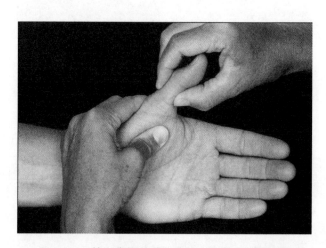

图5-65　**第一掌指关节屈曲终末位紧实的终末感**

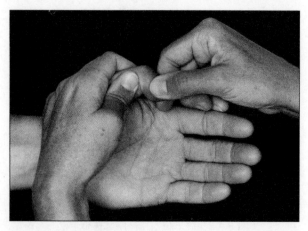

图5-66　**第一指骨间关节屈曲终末位坚硬或紧实的终末感**

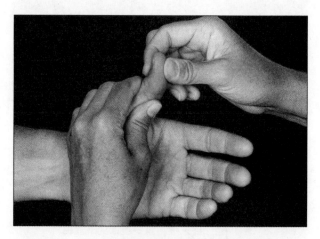

图5-67　**第一指骨间关节伸展终末位紧实的终末感**

测量：通用角度尺

起始位。患者坐位。肘关节屈曲，前臂处于中立位并放在桌面上，腕关节和手指处于解剖位。掌指关节和指骨间关节伸展（0°）。

固定。掌指关节：治疗师固定住第一掌骨。指骨间关节：治疗师固定住近节指骨。

角度尺轴心。轴心对准第一掌指关节或指骨间关节的后侧或外侧（图 5-68 和 5-69）。

固定臂。掌指关节：平行于第一掌骨骨干的长轴。指骨间关节：平行于近节指骨的长轴。

移动臂。掌指关节：平行于近节指骨的长轴。指骨间关节：平行于远节指骨的长轴。

终末位。掌指关节跨过手掌运动到第一掌指关节屈曲的终末位（50°）（图 5-70）。指骨间关节屈曲到第一指骨间关节屈曲的终末位（80°）（图 5-71）。角度尺摆放在拇指的侧面或前面，来评估掌指关节和指骨间关节的伸展。掌指关节伸展到掌指关节伸展的终末位（0°）。

过伸。第一指骨间关节过伸是指伸展超过0°。第一指骨间关节可以主动过伸到10°，被动过伸到30°（图 5-67）。

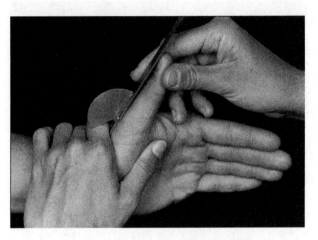

图 5-68　**起始位：第一掌指关节屈曲**

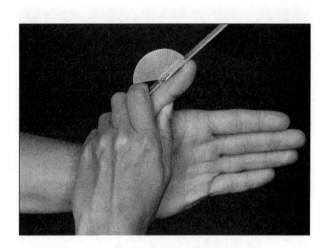

图 5-69　**起始位：第一指骨间关节屈曲**

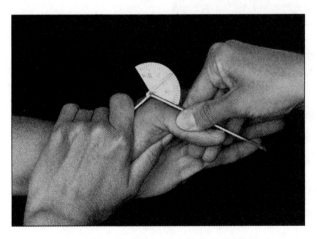

图 5-70　**终末位：第一掌指关节屈曲**

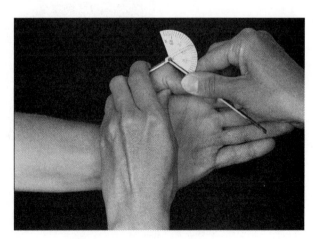

图 5-71　**终末位：第一指骨间关节屈曲**

第一腕掌关节外展

AROM 评估

起始位。患者坐位。前臂处于中立位并放在桌面上，腕关节处于中立位，拇指和其余四指放松（图 5-72）。

固定。治疗师固定住第二掌骨。

治疗师远端手放置位置。治疗师握住第一掌骨。

终末位。治疗师用垂直于手掌平面的力将第一掌骨向前推离第二掌骨，并到达腕掌关节外展的终末位（图 5-73）。

终末感。腕掌关节外展——紧实。

关节滑动[13]。腕掌关节外展——第一掌骨基底部作为关节凸面，在固定的大多角骨关节凹面上向后滑动（如与第一掌骨骨干运动方向相反）。

测量：通用角度尺

起始位。患者坐位。肘关节屈曲，前臂处于中立位并放在桌面上，腕关节和手指处于解剖位。拇指与第二掌骨和第二近节指骨相接触（图 5-74）。

固定。治疗师固定住第二掌骨。

角度尺轴心。轴心对准第一和第二掌骨的结合部（图 5-75）。

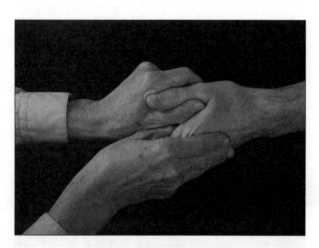

图 5-72　起始位：拇指外展

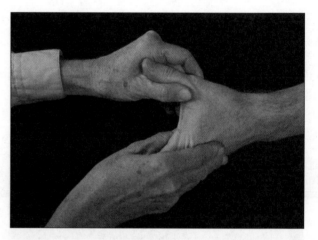

图 5-73　第一腕掌关节外展终末位时紧实的终末感

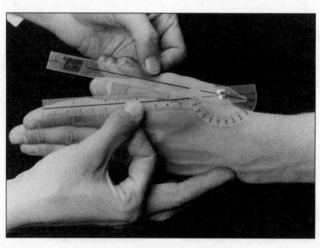

图 5-74　起始位：拇指外展

固定臂。平行于第二掌骨的长轴。

移动臂。平行于第一掌骨的长轴。在起始位时，角度尺可能显示为15°～20°。这被作为0°进行记录[14]。例如，在腕掌关节外展起始位时，角度尺度数为15°（图5-74），腕掌关节外展终末位角度尺度数为60°（图5-76），则第一腕掌关节外展ROM是45°。

终末位。拇指外展到第一腕掌关节外展终末位（70°），拇指在垂直于手掌的平面内移动（图5-76）。

测量：直尺

除了用角度尺测量拇指外展角度之外，还可以使用直尺或卷尺测量外展角度。当拇指外展时，使用直尺测量第二掌指关节中点外侧到第一掌指关节中点后侧的距离（图5-77）。

测量：卡尺

与用角度尺相比，另一种更可靠的测量方法是使用卡尺测量拇指外展时掌骨间的距离，这种方法称为IMD方法[18]。拇指外展时，使用卡尺测量第一和第二掌骨头背侧点之间的距离，结果以毫米为单位（图5-78）。然而，不像成角的测量，IMD方法受到手部大小的影响。它使得测量结果在不同患者或儿童之间因为手掌大小不同而不具有可比性[18]。

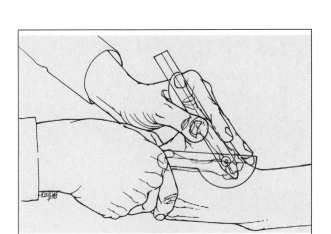

图 5-75 第一腕掌关节外展终末位角度尺的摆放

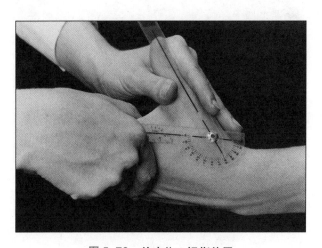

图 5-76 终末位：拇指外展

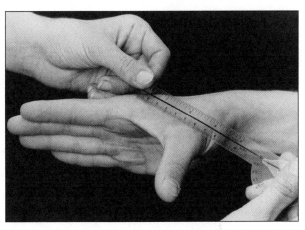

图 5-77 直尺测量：拇指外展

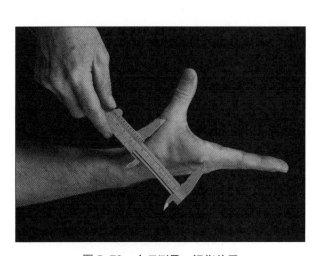

图 5-78 卡尺测量：拇指外展

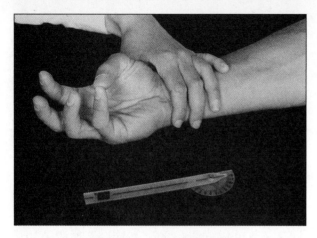

图 5-79　完全对掌活动度

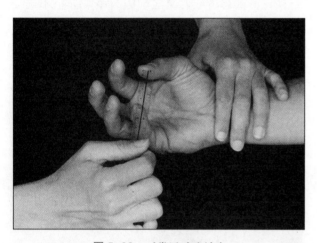

图 5-80　对掌活动度缺失

拇指对掌

测量：直尺

　　当拇指和小指完成完全对掌运动时，两指的指腹可以相接触（图 5-79）[19]。可以使用直尺测量对掌运动的缺失，即用直尺测量拇指指腹中点到小指指腹中点的距离（图 5-80）。

肌肉长度的评估和测量

指浅屈肌、指深屈肌、小指短屈肌和掌长肌

起始位。患者仰卧位或者坐位，肘关节伸展，前臂旋后，腕关节处于中立位，手指伸展（图 5-81）。

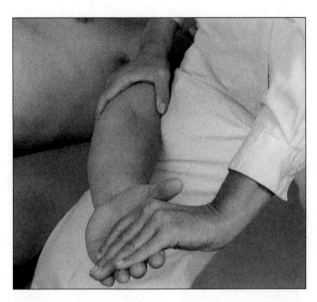

图 5-81　**起始位：指浅屈肌、指深屈肌和小指短屈肌的长度**

起点 [2]	止点 [2]
指浅屈肌	
a. 肱尺侧：肱骨内上髁、屈肌总腱、尺侧副韧带的前束和冠突内侧面 b. 桡侧：桡骨前侧缘，桡骨粗隆到旋前圆肌之间	示指、中指、环指和小指中节指骨的前表面
指深屈肌	
尺骨前表面和内侧的上 3/4；桡骨粗隆的内侧面；通过腱膜与尺骨后侧缘上 3/4 相连；骨间膜中部前表面	示指、中指、环指和小指远节指骨基底部掌侧面
小指短屈肌	
钩骨的弯钩处；屈肌支持带	小指近节指骨基底部的尺侧面
掌长肌	
肱骨内上髁的屈肌总腱	屈肌支持带的掌侧面；掌腱膜

固定。 治疗师徒手固定住肱骨。桡骨和尺骨抵在治疗师的大腿上。

终末位。 治疗师将手指维持在伸展位，再将腕关节伸展到伸展运动的终末位以使指长屈肌处于完全牵伸位（图5-82，5-83）。

评估和测量。 如果指屈肌短缩，腕关节伸展ROM将会因为肌肉变短而受限。治疗师可以观察估算或者使用角度尺测量并记录下患者可用的PROM（图5-84）。也可以让另一名治疗师使用角度尺测量关节ROM。

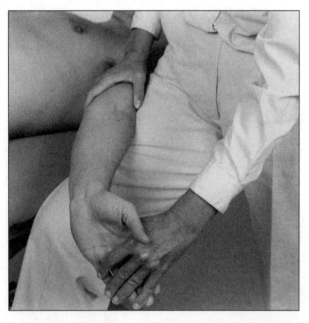

图 5-82　指浅屈肌、指深屈肌和小指短屈肌牵伸位

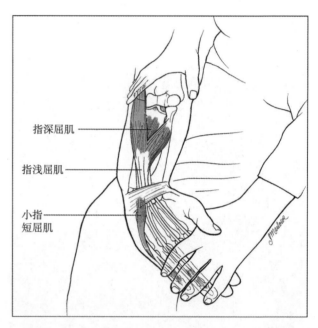

指深屈肌
指浅屈肌
小指短屈肌

图 5-83　指浅屈肌、指深屈肌和小指短屈肌牵伸位

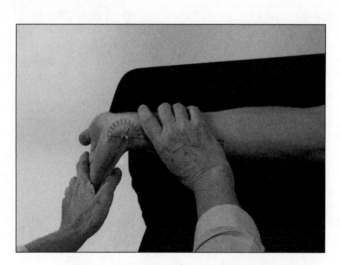

图 5-84　角度尺测量：指长屈肌长度

指总伸肌、示指伸肌和小指伸肌

起始位。患者仰卧位或者坐位，肘关节伸展，前臂旋前，腕关节处于中立位，手指放松（图5-85）。

固定。治疗师固定住桡骨和尺骨。

终末位。治疗师将腕关节运动到屈曲的终末位以使指长伸肌完全被牵伸（图5-86，5-87）。

起点[2]	止点[2]
指点伸肌	
伸肌总腱起于肱骨外上髁	示指、中指、环指和小指中节与远节指骨基底部的后表面
示指伸肌	
尺骨后表面，指伸肌起点的远端；骨间膜的后侧	示指指伸肌腱的尺侧，与第二掌骨头平齐
小指伸肌	
伸肌总腱起于肱骨外上髁	小指背侧手指扩张部

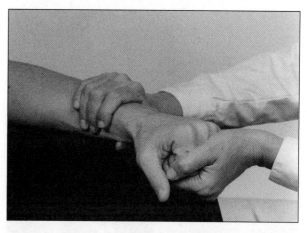

图5-85 起始位：指总伸肌、示指伸肌和小指伸肌的长度

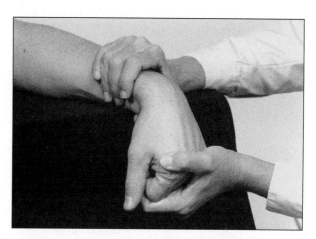

图5-86 指总伸肌、示指伸肌和小指伸肌牵伸位

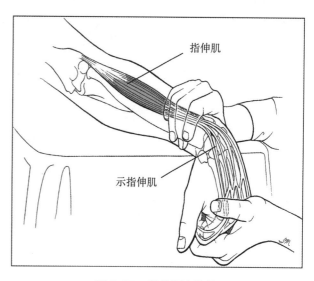

指伸肌

示指伸肌

图5-87 指伸肌牵伸位

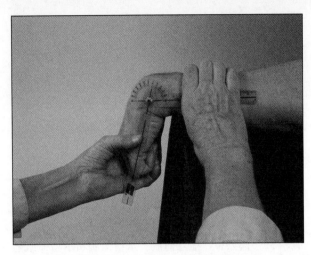

图 5-88　角度尺测量：指长伸肌的长度

评估和测量。如果指伸肌腱短缩，腕关节屈曲 ROM 将会因为肌肉变短而受限。治疗师可以观察估算或者使用角度尺测量并记录下患者可用的 PROM（图 5-88）。

终末感。指长伸肌拉伸——紧实。

蚓状肌

起始位。患者坐位或者仰卧位，肘关节屈曲，前臂处于中立位或旋后位，腕关节伸展，手指（第 2～5 指）指骨间关节屈曲（图 5-89）。

固定。治疗师固定住掌骨。

终末位。治疗师同时施加压力屈曲指骨间关节并伸展掌指关节以使蚓状肌处于牵伸位（图 5-90 和 5-91）。蚓状肌可以作为一组肌群或单一的肌肉被牵伸。

评估和测量。如果蚓状肌短缩，掌指关节伸展 ROM 将会因为肌肉变短而受限。治疗师可以观察估算或者使用角度尺测量并记录下患者可用的掌指关节伸展 PROM（图 5-92）。

终末感。蚓状肌拉伸——紧实。

起点[2]	止点[2]
蚓状肌	
指深屈肌腱： a. 第一和第二蚓状肌：示指和中指肌腱的桡侧和掌侧面 b. 第三蚓状肌：中指和环指肌腱旁边 c. 第四蚓状肌：环指和小指肌腱旁边	相应的示指、中指、环指和小指的手指扩张部背侧面的桡侧

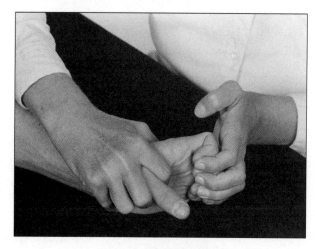
图 5-90　蚓状肌牵伸位

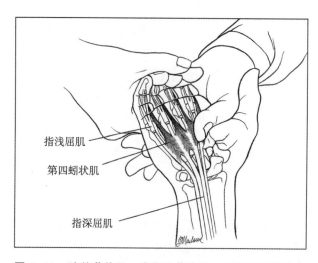
图 5-91　腕关节伸展，掌指关节伸展，指骨间关节屈曲以牵伸蚓状肌

指浅屈肌　第四蚓状肌　指深屈肌

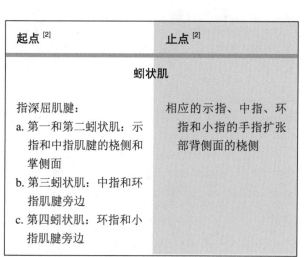
图 5-89　起始位：蚓状肌的长度

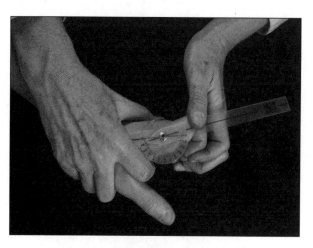
图 5-92　角度尺测量：蚓状肌的长度

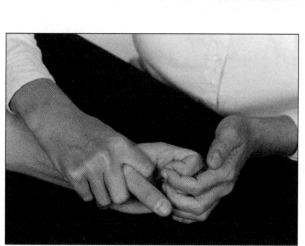

肌力评估（表 5-4 和 5-5）

表 5-4 肌肉功能、起止点和神经支配：腕关节和第 2 ~ 5 指 [20]

肌肉	主要肌肉功能	肌肉起点	肌肉止点	周围神经	神经根
桡侧腕屈肌	腕关节屈曲 腕关节桡偏	肱骨内上髁屈肌总腱	第二掌骨基底部掌侧面，有一部分在第三掌骨上	正中神经	C6、C7
掌长肌	拉紧掌部皮肤和筋膜 腕关节屈曲	肱骨内上髁屈肌总腱	屈肌支持带掌侧面远端；掌腱膜；手指和手掌远端的皮肤和筋膜	正中神经	C7、C8
尺侧腕屈肌	腕关节屈曲 腕关节尺偏	a.肱骨侧：肱骨内上髁屈肌总腱 b.尺骨侧：尺骨鹰嘴内侧缘；通过一段腱膜连于尺骨背面上 2/3	豌豆骨；一部分连于钩骨（豆钩韧带）、第五掌骨基底部（豆掌韧带）和屈肌支持带	尺神经	C7、C8、T1
桡侧腕长伸肌	腕关节伸展 腕关节桡偏	肱骨外上髁的下 1/3；肱骨外上髁伸肌总腱	第二掌骨基底部的背侧面	桡神经	C6、C7
桡侧腕短伸肌	腕关节伸展 腕关节桡偏	肱骨外上髁伸肌总腱；肘关节桡侧副韧带	第三掌骨基底部背面	骨间后神经	C7、C8
尺侧腕伸肌	腕关节伸展 腕关节尺偏	肱骨外上髁伸肌总腱；尺骨后面的腱膜	第五掌骨基底部尺侧面的突起	骨间后神经	C7、C8
指浅屈肌	近端指骨间关节屈曲	a.肱尺侧：肱骨内上髁屈肌总腱，尺侧副韧带前束，冠突内侧 b.桡侧：桡骨前侧缘，桡骨粗隆到旋前圆肌之间	示指、中指、环指和小指中节指骨前面	正中神经	C8、T1
指深屈肌	远端指骨间关节屈曲	尺骨前表面和内侧面的上 3/4；桡骨粗隆的内侧面；通过腱膜与尺骨后侧缘上 3/4 相连；骨间膜中部前面	示指、中指、环指和小指远节指骨基底部掌侧面	a.肌肉外侧部分——正中神经骨间分支前部 b.肌肉内侧部分——尺神经	C8、T1

续表

肌肉	主要肌肉功能	肌肉起点	肌肉止点	周围神经	神经根
指总伸肌	掌指关节伸展	肱骨外上髁的伸肌总腱	示指、中指、环指和小指中节与远节指骨基底部的后侧面	骨间后神经	C7、C8
示指伸肌	第二掌指关节伸展	尺骨后侧面，指伸肌起点的远端；骨间膜的后侧	示指伸肌腱的尺侧，与第二掌骨头平齐	骨间后神经	C7、C8
小指伸肌	第五掌指关节伸展	肱骨外上髁的伸肌总腱	小指背侧手指扩张部	骨间后神经	C7、C8
骨间背侧肌	掌指关节外展	a. 第一骨间背侧肌：第一和第二掌骨相邻部位 b. 第二骨间背侧肌：第二和第三掌骨相邻部位 c. 第三骨间背侧肌：第三和第四掌骨相邻部位 d. 第四骨间背侧肌：第四和第五掌骨相邻部位	所有肌腱汇合在一起止于示指、中指或环指扩张部的背侧 a. 第一骨间肌：示指近节指骨基底部的桡侧 b. 第二和第三骨间背侧肌：分别位于中指近节指骨基底部的桡侧和尺侧 c. 第四骨间背侧肌：环指近节指骨基底部尺侧	尺神经	C8、T1
骨间掌侧肌	掌指关节（第2～4指）内收	a. 第一骨间掌侧肌：第一掌骨基底部尺侧 b. 第二骨间掌侧肌：第二掌骨基底部尺侧 c. 第三骨间掌侧肌：第四掌骨基底部桡侧 d. 第四骨间掌侧肌：第五掌骨基底部尺侧	所有肌腱汇合在一起止于拇指、示指、环指或小指扩张部的背面 第一骨间掌侧肌还止于拇指近节指骨基底部尺侧的籽骨和指骨上 第四骨间掌侧肌还止于小指近节指骨基底部的桡侧	尺神经	C8、T1
蚓状肌	掌指关节屈曲指骨间关节伸展	指深屈肌腱： a. 第一和第二蚓状肌：示指和中指肌腱的桡侧和掌侧面 b. 第三蚓状肌：中指和环指肌腱旁 c. 第四蚓状肌：环指和小指肌腱旁	相应的示指、中指、环指和小指的手指扩张部背面的桡侧	a. 内侧的两根蚓状肌——尺神经 b. 外侧的两根蚓状肌——正中神经	C8、T1 C8、T1

续表

肌肉	主要肌肉功能	肌肉起点	肌肉止点	周围神经	神经根
小指展肌	第五掌指关节外展	豌豆骨；豆钩韧带；尺侧腕屈肌腱	小指近节指骨基底部的尺侧；小指扩张部的背侧	尺神经	C8、T1
小指对掌肌	小指对掌（第五掌骨屈曲、内旋）	钩骨；屈肌支持带	第五掌骨尺侧和相邻的掌侧	尺神经	C8、T1
小指屈肌	第五掌指关节屈曲	钩骨；屈肌支持带	小指近节指骨基底部的尺侧	尺神经	C8、T1

续表

表 5-5　肌肉功能、起止点和神经支配：拇指 [20]

肌肉	主要肌肉功能	起点	止点	周围神经	神经根
拇长屈肌	第一指骨间关节屈曲	桡骨前表面，肱二头肌粗隆和旋前方肌之间；骨间膜外侧的前面；冠突外侧面和肱骨内上髁	拇指远节指骨基底部掌侧面	正中神经骨间分支的前部	C7、C8
拇短屈肌	第一掌指关节屈曲	a. 浅层：屈肌支持带和大多角骨结节 b. 深层：头状骨、小多角骨和腕骨远侧列的掌侧韧带	拇指近节指骨基底部的桡侧	a. 浅层——正中神经 b. 深层——尺神经	C8、Y1
拇长伸肌	第一指骨间关节伸展	尺骨后外侧面的中 1/3；骨间膜的后侧面	拇指远节指骨基底部的背侧	骨间后神经	C7、C8
拇短伸肌	第一掌指关节伸展	桡骨后表面，指长展肌下方；骨间膜后表面	拇指远节指骨基底部的背侧	骨间后神经	C7、C8
拇长展肌	拇指桡侧外展	尺骨骨干后表面，肘肌止点的远端；桡骨骨干后表面，旋后肌止点远端；骨间膜的后面	第一掌骨基底部的桡侧；大多角骨	骨间后神经	C7、C8
拇短展肌	拇指掌侧外展	屈肌支持带；手舟骨和大多角骨结节；拇长展肌腱	拇指近节指骨基底部的桡侧；拇指扩张部背侧	正中神经	C8、T1
拇收肌	拇指内收	a. 斜头：头状骨、第二掌骨和第三掌骨基底部的掌侧面 b. 横头：第三掌骨骨干掌侧面的远侧 2/3	拇指近节指骨基底部的尺侧面	尺神经	C8、T1
拇对掌肌	拇指对掌（第一掌骨外展、屈曲和内旋）	屈肌支持带；大多角骨结节	第一掌骨掌侧面的外侧面	正中神经	C8、T1

腕关节屈曲和桡偏

抗重力位：桡侧腕屈肌

辅助肌肉：尺侧腕屈肌和掌长肌。

起始位。患者坐位或仰卧位。如果采用坐位，患者前臂旋后放在桌面上。腕关节伸展并处于尺偏位，拇指和其他手指放松（图5-93）。

固定。治疗师在腕关节近端固定住前臂。

动作。患者屈曲并桡偏腕关节（图5-94）。应该指导患者保持拇指和其余四指放松。

触诊。腕关节前外侧面，与第二指蹼呈一条直线，掌长肌的桡侧。

代偿动作。患者可能用掌长肌和尺侧腕屈肌来屈曲腕关节。如果单独使用尺侧腕屈肌，患者腕关节屈曲时会伴随尺偏。如果患者屈曲手指，在运动起始时，指浅屈肌和指深屈肌会代偿桡侧腕屈肌的运动[21]。

阻力位置。施加在腕关节远端，即鱼际隆起的前方或手掌外侧面（图5-95和5-96）。

阻力方向。腕关节伸展和尺偏。

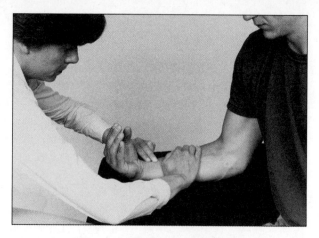

图5-94　筛查姿势：桡侧腕屈肌

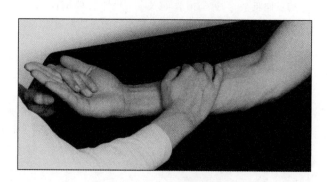

图5-95　抗阻：桡侧腕屈肌

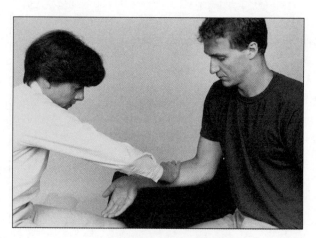

图5-93　起始位：桡侧腕屈肌

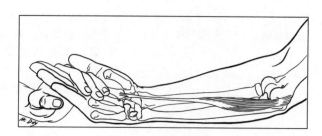

图5-96　桡侧腕屈肌

去重力位：桡侧腕屈肌

起始位。患者坐位或者仰卧位。前臂轻度旋前放在桌面上或平板上。腕关节伸展并尺偏，拇指和其余四指保持放松（图 5-97）。

固定。治疗师在腕关节近端固定住前臂。

终末位。患者在全范围 ROM 内屈曲并桡偏腕关节（图 5-98）。

代偿动作。尺侧腕屈肌、掌长肌、指浅屈肌和指深屈肌。当患者从解剖位开始屈曲腕关节时，可能会通过拇长展肌做出前臂旋前、拇指外展的动作。

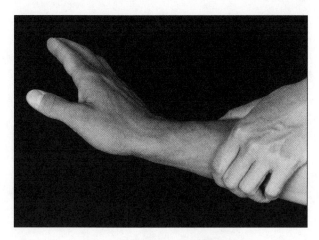

图 5-97　**起始位：桡侧腕屈肌**

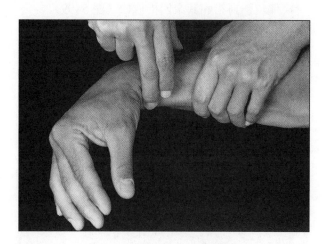

图 5-98　**终末位：桡侧腕屈肌**

腕关节屈曲和尺偏

抗重力位：尺侧腕屈肌

辅助肌肉：桡侧腕屈肌和掌长肌。

起始位。患者坐位或仰卧位。如果采用坐位，患者前臂旋后放在桌面上。腕关节伸展并处于桡偏位，拇指和其余四指放松（图5-99）。

固定。治疗师在腕关节近端固定住前臂。

动作。患者在全范围ROM内屈曲并尺偏腕关节（图5-100）。

触诊。腕关节前内侧面，豌豆骨近端。

代偿动作。桡侧腕屈肌、掌长肌、指浅屈肌和指深屈肌。如果单独使用桡侧腕屈肌，患者腕关节屈曲时会伴随桡偏。

阻力位置。施加在小鱼际上（图5-101，5-102）。

阻力方向。腕关节伸展和桡偏。

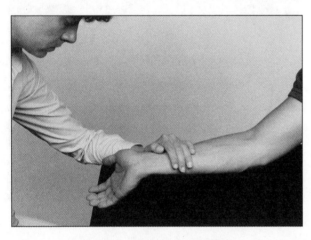

图 5-99　**起始位：尺侧腕屈肌**

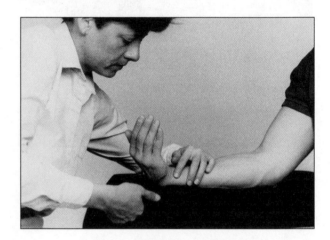

图 5-100　**筛查姿势：尺侧腕屈肌**

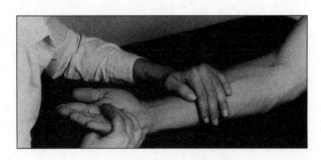

图 5-101　**抗阻：尺侧腕屈肌**

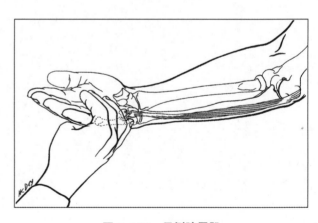

图 5-102　**尺侧腕屈肌**

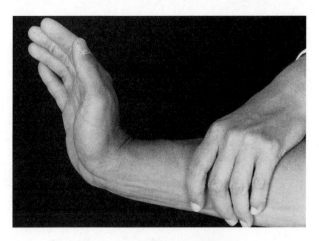

图 5-103　起始位：尺侧腕屈肌

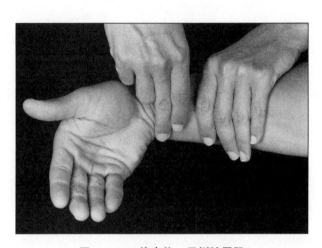

图 5-104　终末位：尺侧腕屈肌

去重力位：尺侧腕屈肌

　　起始位。患者坐位或者仰卧位。前臂轻度旋后放在桌面上或平板上。腕关节伸展并桡偏，拇指和其余四指保持放松（图 5-103）。

　　固定。治疗师在腕关节近端固定住前臂。

　　终末位。患者在全范围 ROM 内屈曲并尺偏腕关节（图 5-104）。

　　代偿动作。桡侧腕屈肌、掌长肌、指浅屈肌和指深屈肌。

腕关节屈曲（未展示）

抗重力位：桡侧腕屈肌和尺侧腕屈肌

　　辅助肌肉：掌长肌。

　　起始位。患者坐位或仰卧位。如果采用坐位，患者前臂旋后放在桌面上。腕关节伸展，拇指和其余四指放松。

　　固定。治疗师在腕关节近端固定住前臂。

　　动作。患者在全范围内屈曲腕关节。

　　触诊。桡侧腕屈肌：腕关节前外侧面，与第二指蹼成一条直线，掌长肌的桡侧。尺侧腕屈肌：腕关节前内侧面，豌豆骨近端。

　　代偿动作。指浅屈肌和指深屈肌。

　　阻力位置。施加在手掌上。

　　阻力方向。腕关节伸展。

去重力位：桡侧腕屈肌和尺侧腕屈肌

　　起始位。患者坐位或者仰卧位。前臂中立位放在桌面上或平板上。腕关节伸展，拇指和其余四指保持放松。

　　固定。治疗师在腕关节近端固定住前臂。

　　终末位。患者在全范围 ROM 内屈曲腕关节。

　　代偿动作。指浅屈肌和指深屈肌。

掌长肌

掌长肌是一块薄弱的腕屈肌，不单独进行肌力测试。在测试桡侧腕屈肌和尺侧腕屈肌时，可以在腕关节前侧面的中线位置触摸到它。

屈曲腕关节，手指和手掌做杯状抓握时可以使掌长肌显现（图 5-105，5-106）。当肌肉出现时，其肌腱也会十分明显。然而，掌长肌在 13% 的个体身上是一块退化的肌肉[22]。握力或捏力的减弱与掌长肌的缺失没有关系[23]。

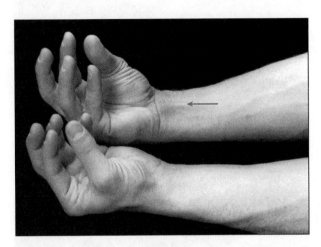

图 5-105　**掌长肌：掌长肌在右手出现（观察腕关节处的肌腱）。本图未展示左手这块肌肉**

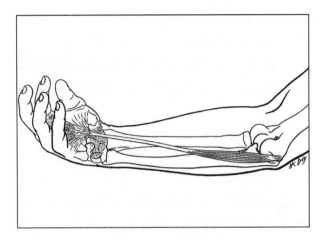

图 5-106　**掌长肌**

腕关节伸展和桡偏

抗重力位：桡侧腕长伸肌和桡侧腕短伸肌

辅助肌肉：尺侧腕伸肌。

起始位。患者坐位或仰卧位。如果采用坐位，患者前臂旋前放在桌面上。腕关节屈曲并尺偏，拇指和其余四指轻度屈曲（图5-107）。

固定。治疗师在腕关节近端固定住前臂。

动作。患者在完全ROM内伸展并桡偏腕关节（图5-108）。应该指导患者保持拇指和其余四指放松。

触诊。桡侧腕长伸肌：第二掌骨基底部腕关节背侧面。桡侧腕短伸肌：第三掌骨基底部。

代偿动作。指长伸肌（指总伸肌、示指伸肌、小指伸肌）。患者可能使用尺侧腕伸肌伸展腕关节。如果单独使用这块肌肉，腕关节伸展时会发生尺偏。

阻力位置。施加在手部背侧面第二和第三掌骨上（图5-109，5-110）。

阻力方向。腕关节屈曲和尺偏。

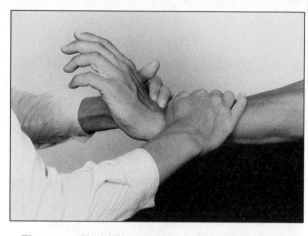

图5-108　筛查姿势：桡侧腕长伸肌和桡侧腕短伸肌

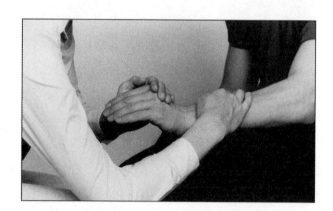

图5-109　抗阻：桡侧腕长伸肌和桡侧腕短伸肌

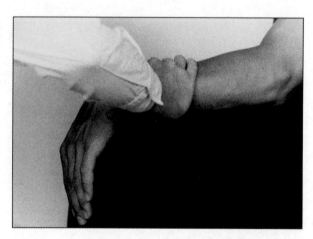

图5-107　起始位：桡侧腕长伸肌和桡侧腕短伸肌

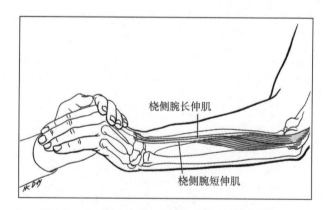

桡侧腕长伸肌

桡侧腕短伸肌

图5-110　抗阻：桡侧腕长伸肌和桡侧腕短伸肌

去重力位：桡侧腕长伸肌和桡侧腕短伸肌

起始位。患者坐位或者仰卧位。前臂轻度旋后放在桌面上或平板上。腕关节屈曲并尺偏，拇指和其余四指轻度屈曲（图 5-111）。

固定。治疗师在腕关节近端固定住前臂。

终末位。患者在完全 ROM 内伸展并桡偏腕关节（图 5-112）。

代偿动作。指长伸肌（指总伸肌、示指伸肌、小指伸肌），尺侧腕伸肌。

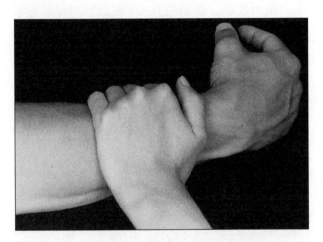

图 5-111　起始位：桡侧腕长伸肌和桡侧腕短伸肌

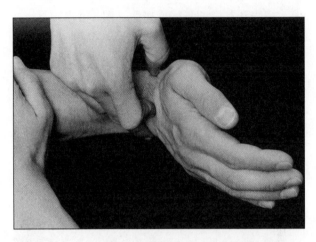

图 5-112　终末位：桡侧腕长伸肌和桡侧腕短伸肌

腕关节伸展和尺偏

抗重力位：尺侧腕伸肌

起始位。患者坐位或仰卧位。如果采用坐位，患者前臂旋前放在桌面上。腕关节屈曲并桡偏，拇指和其余四指轻度屈曲（图 5-113）。

固定。治疗师在腕关节近端固定住前臂。

动作。患者在全范围内伸展并尺偏腕关节（图 5-114）。应该指导患者保持拇指和其余四指放松。

触诊。第五掌骨近端腕关节背侧面和尺骨茎突远端。

代偿动作。指长伸肌（指总伸肌、示指伸肌、小指伸肌）。患者可能使用桡侧腕长伸肌和桡侧腕短伸肌伸展并桡偏腕关节。

阻力位置。施加在手部背侧面第四和第五掌骨上（图 5-115，5-116）。

阻力方向。腕关节屈曲和桡偏。

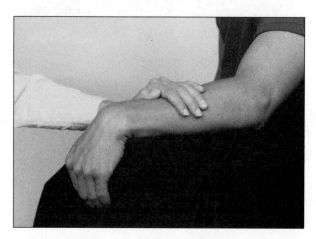

图 5-113 起始位：尺侧腕伸肌

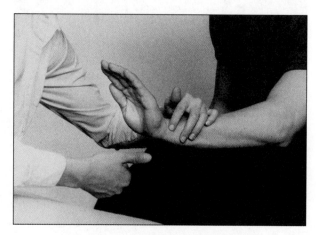

图 5-114 筛查姿势：尺侧腕伸肌

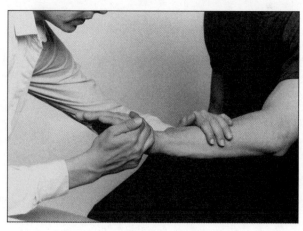

图 5-115 抗阻：尺侧腕伸肌

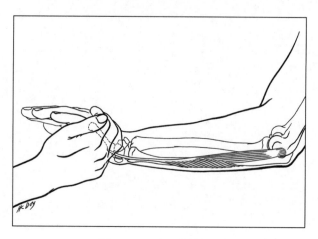

图 5-116 尺侧腕伸肌

去重力位：尺侧腕伸肌

起始位。患者坐位或者仰卧位。前臂轻度旋前放在桌面上或平板上。腕关节屈曲并桡偏，拇指和其余四指轻度屈曲（图5-117）。

固定。治疗师在腕关节近端固定住前臂。

终末位。患者在完全 ROM 内伸展并尺偏腕关节（图5-118）。

代偿动作。指长伸肌（指总伸肌、示指伸肌、小指伸肌）。桡侧腕长伸肌和桡侧腕短伸肌。

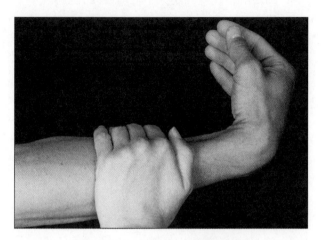

图 5-117　起始位：尺侧腕伸肌

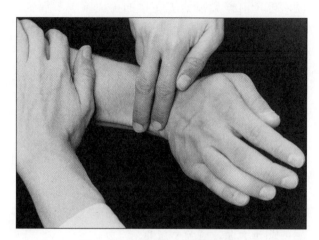

图 5-118　终末位：尺侧腕伸肌

腕关节伸展（未展示）

抗重力位：桡侧腕长伸肌、桡侧腕短伸肌、尺侧腕伸肌

起始位。患者坐位或仰卧位。如果采用坐位，患者前臂旋前放置在桌面上。腕关节屈曲，拇指和其余四指轻度屈曲。

固定。治疗师在腕关节近端固定住前臂。

动作。患者在完全 ROM 内伸展腕关节。应该指导患者保持拇指和其余四指放松。

触诊。桡侧腕长伸肌：第二掌骨基底部的背侧。桡侧腕短伸肌：第三掌骨基底部。尺侧腕伸肌：第五掌骨近端背侧，尺骨茎突的远端。

代偿动作。指总伸肌、小指伸肌、示指伸肌。

阻力位置。施加在手背侧，掌骨上方。

阻力方向。腕关节屈曲。

去重力位：桡侧腕长伸肌、桡侧腕短伸肌、尺侧腕伸肌

起始位。患者坐位或仰卧位。前臂处于中立位，放在床面或者平板上。腕关节屈曲，拇指和其余四指放松。

固定。治疗师在腕关节近端固定住前臂。

终末位。患者在完全 ROM 内伸展腕关节。

代偿动作。指伸肌、小指伸肌、示指伸肌。

拇指和其余四指肌肉

对拇指和其余四指进行徒手肌力评定时，重力不作为一个考虑因素。因为相较于肌肉的力量来说，它们的重力太小[21]。可以在去重力位或抗重力位进行所有分级的手指和足趾的力量测试。表 5-6 列出了手指和足趾肌力分级的定义。

表 5-6	手指和足趾肌力分级
分级	**描述**
	患者可以在以下范围内主动地活动：
5	抗最大阻力、去重力位或抗重力位，完全 ROM
4	抗中度阻力、去重力位或抗重力位，完全 ROM
3	去重力位或抗重力位，完全 ROM
2	去重力位或抗重力位，部分 ROM
1	无 ROM，但在去重力位或抗重力位有可触及或可观察到的肌肉收缩
0	无 ROM，在去重力位或抗重力位无可触及或无可观察到的肌肉收缩

手指掌指关节伸展

指总伸肌、示指伸肌、小指伸肌

起始位。患者坐位或者仰卧位，前臂旋前，腕关节处于中立位，手指屈曲（图5-119）。

固定。治疗师固定住掌骨。

动作。患者伸展4个掌指关节同时维持指骨间关节屈曲（图5-120）。

触诊（图5-121）。指总伸肌：可以在每个掌骨头近端背侧面触摸到手指的肌腱。示指伸肌：指总伸肌腱伸向示指处的内侧。小指伸肌：指总伸肌腱伸向小指处的外侧。

代偿动作。固定腕关节抑制了腕关节屈曲和掌指关节伸展的肌腱固定效应[14, 19]。

阻力位置。每根手指的近节指骨背侧面（图5-122和5-123）。

阻力方向。掌指关节屈曲。

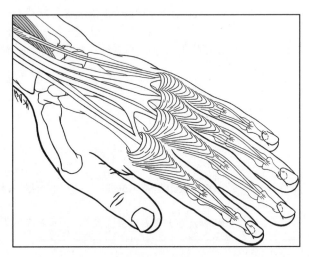

图5-121　伸肌扩张部

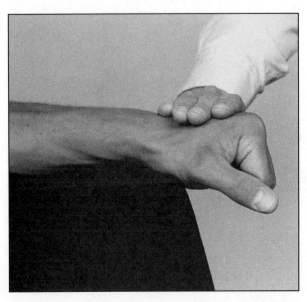

图5-119　起始位：指总伸肌、示指伸肌、小指伸肌

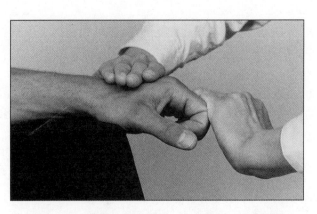

图5-122　抗阻：指总伸肌、示指伸肌、小指伸肌

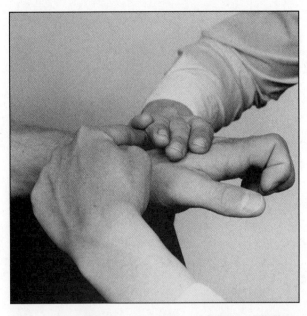

图5-120　筛查姿势：指总伸肌、示指伸肌、小指伸肌

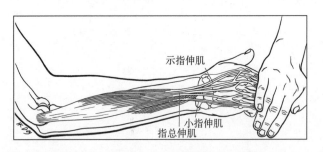

图5-123　指总伸肌、示指伸肌、小指伸肌

掌指关节外展

骨间背侧肌和小指展肌

起始位。患者坐位或仰卧位。骨间背侧肌（图 5-124）：前臂旋前并放在桌面上，腕关节中立位，手指伸展和内收。小指展肌（图 5-125）：前臂旋后。

固定。骨间背侧肌：治疗师在掌骨和腕关节处固定住手背。小指展肌：治疗师固定住腕关节

和外侧 3 根掌骨。也可以固定住相邻的手指。

动作。骨间背侧肌（图 5-126）：患者向着拇指外展示指，向着示指外展中指，向着中指外展环指，向着小指外展环指。为了抑制相邻手指的辅助作用，非检查手指应该被固定住。小指外展肌（图 5-127）：患者外展小指。

触诊。第一骨间背侧肌可以在第二掌骨的桡侧触摸到（图 5-126）。其余骨间肌无法被触摸到。小指外展肌可以在第五掌骨的尺侧面被触摸到（图 5-127）。

代偿动作。将掌指关节维持在中立位以防止

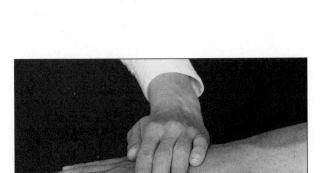

图 5-124 起始位：骨间背侧肌

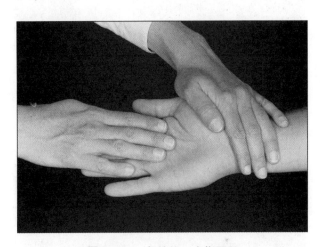

图 5-125 起始位：小指展肌

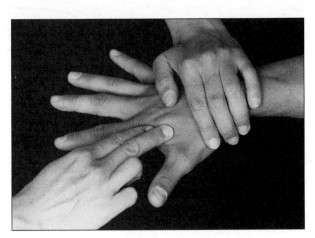

图 5-126 筛查姿势：骨间背侧肌

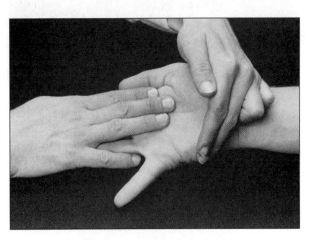

图 5-127 筛查姿势：小指展肌

手指通过指总伸肌进行外展。

阻力位置。抵住被检查手指的近节指骨的近端。治疗师在示指和中指的桡侧，以及中指、环指（图5-128，5-129）和小指的尺侧（图5-130，5-131）进行抵抗。

阻力方向。内收。

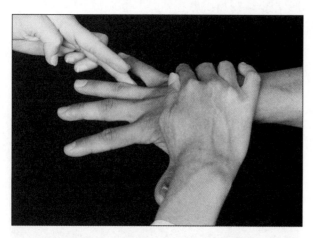

图5-128　抗阻：第四骨间背侧肌

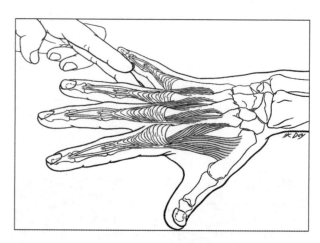

图5-129　骨间背侧肌

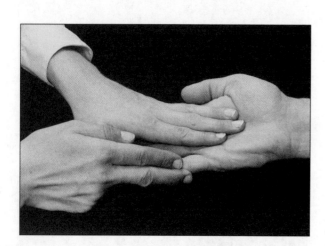

图5-130　抗阻：小指展肌

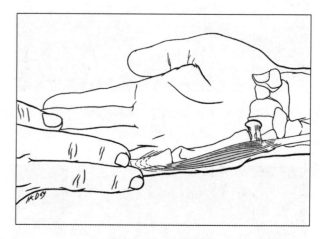

图5-131　小指展肌

掌指关节内收

骨间掌侧肌

起始位。患者取坐位或仰卧位。如果选择坐位，前臂旋后并放在桌面上，腕关节中立位，手指外展（图 5-132）。

固定。治疗师固定住掌骨和腕关节。正在移动的手指的相邻手指也可以被固定住。

动作。患者向着中指内收示指、环指和小指（图 5-133）。

触诊。这些肌肉无法被触摸到。

代偿动作。无。

阻力位置。抵在被检查手指的近节指骨处（图 5-134，5-135）。治疗师在示指的尺侧和环指与小指的桡侧进行抵抗。

阻力方向。外展。

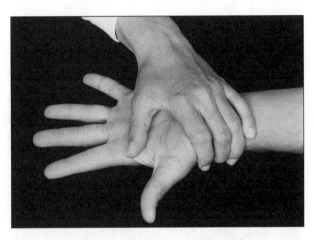

图 5-132　起始位：骨间掌侧肌

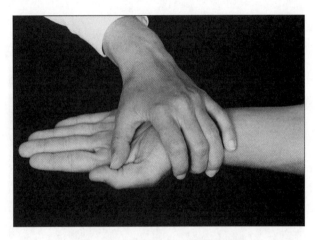

图 5-133　筛查姿势：骨间掌侧肌

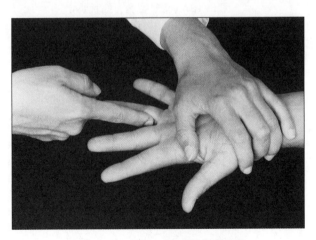

图 5-134　抗阻：第三骨间掌侧肌

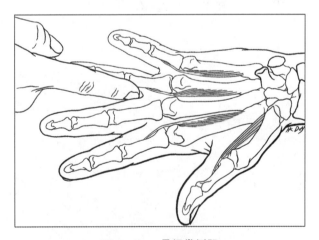

图 5-135　骨间掌侧肌

手指掌指关节屈曲和指骨间关节伸展

蚓状肌

骨间肌也可以在屈曲掌指关节的同时伸展指骨间关节。骨间肌作为内收和外展肌在本测试时被独立开。骨间肌力量较强，如果骨间肌肌力减弱可能是蚓状肌的原因。辅助肌肉：小指屈肌（掌指关节屈曲时）。

起始位。患者坐位或者仰卧位。前臂旋前或处于中立位，放在桌面上。腕关节处于中立位，掌指关节伸展并内收，指骨间关节轻度屈曲（图5-136）。

固定。治疗师固定住掌骨。

动作。患者屈曲掌指关节，同时伸展指骨间关节（图5-137）。在静态内收状态下，手指可以外展以防止相邻手指的辅助作用。

触诊。蚓状肌无法被触摸到。

代偿动作。指总伸肌。

阻力位置。施加在近节指骨的掌面和中节指骨的背侧面（图5-138，5-139）。

阻力方向。掌指关节伸展和指骨间关节屈曲。

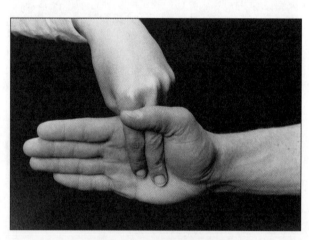

图 5-136　起始位：蚓状肌

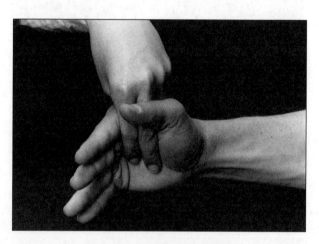

图 5-137　筛查姿势：蚓状肌

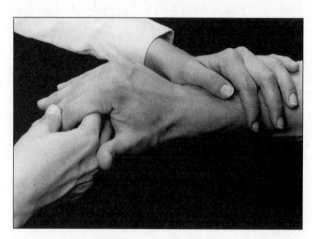

图 5-138　抗阻：蚓状肌

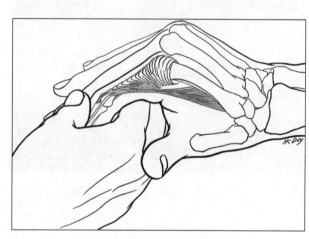

图 5-139　第一蚓状肌

第五掌指关节屈曲

小指屈肌

辅助肌肉：第四蚓状肌、第四骨间掌侧肌和小指展肌。

起始位。患者坐位或仰卧位。如果取坐位，前臂旋后并放在桌面上。腕关节处于中立位，手指伸展（图 5-140）。

固定。治疗师固定住掌骨。

动作。患者屈曲第五掌指关节的同时保持指骨间关节伸展（图 5-141）。

触诊。小鱼际上小指展肌内侧。

代偿动作。患者可能使用指浅屈肌和指深屈肌。保证指骨间关节不产生屈曲。如果无法做出屈曲动作，患者会通过小指展肌的收缩外展小指。

阻力位置。施加在小指近节指骨的掌侧面（图 5-142，5-143）。

阻力方向。伸展。

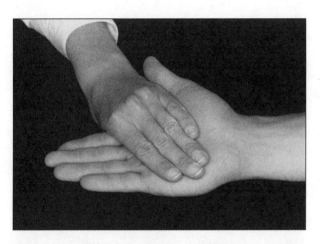

图 5-140　**起始位：小指屈肌**

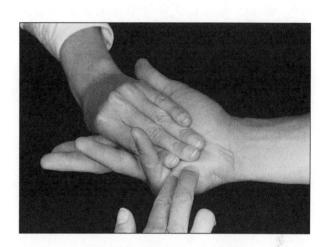

图 5-141　**筛查姿势：小指屈肌**

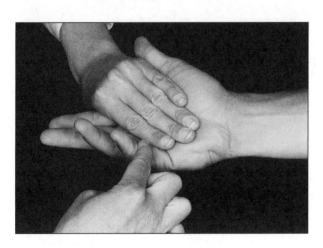

图 5-142　**抗阻：小指屈肌**

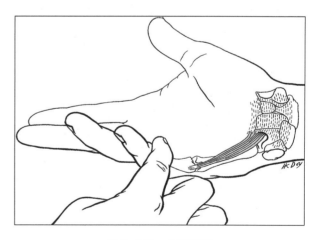

图 5-143　**小指屈肌**

手指近端指骨间关节屈曲

指浅屈肌

辅助肌肉：指深屈肌。

起始位。患者取坐位或仰卧位。坐位时，前臂旋后并放在桌面上，腕关节处于中立位或轻度伸展位，手指伸展。为了排除指深屈肌的作用，其余非检查手指可以维持在伸展位[24]（图5-144）。

固定。治疗师固定住检查指的掌骨和近节指骨。

动作。患者屈曲每根手指的近端指骨间关节，同时维持远端指骨间关节于伸展位（图5-145）。小指部单独检查，它可能随着环指一起屈曲。小指单独的屈曲动作一般是不可能的[25]。

触诊。腕关节掌长肌和尺侧腕屈肌之间或者近节指骨处。

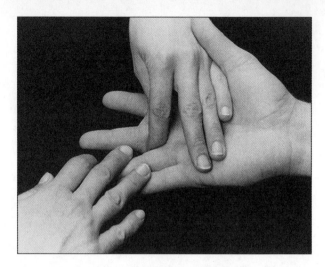

图 5-144　起始位：指浅屈肌

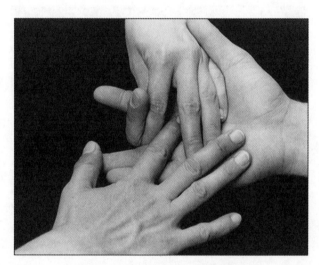

图 5-145　筛查姿势：指浅屈肌

代偿动作。指深屈肌。尺侧 3 根手指的指深屈肌腱通常从同一肌腹发出，这几根手指的指深屈肌动作是相互依赖的 [26]。因此，将非检查手指维持在伸展位减少了被检查手指指深屈肌的作用。

阻力位置。施加在中节指骨的掌侧面（图 5-146，5-147）。

阻力方向。伸展。

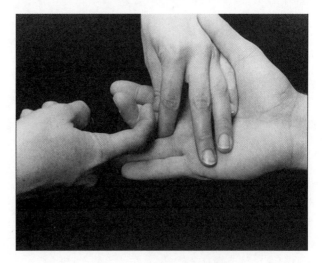

图 5-146 抗阻：指浅屈肌

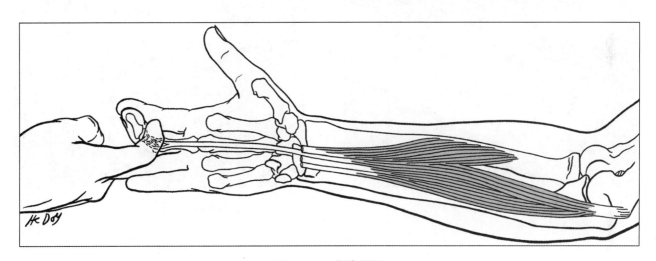

图 5-147 指浅屈肌

手指远端指骨间关节屈曲

指深屈肌

___

辅助肌肉：指深屈肌。

起始位。患者坐位或仰卧位。如果取坐位，前臂旋后并放在桌面上，腕关节处于中立位或轻度伸展位，手指伸展（图 5-148）。

固定。治疗师固定住被检查指的近节指骨和中节指骨。

动作。患者在完全 ROM 内屈曲远端指骨间关节（图 5-149）。

尺侧 3 根手指的指深屈肌腱通常从同一肌腹发出，所以，这几根手指的指深屈肌动作是相互依赖的。因此，在检查时非检查手指应该维持在轻度屈曲位 [26]。

触诊。中节指骨的掌侧面。

阻力位置。施加在远节指骨的掌侧面（图 5-150，5-151）。

阻力方向。伸展。

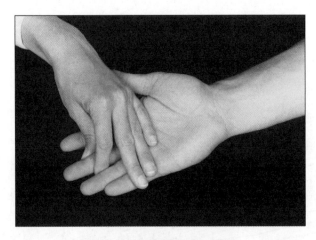

图 5-148　起始位：指深屈肌

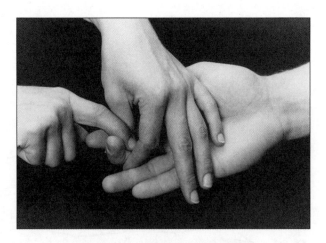

图 5-149　筛查姿势：指深屈肌

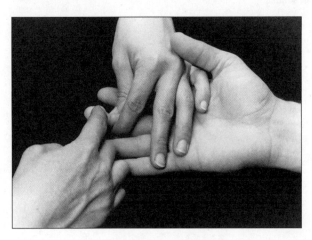

图 5-150　抗阻：指深屈肌

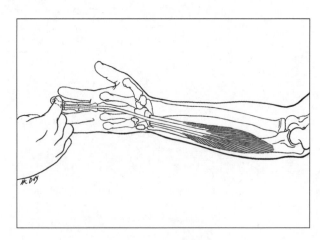

图 5-151　指深屈肌

第一指骨间关节屈曲

拇长屈肌

起始位。患者坐位或者仰卧位。前臂旋后，腕关节处于中立位，拇指伸展（图 5-152）。

固定。治疗师固定住腕关节、拇指掌骨和近节指骨。

动作。患者在完全 ROM 内屈曲指骨间关节（图 5-153）。

触诊。近节指骨掌侧面。

代偿动作。指骨间关节伸展以后拇指的放松位置看上去类似于拇长屈肌的收缩。

阻力位置。施加在远节指骨的掌侧面（图 5-154，5-155）。

阻力方向。伸展。

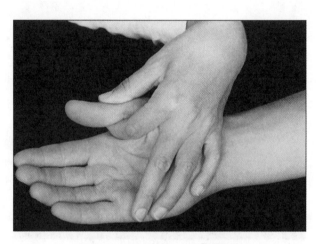

图 5-152 **起始位：拇长屈肌**

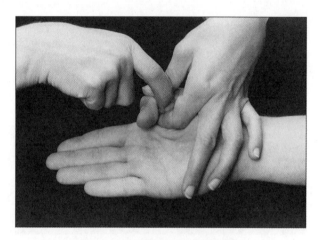

图 5-153 **筛查姿势：拇长屈肌**

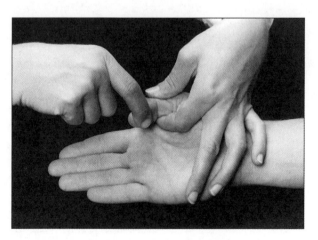

图 5-154 **抗阻：拇长屈肌**

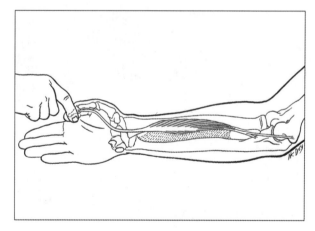

图 5-155 **拇长屈肌**

第一掌指关节屈曲

拇短屈肌

辅助肌肉：拇长屈肌。

起始位。患者坐位或者仰卧位。前臂旋后，腕关节处于中立位，拇指伸展（图 5-156）。

固定。治疗师固定住腕关节、拇指掌骨。

动作。患者在完全 ROM 内屈曲掌指关节并维持指骨间关节伸展，以最小化拇长屈肌的作用（图 5-157）。

触诊。掌指关节近端，大鱼际突起的中部，拇短屈肌内侧。

代偿动作。拇长屈肌。

阻力位置。施加在近节指骨的掌侧面（图 5-158，5-159）。

阻力方向。伸展。

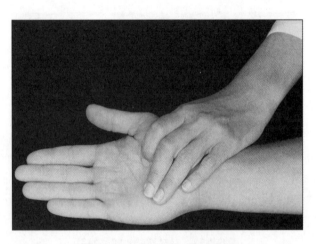

图 5-156　起始位：拇短屈肌

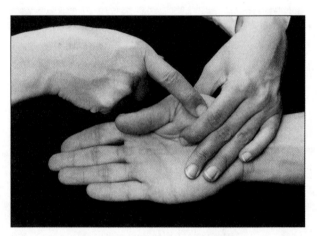

图 5-157　筛查姿势：拇短屈肌

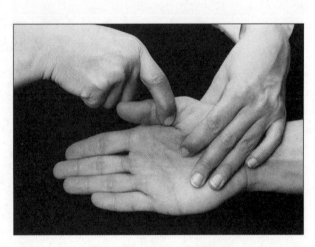

图 5-158　抗阻：拇短屈肌

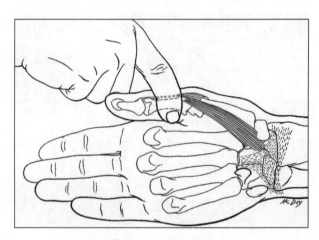

图 5-159　拇短屈肌

第一指骨间关节伸展

拇长伸肌

起始位。患者坐位或者仰卧位。前臂处于中立位或轻度旋前，腕关节处于中立位，拇指内收，掌指关节伸展，指骨间关节屈曲（图 5-160）。

固定。治疗师固定住拇指掌骨和近节指骨。

动作。患者在完全 ROM 内伸展指骨间关节

（图 5-161A）。

触诊。近节指骨的背侧面或在解剖鼻烟窝尺侧缘（图 5-161B）。

代偿动作。将拇指内收可以限制拇短展肌和拇短屈肌的伸展作用[24]。拇长屈肌收缩的回弹。

阻力位置。施加在远节指骨的背侧面（图 5-162，5-163）。

阻力方向。屈曲。

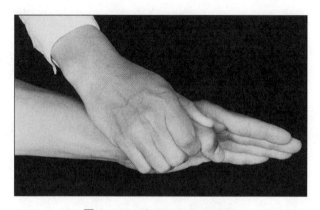

图 5-160　**起始位：拇长伸肌**

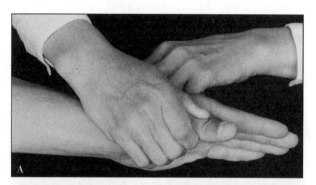

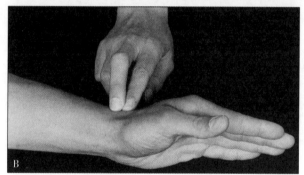

图 5-161　A. 筛查姿势：拇长伸肌。B. 触诊：拇长伸肌

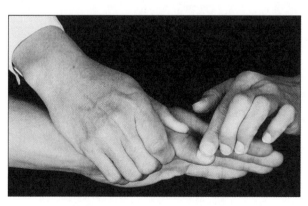

图 5-162　**抗阻：拇长伸肌**

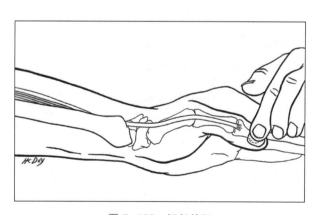

图 5-163　**拇长伸肌**

第一掌指关节伸展

拇短伸肌

辅助肌肉：拇长伸肌。

起始位。患者坐位或者仰卧位。前臂处于中立位或轻度旋前，腕关节处于中立位，拇指掌指关节和指骨间关节屈曲（图 5–164）。

固定。治疗师固定住第一掌骨。

动作。患者伸展拇指的掌指关节并保持指骨间关节轻度屈曲（图 5–165A）。

触诊。腕关节背侧面桡侧，拇指掌骨基底部。拇短伸肌组成了解剖鼻烟窝的桡侧缘，并处于拇长伸肌腱的外侧（图 5–165B）。

代偿动作。拇长伸肌。

阻力位置。施加在近节指骨的背侧面（图 5–166，5–167）。

阻力方向。屈曲。

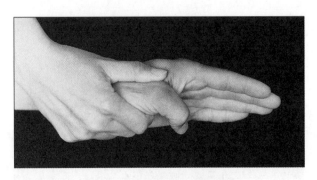

图 5–164　起始位：拇短伸肌

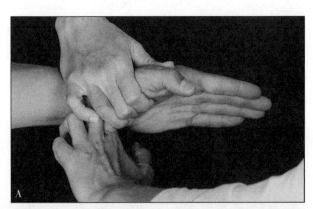

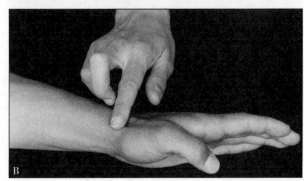

图 5–165　A. 筛查姿势：拇短伸肌。B. 触诊：拇短伸肌

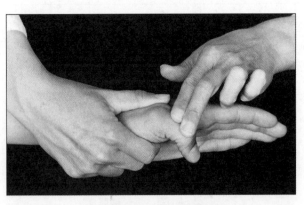

图 5–166　抗阻：拇短伸肌

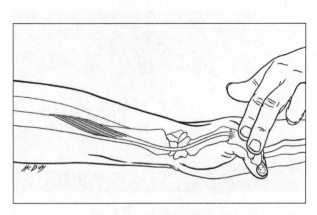

图 5–167　拇短伸肌

拇指桡侧外展

拇长展肌

起始位。患者坐位或者仰卧位，前臂旋后，腕关节处于中立位。拇指内收抵在示指的掌侧面上（图 5-168）。

固定。治疗师固定住腕关节和第二掌骨。

动作。患者在完全 ROM 内向桡侧外展拇指（图 5-169）。拇指从示指向外展 45°[24]。

触诊。在拇指掌骨基底部，腕关节外侧和拇短伸肌桡侧。

代偿动作。可能通过拇短展肌的收缩产生掌侧外展动作[27]。

阻力位置。施加在拇指掌骨的外侧（图 5-170 和 5-171）。

阻力方向。内收和屈曲。

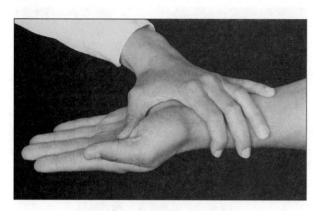

图 5-168 起始位：拇长展肌

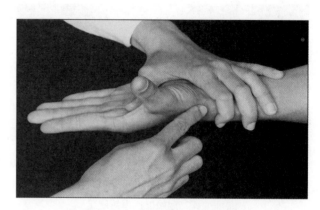

图 5-169 筛查姿势：拇长展肌

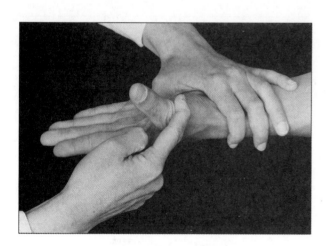

图 5-170 抗阻：拇长展肌

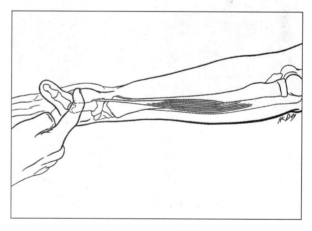

图 5-171 拇长展肌

拇指掌侧外展

拇短展肌

起始位。患者坐位或者仰卧位，前臂旋后，腕关节处于中立位。拇指内收抵在示指的掌侧面上（图 5-172）。

固定。治疗师固定住腕关节和第二掌骨。

动作。患者在完全 ROM 内外展拇指（图 5-173）。拇指从示指向外以一定角度张开 [24]。

触诊。在拇指掌骨外侧。

代偿动作。可能通过拇长展肌的收缩产生掌侧外展动作 [27]。

阻力位置。施加在近节指骨的外侧（图 5-174，5-175）。

阻力方向。内收。

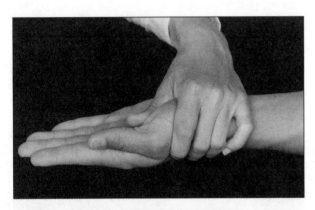

图 5-172　起始位：拇短展肌

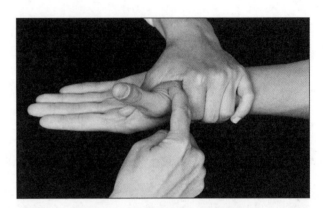

图 5-173　筛查姿势：拇短展肌

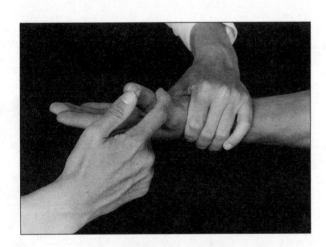

图 5-174　抗阻：拇短展肌

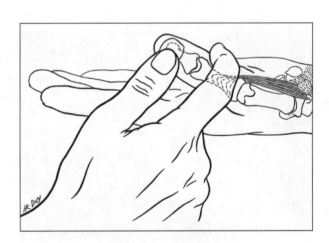

图 5-175　拇短展肌

拇指内收

拇收肌

辅助肌肉：拇短屈肌。

起始位。患者坐位或者仰卧位，前臂旋后，腕关节处于中立位。手指伸展，第一掌指关节和指骨间关节屈曲，拇指处于掌侧外展位（图 5-176）。

固定。治疗师固定住腕关节和第二到第五掌骨。

动作。患者内收拇指同时保持掌指关节和指骨间关节屈曲（图 5-177）。如果患者无法维持屈曲状态，掌指关节和指骨间关节可以维持在伸展位。

触诊。手部掌侧面，第一掌骨和第二掌骨之间。

代偿动作。拇长屈肌和拇长伸肌[19,24]。

阻力位置。施加在近节指骨的内侧（图 5-178，5-179）。

阻力方向。掌侧外展。

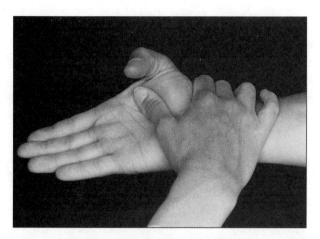

图 5-176 起始位：拇收肌

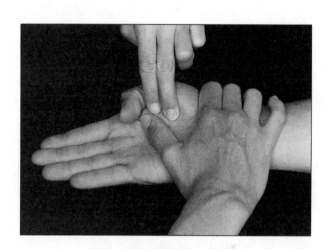

图 5-177 筛查姿势：拇收肌

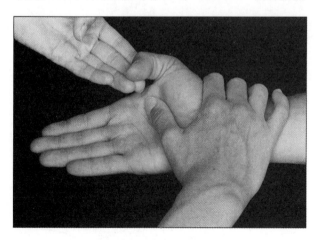

图 5-178 抗阻：拇收肌

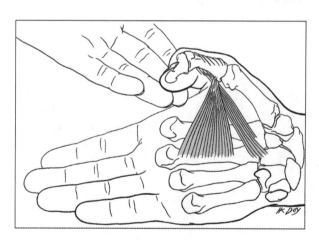

图 5-179 拇收肌

拇指和小指的对掌运动

拇指对掌肌和小指对掌肌

辅助肌肉：拇短展肌、拇短收肌和拇短屈肌。

起始位。患者坐位或者仰卧位。前臂旋后，腕关节处于中立位（图 5-180）。手指伸展，第一掌指关节和指骨间关节伸展。因为对掌肌只有在拇指外展时才能发挥对掌作用，所以拇指应处于掌侧外展位[24]。

固定。治疗师固定住前臂远端。如果拇短展肌力量弱，拇指可以维持在外展位。

动作。患者拇指向着小指屈曲和内旋，小指向着拇指屈曲和旋转，以使拇指和小指指腹相触（图 5-181）。在运动过程中远节指骨保持伸展。

触诊。拇指对掌肌：拇指掌骨骨干桡侧面，拇短展肌的外侧。小指对掌肌：第五掌骨骨干的掌侧面（图 5-181）。

代偿动作。在活动的终末位，患者可能屈曲拇指和其余四指的远端关节来完成对掌动作。在完全对掌时，如果拇指指甲平行于手掌面，就不会有这种代偿动作。

阻力位置。两个动作同时抗阻，阻力施加在第一掌骨和第五掌骨的掌侧面上（图 5-182，5-183）。

阻力方向。伸展、内收和外旋。

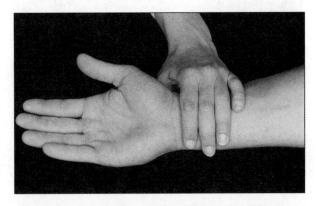

图 5-180　起始位：拇指对掌肌和小指对掌肌

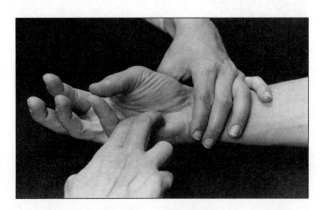

图 5-181　筛查姿势：拇指对掌肌和小指对掌肌

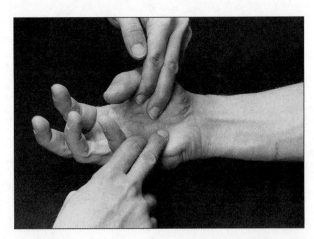

图 5-182　抗阻：拇指对掌肌和小指对掌肌

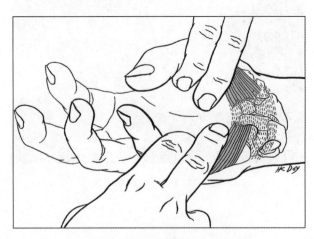

图 5-183　拇指对掌肌和小指对掌肌

功能性应用

关节功能：腕关节

腕关节优化了手部触摸、抓握和操作的功能。腕关节的运动将手的位置与前臂的位置关联起来并且传递了手部和前臂之间的负荷[28]。因为腕关节运动和静态摆位的功能，腕关节控制了手部外在肌的长度 - 张力关系。

腕关节的位置影响了手指 ROM。在腕关节从屈曲位移动到伸展位的过程中，会同步引起掌指关节（第 2～4 指）、近端指骨间关节和远端指骨间关节屈曲。这是由指长屈肌的被动张力导致的[29]。随着腕关节从伸展位移动到屈曲位，手指逐渐伸展，手部逐渐打开。这是由于指伸肌的被动张力导致的。

功能性活动范围：腕关节

腕关节伸展和尺偏对于日常生活活动（ADL）来说是非常重要的[30]。在大部分的日常活动中，腕关节维持在伸展位以稳定手部和促进远端关节的屈曲（图 5-184）。然而，在进行会阴清洗和在背部扣衣服扣子活动时（图 5-185），腕关节维持屈曲姿势。

有两种方法用于判断成功完成 ADL 所需的腕关节 ROM。

在第一种方法中，正常个体在进行 ADL 时评估他的腕关节 ROM。Brumfield 和 Champoux 评估了 15 项 ADL 并发现对于大部分的活动，腕关节正

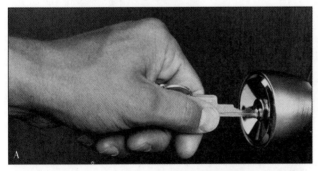

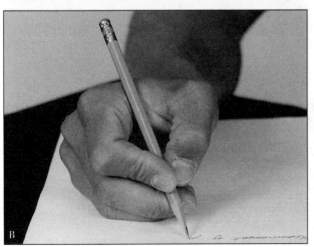

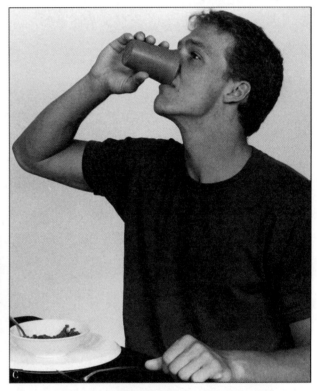

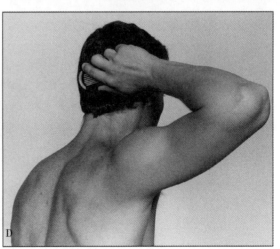

图 5-184　在大部分的 ADL 中，腕关节维持在伸展位。A. 使用钥匙开锁。B. 书写。C. 用水杯喝水。D. 梳头

常的功能范围是屈曲 10°至伸展 35°[31]。Palmer
和其同事评估了 52 项标准的项目，也发现了相似
的活动范围，即屈曲 5°至伸展 30°。尺偏的正常
功能范围是 15°，桡偏是 10°[32]。

Ryu 和其同事在评估了 31 项项目之后，报告
了完成 ADL 所需的最大腕关节活动范围[30]（屈
曲 54°、伸展 60°、尺偏 40°和桡偏 17°）。他
们指出，不同的数据分析方法和角度尺的设计与
应用是造成他们的研究结果比其他研究结果数值
更大的原因。

喂食活动（图 5-186）（如端起水杯喝水、用
叉子和勺子吃东西、用刀切东西）所需要的活动
范围大致从腕关节屈曲 3°至腕关节伸展 35°，
尺偏 20°至桡偏 5°[31,33]。

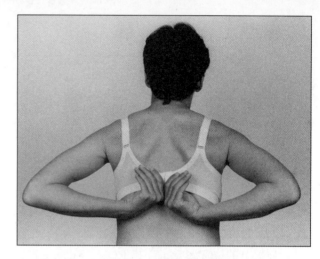

图 5-185　在背后扣衣服扣子时腕关节是屈曲的

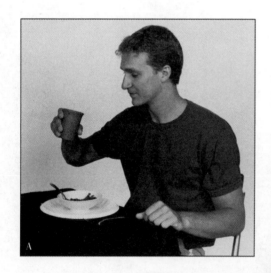

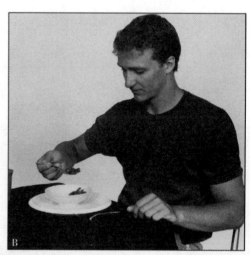

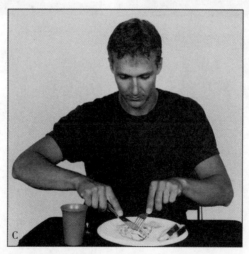

图 5-186　进食活动所需要的腕关节 ROM 大致为屈曲 3°至伸展 35°，尺偏 20°至桡偏 5°。A. 用
水杯喝水。B. 用勺子吃东西。C. 用刀和叉子吃东西

另一种方法是限制腕关节 ROM，并比较完成 ADL 的能力。Nelson 评估了将腕关节限制在屈曲 5°、伸展 6°、桡偏 7° 和尺偏 6° 时完成 125 项 ADL（工作和娱乐活动不包含在内）的能力 [34]。当腕关节限制在这一范围内时，能够完成 123 项 ADL。因此，腕关节 ROM 显著的缺失可能不会明显限制患者进行 ADL 的能力。

Franko 等使用客观 ROM 数值、客观时间测试和主观调查来评估腕关节不受限（100%）、部分受限（42%）和高度受限（15%）之间功能上的区别 [35]。客观时间测试包含了之前未研究过的同时进行的 ADL，如使用电脑鼠标、手机及在电脑键盘或手持设备上打字。研究人员指出，随着腕关节 ROM 的下降，客观和主观的功能限制都会增加；然而，"高度受限和部分受限分组里的个体都具有高度的功能性运动，这说明了运动的缺失和功能的缺失并没有直接的关系" [35]。

腕关节连带运动 [11,36]

在动态工作中，腕关节的运动都是连带完成的。腕关节最大伸展时会桡偏，最大屈曲时会尺偏。

手指位置影响腕关节 ROM

Gehrmann 等评估了手指不受限和维持在 3 个不同屈曲位置时的腕关节 ROM [12]。随着手指屈曲角度增加，腕关节屈曲和尺偏活动度显著变小。当握住把手或工具时会出现手指屈曲，这时腕关节 ROM 可能变小。

关节功能：手部

手部有多种与 ADL 相关的功能。主要的功能是抓握、操作物体、交流和从外界接受感觉信息。此处不描述抓握功能。

功能活动度：手部

在一些日常生活活动中完成抓握时并不要求手部必须完全张开。但在一些休息和职业活动中可能是必须的。当抓握一个物品时，物品的形状、尺寸和重量都会影响手指屈曲的角度、手掌接触的区域和拇指的位置（图 5-187）。拇指可能包含或不包含在抓握功能之内 [10]（图 5-187A）。当抓握不同尺寸的圆柱体时，远端指骨间关节的角度维持不变，手指通过掌指关节和近端指骨间关节的角度变化来适应新圆柱体的尺寸 [37]。

Pienziszek 等评估了在 3 项（梳头、拉拉链和使用手机）[38] ADL 中掌指关节，近端指骨间关节和远端指骨间关节的屈曲和伸展 ROM。它们所需的 ROM 大致是在活动范围的中间部分，并没有达到最大的屈曲 / 伸展数值。相关的 ROM 模式在所有手指类似，即掌指关节 ROM 最大，从近端指骨间关节到远端指骨间关节逐渐减少。但这在示指上例外，它的近端指骨间关节 ROM 比掌指关节大。

Hume 等研究指出了许多 ADL 所需的掌指关节和指骨间关节的 ROM [39]。在不同的手指之间没有明显的功能位置的区别；因此，手指的位置只有一个报告结果。掌指关节（第 2～4 指）和第一掌指关节屈曲的 ROM 分别是 33°～37° 和 10°～32°。手指（第 2～4 指）近端指骨间关节和远端指骨间关节屈曲 ROM 分别是 36°～86° 和 20°～61°。拇指指骨间关节屈曲 ROM 是 2°～43°。

手部掌弓

手部掌弓在表 5-7 中列出。在前臂旋后的状态下，手部放在桌面上观察掌弓（图 5-188）。

掌弓是一个相对固定的结构，它被屈肌支持带覆盖。这个结构将指长屈肌维持在与腕关节相对靠近的位置上，因此可以减少这些肌肉产生腕关节屈曲的能力，进而加强了这些肌肉作为腕关节屈肌和伸肌在用力抓握时的运动 [19]。

在手的休息位，通常可以观察到一个轻度的杯状凹陷。当抓握或操控物体时，掌侧的凹陷变得更深和更加呈下陷状。当手完全打开时，手掌变平。手部变凹陷和变平都是由于环指、小指和拇指的灵活性产生的。每一根手指都包含了掌骨和指骨。这些骨屈曲、旋转并向手掌中心运动，以使第 2～4 指和拇指的指腹可以相接触。这一动作发生在腕掌关节处。示指和中指围绕着固定的掌骨运动形成活动幅度。

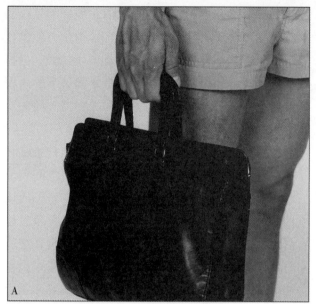

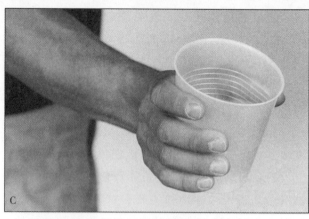

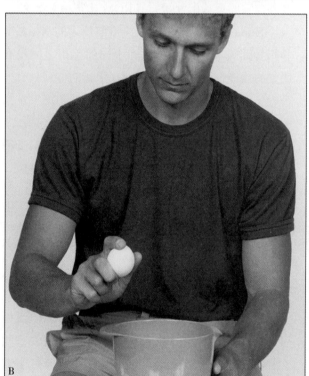

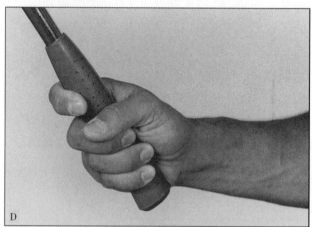

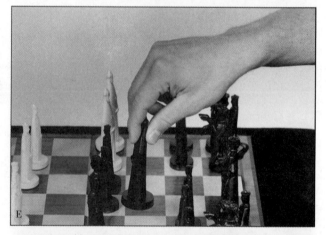

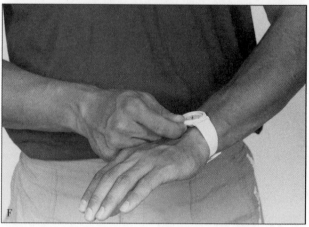

图 5-187　当抓握一个物体时，物体的形状、尺寸和（或）物体的重量会影响手指屈曲角度、手掌接触的区域、拇指的位置，观察：A. 提手提袋；B. 敲鸡蛋；C. 握住大杯子；D. 抓握扶手或锤子；E. 移动国际象棋棋子；F. 戴手表

表 5-7 掌弓 [19]

弓	位置	关键骨	活动
腕弓	腕骨远侧列	头状骨	屈曲
	腕骨近侧列	—	活动的
掌骨弓	掌骨头水平	第三掌骨头	活动的
长弓	腕骨和五根手指 *	掌指关节	活动的；屈曲（示指和中指的掌骨）

注：* 手指的掌骨和指骨。

腕关节和手部的抓握功能

与手部抓握功能相关的两个词语是抓和握。Tubiana 和其同事指出，这两个词语有本质的区别 [19]。他们把抓定义为"当一个物体被手有意识地抓住，是受意识控制和机械性的握住"。握被定义为"抓的功能中的手的无意识成分" [19]。

Napier 将握分成了两种主要的姿势：有力的握住和精确握住 [40]。他强调这两种姿势提供了手部所有技术性和非技术性活动的解剖基础。有力握住和精确握住在所有的抓握活动中是主要的特点。当抓握活动需要力量时使用有力的抓握（图 5-189）。物体被手指和手掌握住，拇指对物体施加一个理想的反作用力。

当活动需要精确性时，手部维持一个精确抓握的姿势（图 5-190）。物体被手指和相对的拇指掌侧捏住。精确抓握包含了物体在拇指和其余四指之间的固定 [40]。精确抓握的功能是为了保证近端

的肢体能移动这个物体。还可以使用手部来操控一个物体。Landsmeer 把这种操控功能比作"精确操作" [41]。第一阶段是将拇指和其余四指摆好握住这个物体，第二阶段才是实际的操控或操作这个物体。

以下对腕关节和手部功能的描述限于对有力

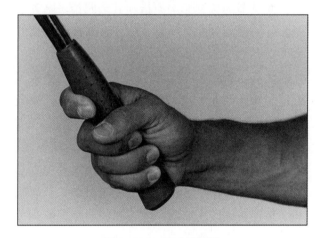

图 5-189 **有力的握住**

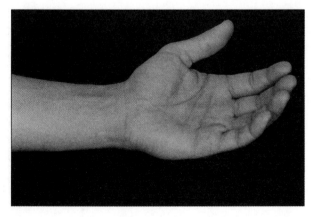

图 5-188 **掌弓。观察腕骨远侧列和掌骨水平上的横向凹陷及沿着每根手指的纵向凹陷**

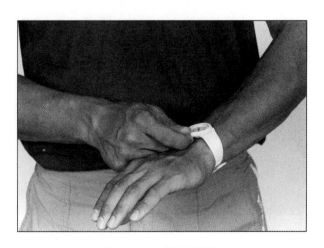

图 5-190 **精确的握住**

抓握、精确抓握和精确操作的分析。重点在于抓握过程的分阶段、运动模式、静态摆位和各个抓握的肌肉活动。

有力抓握

有力抓握分为 4 个阶段：手部打开，手指摆位，拇指和其余四指靠近物体，实际抓握[41]。每一个阶段对于有效的抓握都是至关重要的。

打开阶段（图 5-191）

开始是个凭直觉的动作，打开的幅度由对抓握物体的意识提前决定[42]。手部采用一个可以适应物体物理结构的姿势。完全的手部打开可能在一些日常护理活动中不必要，但是在一些娱乐和职业工作中是必须的。

腕关节的位置影响拇指和其余四指。腕关节屈曲时手指可以完全伸展以打开手部来抓握大件物体[19,43]。在这个姿势中，拇指的指尖在近端指骨间关节的高度[44]。随着手部张开，手指间距离超过了物体的大小，手指的掌指关节往往会完全伸展；同时指骨间关节屈曲到一定角度以使手指的抓握面朝向物体[42]。

打开阶段是个动态的过程，它的主要特点是肌肉的向心收缩[41]。主动打开是通过腕关节屈肌和手指伸肌同时完成的[43-45]。指伸肌伸展掌指关节，并可以产生腕关节伸展动作。为了抑制腕关

节处产生伸腕的动作，腕关节屈肌作为拮抗肌产生运动，以使腕关节处于中立位或屈曲位[43]。指伸肌的整体作用对于手指主动打开的动作至关重要[42]。抓握的物体越大，手指外展和拇指桡侧外展和（或）伸展的幅度越大。

拇指和其余四指摆位阶段（图 5-191）

手指摆位的选择与打开阶段同时发生。对理想姿势的适应发生在掌指关节和指骨间关节[41]。在抓握这一阶段，指伸肌伸展掌指关节和蚓状肌产生抓握姿势至关重要[42]。当抓握动作需要一个或多个掌指关节发生尺偏时，骨间肌会取代蚓状肌的作用[42]。

靠近阶段（图 5-192）

识别这一阶段的动作模式时腕关节伸展，其他手指和拇指屈曲及外展。和打开阶段一样，腕关节的位置会影响拇指和其余四指。抓握物体时，腕关节伸展可以允许手指屈曲[19,43]。随着靠近物体，手指通常同时屈曲并靠近物体，以使手掌与物体相接触[43]。指深屈肌在手部合上的过程中是关键的肌肉[46]。腕关节伸肌固定腕关节并抑制指深屈肌和指浅屈肌的屈腕功能[43]。当拇指参与抓握时，鱼际肌肉随着拇指靠近物体并最终内收和（或）对掌运动时产生活动。手指摆位和肌肉的活动都会受到要抓握物体的形状的影响。

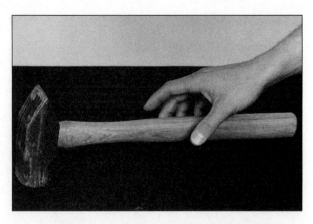

图 5-191　有力抓握：打开阶段和摆位阶段

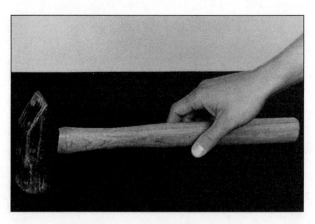

图 5-192　有力抓握：靠近阶段

静态抓握阶段（图 5-193）

这一阶段是用力或固定的阶段，它的特点是肌肉的等长收缩。手复合体的功能是去固定住物体以使它可以被近端肢体移动或者使手臂产生更大的力量[41]。

用力抓握有 3 个显著的特点：①腕关节维持在中立位或伸展位；②手指维持在屈曲位并外展或内收；③手指的掌侧面和手掌的部分与物体有力的接触。例如，在抓握公文包时（图 5-194），拇指不参与抓握，这种抓握被称为钩状抓握[10]。在抓握一个圆柱状物体时，例如锤子或杯子（图 5-195），拇指可能屈曲和内收。当需要准确性时，它通常外展并屈曲。

物体的形状、尺寸和（或）重量影响手指屈曲的角度、手掌接触的区域和拇指的位置。当抓握不同尺寸的圆柱体时，远端指骨间关节维持不变，手指通过改变掌指关节和近端指骨间关节的角度来适应新圆柱体的尺侧[37]。同时需要注意随着圆柱体直径的增加，抓握的总力量会减小[47]。

尺侧 2 根手指在腕掌关节处屈曲和旋转、在掌指关节处屈曲超过 90° 的能力有助于手部尺侧的掌指接触。Bendz 的研究显示小鱼际肌肉，尤其是小指屈肌和小指展肌屈曲第五掌骨和小指的近节指骨[48]。小指展肌同时可以旋转第五掌骨。这些肌肉收缩为抓握提供力量。但要产生完全的力量时，尺侧腕屈肌继而被动员，通过附着在豌豆骨上的屈肌总腱来增加小指屈肌和小指展肌的收缩[48]。然而，环指和小指只能产生示指和中指 70% 的力量，所以力量主要由桡侧手指产生。随着抓握所需力量的增加，腕关节尺偏[49,50]。当腕关节处于尺偏位时，指骨可以产生最大力量。Napler 对握力的分类中，可以有很多姿势的亚组[40]。Kamakura 区别了 5 种握力[51]。这些握力都具有先前提到的用力抓握的 3 个特点。特定的模式可能在拇指的参与、活动的幅度、手指的摆位和（或）掌指的接触区域有所不同。Sollerman 和 Sperling 根据手部不同部位的参与，手指和关节的摆位，表面的收缩及物体与手部长轴之间的关系开发了一套编码系统来对手部握力进行分类[52]。两个研究中的姿势性细节都展示出了一个人抓握物体的方法和在这些姿势中肌肉相伴活动的多样性。

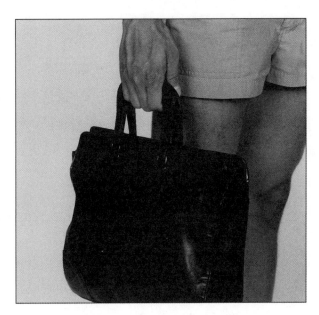

图 5-194　拇指不参与的有力抓握

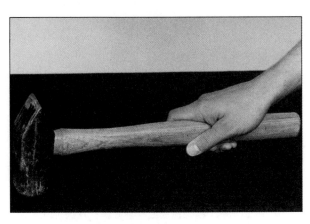

图 5-193　有力抓握：静态抓握阶段

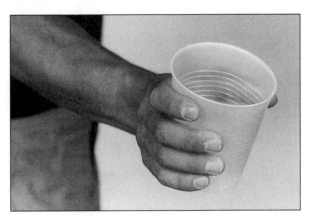

图 5-195　拇指参与的有力抓握

Long 等研究展示了在 5 种用力抓握中的内在肌和外在肌的肌电数据：简单握紧、握紧锤子、握紧螺丝刀、握住碟子和握住球。以下关于他们发现的总结有助于理解手部姿势静态抓握过程的肌肉运动模式[46]。

外在的手指屈肌产生主要的抓握力。指深屈肌和指浅屈肌都对用力抓握有帮助。随着力量要求越高，指浅屈肌的参与度越大。内在肌最大的参与是通过骨间肌来完成的。它们外展或内收近节指骨来使得手指与物体排列对齐，并让外在屈肌可以产生握力。骨间肌在屈曲掌指关节时也可以产生握力。

当拇指在用力抓握内收和屈曲时，肌力是通过拇收肌和拇长屈肌的等长收缩产生的[44-46,53]。拇短屈肌作用产生紧握所需的稳定性[44,53]。

精确抓握和精确操作

精确抓握和精确操作可以分为 3 个阶段，即打开手部、拇指和其余四指摆位、靠近物体。精确抓握的最后一个阶段是静态抓握。精确操作的最后一个阶段是操控物体。

打开阶段（图 5-196）

打开的幅度和参与的手指数量随着物体形状和不同的意图而变化。腕关节的摆位也随着抓握物体或工作的目的、物体的位置而发生变化。所选的打开姿势是腕关节、拇指和其余四指为接下来的固定或操作做准备的姿势。因为固定或操控一个物体的方式太多，所以活动范围和肌肉活动也要比用力抓握更多样。同样的动作模式也很明显，但是随着精确性的要求越高，动作控制的要求也越高。

拇指和其余四指摆位阶段（图 5-196）

如同在用力抓握中指出的，拇指和其余四指对物体的适应与打开阶段同时产生。掌指关节和指骨间关节位置的不同可以产生很多不同的摆位。然而，在精确抓握或精确操作中，常有拇指的参与，同时拇指对掌运动也可以使它与其他手指产生指对指的接触。

靠近阶段（图 5-197）

腕关节的动作模式和肌肉要求与用力抓握类似。腕关节可以在掌指关节屈曲的时候伸展或者在掌指关节屈曲的时候保持屈曲。示指、中指和环指的掌指关节通常在精确抓握和精确操作时发生屈曲。第五掌指关节可能屈曲或伸展。位置受到其功能的影响。当小指需要压住物体或抵住其他手指时，它会屈曲。当捏住一个物体与其他三指一起操控物体时，小指可能伸展，为手部提供弹性输入或者在工作面上固定住手部，腕关节没有尺偏或桡偏[40]，除了手指掌指关节屈曲，一根

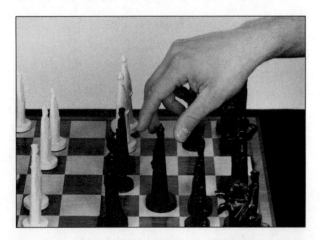

图 5-196　精确抓握或精确操作：打开阶段和摆位阶段

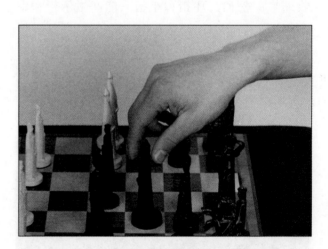

图 5-197　精确抓握或精确操作：靠近阶段

或多根手指发生外展或者内收，手指的近端指骨间关节屈曲或伸展[54]。虽然指骨间关节需要屈曲来完成接下来的操控，但是屈曲或者伸展在精确抓握中都是必须的。远端指骨间关节可能屈曲或伸展。如同在用力抓握中一样，指深屈肌整体在屈曲模式中对于靠近物体至关重要。蚓状肌的活动对于伸展来说是个先决条件[55]。

拇指在靠近的过程中结合了拇指功能的对掌运动以使拇指与其他手指相抵。对掌运动是一个包含了外展、屈曲、第一掌骨内收并同时内旋的连续性动作[10]。大鱼际肌肉的控制通过拇指对掌肌、拇短屈肌、拇短展肌和指收肌发挥作用。

精确抓握（图 5-198）

当拇指和其余四指接触到物体后，手会抓握住这个物体。精确抓握包括了拇指和其余四指固定住掌骨和物体的过程[40]。精确抓握的功能是为了保证近端肢体能够移动这个物体。

有 5 种姿势展示了精确抓握的特点并且常在 ADL 中被使用：指腹捏（图 5-199）、三点捏（图 5-200）、五点捏（图 5-201）、侧捏（图 5-202）和指尖捏（图 5-203）。它们都具有拇指和其余四指捏握的共同特征。Sollerman 和 Sperling 指出，在 ADL 中使用的手部姿势，前 4 种手部姿势使用率占 65%[56]。捏住物体具体使用哪种方式由抓握物体的目的决定[40,57]。指腹捏和侧捏单独列出来进行姿势和肌肉活动的分析。

指腹捏（图 5-199 ~ 5-201）

物体在拇指指腹和一个或多个其他手指的指腹间被捏住。拇指与其余四指相对。最常使用的手指是示指和（或）中指。示指在活动中具有极大的意义。它力量强，可以外展运动，肌肉系统具有相对独立性，与拇指距离也较近[19]。中指增加了精确抓握的力量（三点捏）。环指和小指有助于五点捏。

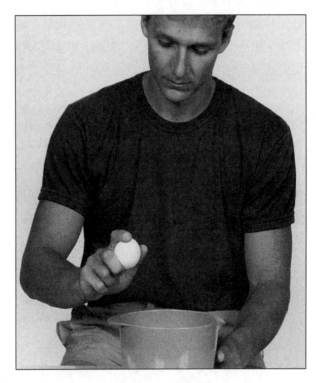

图 5-199　指腹捏

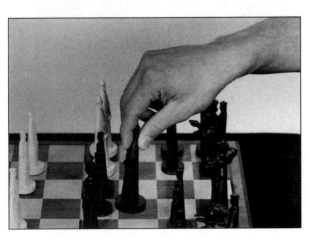

图 5-198　精确抓握：静态抓握阶段

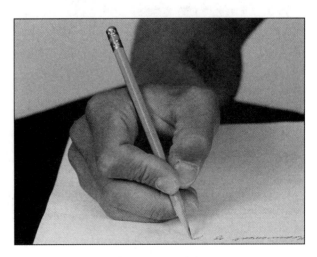

图 5-200　三点捏

拇指采用了腕掌关节屈曲、外展和旋转的姿势。掌指关节和指骨间关节可以屈曲或完全伸展。稳定物体所需的压力由拇指对掌肌、拇收肌和拇短屈肌的肌肉收缩产生[46]。随着力量要求越大，拇收肌的作用也越大。当远节指骨屈曲时，拇长屈肌有助于远节指骨的压迫[45,53]。

桡侧的 3 根手指通常在掌指关节处屈曲。小指可以屈曲或伸展。手指的远端指骨间关节可以屈曲或伸展，当它屈曲时，指深屈肌在压力的产生上发挥了重要作用[46]。当远端关节伸展时，指浅屈肌被募集来维持住姿势。这些外在肌在第一骨间掌侧肌、第一骨间背侧肌、第一蚓状肌的辅助下，作用于捏握力量的产生。Maier 和其同事指出内在肌可能在精确抓握中产生较低的等长力量时发挥了主要作用[58]。

侧捏（图 5-202）

这种形式的捏握和指腹捏的区别在于由拇指指腹将物体抵在示指侧边以固定住物体，反作用力是由示指产生的。拇指更多内收并没有旋转。肌肉活动和指腹捏相同。但是骨间掌侧肌和蚓状肌减少了拇指和示指的活动，第一骨间背侧肌在提供示指外展力时十分活跃[46]。示指在掌指关节处屈曲，近端指骨间关节和远端指骨间关节可能屈曲或伸展[54]。虽然近节指骨的屈曲是最常使用的姿势，但是在精确抓握一个表面平滑物体，如盘子、书本或杂志时，伸展才是最理想的姿势。蚓状肌和骨间背侧肌在伸展姿势中是活跃的[54]。

精确操作（图 5-203）

精确操作是指通过拇指和其余四指操控一个物体。精确操作的主要特点是通过肌肉的向心收缩进行操控。静态阶段很简短，施加在物体上的力也很轻。在大部分的日常活动中，腕关节通常采用伸展姿势来固定住手部和远端关节的屈曲。然而，在进行会阴清洗和背部穿衣活动时，腕关节采用屈曲的姿势。拇指和其余四指的位置部分

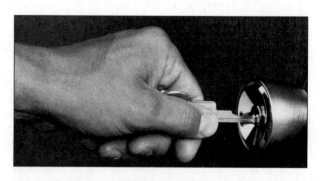

图 5-202　侧捏

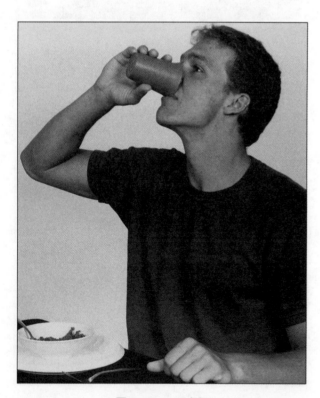

图 5-201　五点捏

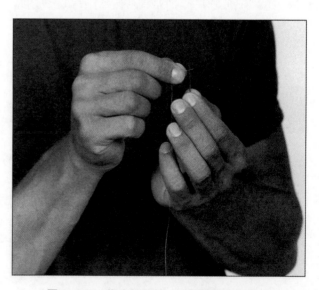

图 5-203　指尖捏住针，手部精确抓握住线

由物体的尺寸和形状决定，但是最主要的决定因素是物体需要发生位置的变化[46]。

Long 等描述了两种有拇指、示指和中指参与的精确操控形式：传递和旋转。在传递形式中，物体通过手指从手掌推离开或推向手掌[46]。在每一个运动过程中，有一个操作过程和返回过程。朝向手掌的传递过程包括掌指关节和指骨间关节的屈曲（操作阶段）和指骨间关节的伸展（返回阶段）。在朝向手掌的传递过程中，操作阶段由外在的屈肌和骨间肌控制，返回阶段由蚓状肌控制。从手掌向外传递的过程包括掌指关节的屈曲和指骨间关节伸展（操作阶段），以及掌指关节和指骨间关节的屈曲（返回阶段）。骨间肌和蚓状肌在从手掌向外传递的过程中占主要地位。

在旋转过程中，物体以顺时针或逆时针的方向旋转。物体的旋转由骨间肌的内收和外展来完成。蚓状肌伸展指骨间关节，其在顺时针或逆时针两种旋转模式中都是活跃的。

在精确操作中，鱼际处的拇短屈肌、拇指对掌肌和拇短展肌都是活跃的。拇收肌只有在需要力量抵住示指时才变得活跃。

精确操作通常会用到桡侧 3 根手指。然而，剩余的 2 根手指可以参与操控或固定。当小指通过小指展肌、小指对掌肌和小指屈肌产生屈曲和内收动作时，小鱼际处的肌肉变得活跃。

参考文献

1. Kapandji AI. *The Physiology of the Joints. Vol 1. The Upper Limb*, 6th ed. New York, NY: Churchill Livingstone Elsevier; 2007.

2. Standring S, ed. *Gray's Anatomy: The Anatomical Basis of Clinical Practice*. 39th ed. London: Elsevier Churchill Livingstone; 2005.

3. Norkin CC, White DJ. *Measurement of Joint Motion: A Guide to Goniometry*. 4th ed. Philadelphia, PA: FA Davis; 2009.

4. Daniels L, Worthingham C. *Muscle Testing: Techniques of Manual Examination*. 5th ed. Philadelphia, PA: WB Saunders; 1986.

5. Magee DJ. *Orthopedic Physical Assessment*. 5th ed. Philadelphia, PA: Saunders Elsevier; 2008.

6. American Academy of Orthopaedic Surgeons. *Joint Motion: Method of Measuring and Recording*. Chicago, IL: AAOS; 1965.

7. Berryman Reese N, Bandy WD. *Joint Range of Motion and Muscle Length Testing*. 2nd ed. Philadelphia, PA: Saunders Elsevier; 2010.

8. Cyriax J. *Textbook of Orthopaedic Medicine, Vol 1. Diagnosis of Soft Tissue Lesions*. 8th ed. London: Bailliere Tindall; 1982.

9. Knutson JS, Kilgore KL, Mansour JM, Crago PE. Intrinsic and extrinsic contributions to the passive movement at the metacarpophalangeal joint. *J Biomech*. 2000; 33:1675–1681.

10. Li Z-M, Kuxhaus L, Fisk JA, Christophel TH. Coupling between wrist flexion–extension and radial-ulnar deviation. *Clin Biomech*. 2005;20:177–183.

11. Levangie PK, Norkin CC. *Joint Structure and Function: A Comprehensive Analysis*. 4th ed. Philadelphia, PA: FA Davis; 2005.

12. Gehrmann SV, Kaufmann RA, Li Z-M. Wrist circumduction reduced by finger constraints. *J Hand Surg*. 2008;33A:1287–1292.

13. Neumann DA. *Kinesiology of the Musculoskeletal System: Foundations for Physical Rehabilitation*. 2nd ed. St Louis, MO: Mosby Elsevier; 2010.

14. Scott AD, Trombly CA. Evaluation. In: Trombly CA. *Occupational Therapy for Physical Dysfunction*. 2nd ed. Baltimore, MD: Williams & Wilkins; 1983.

15. Kato M, Echigo A, Ohta H, Ishiai S, Aoki M, Tsubota S, Uchiyama E. The accuracy of goniometric measurements of proximal interphalangeal joints in fresh cadavers: Comparison between methods of measurement, types of goniometers, and fingers. *J Hand Ther*. 2007;20(1):12–18.

16. Swanson AB, Goran-Hagert C, DeGroot Swanson G. Evaluation of impairment of hand function. In: Hunter JM, Schneider LH, Mackin EJ, Bell JA. *Rehabilitation of the Hand*. St. Louis, MO: CV Mosby; 1978.

17. Stegink Jansen CW, Patterson R, Viegas SF. Effects of finger-nail length on finger and hand performance. *J Hand Ther*. 2000;13:211–217.

18. deKraker M, Selles RW, Schreuders TAR, Stam HJ, Hovius SER. Palmar abduction: reliability of 6 measurment methods in healthy adults. *J Hand Surg*. 2009;34A:523–530.

19. Tubiana R, Thomine JM, Macklin E. *Examination of the Hand and Wrist*. 2nd ed. St. Louis, MO: Mosby; 1996.

20. Soames RW, ed. Skeletal system. Salmons S, ed. Muscle. *Gray's Anatomy*. 38th ed. New York, NY: Churchill Livingstone; 1995.

21. Kendall FP, McCreary EK, Provance PG, Rodgers MM, Romani WA. *Muscles Testing and Function*. 5th ed. Baltimore, MD: Williams & Wilkins; 2005.

22. Woodburne RT. *Essentials of Human Anatomy*. 5th ed. London: Oxford University Press; 1973.

23. Sebastin SJ, Lim AYT, Bee WH, Wong TCM, Methil BV. Does the absence of the palmaris longus affect grip and pinch strength?. *J Hand Surg*. 2005;30B(4):406–408.

24. Wynn Parry CB. *Rehabilitation of the Hand*. 4th ed. London: Butterworths; 1981.

25. Baker DS, Gaul JS, Williams VK, Graves M. The little finger superficialis—clinical investigation of its anatomic and functional shortcomings. *J Hand Surg*. 1981;6:374–378.

26. Aulincino PL. Clinical examination of the hand. In: Hunter JM, Macklin EJ, Callahan AD. *Rehabilitation of the Hand: Surgery and Therapy*. 4th ed. St. Louis, MO: Mosby; 1995.

27. Pedretti LW. Evaluation of muscle strength. In: Pedretti LW. *Occupational Therapy Practice Skills for Physical Dysfunction*. 2nd ed. St. Louis, MO: CV Mosby; 1985.

28. Nordin M, Frankel VH. *Basic Biomechanics of the Musculoskeletal System*. 3rd ed. Philadelphia, PA: Lippincott Williams & Wilkins; 2001.

29. Su F-C, Chou YL, Yang CS, Lin GT, An KN. Movement of finger joints induced by synergistic wrist motion. *Clin Biomech*. 2005;20:491–497.

30. Ryu J, Cooney WP, Askew LJ, et al. Functional ranges of motion of the wrist joint. *J Hand Surg [Am]*. 1991;16:409–419.

31. Brumfield RH, Champoux JA. A biomechanical study of normal functional wrist motion. *Clin Orthop Relat Res*. 1984; 187:23–25.

32. Palmer AK, Werner FW, Murphy DM, Glisson R. Functional wrist motion: a biomechanical study. *J Hand Surg [Am]*. 1985;10:39–46.

33. Safaee-Rad R, Shwedyk E, Quanbury AO, Cooper JE. Normal functional range of motion of upper limb joints during performance of three feeding activities. *Arch Phys Med Rehabil*. 1990;71:505–509.

34. Nelson DL. Functional wrist motion. *Hand Clin.* 1997;13: 83–92.

35. Franko OI, Zurakowski D, Day CS. Functional disability of the wrist: Direct correlation with decreased wrist motion. *J Hand Surg.* 2008;33A:485.e1–485.e9.

36. Wigderowitz CA, Scott I, Jariwala A, Arnold GP, Abboud RJ. Adapting the Fastrak® System for three-dimensional measurement of the motion of the wrist. *J Hand Surg Eur Vol.* 2007;32E(6):700–704.

37. Lee JW, Rim K. Measurement of finger joint angles and maximum finger forces during cylinder grip activity. *J Biomed Eng.* 1991;13:152–162.

38. Pieniazek M, Chwala W, Szczechowicz J, Pelczar-Pieniazek M. Upper limb joint mobility ranges during activities of daily living determined by three-dimensional motion analysis—preliminary report. *Ortop Traumatol Rehabil.* 2007;9(4): 413–422.

39. Hume MC, Gellman H, McKellop H, Brumfield RH. Functional range of motion of the joints of the hand. *J Hand Surg [Am].* 1990;15:240–243.

40. Napier JR. The prehensile movements of the human hand. *J Bone Joint Surg [Br].* 1956;38:902–913.

41. Landsmeer JMF. Power grip and precision handling. *Ann Rheum Dis.* 1962;21:164–169.

42. Benz P. The motor balance of the fingers of the open hand. *Scand J Rehabil Med.* 1980;12:115–121.

43. Smith LK, Weiss EL, Lehmkuhl LD. *Brunnstrom's Clinical Kinesiology.* 5th ed. Philadelphia, PA: FA Davis; 1996.

44. Tubiana R. Architecture and functions of the hand. In: Tubiana R, Thomine JM, Mackin E, eds. *Examination of the Hand & Upper Limb.* Philadelphia, PA: WB Saunders; 1984.

45. Norkin CC, Levangie PK. *Joint Structure & Function: A Comprehensive Analysis.* 2nd ed. Philadelphia, PA: FA Davis; 1992.

46. Long C, Conrad PW, Hall EA, Furler SL. Intrinsic-extrinsic muscle control of the hand in power grip and precision handling. *J Bone Joint Surg [Am].* 1970;52:853–867.

47. Radhakrishnan S, Nagaravindra M. Analysis of hand forces in health and disease during maximum isometric grasping of cylinders. *Med Biol Eng Comput.* 1993;31:372–376.

48. Bendz P. The functional significance of the fifth metacarpus and hypothenar in two useful grips of the hand. *Am J Phys Med Rehabil.* 1993;72:210–213.

49. Hazelton FT, Smidt GL, Flatt AE, Stephens RI. The influence of wrist position on the force produced by the finger flexors. *J Biomech.* 1975;8:301–306.

50. MacDermid JC, Lee A, Richards RS, Roth JH. Individual finger strength: Are the ulnar digits "powerful"?. *J Hand Ther.* 2004;17:364–367.

51. Kamakura N, Matsuo M, Ishii H, Mitsuboshi F, Miura Y. Patterns of static prehension in normal hands. *Am J Occup Ther.* 1980;34:437–445.

52. Sollerman C, Sperling L. Evaluation of ADL function-especially hand function. *Scand J Rehabil Med.* 1978;10:139–143.

53. Basmajian JV, DeLuca CJ. *Muscles Alive: Their Function Revealed by Electromyography.* 5th ed. Baltimore, MD: Williams & Wilkins; 1985.

54. Benz P. Systemization of the grip of the hand in relation to finger motor systems. *Scand J Rehabil Med.* 1974;6:158–165.

55. Benz P. Motor balance in formation and release of the extension grip. *Scand J Rehabil Med.* 1980;12:155–160.

56. Sollerman C, Sperling L. Classification of the hand grip: a preliminary study. *Am J Occup Med.* 1976;18:395–398.

57. Sperling L, Jacobson-Sollerman C. The grip pattern of the healthy hand during eating. *Scand J Rehabil Med.* 1977;9:115–121.

58. Maier MA, Hepp-Reymond M-C. EMG activation patterns during force production in precision grip. *Exp Brain Res.* 1995;103:108–122.

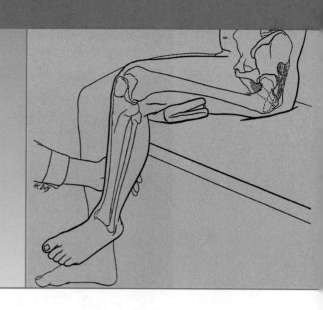

第 **6** 章

髋关节

关节和运动

髋关节是一个球窝关节（图 6-1）。近端由杯状的髋臼构成关节凹，远端由球状的股骨头构成关节凸。髋关节的运动包括屈曲、伸展、外展、内收、内旋和外旋。

从解剖位开始，髋关节可以在矢状面围绕额状轴做屈曲和伸展运动，可以在额状面围绕矢状轴做内收和外展动作（图 6-2）。当髋关节屈曲 90°时，髋关节可以在额状面围绕矢状轴做内旋和外旋运动（图 6-3）。髋关节在解剖位时也可以在水平面围绕长轴（垂直轴）进行旋转运动。

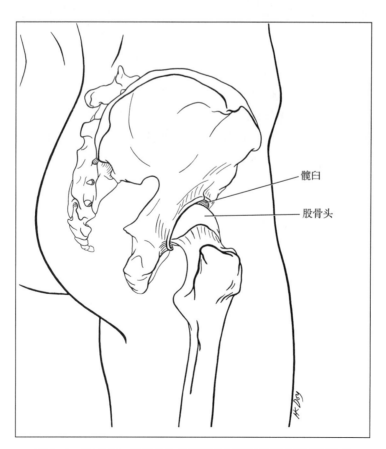

髋臼

股骨头

图 6-1　髋关节：股骨头作为关节凸与髋臼的关节凹面相关节

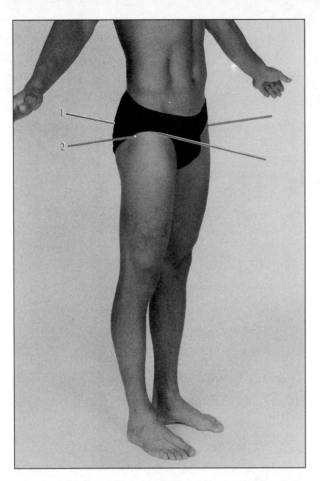

图 6-2   髋关节运动轴：1 为外展 – 内收；2 为屈曲 – 伸展

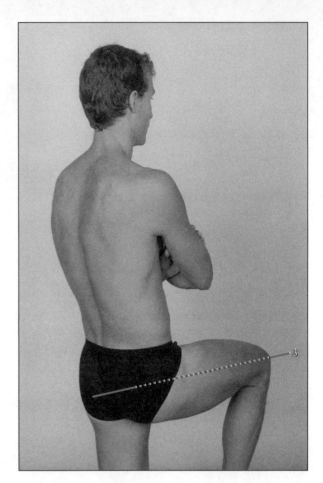

图 6-3   髋关节运动轴：3 为内旋 – 外旋

股骨在骨盆上、骨盆在股骨上或者股骨和骨盆的运动构成了髋关节的运动。通过在固定的骨盆上移动股骨来进行髋关节 ROM 和肌力的评估。发生在更靠近近端关节的运动可以增加髋关节的运动范围。因此，当评估髋关节 ROM 和肌力时，要固定住骨盆以避免腰椎 – 骨盆的运动增加髋关节的运动，并造成比实际更大的髋关节 ROM 的假象。髋关节的运动如表 6-1 所示。

表 6-1　关节结构：髋关节动作

	屈曲	伸展	外展	内收	内旋	外旋
关节 [1,2]	髋关节	髋关节	髋关节	髋关节	髋关节	髋关节
运动平面	矢状面	矢状面	额状面	额状面	水平面	水平面
运动轴	额状轴	额状轴	矢状轴	矢状轴	垂直轴	垂直轴
正常限制因素 [1,3-6]* （图 6-4A 和 B）	大腿前部和腹部的软组织占位（膝关节屈曲时）；髋关节囊后侧和臀大肌的张力	关节囊前部、髂股韧带、坐股韧带、耻股韧带和髂腰肌的张力	耻股韧带、坐股韧带、髂股韧带下束、关节囊下部和髋内收肌的张力	大腿软组织的占位　对侧下肢外展或屈曲时，髂胫束、关节囊上部、髂股韧带上束、坐股韧带和髋外展肌的张力	坐股韧带、关节囊后侧和外旋肌的张力	髂股韧带、耻股韧带、关节囊前部、内旋肌的张力
正常终末感 [3,7]	柔软 / 紧实	紧实	紧实	柔软 / 紧实	紧实	紧实
正常 AROM[8] （AROM[9]）	0～120° （0～120°）	0～30° （0～20°）	0～45° [0～（40° ～45°）]	0～30° [（0～（25° ～30°）]	0～45° [0～（35° ～40°）]	0～45° [0～（35° ～40°）]
关节囊模式 [7,10]	关节受限的顺序多样：屈曲、外展和内旋					

注：* 缺乏有决定性的研究证实关节运动的正常限制因素（NLF）。此处所列的 NLF 和终末感是根据解剖学、临床经验和可用的参考资料而来的。

注意：不同来源的正常髋关节伸展活动度（ROM）各不相同，从 10° ～ 30° 不等 [4,8,9,11-13]。

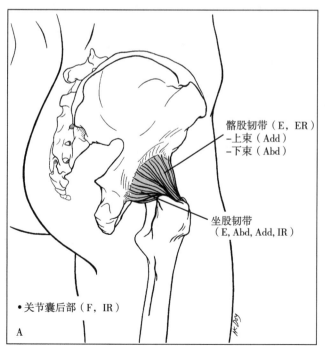
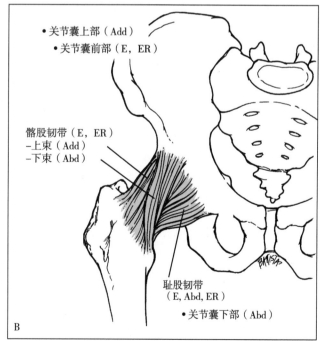

图 6-4　正常限制因素。A. 髋关节后面观展示了正常限制运动的非弹性因素。B. 髋关节前面观展示了正常限制运动的非弹性因素。结构所限制的运动在括号中标注出来，并使用以下缩写方式：F，屈曲；E，伸展；Abd，外展；Add，内收；ER，外旋；IR，内旋。正常限制运动的肌肉没有展示出来

体表解剖（图 6-5 ~ 6-9）

结构	定位
1. 髂嵴	髂骨上缘山脊状的骨性突起；髂嵴的顶点与 L4、L5 棘突间空隙处于同一水平
2. 髂前上棘	髂嵴前侧圆形的骨性突起
3. 髂骨结节	沿着髂嵴的外侧唇向上向外大约 5cm
4. 髂后上棘	髂嵴后侧圆形的骨性突起，在臀部近侧臀窝下方的皮下可以感觉到；突起与 S2 在同一水平
5. 坐骨结节	当髋关节被动屈曲时，这一骨性突起在身体正中线外侧、臀横纹（臀部与大腿后侧之间的深横向凹陷）的近侧
6. 大转子	拇指指尖放在髂嵴外侧，中指指尖所在的大腿外侧远端的位置即为大转子的上缘
7. 内收肌结节	股骨远端内侧突起，在内上髁的近侧面
8. 股骨外上髁	股骨外侧髁上的小的骨性突起
9. 髌骨	膝关节前方大的三角形籽骨。髌骨底在近端，髌尖在远端
10. 胫骨前缘	小腿前缘皮下的山脊状骨性结构

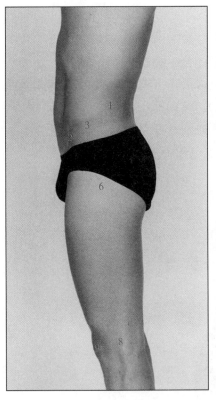

图 6-5　躯干和大腿外侧

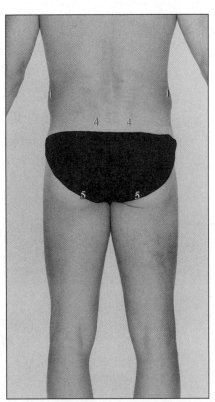

图 6-6　躯干和大腿后面

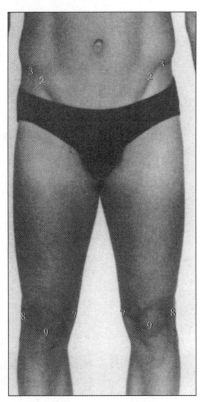

图 6-7　躯干和大腿前面

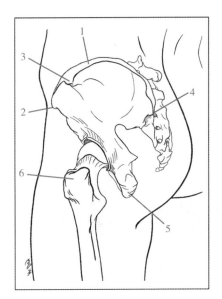

图 6-8　骨性解剖，骨盆和大腿后外侧面

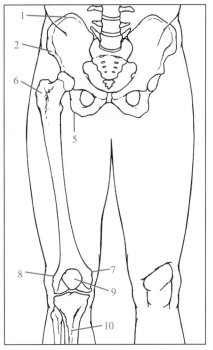

图 6-9　骨性解剖，骨盆、大腿和膝关节前面

ROM 的评估和测量

一般筛查：下肢 AROM

可以在患者不负重或负重情况下进行下肢关节 AROM 的筛查，方法如下。

不负重位

1.患者仰卧位，腿摆放在解剖位。患者伸展足趾，背伸踝关节，将足跟朝对侧髋关节运动（图 6-10A）。治疗师观察髋关节屈曲、外展、内旋，膝关节屈曲，踝关节背伸和足趾伸展的 AROM。随着患者尝试去触碰对侧的髋关节，足

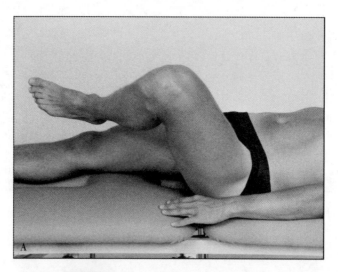

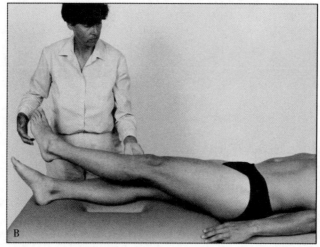

图 6-10　A. 不负重位下的筛查：下肢 AROM。B. 负重位下的筛查：下肢 AROM

跟所能达到的水平高度可以作为髋关节和膝关节 AROM 的参考。

2. 患者屈曲足趾，跖屈踝关节，伸展膝关节，内收内旋并伸展髋关节，将跶趾朝向另一侧的足底运动（图 6-10B）。治疗师观察髋关节内收、内旋，膝关节伸展，踝关节跖屈和足趾屈曲的 AROM。

负重位

1. 患者下蹲（图 6-11A）。治疗师观察双侧髋关节屈曲、膝关节屈曲、踝关节背伸和足趾伸展的 ROM。

2. 站立，患者提踵（图 6-11B）。治疗师观察双侧髋关节伸展、膝关节伸展、踝关节跖屈和足趾伸展的 ROM。

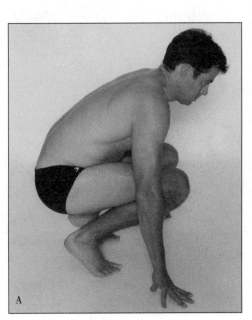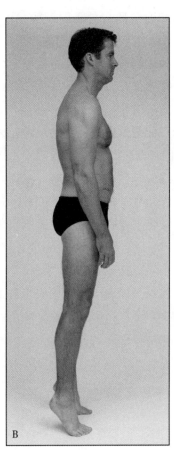

图 6-11　A. 负重位下的筛查：下肢 AROM。B. 负重位下的筛查：下肢 AROM

髋关节屈曲

AROM 评估

代偿动作。 骨盆后倾和腰椎屈曲。

PROM 评估

起始位。 患者仰卧位，检查侧的髋关节和膝关节处于解剖位（图 6–12）。骨盆处于中立位，此时，髂前上棘和耻骨联合处于同一额状面内，左右两侧的髂前上棘处于同一水平面内[11,14]。

固定。 治疗师在髂前上棘和髂嵴处固定住同侧的骨盆以维持中立位。通过身体摆位来固定住躯干。

治疗师远端手放置位置。 治疗师从治疗床上抬起下肢，抓握住股骨远端的后侧面。

终末位。 在维持骨盆固定的同时，治疗师向前将股骨移动到髋关节屈曲的终末位（图 6–13）。可以屈曲膝关节以防腘绳肌这一双关节肌限制髋关节屈曲 ROM。

终末感。 髋关节屈曲——柔软 / 紧实。

关节旋转。 髋关节屈曲——股骨头作为关节头在固定的髋臼内旋转[6]。

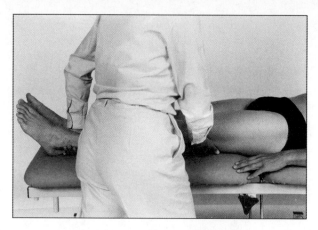

图 6–12　起始位：髋关节屈曲

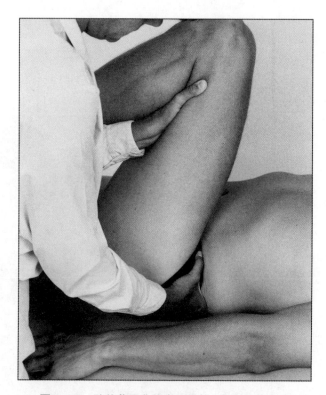

图 6–13　髋关节屈曲终末位柔软 / 紧实的终末感

测量：通用关节角度尺

起始位。 患者仰卧位，检查侧髋关节和膝关节处于解剖位（图 6-14）。骨盆处于中立位。

固定。 通过身体摆位固定住躯干，治疗师固定住同侧骨盆。

角度尺轴心。 轴心对准股骨大转子（图 6-15）。

固定臂。 平行于躯干腋中线。

移动臂。 平行于股骨长轴，指向股骨外上髁。

终末位。 髋关节移动到髋关节屈曲的终末位（120°）（图 6-16）。可以屈曲膝关节以防腘绳肌这一双关节肌限制髋关节屈曲 ROM。

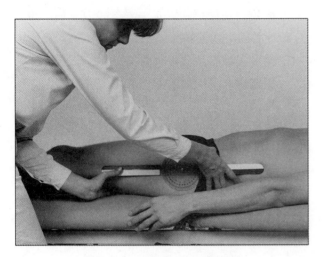

图 6-14　起始位：髋关节屈曲

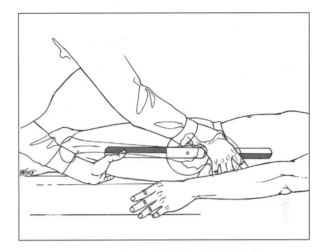

图 6-15　角度尺的摆放：髋关节屈曲

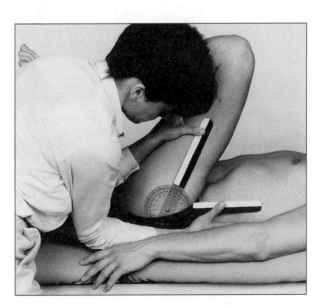

图 6-16　终末位：髋关节屈曲

髋关节伸展

AROM 评估

代偿动作。骨盆前倾和腰椎伸展。

PROM 评估

起始位。患者俯卧位，双侧髋关节和膝关节处于解剖位，双足垂在治疗床外（图 6-17）。

固定。治疗师固定住骨盆。

治疗师远端手放置位置。治疗师握住股骨远端前侧。

终末位。治疗师向后将股骨移动到髋关节伸展终末位（图 6-18）。

终末感。髋关节伸展——紧实。

关节旋转。髋关节伸展——股骨头作为关节头在固定的髋臼内旋转[6]。

测量：通用关节角度尺

起始位。患者俯卧位，髋关节和膝关节处于解剖位。双足垂在治疗床外（图 6-19）。

固定。使用绑带固定住骨盆。或者另一位治疗师徒手固定住骨盆。

角度尺轴心。轴心对准股骨大转子。

固定臂。平行于躯干腋中线。

移动臂。平行于股骨长轴，指向股骨外上髁。

终末位。患者膝关节保持伸展位以使股直肌松弛。将髋关节移动到髋关节伸展的终末位（30°）（图 6-20）。

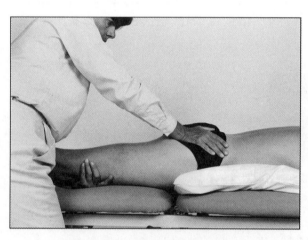

图 6-17　起始位：髋关节伸展

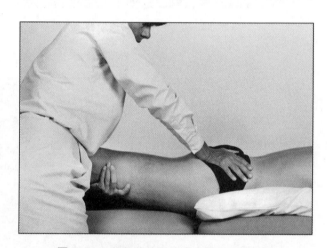

图 6-18　髋关节伸展终末位紧实的终末感

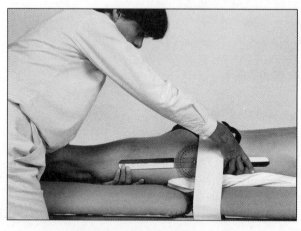

图 6-19　起始位：髋关节伸展

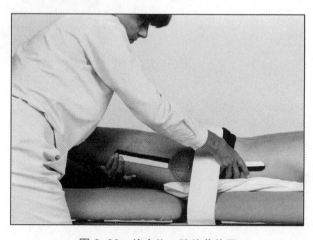

图 6-20　终末位：髋关节伸展

髋关节外展

AROM 评估

代偿动作。髋关节外旋和屈曲，对侧骨盆上提。

PROM 评估

起始位。患者仰卧位，骨盆放平，下肢处于解剖位（图 6-21）。

固定。治疗师固定住同侧骨盆。如果需要对躯干和骨盆进行额外的固定，可以将对侧髋关节外展，膝关节屈曲在治疗床边缘，用椅子支撑足部（图 6-26）。

治疗师远端手放置位置。治疗师握住股骨远端的内侧面。

终末位。治疗师将股骨移动到髋关节外展的终末位（图 6-22）。

终末感。髋关节外展——紧实。

关节滑动。髋关节外展——股骨头作为关节头在髋臼上向下滑动。

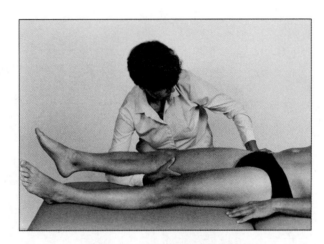

图 6-21　**起始位：髋关节外展**

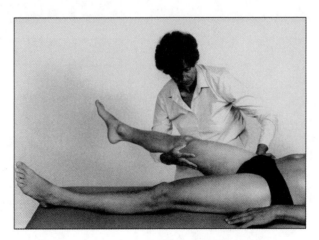

图 6-22　**髋关节外展终末位紧实的终末感**

测量：通用关节角度尺

起始位。患者仰卧位，下肢处于解剖位（图 6-23A）。保证骨盆放平。

固定。治疗师固定住同侧的骨盆。如果需要对躯干和骨盆进行额外的固定，可以将对侧髋关节外展，膝关节屈曲在治疗床边缘，用椅子支撑足部（见图 6-26）。

角度尺轴心。轴心对准测量侧的髂前上棘（图 6-23B 和 6-24）。

固定臂。沿着双侧髂前上棘的连线。

移动臂。平行于股骨长轴，指向髌骨中线。在如上起始位时，角度尺会显示 90°，这可以被记为 0°。例如，如果角度尺在起始位读数为 90°，在髋关节外展位读数为 60°，那么髋关节

PROM 为 30°。

终末位。将髋关节移动到髋关节外展的终末位（45°）（图 6-25）。

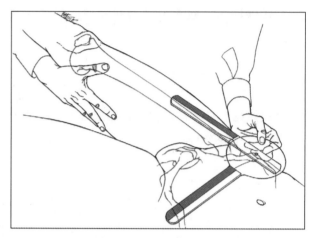

图 6-24　角度尺的摆放：髋关节外展和内收

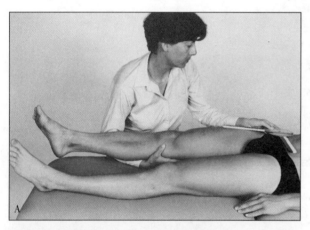

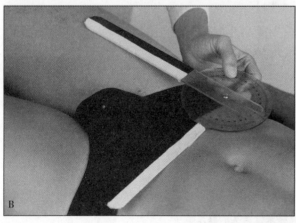

图 6-23　A.起始位：髋关节外展。B.角度尺的摆放

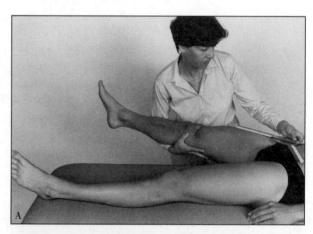

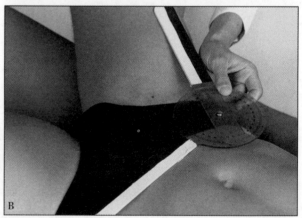

图 6-25　A.终末位：髋关节外展。B.角度尺的摆放

髋关节内收

AROM 评估

代偿动作。髋关节内旋，对侧骨盆上提。

PROM 评估

起始位。患者仰卧位，骨盆放平，下肢处于解剖位。非检查侧髋关节外展以使检查侧髋关节可以在完全 ROM 内内收。外展的非检查侧的下肢可以放在治疗床上或者膝关节屈曲在治疗床边缘，用椅子支撑足部（图 6–26）。

固定。治疗师固定住同侧骨盆。

终末位。治疗师将股骨移动到髋关节内收终末位（图 6–27）。

终末感。髋关节内收——柔软 / 紧实。

关节滑动。髋关节内收——股骨头作为关节头在髋臼上向上滑动。

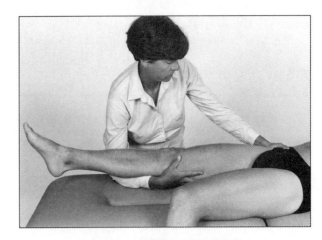

图 6–26　起始位：髋关节内收

测量：通用关节角度尺

起始位。患者仰卧位，下肢处于解剖位。非检查侧髋关节外展以使检查侧髋关节可以全范围内收。骨盆放平。

固定。治疗师固定住同侧骨盆。

角度尺轴心。轴心对准测量侧的髂前上棘。角度尺摆放方法与髋关节外展 ROM 的方法一样（图 6–24）。

固定臂。沿着两侧髂前上棘的连线。

移动臂。平行于股骨长轴，指向髌骨中线。在如上起始位时，角度尺会显示 90°，可以被记为 0°。例如，如果角度尺在起始位读数为 90°，在髋关节内收位读数为 105°，那么髋关节 PROM 为 15°。

终末位。将髋关节移动到髋关节内收终末位（30°）（图 6–28）。

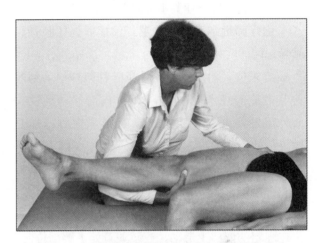

图 6–27　髋关节内收终末位柔软 / 紧实的终末感

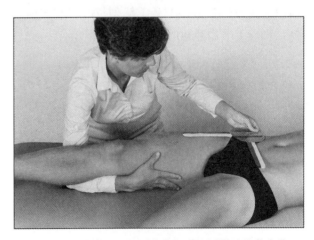

图 6–28　终末位：通用关节角度尺测量髋关节内收

髋关节内旋和外旋

AROM 评估

代偿动作。骨盆侧倾。在坐位时，患者转移重心抬起骨盆将臀部一侧从座位上抬离。

PROM 评估

起始位。患者坐位或仰卧位，髋关节和膝关节屈曲至 90°（图 6-29）。

固定。通过身体摆位固定住骨盆。治疗师维持住股骨的位置，使其不会限制关节运动。

治疗师远端手放置位置。治疗师握住胫骨和腓骨远端。

终末位。治疗师将胫骨和腓骨向外移动到髋关节内旋的终末位（图 6-30），向内移动到髋关节外旋的终末位（图 6-31）。应该考虑到施加在膝关节处的压力。

终末感。髋关节内旋——紧实；髋关节外旋——紧实。

关节滑动。髋关节内旋——股骨头作为关节头在固定的髋臼上滑动，当髋关节处于解剖位时，它向后滑动；当髋关节屈曲 90° 时，它向下滑动。髋关节外旋——股骨头作为关节头在固定的髋臼上滑动，当髋关节处于解剖位时，它向前滑动；当髋关节屈曲 90° 时，它向上滑动。

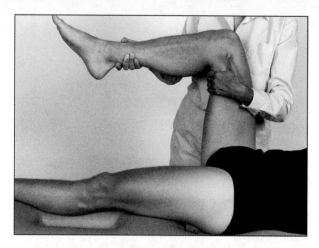

图 6-29　起始位：髋关节内旋和外旋

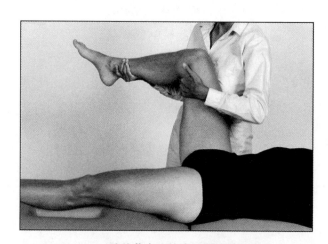

图 6-30　髋关节内旋终末位紧实的终末感

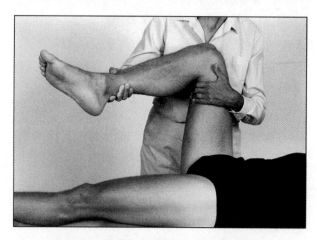

图 6-31　髋关节外旋终末位紧实的终末感

测量：通用关节角度尺

起始位。患者坐位。在坐位时，被测量的髋关节屈曲 90°，旋转中立位，膝关节屈曲 90°。大腿远端下方放置一块平板以维持大腿在水平位。对侧髋关节外展，用椅子支撑足部（图 6-32）。

替代起始位

● 仰卧位，下肢处于解剖位。

● 仰卧位，髋关节和膝关节屈曲至 90°（图 6-29）。

● 坐卧位（如仰卧，膝关节屈曲 90° 垂在治疗床边缘）。

● 俯卧位，膝关节屈曲 90°（图 6-37）。

俯卧位时，髋关节旋转 PROM 测量值要比在坐位时大[15]。为了精确地评估患者病情进展，测量髋关节旋转 PROM 的姿势应该被记录下来，在之后的测量中应该使用同样的姿势[15]。

固定。通过身体摆位固定住骨盆。治疗师维持股骨的位置，使其不限制其他运动。在坐位时，患者抓住治疗床的边缘。俯卧位时，通过绑带固定住骨盆（图 6-37）。

角度尺轴心。轴心对准髌骨中点（图 6-33，6-34）。

固定臂。垂直于地面。

移动臂。平行于胫骨前中线。

终末位。内旋（图 6-34，6-35）：随着腿部和足部向外运动，髋关节被移动到髋关节内旋终末位（45°）。

外旋（图 6-36，6-37）：随着腿部和足部向内运动，髋关节被移动到髋关节外旋终末位（45°）。

如果测量技术受膝关节的灵活性影响，髋关节旋转 PROM 测量结果就不能准确反映髋关节的旋转 ROM。Harris-Hayes 和其同事测量了在固定和不固定胫股关节条件下，髋关节在俯卧位、膝关节屈曲 90° 时的旋转 PROM[16]。研究人员发现了女性髋关节旋转 PROM 较大的临床相关性，原因在于膝关节的活动。

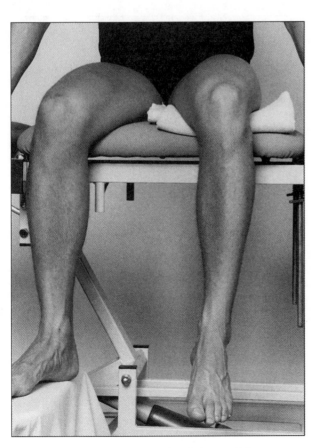

图 6-32　**起始位：髋关节内旋和外旋**

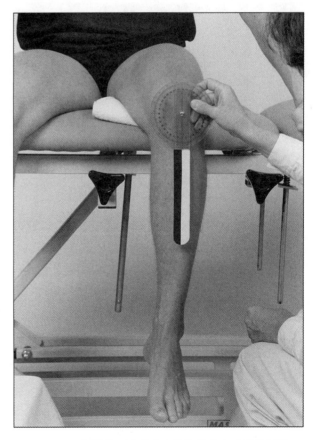

图 6-33　**起始位：髋关节内旋和外旋角度尺的摆放**

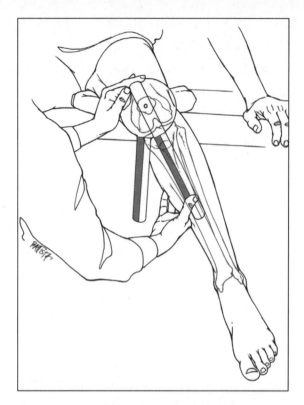

图 6-34　角度尺的摆放：髋关节内旋和外旋。图示为髋
关节内旋

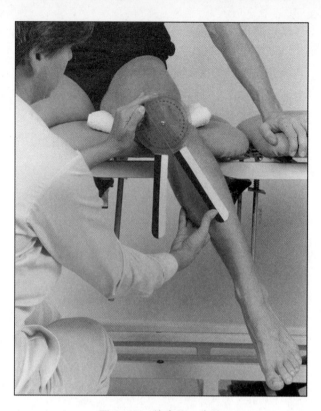

图 6-35　终末位：内旋

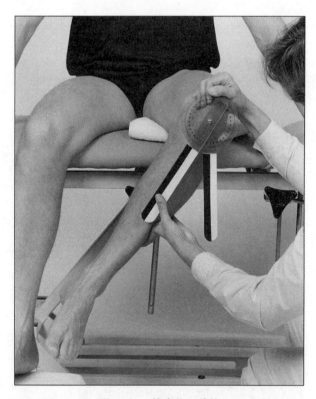

图 6-36　终末位：外旋

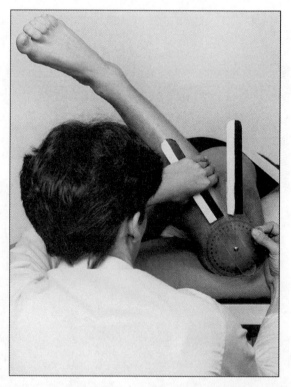

图 6-37　其他测试姿势：俯卧位，膝关节屈曲 90°，髋
关节外旋

测量：OB 角度尺

使用 OB 角度尺测量髋关节内旋和外旋 PROM 的程序和使用通用关节角度尺是一样的。

不同点在于 OB 角度尺的摆放位置。

OB 角度尺摆放位置。绑带绑在小腿处，踝关节近端。表盘放置在小腿前侧（图 6-38～6-40）。

图 6-38　起始位：OB 角度尺测量髋关节旋转

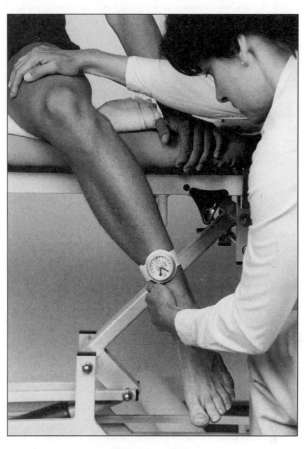
图 6-39　内旋

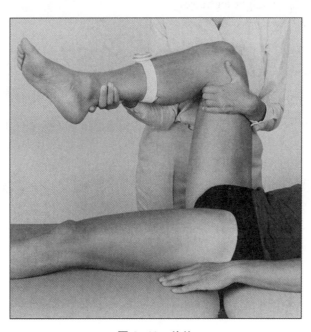
图 6-40　外旋

肌肉长度的评估和测量

腘绳肌（半腱肌、半膜肌和股二头肌）

起点[2]	止点[2]
半腱肌	
坐骨结节上方内侧面	胫骨内侧面近端
半膜肌	
坐骨结节外上方	胫骨内侧髁后方
股二头肌	
a. 长头： 坐骨结节上方内侧面； 骶结节韧带下部	腓骨头；一部分止于胫骨外侧髁；一部分止于外侧副韧带
b. 短头： 股骨粗线外侧唇和外上髁上线	

被动直腿抬高

起始位。患者仰卧位，下肢处于解剖位（图6-41）。下背部与骶骨平放在治疗床面上[17]。踝关节的背伸会限制直腿抬高（straight leg raise，SLR）的 ROM，因此，测试时踝关节应该放松地处于跖屈位[17]。

固定。当进行被动直腿抬高（passive straight leg raise，PSLR）测试时，固定骨盆很难，而且在运动中也无法去除骨盆的旋转[18]。然而，治疗师应该通过精确的起始摆位、足够的固定和观察骨盆运动来保证避免出现骨盆的前倾和后倾。为了固定住骨盆，使用绑带将非检查侧的大腿固定

在治疗床上（图6-41）或者治疗师用膝关节抵住患者非检查侧的大腿前侧的下部（未展示）。

终末位。髋关节屈曲到运动的终末位同时保持膝关节伸展。这样股二头肌、半腱肌和半膜肌，都处于完全牵伸位（图6-42，6-43）。踝关节在测试时处于跖屈的放松位。

终末感。腘绳肌牵伸——紧实。

测量。治疗师使用角度尺测量并记录髋关节屈曲的 PROM（图6-42～6-44）。

通用关节角度尺的摆放。角度尺的摆放与髋关节屈曲的测量方法相同。另一名治疗师可以辅助摆放并读取角度尺的度数。正常 ROM 和腘绳肌的长度是髋关节屈曲80°。Youdas 等评估了214名年龄20～79岁的男性和女性的 PSLR 的 ROM[19]。女性平均的髋关节屈曲 PROM 是76°，男性是69°。当解释测试结果时，要考虑 PSLR 的变化可能因为骨盆旋转角度的变化[20]。

OB角度尺的摆放。本测法可以让治疗师在无辅助的情况下轻松评估 PSLR 的 ROM。绑带放在大腿远端，表盘放在大腿外侧（图6-45）。

替代姿势——被动膝关节伸展和坐位

被动膝关节伸展（passive knee extension，PKE）这些评估腘绳肌肌肉长度方法将在第7章中讲解。

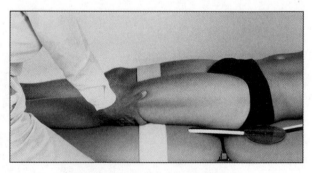

图6-41　起始位：腘绳肌的长度

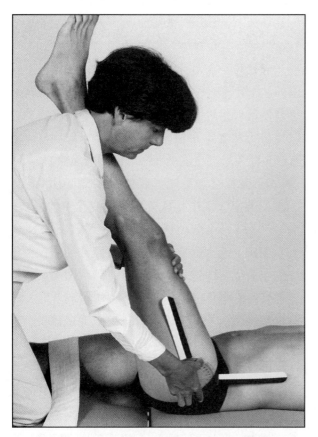

图 6-42 终末位：使用通用关节角度尺测量腘绳肌长度

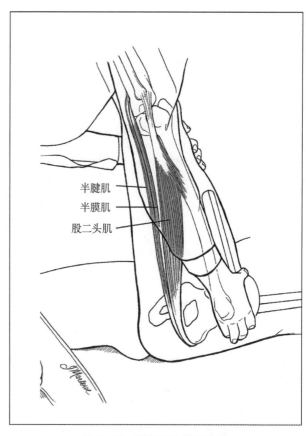

图 6-43 腘绳肌处于牵伸位

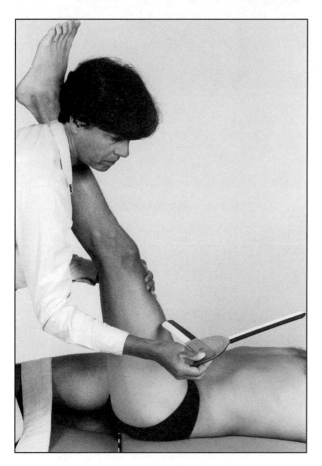

图 6-44 读取角度尺度数：腘绳肌的长度

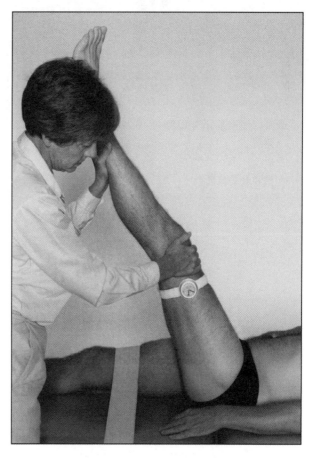

图 6-45 终末位：使用 OB 角度尺测量腘绳肌的长度

髋关节屈肌[11]（髂肌、腰大肌、阔筋膜张肌、缝匠肌和股直肌）

起点[2]	止点[2]
髂肌	
髂窝的上 2/3，髂嵴的内侧唇；骶髂韧带和髂腰韧带；骶骨外侧的上方	腰大肌腱的外侧；股骨小转子
腰大肌	
所有腰椎横突的前面；T12 和所有腰椎椎体侧面和椎间盘	股骨小转子
阔筋膜张肌	
髂嵴外侧唇的前方；髂前上棘外侧面和切迹；阔筋膜的深层	通过髂胫束止于胫骨外侧髁
缝匠肌	
髂前上棘和其下方切迹的上半部分	胫骨内侧面上部（股薄肌和半腱肌的前部）
股直肌	
直头：髂嵴前下方的前侧面 反射头：髋臼上方的沟槽和髋关节囊	髌骨底，通过股四头肌腱止于胫骨结节

托马斯（Thomas）试验

起始位。患者坐在治疗床边缘，大腿一半在床外。患者在他人帮助下从这个姿势变成仰卧位。患者使用双手将非检查侧的髋关节保持在屈曲位以使骶骨和腰椎平放在治疗床上（图 6-46）。注意避免髋关节过度屈曲而导致的腰椎屈曲。

（注意：在髋屈肌过长的时候，可以将患者的髋关节摆放在治疗床外以完成完全 ROM 内的活动[11]。）

固定。患者仰卧位，将非检查侧的髋关节维持在屈曲位，固定骨盆和腰椎。治疗师观察髂前上棘以保证测试时没有发生骨盆的倾斜。

终末位。检查侧的大腿下落以完成髋关节伸展动作（图 6-47）。在检查侧大腿下落到床面的过程中，治疗师保证：①膝关节可以自由移动到伸展状态以避免将股直肌摆放在牵伸位；②大腿

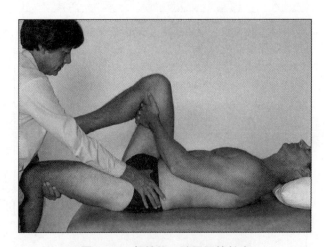

图 6-46　起始位：髋屈肌的长度

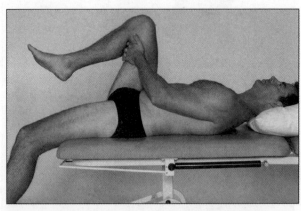

图 6-47　终末位：大腿与治疗床接触说明髋屈肌的长度正常

维持在内收 / 外展和旋转中立位。

如果大腿接触到治疗床（图 6-47），髋关节屈肌、髂腰肌被认为长度正常[11]。

如果大腿无法接触到治疗床（图 6-48），治疗师被动伸展膝关节。

1. 大腿接触床面（图 6-49），股直肌的短缩限制了髋关节伸展的 ROM。

2. 大腿在这个姿势没有变化；治疗师在大腿的前侧轻微地施加压力，被动地将大腿向后移动到运动的终末位（图 6-50，6-51）。评估动作的终末感来判定髂腰肌的短缩是不是髋关节伸展 ROM 受限的原因。注意髋关节的屈曲畸形可以被腰椎前凸的增大所掩盖[21]。

终末感。 髂肌和腰大肌牵伸感——紧实。

测量。 当髋关节屈肌髂腰肌短缩时，躯干腋中线和股骨长轴之间的夹角代表了髋关节屈曲挛缩的程度（图 6-50，6-51）。

通用关节角度尺的摆放。 与髋关节屈曲伸展 ROM 的测量相同。轴心对准股骨大转子（图 6-50，6-51）。

其他的考虑。 如果膝关节伸展时表现出髋关节伸展受限（如大腿无法贴在治疗床上），那么髂腰肌、缝匠肌或者阔筋膜张肌可能导致 ROM 受限。各肌肉短缩导致的活动受限可以通过以下标准来判定[11]。

A. 如果髋关节在伸展受限位置维持一个外旋、外展和（或）膝关节屈曲的姿势，那么可以考虑缝匠肌的短缩。

B. 如果大腿在伸髋时发生外展，那么可以考虑阔筋膜张肌的短缩。如果伸髋时大腿发生外展，导致伸髋增加，这说明阔筋膜张肌短缩。应该进行特异的阔筋膜张肌长度测试来验证这个结果。Van Dillen 等提出髋关节外展时臀中肌和臀小肌的前部纤维可能会处于一种松弛状态，这同样会导致伸髋增加[22]。如果髋关节外展时伸髋受限的情况没有变化，那么髂腰肌是短缩并且抑制了全范围的运动。

如果测试时，大腿外展受限，那么短缩的阔筋膜张肌也可能导致髋关节内旋、髌骨外偏，胫骨外旋或者伸膝。

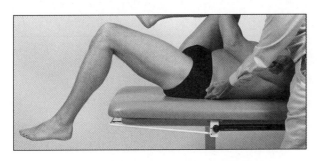

图 6-48　**终末位：大腿不能与治疗床接触**

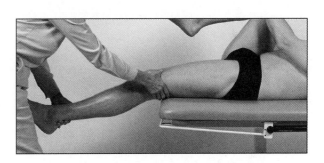

图 6-49　**膝关节伸展时大腿与治疗床接触**

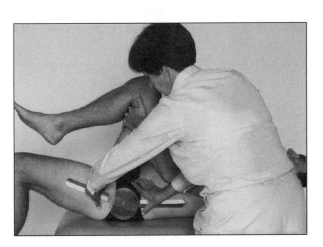

图 6-50　**角度尺测量：短缩的髋屈肌的长度**

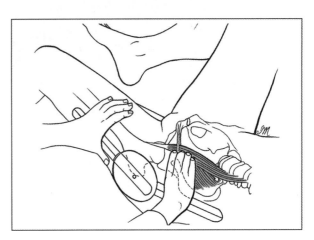

图 6-51　**髋屈肌牵伸位**

髋关节内收肌（长收肌、短收肌、大收肌、耻骨肌和股薄肌）

起始位。患者仰卧位，下肢处于解剖位。在非检查侧，髋关节外展，膝关节屈曲，足部放置在床边椅子上（图6-52）。

固定。治疗师固定住同侧的骨盆。

终末位。髋关节外展到运动的终末位以使髋关节内收肌处于完全牵伸位（图6-53）。

终末感。髋关节内收肌牵伸——紧实。

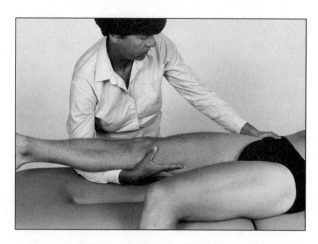

图6-52　起始位：髋内收肌长度

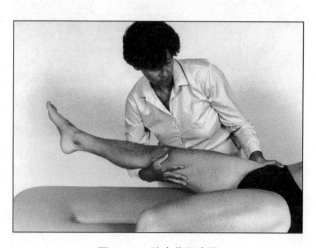

图6-53　髋内收肌牵伸

起点[2]	止点[2]
长收肌	
耻骨前方，耻骨梳和耻骨联合之间的夹角处	股骨粗线中1/3
短收肌	
耻骨下支外侧面，股薄肌和闭孔外肌之间	股骨小转子和股骨粗线之间；股骨粗线上部
大收肌	
耻骨上支外侧面靠近坐骨处；坐骨下支外侧面；坐骨结节下外侧面	股骨臀肌粗隆内侧；股骨粗线内侧唇；股骨内侧髁上线；收肌结节
耻骨肌	
髂耻突起与耻骨结节之间的耻骨梳	小转子和股骨粗线之间
股薄肌	
耻骨体下半部；耻骨下支和坐骨	胫骨内侧面上部（缝匠肌和半腱肌之间）

测量。如果髋关节内收肌短缩，髋关节外展 PROM 将会因为肌肉长度减少而受限。治疗师使用角度尺测量和记录髋关节现有的外展 PROM（图 6-54，6-55）。

通用关节角度尺摆放。角度尺摆放方法和测量与髋关节外展相同（图 6-55）。

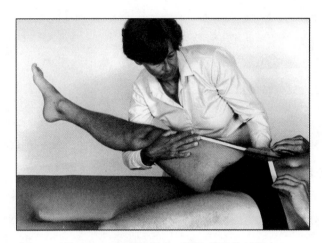

图 6-54　角度尺摆放：髋内收肌的长度

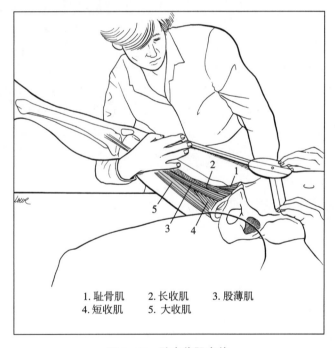

1. 耻骨肌　　2. 长收肌　　3. 股薄肌
4. 短收肌　　5. 大收肌

图 6-55　髋内收肌牵伸

阔筋膜张肌（髂胫束）——Ober 试验[23]

起点[2]	止点[2]
阔筋膜张肌	
髂嵴外侧唇的前面；髂前上棘下方外侧面和切迹；阔筋膜的深层	通过髂胫束止于胫骨外侧髁的前外侧面

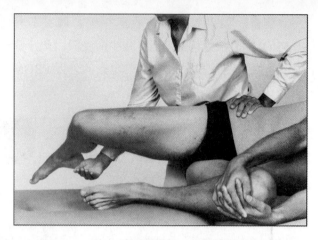

图 6-56　Ober 试验起始位：阔筋膜张肌的长度

起始位。患者侧卧位，非检查侧位于下方，非检查侧髋与膝保持屈曲以使腰椎放平。治疗师站在患者身后并抵住患者骨盆以维持其侧卧位。髋关节摆放在外展位，之后伸展髋关节以牵伸髂胫束划过大转子。髋关节处于旋转中立位，膝关节屈曲90°（图 6-56）。

固定。通过非检查侧下肢的摆位来固定住骨盆和腰椎；治疗师在髂嵴上方固定住骨盆外侧。

终末位。让检查侧的下肢落向治疗床面。治疗师可以在大腿的外侧轻微加压，被动地将髋关节内收到活动的终末位。如果阔筋膜张肌短缩，髋关节会维持在外展状态（图 6-57，6-58）。如果下肢无法被动地内收到水平位，这是最大的紧张状态；如果可以达到水平位置，这是中度的紧张状态；如果大腿可以落在水平位以下但不能完全与治疗床接触，这是较轻的紧张状态[24]。

注意，髋关节处阔筋膜张肌的紧张可以被检查侧骨盆的向下侧倾所掩盖，与此同时，对侧的躯干可能发生侧屈。必须注意保持检查侧的大腿在髋关节伸展位和中立位或轻度外旋位来完成一次准确的阔筋膜张肌紧张度测试。

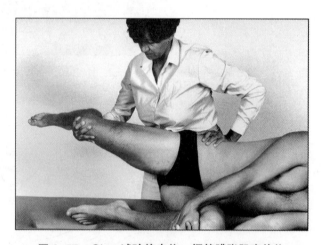

图 6-57　Ober 试验终末位：阔筋膜张肌牵伸位

如果股直肌紧张或需要降低膝关节区域的张力，可以对 Ober 试验进行改良并在伸膝位进行测试。注意用于说明阔筋膜张肌长度的髋关节内收 ROM 在屈膝位（Ober 试验）时要比在伸膝位时（改良 Ober 试验）受限明显[25,26]。因此，在评估阔筋膜张肌肌肉长度的时候不应该穿插进行这两种试验[26]。

终末感。阔筋膜张肌牵伸——紧实。

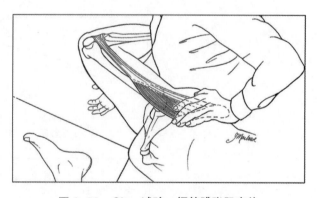

图 6-58　Ober 试验：阔筋膜张肌牵伸

替代测量方法

Ober 试验：躯干俯卧位

Kendall 等[11]提出改良 Ober 试验：躯干俯卧位来评估阔筋膜张肌的肌肉长度。这个测试比 Ober 试验有更好的固定。

起始位。患者站在床尾并屈曲髋关节，躯干靠在治疗床上（图 6-59）。非检查侧大腿放在治疗床下，髋关节和膝关节屈曲。患者手臂上举过头并抓住治疗床边缘。治疗师支撑住检查侧大腿。在维持膝关节于屈曲 90° 和髋关节中立位时，将髋关节移动到完全外展位，之后完全伸展髋关节来使髂胫束在大转子处牵伸。

固定。治疗师固定住同侧骨盆的后侧以防骨盆前倾。同时很重要的一点是，治疗师固定住骨盆的外侧以防对侧骨盆上提和同侧骨盆向下倾。患者手臂的位置用于防止骨盆侧倾。躯干的重量也提供了固定作用。

终末位。当髋关节维持在完全伸展和旋转中立位时，髋关节内收到活动终末位以完全牵伸阔筋膜张肌（图 6-60），如果阔筋膜张肌短缩，髋关节伸展时的内收 ROM 将会因为肌肉长度变短而受限。

终末感。阔筋膜张肌牵伸——紧实。

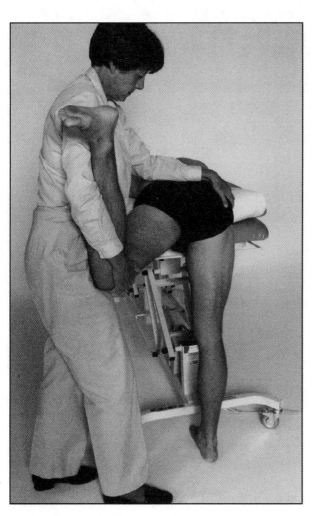

图 6-59　**起始位：Ober 试验，躯干俯卧位**

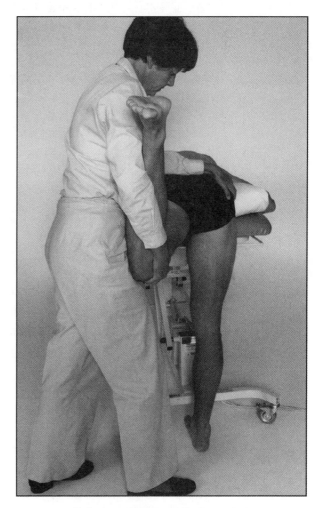

图 6-60　**终末位：阔筋膜张肌牵伸**

肌力评估（表6-2）

表6-2　肌肉功能、起止点和神经支配：髋关节 [27]

肌肉	主要肌肉功能	肌肉起点	肌肉止点	周围神经	神经根
腰大肌	髋屈曲	所有腰椎横突的前面；T12 和所有腰椎椎体侧面和椎间盘	股骨小转子	腰丛神经腹侧支	L1、L2、L3
髂肌	髋屈曲	髂窝的上 2/3，髂嵴的内侧唇；骶髂韧带和髂腰韧带；骶骨外侧的上方	腰大肌腱的外侧；股骨小转子	股神经	L2、L3
缝匠肌	髋屈曲、外展和外旋膝屈曲	髂前上棘和其下方切迹的上半部分	胫骨内侧面上部（股薄肌和半腱肌的前部）	股神经	L2、L3
闭孔内肌	髋外旋	耻骨和坐骨下支的耻骨面，耻骨上支；闭孔膜的骨盆侧；闭孔上方和后方，坐骨大孔的上部	股骨大转子内侧面的前方，股骨转子窝的上方和前方（通过坐骨小切迹后）	闭孔神经	L5、S1
上孖肌	髋外旋	坐骨棘的背侧面	顺着闭孔内肌到股骨大转子的内侧面	闭孔内肌神经	L5、S1
下孖肌	髋外旋	坐骨结节的上方	顺着闭孔内肌到股骨大转子的内侧面	股方肌神经	L5、S1
闭孔外肌	髋外旋	耻骨上支、耻骨下支和坐骨下支；闭孔膜的内侧 2/3；闭孔的内侧	股骨大转子的转子窝	闭孔神经	L3、L4
股方肌	髋外旋	坐骨结节外侧面的上部	股骨方形结节和其下方的骨	股方肌神经	L5、S1
耻骨肌	髋内收	髂耻突起与耻骨结节之间的耻骨梳	股骨小转子和股骨粗线之间	股神经	L2、L3
长收肌	髋内收	耻骨前方，耻骨梳和耻骨联合之间的夹角处	股骨粗线中 1/3	闭孔神经	L2、L3、L4

肌肉	主要肌肉功能	肌肉起点	肌肉止点	周围神经	神经根
短收肌	髋内收	耻骨下支外侧面，股薄肌和闭孔外肌之间	股骨小转子和股骨粗线之间；股骨粗线上部	闭孔神经	L2、L3
股薄肌	髋内收	耻骨体下半部；耻骨下支和坐骨	胫骨内侧面上部（缝匠肌和半腱肌之间）	闭孔神经	L2、L3
大收肌	髋内收	耻骨上支外侧面靠近坐骨处；坐骨下支外侧面；坐骨结节下外侧面	股骨臀肌粗隆内侧；股骨粗线内侧唇；股骨内侧髁上线；收肌结节	闭孔神经，坐骨神经（胫骨分支）	L2、L3、L4
梨状肌	髋外旋	骶骨骨盆侧第 2～4 骶骨孔，髂骨臀肌侧与髂后下棘相邻	股骨大转子（通过坐骨大孔之后）上边缘的内侧面	骶丛分支	L5、S12
臀大肌	髋伸展	髂骨后侧臀线和此线上方和后方髂嵴；竖棘肌腱膜；骶骨下部背面，尾骨侧；骶结节韧带	髂胫束和臀肌粗隆	臀下神经	L5、S12
阔筋膜张肌	髋屈曲、外展和内旋（在伸膝时通过髂胫束）	髂嵴外侧唇的前面；髂前上棘下方外侧面和切迹；阔筋膜的深层	通过髂胫束止于胫骨外侧髁的前外侧面	臀上神经	L4、L5、S1
臀中肌	髋外展、内旋	髂嵴和臀后线之间的髂骨外侧面，下方的臀前线的前部	斜嵴，大转子外侧面向下和向前	臀上神经	L4、L5、S1
臀小肌	髋外展、内旋	髂嵴和臀后线之间的髂骨外侧面，坐骨大切迹的空隙	大转子前外侧	臀上神经	L4、L5、S1

髋关节屈曲

抗重力位：髂腰肌

辅助肌肉：股直肌、缝匠肌、阔筋膜张肌和耻骨肌。

起始位。患者坐位，膝关节屈曲，足部无支撑。对侧足部放置在椅子上（图 6-61）。

替代起始位。患者仰卧位，髋关节和膝关节处于解剖位。非检查侧的大腿髋关节和膝关节屈曲（图 6-62）。在这个姿势中，重力在大腿上抬超过 90°时不会辅助髋关节屈曲。当评估 3 级以上肌力时，要施加一个等同于肢体重力的阻力来抵消重力的作用。

固定。治疗师通过将手放在同侧髂嵴来固定住骨盆。如果在坐位，患者同时抓住治疗床的边缘来固定近端的身体部位。

动作。患者在完全 ROM 内屈曲髋关节。同时也可以屈曲膝关节（图 6-63）。在仰卧位时，髋关节和膝关节同时屈曲（图 6-64）。在屈髋超过 90°时，重力会辅助完成动作，治疗师可以施加阻力。

触诊。髂肌和腰大肌不能很容易地被触诊到。

代偿动作。可以通过其他的动作模式来观察辅助肌肉的代偿动作：缝匠肌代偿时髋关节会外展和外旋。阔筋膜张肌代偿时髋关节会外展和内旋[4]。

阻力位置。施加在膝关节近端的大腿前面（图 6-65 ～ 6-67）。

阻力方向。髋关节伸展。

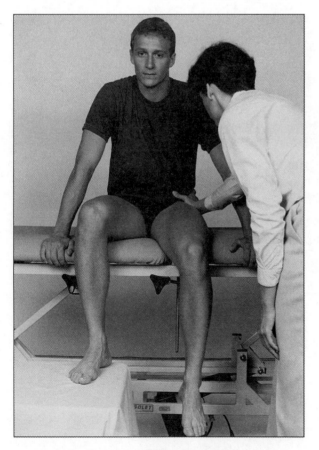

图 6-61　起始位：髂腰肌

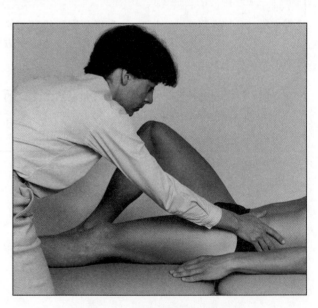

图 6-62　替代起始位：髂腰肌

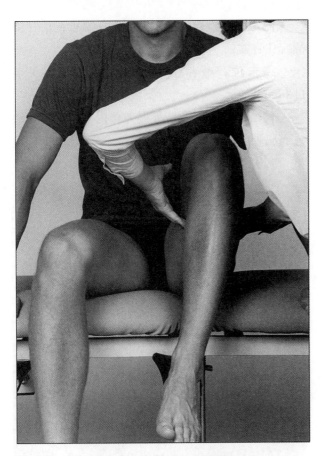

图 6-63 筛查姿势：髂腰肌

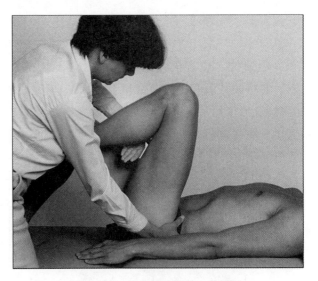

图 6-64 替代筛查姿势：髂腰肌

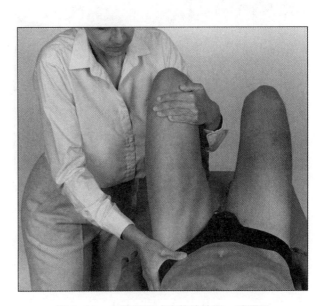

图 6-66 在替代测试姿势的抗阻：髂腰肌

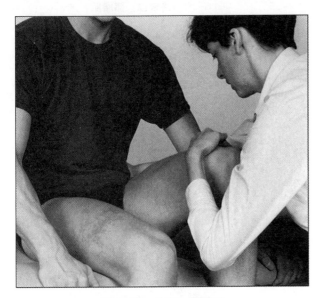

图 6-65 抗阻：髂腰肌

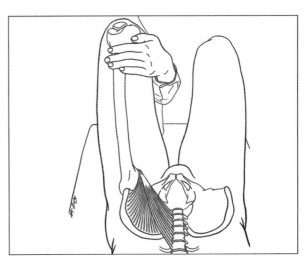

图 6-67 髂腰肌

去重力位：髂腰肌

起始位。患者侧卧位，非检查侧下肢在下方，并将髋关节和膝关节维持在最大屈曲位（图6-68）。治疗师站在患者身后维持住侧卧姿势并支撑住下肢的重量。髋关节伸展，膝关节屈曲。膝关节屈曲可以使腘绳肌处于松弛状态。

固定。非检查侧的下肢固定住腰椎；治疗师固定住骨盆。

终末位。患者在完全 ROM 内屈曲髋关节（图 6-69）。

代偿动作。髋关节外展并伴内旋或外旋，通过腹肌骨盆后倾 [28]。

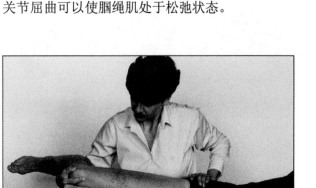

图 6-68　**起始位：髂腰肌**

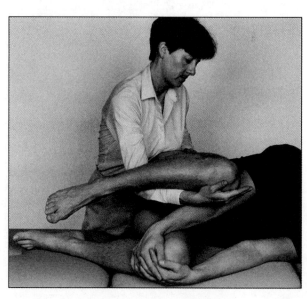

图 6-69　**终末位：髂腰肌**

膝关节屈曲时髋关节屈曲、外展和外旋

抗重力位：缝匠肌

辅助肌肉：髂腰肌、股直肌和阔筋膜张肌。

起始位。患者仰卧位，双腿处于解剖位（图6-70）。

替代起始位。患者坐位，膝关节屈曲，足部无支撑。对侧足部放置在椅子上（图6-71）。

固定。仰卧位躯干的重量。坐位时，治疗师在同侧髂嵴固定住骨盆，患者抓住治疗床的边缘。

动作。患者屈曲、外展和外旋髋关节并屈曲膝关节（图6-72，6-73）。

触诊。阔筋膜张肌内侧，大腿前侧。

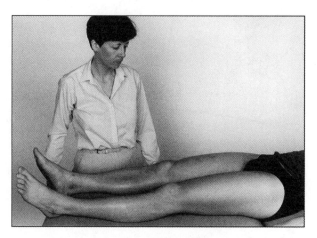

图6-70　**起始位：缝匠肌**

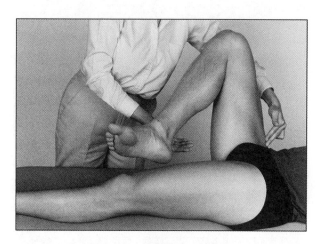

图6-72　**筛查姿势：缝匠肌**

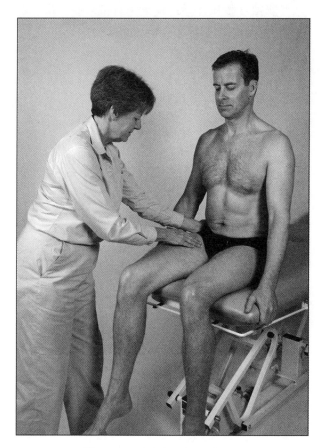

图6-71　**替代起始位：缝匠肌**

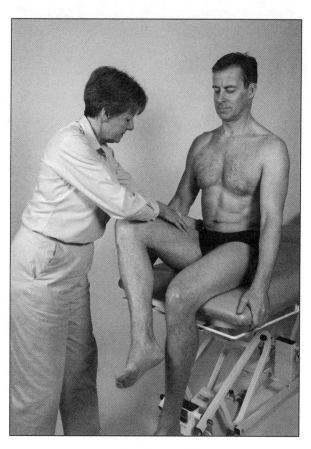

图6-73　**替代筛查姿势：缝匠肌**

代偿动作。髂腰肌和股直肌。为了保证动作的准确，测试侧下肢的足跟应该平行地在对侧下肢的小腿上方划过。当髋关节屈曲并伴随外旋时，阔筋膜张肌的活动将减少[29]。

阻力位置。同时施加在：①大腿前侧膝关节近端；②踝关节近端小腿后侧（图 6-74～6-76）。

阻力方向。①髋关节伸展；内收和内旋；②膝关节伸展。

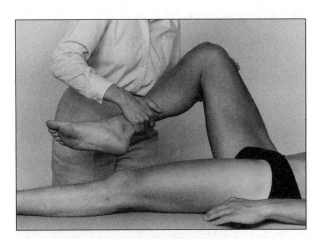

图 6-74　抗阻：缝匠肌

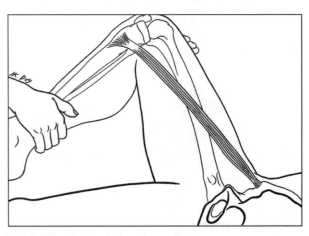

图 6-75　**缝匠肌**

辅助抗重力位：缝匠肌

测试步骤和仰卧位抗重力测试步骤一样。在活动范围内提供等同于肢体重量的辅助力。

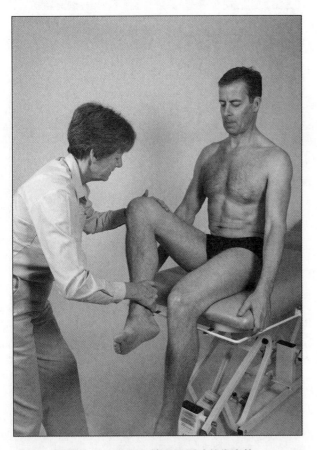

图 6-76　**抗阻：缝匠肌测试替代姿势**

髋关节伸展

抗重力位：臀大肌、股二头肌、半腱肌和半膜肌
___

辅助肌肉：大收肌、梨状肌和臀中肌。

起始位。姿势与测试髋关节屈肌紧张度时相同（图 6-77）。患者站立，躯干屈曲，胸部靠在治疗床上。非检查侧的腿放在床下并使髋关节和

膝关节屈曲。检查侧下肢髋关节屈曲膝关节伸展。

替代起始位。患者俯卧位，下肢处于解剖位，髋关节下方放置 2 个枕头以使髋关节屈曲（图 6-78）。

固定。治疗师固定住骨盆，或者使用骨盆绑带来固定住骨盆。患者抓住治疗床的边缘，躯干的重量也提供了固定。

动作。患者在维持膝关节伸直的同时伸展髋关节（图 6-79 和 6-80）。指导患者维持最大的外

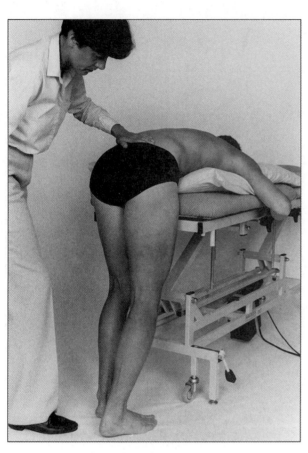

图 6-77　**起始位：髋关节伸肌**

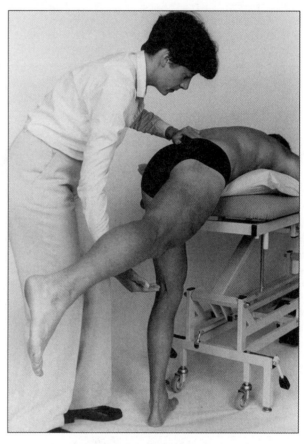

图 6-79　**筛查姿势：髋关节伸肌**

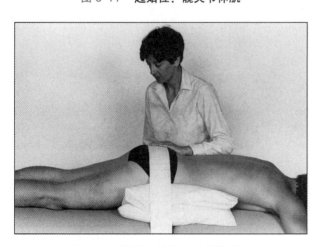

图 6-78　**替代起始位：髋关节伸肌**

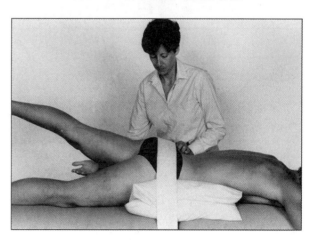

图 6-80　**替代筛查姿势：髋关节伸肌**

旋来获得最大的臀大肌收缩。在伸展髋关节的同时主动屈曲膝关节可以使腘绳肌处于一个短缩状态，这个测试姿势可以分离出臀大肌的作用。虽然在主动维持膝关节于屈曲位时会降低一些腘绳肌的作用，但是腘绳肌在维持膝关节屈曲时仍然是活动的并不能被去除[30,31]。治疗师可以被动地将膝关节维持在屈曲位来分离出臀大肌的作用，但是在对大腿施加压力时很难维持住膝关节的姿势[31]。

当股直肌紧张时，膝关节必须维持在伸展位。

触诊。臀大肌：位于臀肌粗隆处的止点内侧或者髂骨后侧的起点附近（图 6-85B）。

代偿动作。腰椎伸展。

阻力位置。施加在大腿后侧膝关节近端（图 6-81 ～ 6-83）。

阻力方向。髋关节屈曲。

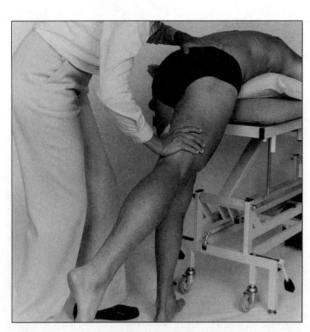

图 6-81　抗阻：髋伸肌

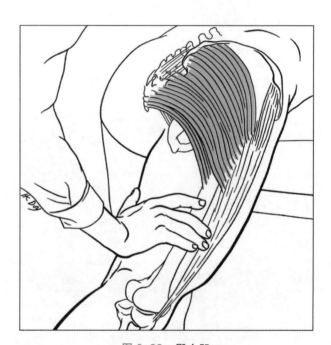

图 6-82　臀大肌

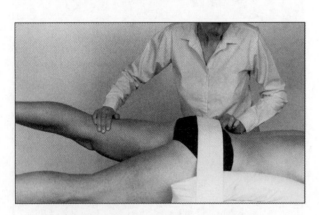

图 6-83　抗阻：髋伸肌测试的替代姿势

去重力位：臀大肌、股二头肌、半腱肌和半膜肌

起始位。患者侧卧位，非检查侧下肢在下方，髋关节和膝关节屈曲（图 6-84）。

固定。患者将非检查侧的髋关节和膝关节维持在最大屈曲位，以固定住躯干和骨盆，并防止腰椎伸展。

终末位。患者在完全 ROM 内伸展髋关节（图 6-85A）。如果股直肌紧张，可以将膝关节伸直。

代偿动作。髋关节外展和内收。

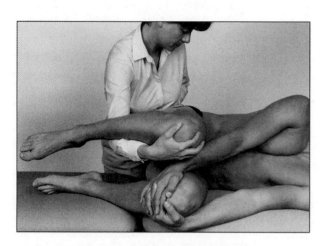

图 6-84　起始位：髋关节伸肌

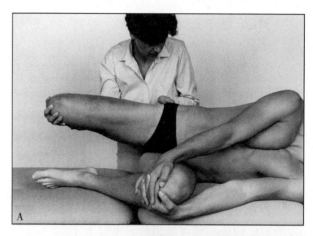

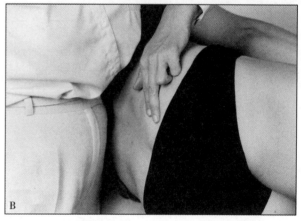

图 6-85　A. 终末位：髋关节伸肌。B. 治疗师触诊臀大肌

仰卧位髋关节伸肌测试 [32]

仰卧位髋关节伸肌测试是一个信度和效度很高的评估髋关节伸肌力量的方法。它把力量分成2～5级[32]，适用于无法俯卧的患者。

起始位。患者仰卧位，足跟抬离治疗床面，双手抬离治疗床并环抱于胸前（图6-86）。治疗师双手合拢托住测试侧下肢的足跟。

固定。躯干的重量。

测试。指导患者在治疗师将下肢抬离床面35英寸（约90cm）时将下肢向下压并保持髋关节和躯干稳定。非检查侧的肢体可能在测试时不自主地抬离床面，在测试中不作考虑。

触诊。在仰卧位测试姿势中，治疗师不能通过触诊或观察髋关节伸肌的收缩来评估1级或0级肌力。

分级。根据患者维持全范围髋关节伸展的能力和治疗师在屈髋时感知到的阻力来分级。

分级	描述
	随着治疗师将下肢抬离床面，患者：
5	髋关节位置维持在起始位（如髋伸展）*，骨盆和下肢作为一个整体抬离床面（图6-87）
4	患者可以抵抗进一步髋屈曲之前，髋关节屈曲可达30°，同时骨盆和下肢作为一个整体抬离床面（图6-88）
	髋关节屈曲到直腿抬高的终末位，同时治疗师将下肢抬离床面35英寸（约90cm），治疗师感觉到：
3	能很好地对抗移动，骨盆只有一点抬离床面或没有抬离床面（图6-89）
2	对抗较小的阻力（如比下肢的重量更重），骨盆不抬离床面（图6-89）

注：*在髋关节屈曲挛缩时，无法做出髋关节伸展的起始位，因此无法用仰卧位髋关节伸展测试评估5级的力量。

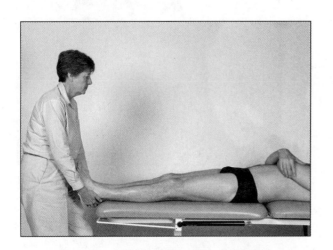

图6-86　起始位：仰卧位髋关节伸展测试

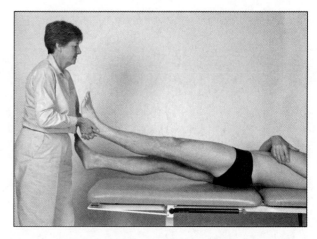

图6-87　5级：髋关节伸展，下肢和骨盆抬离床面

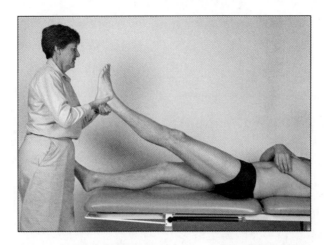

图 6-88　4 级：髋关节屈曲约 30°，下肢和骨盆抬离床面

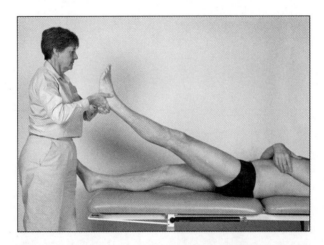

图 6-89　3 级或 2 级：髋关节屈曲时感觉到良好或较小的对抗

髋关节外展

抗重力位：臀中肌和臀小肌

辅助肌肉：阔筋膜张肌和臀大肌（上束纤维）。

起始位。患者侧卧位，非检查侧下肢在下方，患者将髋关节和膝关节维持在屈曲位以稳定躯干和骨盆（图 6-90）。治疗师站在患者身后抵住患者臀部以维持侧卧姿势。检查侧的髋关节轻度伸展并处于旋转中立位。

Widler 等[33] 评估了在侧卧位、仰卧位和站立姿势下单侧髋关节外展肌测试的信度和效度。研究人员发现使用侧卧位的姿势来评估髋关节外展肌肌力的信度和效度是最高的。

固定。非检查侧的下肢提供固定；治疗师将一只手放在髂嵴上方以固定住骨盆。

动作。患者在完全 ROM 内外展髋关节。指导患者使用足跟引导动作以防髋关节旋转（图 6-91）。

触诊。臀中肌可以在髂嵴外侧唇的远端或者股骨大转子近端触诊到。臀小肌位于臀中肌深层，无法触诊到。

代偿动作。通过髂肌和腰大肌产生髋关节屈曲，通过腰方肌产生骨盆上提。患者可能通过阔筋膜张肌在髋关节屈曲和内旋位产生腿部外展动作。

阻力位置。施加在大腿外侧膝关节近端（图 6-92 ~ 6-94）。

阻力方向。髋关节内收。

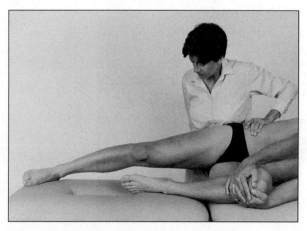

图 6-90　起始位：臀中肌和臀小肌

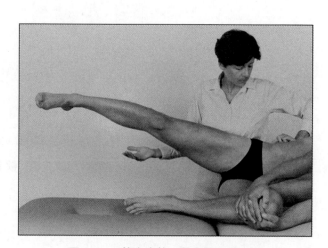

图 6-91　筛查姿势：臀中肌和臀小肌

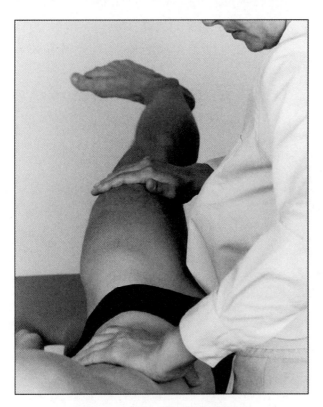

图 6-92 抗阻：臀中肌和臀小肌

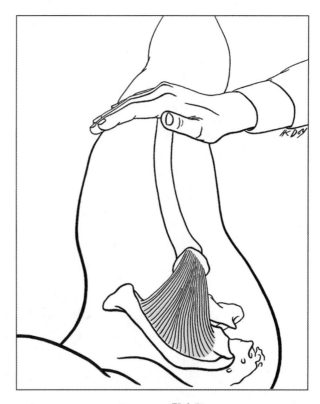

图 6-93 臀中肌

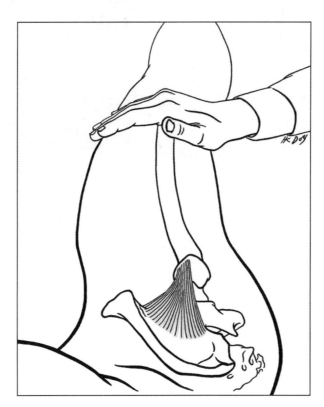

图 6-94 臀小肌

去重力位：臀中肌和臀小肌

起始位。患者仰卧位，下肢位于解剖位（图 6-95）。治疗师支撑住肢体的重量。

固定。治疗师固定住骨盆。

终末位。患者在完全 ROM 内外展髋关节（图 6-96）。

代偿动作。髋关节屈曲和骨盆上提。

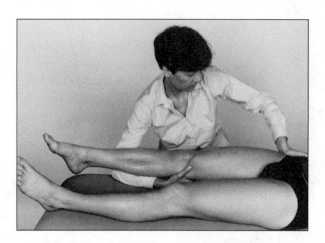

图 6-95   **起始位：臀中肌和臀小肌**

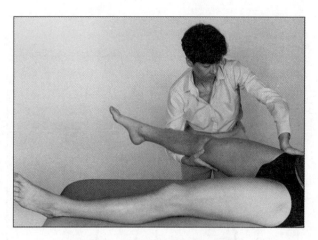

图 6-96   **终末位：臀中肌和臀小肌**

髋关节外展和髋关节屈曲

抗重力位：阔筋膜张肌

辅助肌肉：臀中肌和臀小肌。

起始位。 患者侧卧位，非检查侧下肢在下方，并将髋关节和膝关节维持在最大屈曲位以支撑住检查侧下肢（图 6-97）。检查侧下肢屈髋 10°～20° 并内旋。骨盆后倾，治疗师站在患者身后抵住患者的臀部以维持侧卧的姿势。膝关节伸展。

固定。 非检查侧下肢的姿势提供固定；治疗师将一只手放在髂嵴上方以固定骨盆。

动作。 患者在完全 ROM 内外展髋关节并轻度地屈曲髋关节（图 6-98）。

触诊。 缝匠肌上束纤维的外侧或髂胫束上大转子的远侧。

代偿动作。 腰方肌（骨盆上提）、髂肌和腰大肌（髋屈曲）、臀中肌和臀小肌（髋外展）。

阻力位置。 施加在大腿前外侧膝关节近端（图 6-99，6-100）。

阻力方向。 髋关节内收和伸展。

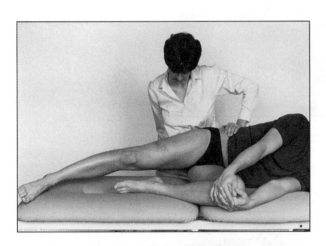

图 6-97　起始位：阔筋膜张肌

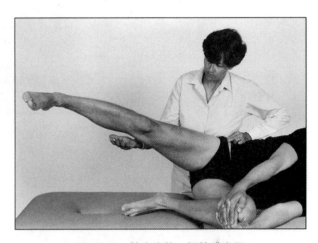

图 6-98　筛查姿势：阔筋膜张肌

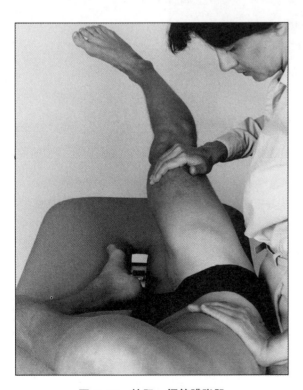

图 6-99　抗阻：阔筋膜张肌

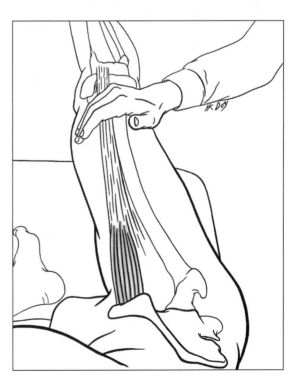

图 6-100　阔筋膜张肌

去重力位：阔筋膜张肌

起始位。患者仰卧位。治疗师支撑住下肢的重量，并将下肢维持在髋关节屈曲10°～20°、内旋和膝关节伸展位置。在整个运动过程中都要支撑住肢体的重量（图6-101）。

固定。患者躯干的重量提供固定。

终末位。患者在完全 ROM 内外展髋关节并轻度屈曲髋关节（图6-102）。

代偿动作。腰方肌、髂肌、腰大肌、臀中肌和臀小肌。

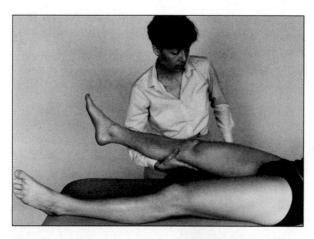

图6-101　**起始位：阔筋膜张肌**

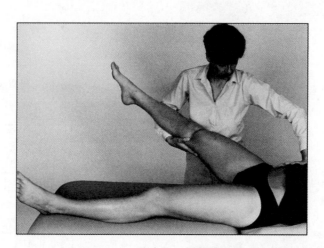

图6-102　**终末位：阔筋膜张肌**

临床测试：髋关节外展肌肌力减弱的机制

髋关节外展肌的主要功能是在单腿支撑时维持骨盆处于水平位置[30]。步行过程中当一侧下肢向前摆动另一侧下肢与地面接触时即为单腿支撑期。当一侧下肢离地时，头部、手臂、躯干和同侧肢体的重量使得骨盆在非支撑侧产生向下的旋转。这种向下的旋转必须通过对侧髋外展肌群的收缩在股骨头处进行平衡[30]。当支撑腿的外展肌肌力不足或无力时，对侧非支撑腿的骨盆会下降。可以通过特伦德伦堡（Trendelenburg）试验来对肌力不足或无力进行临床检测[5,21,34]。

Trendelenburg 试验。患者检测侧的下肢支撑站立，一只手可以轻轻放在桌面上以维持平衡。对侧髋关节和膝关节屈曲以使足部抬离地面。治疗师站在患者身后观察骨盆和躯干的姿势。Trendelenburg 试验阴性（图 6-103）说明没有外展肌肌力减弱。髂后上棘（PSIS）与非支撑侧平齐或略低于非支撑侧。Trendelenburg 试验阳性（图 6-104）说明存在外展肌肌力减弱。PSIS 与对侧不平齐，非支撑侧的骨盆下降。作为髋关节外展肌肌力不足的一种代偿平衡机制，患者会将躯干向患侧支撑腿转移（如髋关节外展肌肌力不足的一侧）。

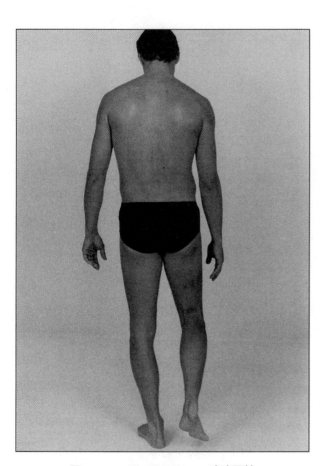

图 6-103　Trendelenburg 试验阴性

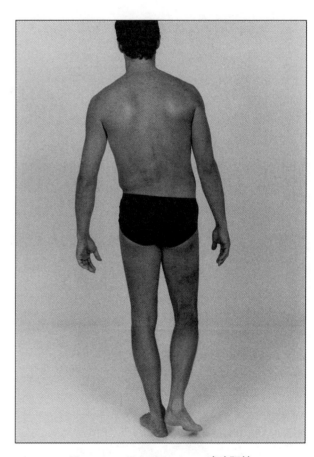

图 6-104　Trendelenburg 试验阳性

髋关节内收

抗重力位：长收肌、短收肌、大收肌、耻骨肌和股薄肌

起始位。患者侧卧位，检查侧在下方。治疗师站在患者身后抵住患者臀部以保持住侧卧姿势。非检查侧的髋关节外展 25°～30°，并由治疗师维持住这个姿势。治疗师在大腿和膝关节的内侧提供支持（图 6-105）。或者，髋关节内收肌可以在患者仰卧位时进行测试，治疗师施加一个与肢体重量相同的阻力来模拟一个抗重力的情况。

固定。患者握住治疗床的边缘。

动作。髋关节内收直到测试侧下肢与上方的肢体接触（图 6-106）。指导患者在测试过程中不要旋转肢体。

触诊。髋关节内收肌作为一组肌群可以在大腿的内侧和远端触诊到。

阻力位置。施加在大腿内侧，接近膝关节处（图 6-107，6-108）。

阻力方向。髋关节外展。

代偿动作。从侧卧位向后倾，用髋关节屈肌内旋髋关节。从侧卧位向前倾，使用髋关节伸肌外旋髋关节。

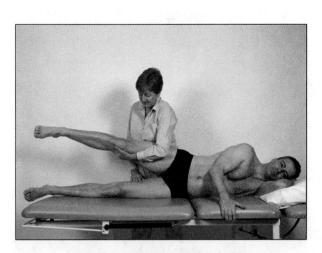

图 6-105　起始位：髋关节内收肌

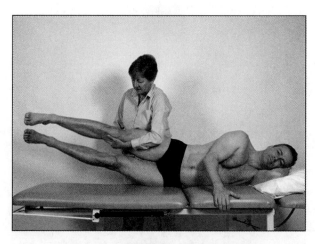

图 6-106　筛查姿势：髋关节内收肌

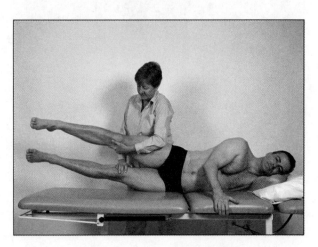

图 6-107　抗阻：髋关节内收肌

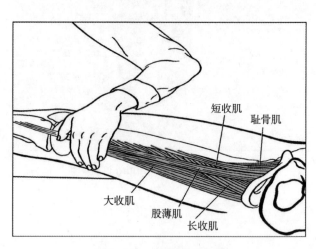

短收肌

耻骨肌

大收肌

股薄肌

长收肌

图 6-108　髋关节内收肌

去重力位：长收肌、短收肌、大收肌、耻骨肌
和股薄肌

___

起始位。患者仰卧位。检查侧髋关节外展
25°～30°，旋转中立位并伸展（图 6-109）。治

疗师支撑住肢体的重量。

固定。仰卧位时患者躯干的体重提供了一些
固定，治疗师固定住骨盆。

终末位。患者在完全 ROM 内内收髋关节
（图 6-110）。

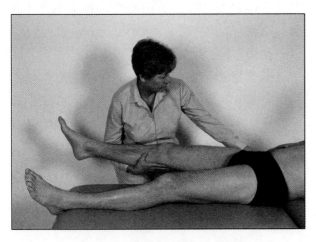

图 6-109　**起始位：髋关节内收肌**

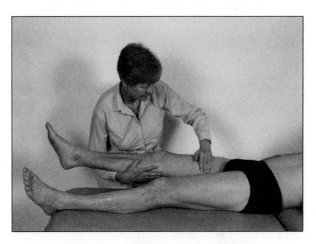

图 6-110　**终末位：髋关节内收肌**

髋关节内旋

抗重力位：臀中肌、臀小肌和阔筋膜张肌

辅助肌肉：长收肌。

起始位。 患者坐位（图 6-111）。髋关节屈曲 90°并处于旋转中立位。大腿远端下方放置一块垫子以保持大腿处于水平位。髌骨中点与髂前上棘对齐。非检查侧的下肢外展，足部放置在椅子上。

固定。 躯干的重量提供一部分固定。患者抓住治疗床的边缘来固定住骨盆。治疗师将一只手放置在大腿远端的内侧以防止髋关节内收。治疗师维持住股骨的这个姿势，并且不要限制动作。

动作。 患者在完全 ROM 内内旋髋关节（图 6-112）。

触诊。 参照先前测试中触诊臀中肌、臀小肌和阔筋膜张肌的方法。

代偿动作。 骨盆上提，对侧躯干侧屈和髋关节内收。

阻力位置。 施加在下肢的外侧面，接近踝关节（图 6-113）。阻力的施加会对膝关节产生压力，应对此多加注意。

阻力方向。 髋关节外旋。

替代测试姿势。 患者仰卧位，髋关节伸展。这个姿势可以在膝关节不稳无法施加阻力时采用。在仰卧位时，阻力施加在膝关节近端。内旋肌在髋关节屈曲时要比在髋关节伸展时可以产生更大力量。为了测试信度，应该记录下所采用的姿势 [35]。

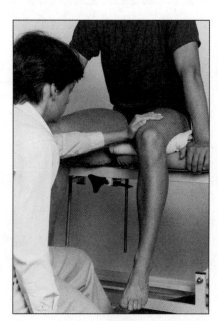
图 6-111　起始位：内旋肌

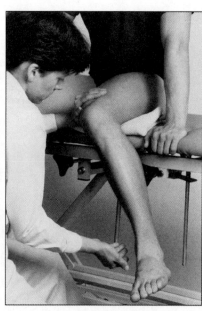
图 6-112　筛查姿势：髋关节内旋肌

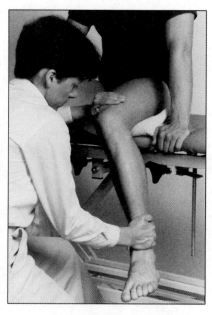
图 6-113　抗阻：内旋肌

去重力位：臀中肌、臀小肌和阔筋膜张肌

起始位。患者仰卧位。治疗师在髋关节屈曲90°、旋转中立位和膝关节屈曲位时支撑住下肢（图 6-114）。

固定。患者抓住治疗床的边缘以固定住骨盆。

终末位。患者在完全 ROM 内内旋髋关节（图 6-115）。治疗师在大腿内侧的支撑手应该可以允许全范围的旋转并抑制髋关节内收。重复进行这个动作，治疗师触诊肌肉。

代偿动作。髋关节内收和膝关节屈曲。

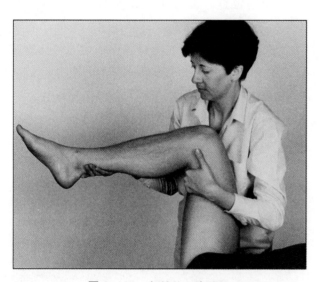

图 6-114　起始位：内旋肌

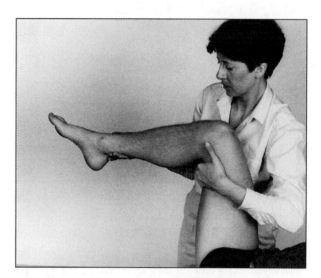

图 6-115　终末位：内旋肌

髋关节外旋

抗重力位：梨状肌、闭孔外肌、上孖肌、股方肌、下孖肌和闭孔内肌

辅助肌肉：髋关节伸展时的臀大肌。

起始位。患者坐位（图 6-116）。髋关节屈曲 90°并处于旋转中立位。大腿远端下方放置一垫子以保持大腿处于水平位。髌骨中点与髂前上棘对齐。如果膝关节不稳，患者可以采用仰卧位，髋关节伸展。

固定。躯干的重量提供了一些固定。患者抓住治疗床的边缘以固定骨盆。治疗师将一只手放

置在大腿远端前内侧以防髋关节内收和屈曲。治疗师维持住股骨的姿势，使其不限制动作。

动作。患者在完全 ROM 内外旋髋关节（图 6-117）。

触诊。外旋肌太深难以触诊到。

代偿动作。髋关节屈曲和外展；同侧躯干侧屈。

阻力位置。施加在下肢内侧，接近踝关节（图 6-118 和 6-119）。阻力会在膝关节处产生压力，应当加以注意。在内旋肌中描述的替代测试姿势也可以使用在膝关节不稳的情况下。

阻力方向。内旋。

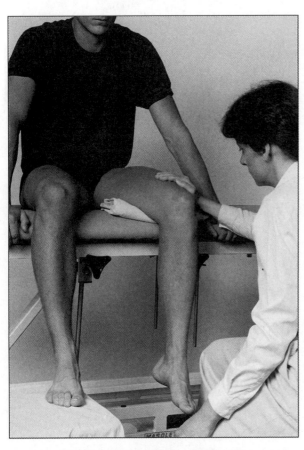

图 6-116　**起始位：外旋肌**

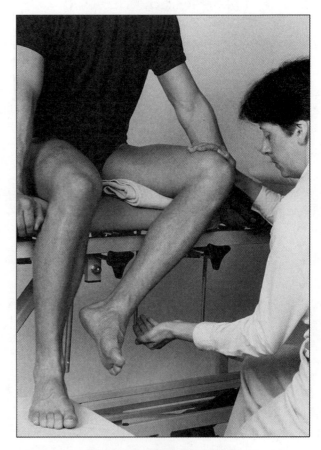

图 6-117　**筛查姿势：外旋肌**

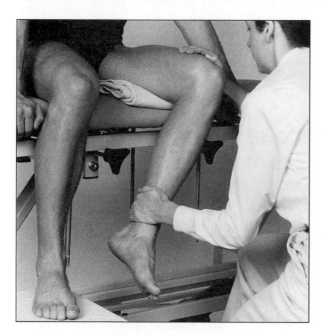

图 6-118 抗阻：外旋肌

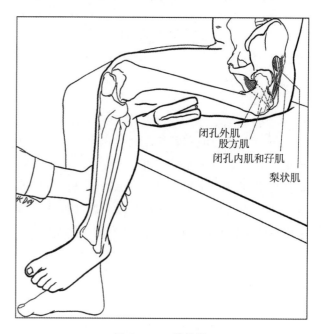

闭孔外肌
股方肌
闭孔内肌和孖肌
梨状肌

图 6-119 外旋肌

去重力位：梨状肌、闭孔外肌、上孖肌、股方肌、下孖肌和闭孔内肌

起始位。姿势与内旋测试姿势相同。

终末位。患者在完全 ROM 内外旋髋关节（图 6-120）。

代偿动作。髋关节屈曲内收和膝关节屈曲。

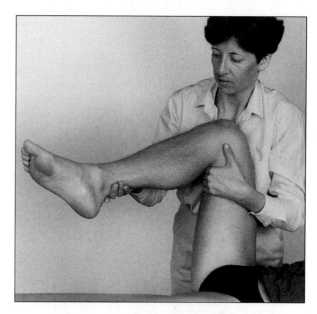

图 6-120 终末位：外旋肌

功能性应用

关节功能 [30]

髋关节在地面和骨盆之间传递应力，以支撑体重并且在单腿支撑时作为一个支点。当足部固定在地面上时，髋关节的动作可以使身体更接近或远离地面。髋关节的动作可以将足部带到离躯干更近的位置并且作用于下肢在空间中的摆位。

功能活动度

想要以一种正常的方式完成日常生活活动（ADL）的话，髋关节 ROM 至少应该达到屈曲 120°、外展 20° 和外旋 20° [36]。在完成功能性活动时，髋关节的动作是通过腰椎 – 骨盆的运动在 ROM 内的多个位置完成的 [37]。这些运动增加了髋关节的功能性活动范围。

髋关节屈曲和伸展

髋关节屈曲的正常 AROM 是 0°～120°，伸展是 0°～30° [8]。全范围的髋关节屈伸活动范围对于很多 ADL 是必须的。站立需要髋关节 0° 或轻度伸展 [38]。通过肌电测量，当其他关节无代偿模式时，完成诸如蹲下从地面捡拾物品、足部放在地面系鞋带（图 6–121）、足部跨过对侧大腿、从坐位站起（图 6–122）等动作，髋关节需要有 110°～120° 的屈曲活动范围。

需要屈髋角度小于 90° 的活动包括跪 [39]、盘腿坐在地面上 [39]、坐在标准高度的椅子上 [36]、穿上裤子（图 6–123）和上下楼（图 6–124）等 [36,40]。上楼需要平均 67° 的髋关节屈曲角度，下楼需要平均 36° 的髋关节屈曲角度 [36]。在上下楼梯时最多需要 1°～2° 的髋关节伸展角度 [40]。

坐位需要的活动范围由座椅的高度决定。标准高度的座椅需要大约 84° 的髋关节屈曲角度 [36]。从站立到坐下需要平均 104° 的髋关节屈曲，从坐

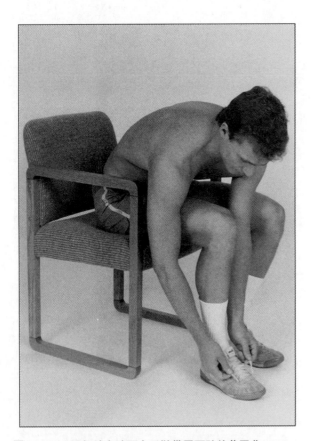

图 6–121　足部放在地面去系鞋带需要髋关节屈曲 120°

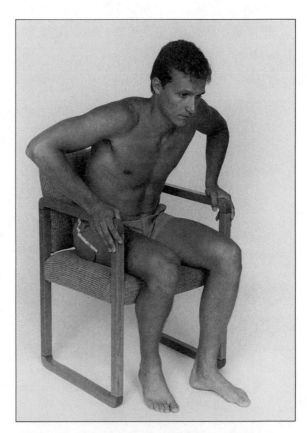

图 6–122　从坐位站起至少需要髋关节屈曲 90°

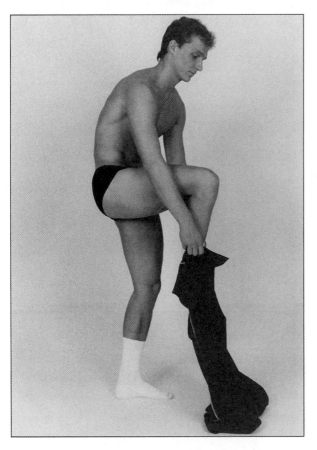

图 6-123　穿裤子

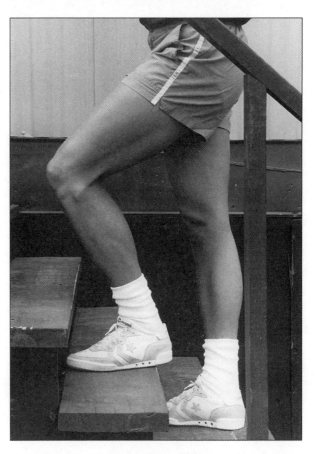

图 6-124　上楼梯

位站起需要髋关节屈曲 98°～101° [41]。当座椅高度降低时，所需的 ROM 增加，当座椅高度增高时，所需的 ROM 减少。

髋关节外展和内收

髋关节外展正常的 AROM 是 0°～45°；内收正常的 AROM 是 0°～30°。大部分的日常活动不需要完全的髋关节外展和内收 ROM。

很多 ADL 可以在髋关节外展 0°～20° 内完成 [36]。蹲下捡拾物品和交叉腿坐着是这些动作中的例子（图 6-125）。骑上男士自行车（图 6-126）可能需要双侧髋关节外展的全范围活动度。在亚洲和东方文化中的一些姿势，如下蹲、盘腿坐、跪，需要髋关节外展 30°～40° [39,42]。

ADL 中的髋关节内收表现在大腿交叉坐着（跷二郎腿）时（图 6-127）或者单腿站立时。单腿站立时的支撑腿内收是骨盆在对侧下降的结果。

髋关节内旋和外旋

髋关节内旋和外旋的 AROM 是 0°～45°。在 ADL 中很少用到这些动作的极限角度。大部分的 ADL 需要 0°～20° 的外旋角度。骑上自行车（图 6-126）、脚搭在对侧大腿上坐着系鞋带（图 6-125）或者做足部清洁时观察足底的皮肤展示了髋关节外旋的使用。在亚洲和东方文化中的一些姿势需要完全外旋 ROM，如盘腿坐在地面上。跪（25°）和下蹲（19°）需要更小的髋关节外旋 ROM。

步行和以一侧下肢为支点旋转是使用髋关节内旋的功能性活动的例子。

步态

正常的步行模式需要髋关节在矢状面、额状面和水平面内的运动。在矢状面内，在站立末期需要髋关节伸展 10°～20°，在摆动末期和站

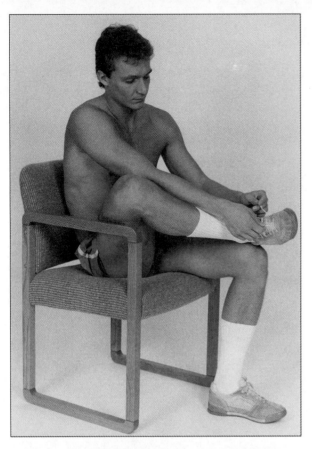

图 6-125　足部搭在对侧大腿上坐着需要髋关节屈曲、外展和内旋；外旋肌和缝匠肌发挥作用

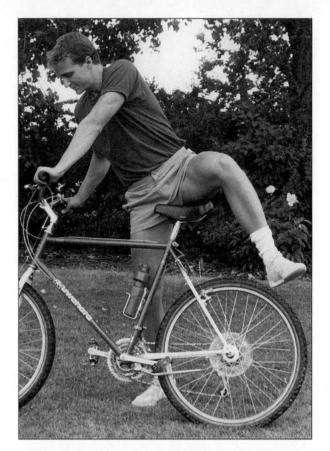

图 6-126　骑上自行车需要髋关节屈曲、外展和外旋

立前期，随着肢体向前迈出下一步，需要髋关节屈曲 30°（引自 Rancho Los Amigos gait analysis froms as cited in Levangie and Norkin[38]）。

当足部固定在地面时，股骨头作为骨盆前倾和后倾的支点。骨盆同时可以侧倾，引起髂嵴向上或向下移动。当一侧下肢离地时，骨盆发生侧倾，支撑腿的髋关节作为一个支点，侧倾导致髋关节相应的内收和外展。步行时，在步行周期的摆动期，非支撑侧的骨盆产生向下的侧倾。随着骨盆下降，支撑腿的骨盆下部向股骨移动，在这一侧产生了髋关节的内收。在摆动初期需要髋关节外展 7°，步行周期的站立末期需要髋关节内收 5°[43]。

骨盆在水平面内围绕垂直轴产生旋转运动。大腿的旋转也与骨盆的旋转相关。在摆动腿向前的过程中，同侧的骨盆向前运动。骨盆向前旋转的支点是支撑腿的股骨。当支撑腿或站立腿固定在地面时，骨盆围绕着股骨头旋转，导致髋关节内旋。随着骨盆在摆动侧向前运动，摆动腿在矢状面内沿着前进方向向前移动，这导致了步行周期中摆动期髋关节的外旋。在正常的步行周期中，髋关节需要有 5°的内旋和 9°的外旋。外旋出现在站立末期和大部分的摆动期。内旋发生在摆动末期，站立期的初次接触之前[43]。可以参照附录 D 来了解更多的步行周期中髋关节的位置和动作。

跑步比步行需要更大的髋关节屈伸 ROM，并根据跑动速度发生变化。跑步过程中平均最大髋关节屈曲 ROM 是 65°，髋关节伸展 ROM 是 20°[38]。

肌肉功能

髋关节屈曲

髂肌和腰大肌（常被称为髂腰肌）是主要的髋关节屈肌。阔筋膜张肌（前内侧纤维）[44]，股直肌、缝匠肌、股薄肌和髋关节内收肌辅助髂腰肌。当髋关节处于伸展位时髋关节内收肌辅助屈曲[30]。股薄肌主要在运动的起始阶段及膝关节伸展时屈曲髋关节[45]，在膝关节屈曲时不会屈曲髋关节[46]。髋关节屈曲时内收肌和股薄肌的动作表现在踢球和游泳过程中。缝匠肌作为髋关节屈肌、外展肌、外旋肌和膝关节屈肌的功能表现在脚搭在对侧大腿上坐着时（图 6-125[47]）。

当坐位时，屈髋超过 90°之后髂腰肌是唯一的屈髋肌，例如坐位跷二郎腿（图 6-127）和穿袜子（图 6-128）。当躺在床上从仰卧位坐起时，髂腰肌和腹肌一起收缩拉起躯干。当一个人向后靠并仰头向上看或者后仰躺下时，髂腰肌控制躯干和骨盆的动作。其他需要髋关节屈肌收缩的活动包括穿裤子（图 6-123）、爬梯子、上楼梯（图 6-124）和从浴缸中进出。

髋关节伸展

髋关节伸肌包括臀大肌、半膜肌、半腱肌、股二头肌和大收肌[48]。5 块髋关节伸肌在功能性活动中的作用由髋关节的位置和产生髋关节伸展所需力量的大小决定。腘绳肌通常是髋关节伸展的起始肌肉[49]，当大腿超过解剖位移动到过伸或者抗阻力伸展时，臀大肌收缩[46,49]。腘绳肌可以在髋关节和膝关节产生动作。根据 Nemeth 和同事的研究，在膝关节屈曲 0°～90°时，膝关节的位置对髋关节伸展的力量没有影响[50]。大收肌在髋关节屈曲0°～90°时作为髋关节伸肌。它作为髋关节伸肌的功能在男性伸展终末的 30°内减小，因为这块肌肉的前部作为一块伸肌的功能变弱[48]。

髋关节伸肌的功能表现在需要身体站起的活动中[51,52]，如坐位站起[53]（图 6-129）、爬梯子（图 6-124）和跳跃。在膝关节和髋关节屈曲时，髋关节伸肌在上升的活动时收缩[49,54,55]（图6-130）。当坐位或站立前倾时髋关节伸肌控制骨盆的前倾运动，启动并完成骨盆后倾动作来重新坐直或站直[30,54,56]。当一个人保持蜷伏姿势来换轮胎或向较低的柜子里看时，臀大肌产生收缩[52]。

在站立姿势中，大腿伸展由腘绳肌完成，当

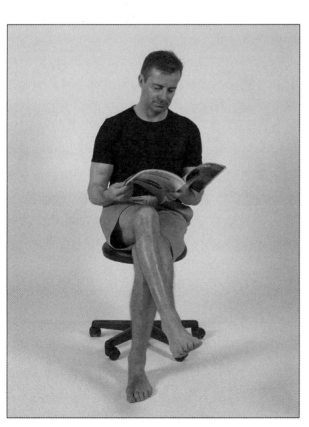

图 6-127　髋关节内收

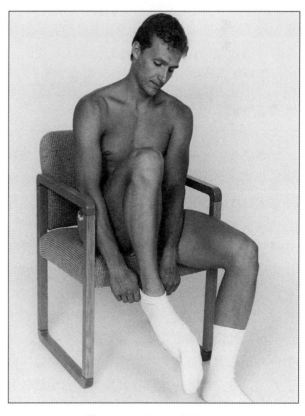

图 6-128　髂腰肌发挥作用

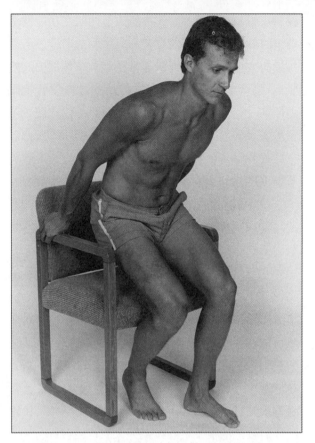

图 6-129　当从椅子站起时髋关节伸肌发挥作用

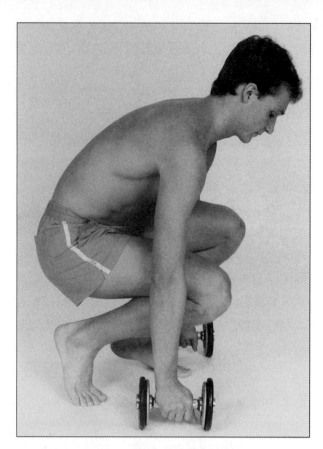

图 6-130　髋关节伸肌发挥作用

施加阻力时臀大肌辅助伸展髋关节。因此，滑冰时髋伸肌收缩来促进人向前滑行。臀大肌在运动的终末位即过伸时强烈收缩来伸展大腿[49,52]。

髋关节外展

　　负责髋关节外展的肌肉是臀中肌、臀小肌和阔筋膜张肌。当需要力量时，臀大肌上束纤维辅助完成髋关节外展[57]。髋关节外展肌的主要功能是在单腿离地时维持骨盆水平。当单腿站立时，支撑腿的髋关节和骨盆作为第一类杠杆。股骨头作为支点，骨盆作为移动臂。当一侧下肢离地时，骨盆失去支撑并会在同一侧下降。这是由于头部、手臂、躯干和腿部的重量产生的力矩引起骨盆围绕支撑腿的股骨头产生旋转导致的。支撑腿一侧的髋外展肌群以远固定的方式收缩拉起同侧下降的骨盆，使支撑腿一侧的骨盆围绕股骨头旋转并上提。髋外展肌群在单腿站立时产生的骨盆上提

动作表现在步行、跑步和踢球时。

　　在单腿站立时，当身体倾斜向支撑腿一侧时，可能就不需要髋外展肌群收缩来维持骨盆水平。因为这时头部、手臂和躯干的重力线落在髋关节外侧。

　　当单腿站立时，如果骨盆可以在非支撑腿一侧下降，支撑腿一侧的阔筋膜张肌和髂胫束变紧来维持骨盆的姿势，髋外展肌群也不会收缩[58]。

　　在需要非支撑腿下肢外展的动作中，双侧的髋外展肌群可能同时收缩，如骑上自行车（图6-126）和表演空手道（图6-131）。

髋关节内收

　　爬绳子、在身体前侧踢球、骑马等动作需要髋关节内收肌的收缩，这包括大收肌、长收肌、短收肌、股薄肌和耻骨肌。Janda 和 Stara 指出髋关节内收肌在众多活动中主要的作用是作为**姿势**

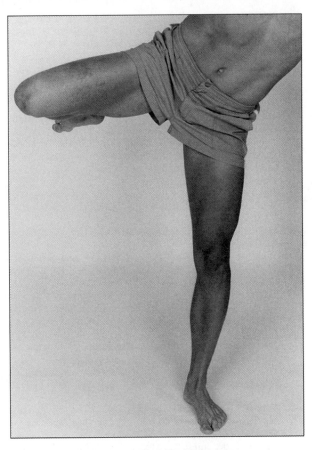

图 6-131 髋外展肌群发挥作用

性肌肉，而不是产生髋关节内收动作。

髋关节内旋

主要的髋关节内旋肌包括阔筋膜张肌、臀中肌和臀小肌的前束纤维和髋内收肌群[59,60]。半腱肌和半膜肌在髋关节伸展时也可以内旋髋关节[46]。内旋肌在步行或站立绕一侧下肢旋转时产生活动[30]。

髋关节外旋

梨状肌、闭孔内肌、闭孔外肌、股方肌和上下孖肌、缝匠肌可以外旋髋关节。梨状肌和闭孔内肌在大腿伸展时作为最主要的外旋肌，当大腿屈曲时作用减小[14]。臀大肌和股二头肌在髋关节伸展时也可以外旋髋关节[46]。骑上自行车（图6-126）、表演空手道（图6-131）和把脚搭在对侧大腿上系鞋带（图6-125）需要髋外旋肌群的收缩。

站立姿势

重力线相对于髋关节发生偏移，它在矢状面上可能稍微在髋关节前方或后方，或者跨过髋关节[61]。忽略重力线的位置，当双脚站立时，髋关节产生很小的肌肉活动。肌电图显示在简单站立时，臀大肌、臀中肌和臀小肌没有肌肉活动[56]。髂腰肌可能有很多的活动，Basmajian记录到了轻度到中度的肌肉活动[62]。Joseph和Williams使用肌电图没有发现站立动作时有任何肌肉活动[56]。

步态[63]

腘绳肌和臀大肌在摆动末期和站立前期收缩来减慢移动腿的速度，并在初次触地和负重反应期伸展髋关节。臀大肌延伸进髂胫束内，随着肌肉收缩，它将髂胫束向后拉。阔筋膜张肌在站立初期收缩抑制髂胫束向后移动。在步行周期的摆动期内，当对侧骨盆无支撑时，髋关节外展肌，臀中肌和臀小肌在支撑腿一侧收缩。臀中肌和臀小肌的收缩抑制非支撑腿一侧的骨盆在摆动期时下降。髋屈肌群、髂腰肌、股直肌和阔筋膜张肌在站立末期和摆动前期收缩来启动髋关节屈曲动作[64]。髋内收肌群的活动有很多种，但是这些肌肉在步行周期的摆动期内产生活动。髋内收肌群收缩维持肢体处于中立位，并可能在摆动末期维持髋关节屈曲[65]。

Montgomery和其同事描述了跑步时髋关节肌肉活动[66]。

参考文献

1. Kapandji AI. *The Physiology of the Joints. Vol 2. The Lower Limb.* 6th ed. New York, NY: Churchill Livingstone Elsevier; 2011.
2. Standring S, ed. *Gray's Anatomy: The Anatomical Basis of Clinical Practice.* 39th ed. London: Elsevier Churchill Livingstone; 2005.
3. Norkin CC, White DJ. *Measurement of Joint Motion: A Guide to Goniometry.* 4th ed. Philadelphia, PA: FA Davis; 2009.
4. Daniels L, Worthingham C. *Muscle Testing: Techniques of Manual Examination.* 5th ed. Philadelphia, PA: WB Saunders; 1986.
5. Norkin CC, Levangie PK. *Joint Structure and Function: A*

Comprehensive Analysis. Philadelphia, PA: FA Davis; 1983.

6. Neumann DA. *Kinesiology of the Musculoskeletal System: Foundations for Rehabilitation*. 2nd ed. St. Louis, MO: Mosby Elsevier; 2010.

7. Magee DJ. *Orthopedic Physical Assessment*. 5th ed. St. Louis, MO: Saunders Elsevier; 2008.

8. American Academy of Orthopaedic Surgeons. *Joint Motion: Method of Measuring and Recording*. Chicago, IL: AAOS; 1965.

9. Berryman Reese N, Bandy WD. *Joint Range of Motion and Muscle Length Testing*. 2nd ed. St. Louis, MO: Saunders Elsevier; 2010.

10. Cyriax J. *Textbook of Orthopaedic Medicine. Vol 1. Diagnosis of Soft Tissue Lesions*. 8th ed. London: Bailliere Tindall; 1982.

11. Kendall FP, McCreary EK, Provance PG, Rogers MM, Romani WA. *Muscles Testing and Function with Posture and Pain*. 5th ed. Baltimore, MD: Lippincott Williams & Wilkins; 2005.

12. Cailliet R. *Soft Tissue Pain and Disability*. Philadelphia, PA: FA Davis; 1977.

13. Boone DC, Azen SP. Normal range of motion of joints in male subjects. *J Bone Joint Surg*. 1979;61:756–759.

14. Steindler A. *Kinesiology of the Human Body Under Normal and Pathological Conditions*. Springfield, IL: Charles C Thomas; 1955.

15. Hollman JH, Burgess B, Bokermann JC. Passive hip rotation range of motion: effects of testing position and age in runners and non-runners. *Physiother Theor Pract*. 2003;19:77–86.

16. Harris-Hayes M, Wendl PM, Sahrmann SA, Van Dillen LR. Does stabilization of the tibiofemoral joint affect passive prone hip rotation range of motion measures in unimpaired individuals? A preliminary report. *Physiother Theor Pract*. 2007;23:315–323.

17. Gajdosik RL, LeVeau BF, Bohannon RW. Effects of ankle dorsiflexion on active and passive unilateral straight leg raising. *Phys Ther*. 1985;65:1478–1482.

18. Bohannon RW. Cinematographic analysis of the passive straight-leg-raising test for hamstring muscle length. *Phys Ther*. 1982;62:1269–1274.

19. Youdas JW, Krause DA, Hollman JH, Harmsen WS, Laskowski E. The influence of gender and age on hamstring muscle length in healthy adults. *J Orthop Sports Phys Ther*. 2005;35:246–252.

20. Bohannon R, Gajdosik R, LeVeau BF. Contribution of pelvic and lower limb motion to increases in the angle of passive straight leg raising. *Phys Ther*. 1985;65:474–476.

21. Salter RB. *Textbook of Disorders and Injuries of the Musculoskeletal System*. 2nd ed. Baltimore, MD: Williams & Wilkins; 1983.

22. Van Dillen LR, McDonnell MK, Fleming DA, Sahrmann SA. Effect of knee and hip position on hip extension range of motion in individuals with and without low back pain. *J Orthop Sports Phys Ther*. 2000;30:307–316.

23. Ober FR. Back strain and sciatica. *JAMA*. 1935;104:1580–1583.

24. Gose JC, Schweizer P. Iliotibial band tightness. *J Orthop Sports Phys Ther*. 1989;10:399–407.

25. Gajdosik RL, Sandler MM, Marr HL. Influence of knee positions and gender on the Ober test for length of the iliotibial band. *Clin Biomech*. 2003;18:77–79.

26. Berryman Reese N, Bandy WD. Use of an inclinometer to measure flexibility of the iliotibial band using the Ober test and the modified Ober test: differences in magnitude and reliability of measurements. *J Orthop Sports Phys Ther*. 2003;33:326–330.

27. Soames RW, ed. Skeletal system. Salmons S, ed. Muscle. *Gray's Anatomy*. 38th ed. New York, NY: Churchill Livingstone; 1995.

28. Trombly CA. Evaluation of biomechanical and physiological aspects of motor performance. In: Trombly CA, ed. *Occupational Therapy for Physical Dysfunction*. 4th ed. Baltimore, MD: Williams & Wilkins; 1995.

29. Carlsoo S, Fohlin L. The mechanics of the two-joint muscles rectus femoris, sartorius and tensor fascia latae in relation to their activity. *Scand J Rehabil Med*. 1969;1:107–111.

30. Smith LK, Weiss EL, Lehmkuhl LD. *Brunnstrom's Clinical Kinesiology*. 5th ed. Philadelphia, PA: FA Davis; 1996.

31. Kendall FP, McCreary EK, Provance PG. *Muscles Testing and Function*. 4th ed. Baltimore, MD: Williams & Wilkins; 1993.

32. Perry J, Weiss WB, Burnfield JM, Gronley JK. The supine hip extensor manual muscle test: A reliability and validity study. *Arch Phys Med Rehabil*. 2004;85:1345–1350.

33. Widler KS, Glatthorn JF, Bizzini M, Impellizzeri FM, Munzinger U, Leunig M, Maffiuletti NA. Assessment of hip abductor muscle strength. A validity and reliability study. *J Bone Joint Surg [Am]*. 2009;91:2666–2672.

34. Hoppenfeld S. *Physical Examination of the Spine and Extremities*. New York, NY: Appleton-Century-Crofts; 1976.

35. Jarvis DK. Relative strength of the hip rotator muscle groups. *Phys Ther Rev*. 1952;32:500–503.

36. Johnston RC, Smidt GL. Hip motion measurements for selected activities of daily living. *Clin Orthop Relat Res*. 1970;72:205–215.

37. Cailliet R. *Low Back Pain Syndrome*. 2nd ed. Philadelphia, PA: FA Davis; 1968.

38. Levangie PK, Norkin CC. *Joint Structure and Function. A Comprehensive Analysis*. 3rd ed. Philadelphia, PA: FA Davis; 2001.

39. Hemmerich A, Brown H, Smith S, Marthandam SSK, Wyss UP. Hip, knee, and ankle kinematics of high range of motion activities of daily living. *J Orthop Res*. 2006;24:770–781.

40. Livingston LA, Stevenson JM, Olney SJ. Stairclimbing kinematics on stairs of differing dimensions. *Arch Phys Med Rehabil*. 1991;72:398–402.

41. Ikeda ER, Schenkman ML, Riley PO, Hodge WA. Influence of age on dynamics of rising from a chair. *Phys Ther*. 1991;71:473–481.

42. Kapoor A, Mishra SK, Kewangan SK, Mody BS. Range of movements of lower limb joints in cross-legged sitting posture. *J Arthroplasty*. 2008;23:451–453.

43. Johnston RC, Smidt GL. Measurement of hip-joint motion during walking. Evaluation of an electrogoniometric method. *J Bone Joint Surg [Am]*. 1969;51:1083–1094.

44. Paré EB, Stern JT, Schwartz JM. Functional differentiation within the tensor fasciae latae. *J Bone Joint Surg [Am]*. 1981;63:1457–1471.

45. Jonsson B, Steen B. Function of the gracilis muscle. An electromyographic study. *Acta Morphol Neerl Scand*. 1964;6:325–341.

46. Wheatley MD, Jahnke WD. Electromyographic study of the superficial thigh and hip muscles in normal individuals. *Arch Phys Med*. 1951;32:508–515.

47. Johnson CE, Basmajian JV, Dasher W. Electromyography of sartorius muscle. *Anat Rec*. 1972;173:127–130.

48. Németh G, Ohlsén H. In vivo moment arm lengths for hip extensor muscles at different angles of hip flexion. *J Biomech*. 1985;18:129–140.

49. Fischer FJ, Houtz SJ. Evaluation of the function of the gluteus maximus muscle. *Am J Phys Med*. 1968;47:182–191.

50. Németh G, Ekholm J, Arborelius UP, Harms-Ringdahl K, Schüldt K. Influence of knee flexion on isometric hip extensor strength. *Scand J Rehabil Med*. 1983;15:97–101.

51. Németh G, Ekholm J, Arborelius UP. Hip joint load and muscular activation during rising exercises. *Scand J Rehabil Med*. 1984;16:93–102.

52. Karlsson E, Jonsson B. Function of the gluteus maximus muscle. *Acta Morphol Neerl Scand*. 1965;6:161–169.

53. Wretenberg P, Arborelius UP. Power and work produced in different leg muscle groups when rising from a chair. *Eur J Appl Physiol*. 1994;68:413–417.

54. Németh G, Ekholm J, Arborelius UP. Hip load moments and muscular activity during lifting. *Scand J Rehabil Med*. 1984;16:103–111.

55. Vakos JP, Nitz AJ, Threlkeld AJ, Shapiro R, Horn T. Electromyographic activity of selected trunk and hip muscles during a squat lift. *Spine*. 1994;19:687–695.

56. Joseph J, Williams PL. Electromyography of certain hip muscles. *J Anat*. 1957;91:286–294.

57. Basmajian JV, DeLuca CJ. *Muscles Alive: Their Functions Revealed by Electromyography.* 5th ed. Baltimore, MD: Williams & Wilkins; 1985.

58. Inman VT. Functional aspects of the abductor muscles of the hip. *J Bone Joint Surg [Am].* 1947;29:607–619.

59. Williams M, Wesley W. Hip rotator action of the adductor longus muscle. *Phys Ther Rev.* 1951;31:90–92.

60. Basmajian JV. *Muscles Alive: Their Functions Revealed by Electromyography.* 4th ed. Baltimore, MD: Williams & Wilkins; 1978.

61. Soderberg GL. *Kinesiology: Application to Pathological Motion.* 2nd ed. Baltimore, MD: Williams & Wilkins; 1997.

62. Basmajian JV. Electromyography of iliopsoas. *Anat Rec.* 1958;132:127–132.

63. Inman VT, Ralston HJ, Todd F. *Human Walking.* Baltimore, MD: Williams & Wilkins; 1981.

64. Rab GT. Muscle. In: Rose J, Gamble JG, eds. *Human Walking.* 2nd ed. Baltimore, MD: Williams & Wilkins; 1994.

65. Norkin CC, Levangie PK. *Joint Structure and Function: A Comprehensive Analysis.* 2nd ed. Philadelphia, PA: FA Davis; 1992.

66. Montgomery WH, Pink M, Perry J. Electromyographic analysis of hip and knee musculature during running. *Am J Sports Med.* 1994;22:272–278.

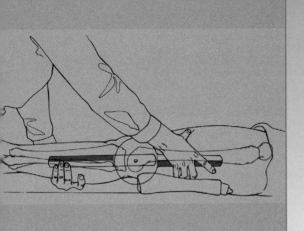

第 **7** 章

膝关节

关节和运动

膝关节是由胫股关节和髌股关节组成的（图7-1）。胫股关节是一个双髁关节，近端由股骨髁作为关节凸，远端由胫骨髁作为关节凹。半月板加强了这些关节面之间的接触[1]。从解剖位开始，胫股关节可以在矢状面上围绕额状轴进行屈曲和伸展运动（图7-2）。胫股关节还能产生旋转运动，它是膝关节正常 ROM 的一个重要组成部分。旋转运动围绕垂直轴在水平面内进行（图7-2）。从完全伸直开始，膝关节在屈曲的起始阶段，胫骨自动地围绕股骨向内旋转，在膝关节伸展的终末阶段，胫骨自动地向外旋转。在膝关节伸展终末阶段的外旋可以将膝关节锁定在完全伸直位，这种现象被称为交锁机制。最大的胫骨旋转范围出现在膝关节屈曲90°时[2]。膝关节的运动列在表7-1中。

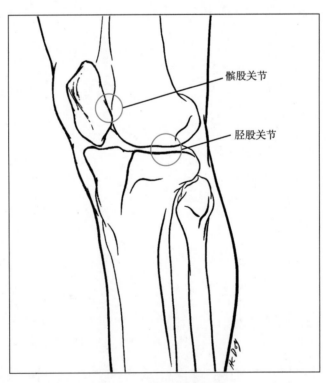

图 7-1　膝关节前外侧观

髌股关节（图 7-1）是一个关节面之间不相符的关节，它也被包含在膝关节囊内。髌骨关节面被垂直脊分为内外两侧，它的内外方向和上下方向比较平滑或有轻度凸出 [13]。它与股骨的前面相关节。该处的股骨关节面被髁间沟分为两半，内外方向凹陷，上下方向凸出。在膝关节屈曲与伸展过程中髌骨相对于股骨或股骨沟的运动被称为髌骨的滑行轨迹 [14,p.241]。膝关节屈曲和伸展过程中髌骨在股骨上的滑行对于膝关节的正常运动来说至关重要。在膝关节完全屈曲时，髌骨向下滑行并位于内侧髁切迹内 [13]。在膝关节完全伸直时，髌骨向近端滑动且髌骨关节面的下方与股骨前方相关节 [1]。除了远近的滑动，髌骨在膝关节运动时还可以发生内外侧的滑动 [15]。在膝关节屈曲的初始阶段，髌骨轻度地向内偏移，随着膝关节屈曲的增加，髌骨逐渐向外偏移 [14]。

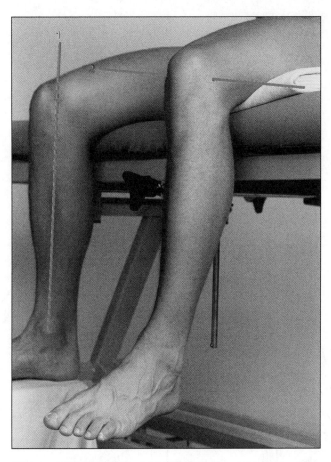

图 7-2　**膝关节运动轴：（1）胫骨内外旋；（2）屈曲 – 伸展**

表 7-1　关节结构：膝关节运动

	屈曲	伸展	内旋	外旋
关节 [1,3]	胫股关节 髌股关节	胫股关节 髌股关节	胫股关节	胫股关节
运动平面	矢状面	矢状面	水平面	水平面
运动轴	额状轴	额状轴	垂直轴	垂直轴
正常限制因素 [2-6]* （图 7-3A 和 B）	股直肌张力（髋关节伸展）；股四头肌的张力；小腿和大腿或者足跟和臀部之间的软组织占位	前后交叉韧带、内外侧副韧带、关节囊后方和腘斜韧带的张力	交叉韧带的张力	内、外侧副韧带的张力
正常终末感	紧实 / 柔软	紧实	紧实	紧实
正常 AROM[8] （AROM[9]）	0°～ 135 °（0 °～ 140 °至 145°）	135°～ 0°（0°）	膝关节屈曲 90° 时总活动范围为 40° [11]～ 58° [12]	
关节囊模式 [7,10]	胫股关节：屈曲、伸展			

注：*缺乏有决定性的研究证实关节运动的正常限制因素（NLF）。此处所列的 NLF 和终末感是根据解剖学、临床经验和可用的参考资料而来的。

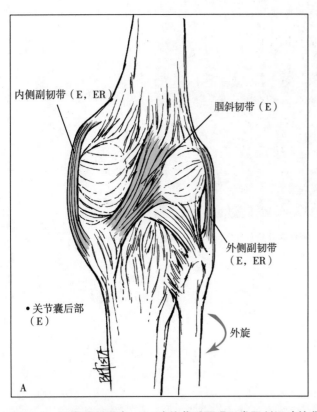
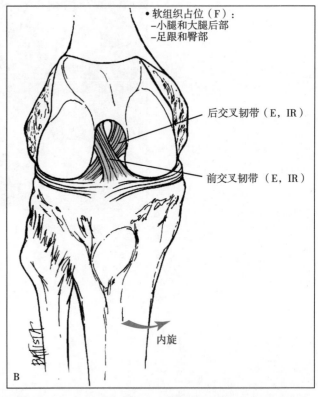

图 7-3　正常限制因素。A. 膝关节后面观正常限制运动的非弹性因素。B. 膝关节前面观正常限制运动的非弹性因素。解剖结构所限制的运动以简写的形式在后方标注：E，伸展；F，屈曲；ER，外旋；IR，内旋。正常限制运动的肌肉没有展示出来

体表解剖（图7-4和7-5）

结构	定位
1. 股骨大转子	拇指指尖放在髂嵴中线处，中指指尖所在的大腿外侧远端的位置即为大转子的上缘
2. 髌骨	膝关节前方较大的三角形籽骨。髌骨底在上，髌尖在下
3. 髌腱	从髌尖延伸向胫骨结节（髌韧带或髌腱），当患者尝试伸展膝关节时，可以触摸到肌腱的边缘
4. 胫骨结节	胫骨前侧缘近端的骨性突起，也是髌韧带的止点
5. 胫骨平台	内外侧胫骨平台的上缘位于髌韧带的软组织下方。顺着胫骨平台向内和向外可以确定膝关节线
6. 腓骨头	与胫骨结节平齐的大腿外侧的一个圆形骨性突起
7. 外踝	踝关节外侧、腓骨远端的明显突起
8. 股骨外上髁	股骨外侧较小的骨性突起

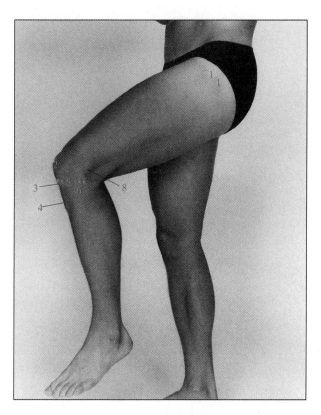

图7-4　下肢前外侧观

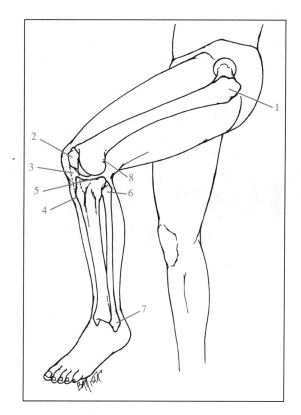

图7-5　**骨性解剖，下肢前外侧观**

ROM 的评估和测量

膝关节屈曲－伸展

AROM 评估

代偿动作。髋关节屈曲。

PROM 评估

起始位。患者仰卧位，髋关节和膝关节处于解剖位（图7-6）。将一个毛巾卷放置在大腿远端下方。

固定。骨盆由患者身体的重量固定。治疗师固定住股骨。

治疗师远端手放置位置。治疗师握住胫骨和腓骨远端。

终末位。治疗师移动下肢，屈曲髋关节和膝关节并达到膝关节屈曲的终末位（图7-7）。治疗师伸展膝关节到达膝关节伸展/过伸的终末位（图7-8）。

终末感。屈曲——紧实/柔软；伸展/过伸——紧实

关节滑动。屈曲——胫骨髁作为关节凹在固定的股骨髁这一关节凸上向后滑动。伸展——胫骨髁作为关节凹在固定的股骨髁这一关节凸上向前滑动。

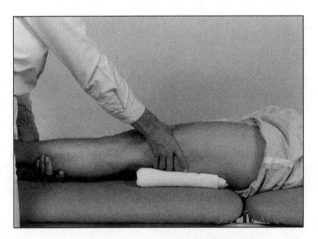

图7-6　**起始位：膝关节屈曲和伸展/过伸**

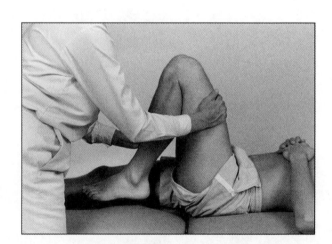

图7-7　**膝关节屈曲终末位紧实/柔软的终末感**

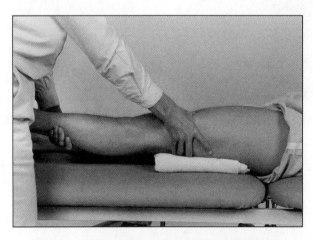

图7-8　**膝关节伸展或过伸终末位紧实的终末感**

测量：通用关节角度尺

起始位。 患者仰卧位。髋关节处于解剖位，膝关节伸展（0°）（图 7-9）。将一个毛巾卷放置在大腿远端下方。

固定。 骨盆由患者身体的重量固定。治疗师固定住股骨。

角度尺轴心。 轴心对准股骨外上髁（图 7-10）。

固定臂。 平行于股骨长轴，指向大转子。

移动臂。 平行于胫骨长轴，指向外踝。

终末位。 从膝关节伸展起始位开始，髋关节和膝关节屈曲（图 7-11）。足跟向着臀部移动并达到膝关节屈曲的终末位（135°）。

过伸。 股骨固定，小腿向上移动超过伸展 0° 位（图 7-12）。膝关节过伸可以在 0° ～ 10°。

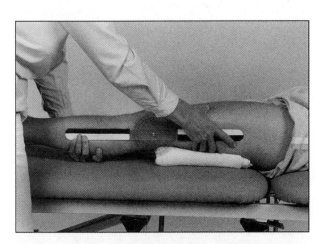

图 7-9 **起始位：膝关节屈曲和伸展或过伸时角度尺的摆放**

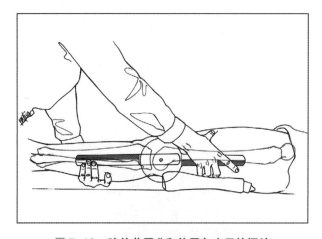

图 7-10 **膝关节屈曲和伸展角度尺的摆放**

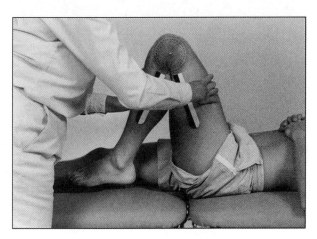

图 7-11 **膝关节屈曲**

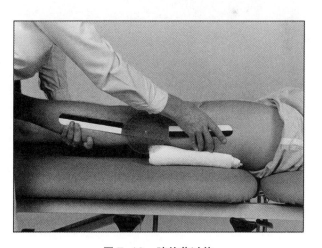

图 7-12 **膝关节过伸**

髌骨活动性——远端滑动

PROM 评估

起始位。患者仰卧位；用一个毛巾卷支撑膝关节以使膝关节处于轻度屈曲位（图 7-13）。

固定。股骨靠在治疗床上。

步骤[16]。一只手掌的掌根抵住髌骨底，前臂沿着大腿方向放置。另一只手放在上方，双手向着远端推动髌骨到运动的终末位。髌骨向后的运动会将髌骨挤压向股骨，评估过程中应该避免这样的动作。治疗师记录活动范围是否完全或受限。从膝关节完全屈曲到完全伸展位，髌骨总共可以垂直移动 8cm[17]。

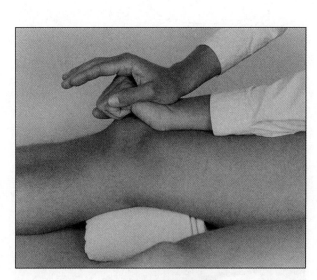

图 7-13　髌骨远端滑动

髌骨活动性——内外滑动

PROM 评估

起始位。患者仰卧位；用一块毛巾卷支撑膝关节以使膝关节处于轻度屈曲位（图 7-14）。

固定。治疗师固定住股骨和胫骨。

步骤。拇指掌侧面放置在髌骨外侧缘。示指指腹放置在髌骨内侧缘。拇指将髌骨向内推动，示指将髌骨向外推动来完成一个来回运动。膝关节伸展时，髌骨的被动活动幅度向内约为 9.6mm，向外约为 5.4mm[18]。过大的、正常的或受限的 ROM 都要记录下来。

终末感。紧实。

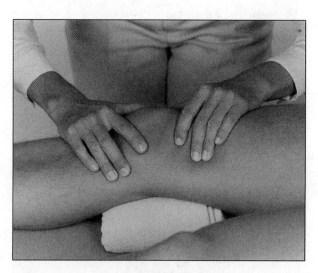

图 7-14　髌骨内外滑动

胫骨旋转

胫骨旋转是膝关节正常 ROM 的重要组成部分。总旋转 ROM 的评估要比单独评估胫骨内旋和外旋 ROM 可信度要高，因为很难准确定义每个动作的 0° 起始位[19]。最大的胫骨旋转角度出现在膝关节屈曲 90° 时[13]。

AROM 评估

代偿动作。胫骨内旋——髋关节内旋、踝关节背伸 / 跖屈、距下关节内翻、前足内收。胫骨外旋——髋关节外旋、踝关节背伸 / 跖屈、距下关节外翻、前足外展。

PROM 评估

起始位。患者坐位，膝关节屈曲 90°，胫骨处于完全内旋位（图 7-15A）。大腿远端下方放置一块衬垫以使大腿保持在水平位。

固定。治疗师固定住股骨。

步骤。从全范围的内旋位开始，治疗师在全范围 ROM 内，外旋胫骨（图 7-16A）。观察胫骨旋转的总范围（平均总 AROM 女性为 40°[11]，男性为 58°[12]），并按照过大、正常和受限记录下来。

终末感。内旋——紧实；外旋——紧实。

关节旋转。近端的胫骨作为关节凹在固定的股骨髁上旋转。这种旋转在膝关节屈曲和伸展过程中伴随着关节面的滚动和滑动。

测量：OB 角度尺

起始位。患者坐位，膝关节屈曲 90°，胫骨处于完全内旋位（图 7-15A）。大腿远端下方放置一块衬垫以使大腿保持在水平位。在起始位时，旋转角度尺表盘，直至 0° 指针正好位于表盘指针下（图 7-15B）。

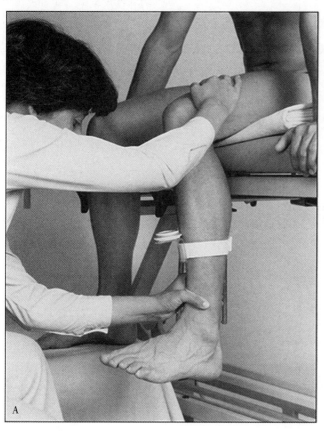

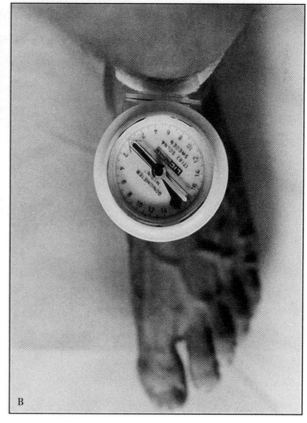

图 7-15　A 和 B. 胫骨旋转总活动度的起始位：胫骨内旋

角度尺的摆放。绑带围绕着小腿，位于腓肠肌远端，表盘位于小腿前方扩张盘上。

固定。治疗师固定住股骨。

终末位。从全范围的内旋位开始，治疗师在完全 ROM 内，外旋胫骨（图 7-16A）。表盘指针偏离 0°线的度数被记录为胫骨旋转的总活动度（图 7-16B）（平均总 AROM 女性为 40°[11]，男性为 58°[12]）。

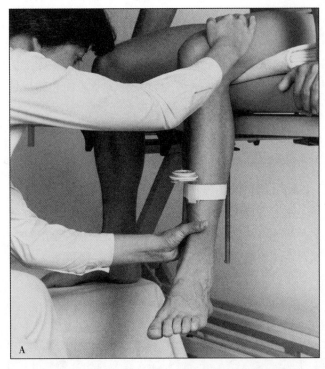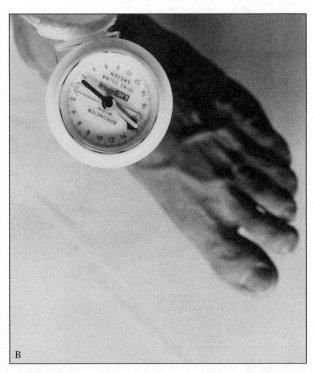

图 7-16　A 和 B. 胫骨旋转总活动度的终末位：胫骨外旋

肌肉长度的评估和测量

腘绳肌（半腱肌、半膜肌、股二头肌）

起点 [1]	止点 [1]
半腱肌	
坐骨结节上方内侧面	胫骨内侧面近端
半膜肌	
坐骨结节外上方	胫骨内侧髁后方
股二头肌	
a. 长头：坐骨结节上方内侧面；骶结节韧带的下部 b. 短头：股骨粗线外侧唇和外上髁线	腓骨头；一部分止于胫骨外侧髁；一部分止于外侧副韧带

仰卧被动膝关节伸展 [20]

起始位。患者仰卧位（图 7-17）。髋关节屈曲 90°。患者将双手环抱在大腿远端并以这样的姿势支撑住大腿。如果患者无法维持住这个姿势，治疗师固定住大腿。膝关节屈曲，踝关节处于跖屈放松位。

固定。患者或者治疗师固定住股骨来将髋关节维持在屈曲 90° 位。起始位要精确以避免出现骨盆后倾，观察骨盆的动作，如果需要的话使用绑带绑在非检查侧大腿远端的前面（图 6-41）。

角度尺的摆放。角度尺的摆放方法与膝关节屈曲时相同（图 7-18）。当治疗师固定住大腿时，可能需要由另一名治疗师辅助摆放和读取角度尺的度数。

终末位。当保持髋关节屈曲 90° 时，膝关节伸展到运动的终末位以使腘绳肌处于完全牵伸位（图 7-18）。踝关节在测试过程中处于跖屈放松位。

可以用膝关节屈曲的角度来说明腘绳肌的长度。如果膝关节无法伸展超过屈曲 20° 的位置，

根据一些文献 [21,22] 的说法，这表明腘绳肌出现了紧张。然而，Youdas 等人 [23] 在 214 名年龄跨度为 20 ～ 79 岁的男性和女性身上进行了仰卧膝关节伸展测试，他们报告的平均被动膝关节屈曲角度女性是 28°，男性是 39°。

终末感。腘绳肌牵伸——紧实。

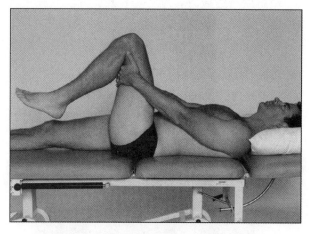

图 7-17　被动膝关节伸展：腘绳肌长度

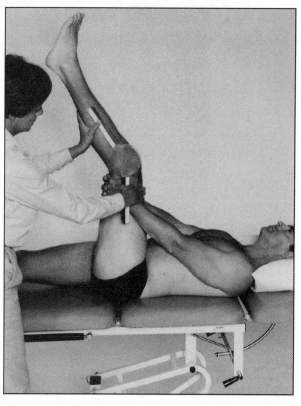

图 7-18　终末位：通用关节角度尺测量膝关节的屈曲来评估腘绳肌的长度

替代姿势——坐位

起始位。 患者坐位，抓住治疗床的边缘，非检查侧的下肢放置在椅子上（图7-19）。将一个毛巾卷放置在大腿远端下方以使大腿处于水平位。检查侧的踝关节处于跖屈放松位。

固定。 治疗师固定住股骨。患者抓住治疗床的边缘，保持住直立坐位。

角度尺的摆放。 角度尺的摆放方法与膝关节屈曲－伸展的测量方法相同（图7-20）。

终末位。 治疗师将膝关节伸展到运动的终末位以使腘绳肌完全牵伸（图7-20）。测试过程中踝关节跖屈放松以防腓肠肌紧张限制膝关节ROM。

终末感。 腘绳肌牵伸——紧实。

代偿动作。 患者后倾骨盆、伸展髋关节以使腘绳肌松弛，从而增加膝关节伸展角度（图7-21）。

替代姿势——被动直腿抬高

被动直腿抬高来评估腘绳肌长度的方法在第6章中进行了描述。注意：被动膝关节伸展和被动直腿抬高在评估腘绳肌长度时不要穿插进行。

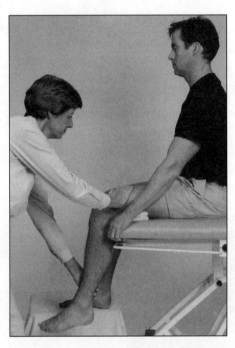

图7-19　起始位：腘绳肌的长度

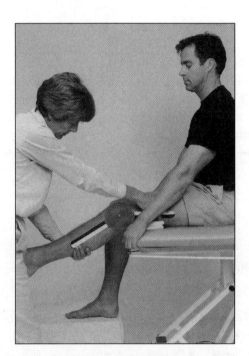

图7-20　角度尺测量：腘绳肌的长度

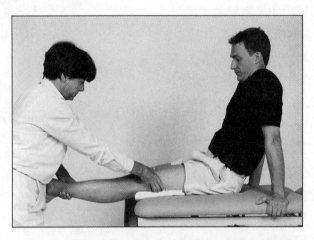

图7-21　代偿动作：腘绳肌长度测试时骨盆向后倾斜

股直肌

起点 [1]	止点 [1]
股直肌	
a. 直头：髂肌的前下部 b. 反射头：髋关节髋臼和 　 关节囊上部的沟中	髌骨底，通过股四头肌 腱止于胫骨结节

起始位。患者俯卧位。为将骨盆摆放在后倾位，非检查侧的下肢垂在治疗床边缘，髋关节屈曲，足部放在地面上（图 7-22）。非检查侧的这种摆放方法可以有效地将骨盆后倾，因此，可以增加检查侧下肢的髋关节伸展幅度以更好地保证

股直肌被最大化地牵伸 [24]。检查侧下肢处于解剖位，膝关节伸直（0°）。可以在大腿下方垫一条毛巾来减轻对髌骨的压力。

固定。患者俯卧位、非检查侧下肢垂在治疗床边缘、髋关节屈曲、足部放在地面上，这个姿势可以固定住骨盆。也可以使用绑带绑在臀部来固定住骨盆。治疗师固定住股骨。

角度尺的摆放。角度尺的摆放方法与膝关节屈曲 - 伸展相同。

终末位。小腿向臀部移动以使足跟靠近臀部来达到膝关节屈曲的终末位。患者俯卧位时，股直肌长度减少会限制膝关节屈曲的角度（图 7-23）。

终末感。股直肌牵伸——紧实。

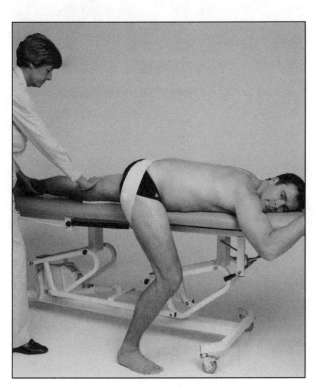

图 7-22　起始位：股直肌的长度

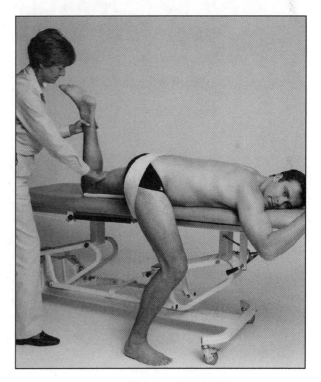

图 7-23　终末位：股直肌的长度

替代姿势——Ely 试验（跟臀试验）

起始位。 患者俯卧位。可以在大腿下方垫一条毛巾来减轻对髌骨的压力。下肢处于解剖位，膝关节伸直（0°）（图7-24）。

固定。 患者俯卧位固定住骨盆。可以将一条绑带绑在臀部固定骨盆。治疗师观察骨盆以确认没有倾斜。治疗师固定住股骨。

角度尺的摆放。 角度尺的摆放方法和膝关节屈曲–伸展相同。

终末位。 小腿向臀部移动以使足跟靠近臀部来达到膝关节屈曲的终末位。患者俯卧位时，股直肌长度减少会限制膝关节屈曲的角度（图7-25）。

终末感。 股直肌牵伸——紧实。

代偿动作。 患者前倾骨盆、屈曲髋关节以使股直肌放松，从而使得膝关节屈曲角度增加（图7-26）。

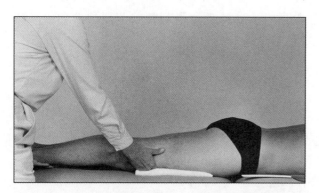

图 7-24　替代起始位：股直肌的长度

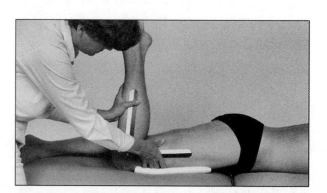

图 7-25　角度尺的摆放：股直肌的长度

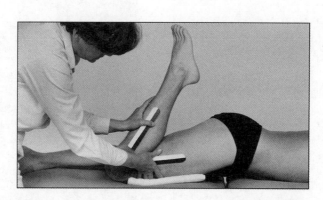

图 7-26　代偿动作：骨盆前倾、髋关节屈曲以使股直肌松弛

替代姿势——Thomas 试验

起始位。患者坐在治疗床边缘，大腿一半在床外。患者在辅助下从坐位变成仰卧位。患者使用双手将非检查侧的髋关节保持在屈曲位以使骶骨和腰椎平放在治疗床上。注意避免髋关节过度屈曲而导致的腰椎屈曲。髋关节外展时，髋关节伸展到运动的终末位[25]（图 7-27）。

固定。患者仰卧位，非检查侧的髋关节维持在屈曲位，固定骨盆和腰椎。治疗师观察髂前上棘（anterior superior iliac spine，ASIS）以保证测试时没有发生骨盆倾斜。治疗师固定住股骨。

角度尺的摆放。角度尺的摆放方法和膝关节屈曲 - 伸展相同。

终末位。膝关节屈曲到运动的终末位以评估股直肌的短缩（图 7-28，7-29）。如果股直肌短缩，膝关节屈曲 PROM 将会因为肌肉长度减少而受限。膝关节屈曲少于 80°说明了肌肉短缩的程度。

终末感。股直肌牵伸——紧实。

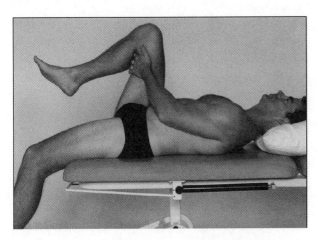

图 7-27　替代起始位：股直肌的长度

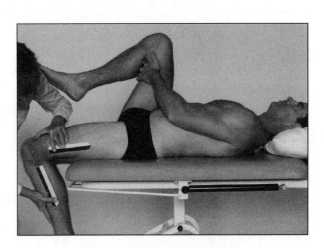

图 7-28　终末位：股直肌的长度

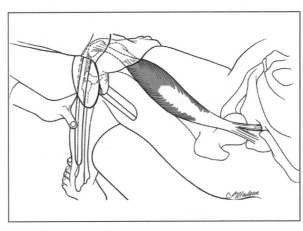

图 7-29　角度尺测量替代方法：股直肌的长度

肌力评估（表 7-2）

表 7-2　肌肉运动、起止点和神经支配：膝关节[27]

肌肉	主要肌肉运动	肌肉起点	肌肉止点	周围神经	神经根
		腘绳肌			
半膜肌	膝关节屈曲，膝关节屈曲时内旋膝关节	坐骨结节上外侧	胫骨内侧髁后方的结节	坐骨神经（胫骨分支）	L5、S1、S2
半腱肌	膝关节屈曲，膝关节屈曲时内旋膝关节	坐骨结节上面的内下部分	胫骨内侧面的近端	坐骨神经（胫骨分支）	L5、S1、S2
股二头肌	膝关节屈曲，膝关节屈曲时外旋膝关节	a. 长头：坐骨结节上方内侧面；骶结节韧带的下部 b. 短头：股骨粗线外侧唇和外上髁线	腓骨头；胫骨外侧髁；外侧副韧带	坐骨神经（胫骨和腓总神经分支）	L5、S1、S2
		股四头肌			
股中间肌	膝关节伸展	转子间线和螺旋线的下部，股骨粗线内侧唇，外上髁线近端，长收肌和大收肌的内收肌腱，肌间隔	髌骨内侧缘，通过股四头肌腱止于胫骨结节	股神经	L2、L3、L4
股外侧肌	膝关节伸展	转子间线的上部，大转子的前侧缘和下侧缘，臀肌粗隆的外侧唇，股骨粗线外侧唇的上半部	髌骨外侧缘和髌骨底，通过股四头肌腱止于胫骨结节	股神经	L2、L3、L4
股内侧肌	膝关节伸展	股骨干前侧面和外侧面的上 2/3	髌骨底，通过股四头肌腱止于胫骨结节	股神经	L2、L3、L4
股直肌	髋关节屈曲，膝关节伸展	a. 直头：髂肌的前下部 b. 反射头：髋关节髋臼和关节囊上部的沟中	髌骨底，通过股四头肌腱止于胫骨结节	股神经	L2、L3、L4

膝关节屈曲

抗重力位：股二头肌、半腱肌和半膜肌

辅助肌肉：腓肠肌、腘肌、股薄肌和缝匠肌

研究[28,29]支持将胫骨摆放在中立位并把腘绳肌作为一组肌群来测试的方法。将胫骨摆放在内旋或外旋位时可以分别独立测试腘绳肌的内侧和外侧。

起始位。患者俯卧位，腹部垫一个枕头（图7-30）。膝关节伸展，胫骨处于旋转中立位，足部垂在治疗床外。俯卧位姿势下股直肌可能会限制膝关节的屈曲角度。

固定。骨盆带固定住骨盆。治疗师固定住大腿。

动作。患者在完全ROM内屈曲膝关节（图7-31）。

触诊。股二头肌：腘窝的外侧间隙，膝关节近端。半腱肌：膝关节近端，腘窝的内侧间隙。半膜肌：膝关节近端，半腱肌的肌腱任意一侧[30]。

代偿动作。缝匠肌（产生髋关节屈曲和外旋）和股薄肌（产生髋关节内收）[5]。

阻力位置。施加在踝关节近端，小腿后侧（图7-32）。Walmsley 和 Yang[31]指出当髋关节处于或接近0°时，由于不适无法在超过90°的范围内进行强力的膝关节屈曲收缩。在膝关节屈曲到一个较大角度时，如果施加过大的阻力的话，很容易体会到腘绳肌的挤压感[26]。

阻力方向。膝关节伸展。

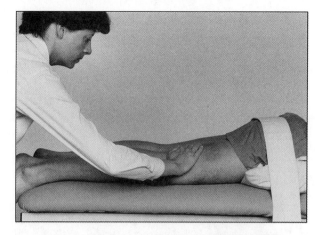

图 7-30　起始位：股二头肌、半腱肌和半膜肌

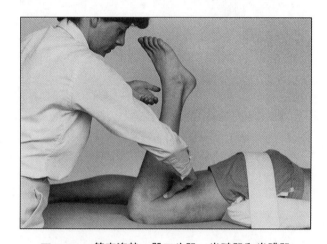

图 7-31　筛查姿势：股二头肌、半腱肌和半膜肌

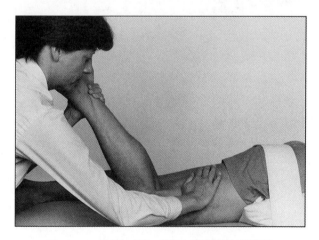

图 7-32　抗阻：股二头肌、半腱肌和半膜肌

腘绳肌内侧独立测试。腘绳肌内侧（半腱肌和半膜肌）在膝关节屈曲时将胫骨内旋。患者维持胫骨内旋，将足跟向着同侧臀部的外侧面运动（图 7-33，7-34）。

阻力方向。膝关节伸展和胫骨外旋。

腘绳肌外侧独立测试。腘绳肌外侧（股二头肌）在膝关节屈曲时将胫骨外旋。患者维持胫骨外旋，将足跟向着对侧臀部运动（图 7-35，7-36）。

阻力方向。膝关节伸展和胫骨内旋。

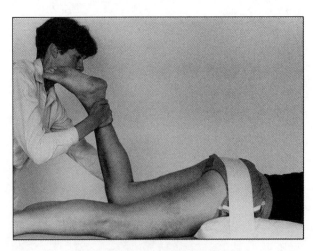

图 7-33　抗阻：半腱肌和半膜肌

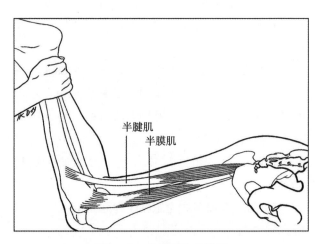

图 7-34　半腱肌和半膜肌

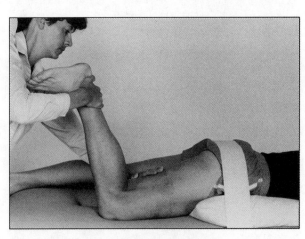

图 7-35　抗阻：股二头肌

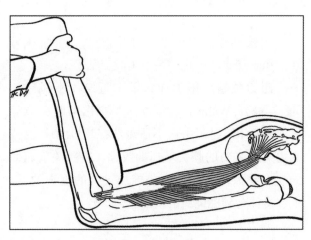

图 7-36　股二头肌

去重力位：股二头肌、半腱肌和半膜肌

起始位。患者侧卧位，非检查侧在下（图 7-37）。治疗师支撑住下肢的重量。髋关节处于解剖位，膝关节伸展。

固定。治疗师固定住大腿。

终末位。患者在完全 ROM 内屈曲膝关节（图 7-38）。

代偿动作。髋关节屈曲导致被动的膝关节屈曲。

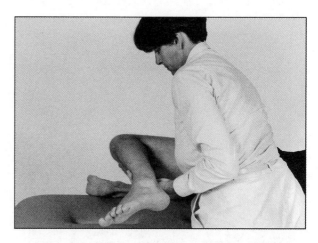

图 7-37　起始位：股二头肌、半腱肌和半膜肌　　　　图 7-38　终末位：股二头肌、半腱肌和半膜肌

膝关节伸展

抗重力位：股直肌、股内侧肌、股外侧肌和股中间肌

起始位。患者坐位（图7-39）。膝关节屈曲，大腿远端下方垫一个毛巾卷使大腿保持处于水平位。

固定。治疗师固定住大腿，患者抓住治疗床的边缘。

动作。患者在完全ROM内伸展膝关节（图7-40）。如果腘绳肌紧张，患者可能在运动中向后倾斜来释放腘绳肌的张力。患者在测试时可能向后倾斜从而牵伸股直肌，使这块肌肉产生膝关节伸展[30]。

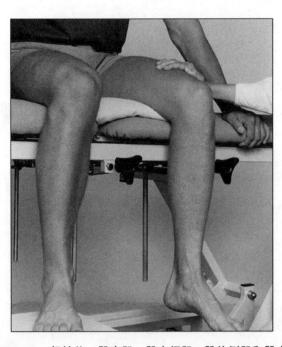

图7-39　**起始位：股直肌、股中间肌、股外侧肌和股内侧肌**

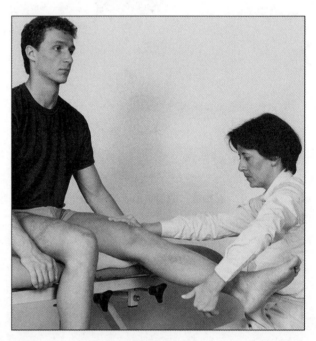

图7-40　**筛查姿势：股直肌、股中间肌、股外侧肌和股内侧肌**

触诊。 股直肌：大腿中部的前方。股中间肌：太深，难以触诊到。股外侧肌：大腿中部的外侧。股内侧肌：大腿远端内侧。股四头肌可以在胫骨结节近端的髌腱处触诊到。

代偿动作。 阔筋膜张肌（观察髋关节的内旋）[26]。

阻力位置。 施加在大腿远端的前侧（图 7-41，7-42）。保证患者没有在膝关节完全伸展位将膝关节锁死（膝关节紧张位）。

阻力方向。 膝关节屈曲。

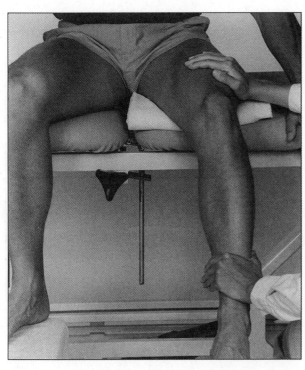

图 7-41　抗阻：股直肌、股中间肌、股外侧肌和股内侧肌

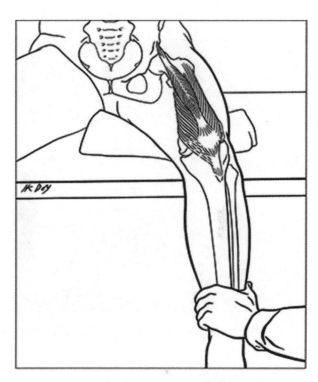

图 7-42　股直肌、股中间肌、股外侧肌和股内侧肌

去重力位：股直肌、股中间肌、股外侧肌和股内侧肌

起始位。患者侧卧位，非检查侧在下（图7-43）。治疗师支撑住下肢的重量。髋关节处于解剖位，膝关节屈曲。

固定。治疗师固定住大腿。

终末位。患者在完全 ROM 内伸展膝关节（图7-44）。

代偿动作。髋关节从屈曲姿势开始伸展产生被动的膝关节伸展[5]。

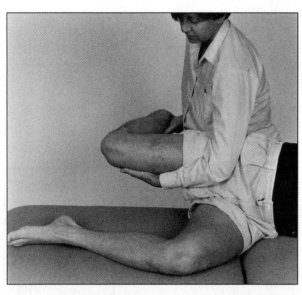

图7-43　**起始位：股直肌、股中间肌、股外侧肌和股内侧肌**

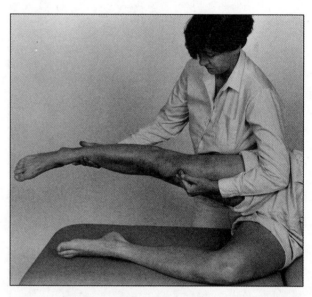

图7-44　**终末位：股直肌、股中间肌、股外侧肌和股内侧肌**

功能性应用

关节功能

膝关节可以支撑体重并通过屈曲、伸直以缩短或延伸下肢长度[2]。膝关节屈曲同时全足底着地让身体降低，膝关节伸展将身体升高[30]。当足部离地时，膝关节的屈伸或胫骨的旋转决定了足部位置[2]。当足部着地时，膝关节旋转灵活性让身体可以产生扭转[30]。步行时，膝关节作为减震器，降低了身体的垂直移位，在步行周期的摆动相中，通过膝关节屈曲缩短下肢长度，允许足趾廓清地面[32,33]。

功能活动度

膝关节正常主动活动范围是从伸直 0°至屈曲 135°。完全的伸展对于正常的功能是必须的，但是很多日常生活活动不需要 135°的屈曲角度。Rowe 等人[34]认为 0°～ 110°的膝关节屈曲角度

是康复的合适目标。膝关节屈曲 110°的目标能够让人完成步行、从椅子站起与坐下和上下楼梯。使用浴缸可能需要更大的膝关节活动度，以正常方式使用浴缸大约需要屈曲 135°才能完成。

膝关节需要能够完全伸直来垂直站立（图 7-45）。完全伸直或近乎完全伸直的膝关节伸展可以够触高处（图 7-46）或用足部触及远处的物体或地面，如踩下刹车踏板或下楼梯（图 7-47）。当穿衣时，膝关节伸直来穿上裤子（图 7-48）或短裤。膝关节完全伸展姿势通常出现在不对称的姿势中，如久站时会需要一侧腿支持大部分的体重，或者将身体用力推出如执行跳跃动作时[1]。

日常活动中使用的膝关节屈曲活动度平均达到 117°，包括从地面捡起物体（图 7-49）、坐到椅子上（图 7-50）、上下楼梯（图 7-47，7-51）、系鞋带[36]或穿袜子（图 7-52）。先前提到的很多日常功能需要平均 25°的胫骨旋转。特定的日常生活活动需要的膝关节屈曲活动度列在表 7-3 中[36]。

东方文化中会使用到更大的膝关节屈曲活动度来完成日常生活活动，如下蹲、盘腿坐着、跪

图 7-45　**需要膝关节完全伸直来垂直站立**

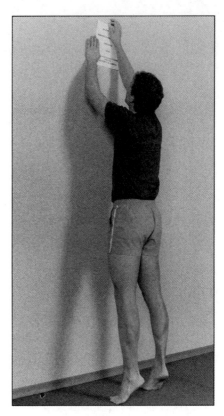

图 7-46　**膝关节需要完全伸直或近乎伸直来触及高处**

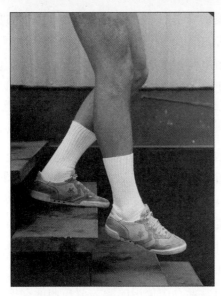

图 7-47   下楼梯：膝关节屈曲平均 86°～107°，完全或近乎完全的膝关节伸展和股四头肌离心收缩

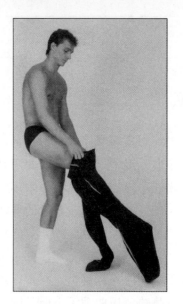

图 7-48   膝关节伸展来穿裤子

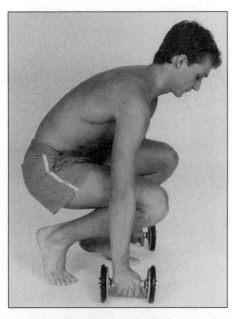

图 7-49   将物体从地面捡起需要平均 117°的膝关节屈曲角度 [36]

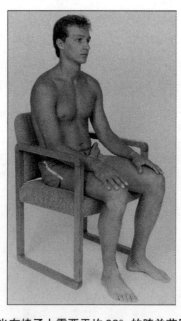

图 7-50   坐在椅子上需要平均 93°的膝关节屈曲角度 [36]

下（表 7-4）[38,39]。这些活动中，盘腿坐着需要平均最小 135°的膝关节屈曲活动度 [39]，下蹲足跟抬起向上需要平均最大 157°的膝关节屈曲活动度 [38]。对于亚洲文化很重要的日常生活活动需要很大的膝关节屈曲活动度及胫骨内旋活动度。盘腿坐着时内旋活动度可以达到 33° [38]。为了达到下蹲和跪下的膝关节屈曲角度，髋关节屈曲以使股直肌松弛，体重也辅助被动地屈曲膝关节。

Livingston 等人 [35] 评估了上下 3 种不同高度的楼梯所需要的关节屈曲活动度。根据台阶的高度，上台阶所需要的膝关节最大屈曲活动度平均为 83°～105°，下台阶为 86°～107°。上下楼梯所需最小膝关节屈曲活动度为 1°（或 2°）～15°。看来似乎是通过膝关节活动度的变化而不是通过髋关节和踝关节来适应不同的台阶高度 [35]。

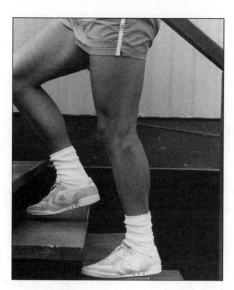

图 7-51　上楼梯需要平均 83° ～ 105° 的膝关节屈曲活动度和完全或近乎完全的膝关节伸展活动度

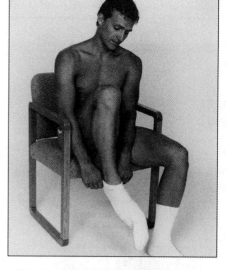

图 7-52　膝关节屈曲活动范围 0° ～ 117°

步态

步行中对活动度的要求。当下肢向前与地面进行初次接触时膝关节伸展 0°（图 7-53），最大屈曲角度为摆动初期膝关节屈曲 60°，以使下肢在向前运动时足部与地面廓清（引自 Rancho Los Amigos gait analysis forms, as cited in the work of Levangie and Norkin[2]）。在摆动末期胫骨相对于股骨内旋，并在站立相时维持内旋姿势直至摆动前期，这时胫骨外旋，并保持到摆动中期[40]。正常步态需要平均 13° 的胫骨旋转活动度[41]。了解更多关于步行周期中膝关节的位置和运动的信息，请查阅附录 D。

Pink 等人[37] 研究指出了慢速跑［慢于每英里 8 分钟（5min/km）］和快速跑［快于每英里

表 7-3　日常生活活动所需的膝关节平均屈曲活动度

活动	膝关节屈曲活动度
洗澡[34]	135°
系鞋带：坐着将足部从地面抬起*	106°
坐着：手部不接触椅子*	93°
从地面将物体捡起*	
髋关节屈曲去向下够	71°
背部挺直，膝关节屈曲	117°
楼梯†	
上楼梯	83° ～ 105°
下楼梯	86° ～ 107°
步行‡	60°
快速跑[37]	103°

注：*测量 30 位受试者的正常站立姿势得到该膝关节屈曲活动度，而不是解剖 0° 位[36]。†15 位受试者在 3 种不同高度的楼梯上上下时的膝关节屈曲活动度。所需最大膝关节屈曲活动度根据台阶高度和物体高度的不同而不同[35]。‡数据引自 Rancho Los Amigos gait analysis forms, as cited in the work of Levangie Norkin[2]。

表 7-4　亚洲文化中日常生活重要的姿势所需的平均膝关节屈曲活动度

活动	膝关节屈曲活动度
盘腿坐	135°[39]～150°[38]
跪[38]:	
踝关节跖屈	144°
踝关节背伸	155°
下蹲[38]:	
足跟贴地	154°
足跟抬起	157°

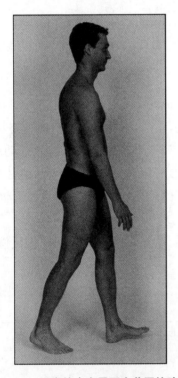

图 7-53　**正常的步态需要全范围的膝关节伸展**

7.5 分钟（4.7min/km）] 时膝关节所需的活动度。快速跑需要膝关节在摆动末期屈曲 11°，在摆动中期平均需要 103°。慢速跑相较于快速跑，在几乎整个摆动期内都只需要更小的屈曲活动度。

肌肉功能

膝屈肌群

膝屈肌群包括股二头肌、半腱肌、半膜肌、缝匠肌、股薄肌、腘肌和腓肠肌。大部分的膝关节屈肌是双关节肌，还可以在髋关节或踝关节上产生运动。腘肌和股二头肌的短头是膝关节屈肌中唯一的单关节肌。

股薄肌在任何膝关节角度下都是膝关节屈肌[42]。腓肠肌也在所有膝关节角度下屈曲膝关节并且控制膝关节过伸[17]。在膝关节完全伸展时，腓肠肌的屈膝作用最大，在不考虑踝关节位置时，随着膝关节屈曲角度增大其作用逐渐变小[43]。腓肠肌屈肌力矩在踝关节背伸时要比踝关节跖屈时大[43]。

除了腓肠肌，其余的膝关节屈肌都可以旋转胫骨。股二头肌收缩将胫骨在股骨上屈曲与外旋，其他膝关节屈肌将胫骨在股骨上内旋。

腘肌作为膝关节屈肌的运动常常被忽略。但是这块肌肉可以将胫骨在股骨上内旋[44]，并在膝关节屈曲初期收缩解锁膝关节[45]。当下山承受负荷时，腘肌活动增加，在站立中期稳定膝关节[46]。当采用蹲伏姿势时，腘肌收缩以防股骨相对于胫骨前移[45]，如下蹲捡东西（图 7-49）。

膝屈肌群的功能表现在将踝搭在对侧大腿上坐着时（图 7-54）或两踝交叉把脚放在椅子下时。站立时，膝屈肌群收缩，可以实现检查脚底的动作。当膝关节屈曲要在活动终末位加压时，膝关节屈肌收缩，如穿袜子时（图 7-52）。当步行或跑步时，在膝关节伸展迈出下一步时屈肌离心收缩以减慢腿的速度。诸如上楼梯这样的活动不需要膝屈肌群的收缩，因为膝关节随着髋关节的主动屈曲产生了被动屈曲[17]。

可以作为旋转肌的膝屈肌群在诸如跑步和步

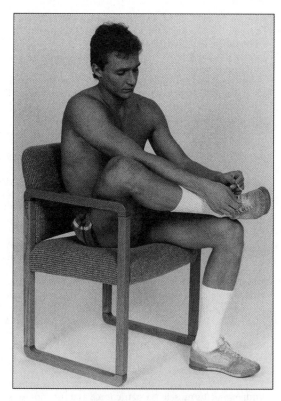

图 7-54　膝屈肌群收缩将足部搭在对侧大腿上

行等活动中启动并控制膝关节的旋转[30]。这些肌肉在下蹲和跪时也被激活，这时躯干和上肢在固定的胫骨上产生了移动[30]。

膝伸肌群

膝伸肌群是股直肌、股内侧肌、股外侧肌和股中间肌。股直肌作用在髋关节和膝关节上，当髋关节伸展肌肉处于牵伸位时，它的伸肌作用更明显[47]。Okamoto 发现必须固定住髋关节才能让股直肌完全发挥伸肌的作用（Basmajian and DeLuca[48]）。股内侧肌和其他肌肉一起收缩在全范围内完成膝关节伸展[49-52]。股内侧肌的下方斜行纤维被认为在伸直的末端发挥作用，通过将髌骨拉向内侧来抑制髌骨的外侧脱位[48]。

在日常活动中下肢常出现两种运动模式。一种包括髋关节屈曲、膝关节伸展和踝关节背伸[47]。在这种模式中，膝伸肌群通常离心收缩来控制膝关节屈曲。这常表现在足部固定身体靠近地面的动作中，如下蹲从地面捡起物体、坐下和下楼梯（图 7-47）。另一种常见的下肢运动模式包括了髋关节伸展、膝关节伸展和踝关节跖屈[47]。在这种模式中，膝伸肌群向心收缩来伸展膝关节。这种协同作用表现在从椅子中站起、跳跃、上楼梯（图 7-51）、从浴缸中出来等动作中。

当足部未固定在地面时，膝伸肌群在膝关节抵抗阻力伸直的时候收缩，阻力还包括腿部的重量。踢球、脱裤子和蛙泳都需要膝伸肌群的收缩。

站立姿势

站立时股四头肌没有收缩，因为重力线落在膝关节的前方。使用肌电图研究后，Portnoy 和 Morin[53] 指出腘绳肌和腓肠肌在站立时产生收缩。这些肌肉收缩以防膝关节伸展或过伸。

步态

膝伸肌群和膝屈肌群在伸展位时同时收缩稳定住膝关节，并为初次触地做准备[54]。在站立相的第一阶段，随着重量转移到下肢上时，股四头肌离心收缩以防膝关节在初次触地和负重反应期内屈曲。在负重反应期至站立中期之间，股四头肌可能收缩也可能不产生收缩来伸展膝关节。当步行速度增快时，股四头肌可能收缩来预防膝关节过度屈曲，并在摆动初期启动膝关节伸展动作[33]。腘绳肌在摆动末期离心收缩来降低肢体向前移动速度[54]。缝匠肌在步行周期的摆动期激活，辅助髋关节屈曲来完成足趾的廓清[55]。随着骨盆在同侧向前旋转时，缝匠肌还可以外旋髋关节。股薄肌在步行周期的站立末期和摆动前期收缩[56]。从摆动中期到下一个摆动前期，腘肌使胫骨在股骨上内旋并维持这个姿势[40]。

Montgomery 和其同事[57] 描述了跑步时膝关节的肌肉活动。

参考文献

1. Standring S, ed. *Gray's Anatomy: The Anatomical Basis of Clinical Practice.* 39th ed. London: Elsevier Churchill Livingstone; 2001.
2. Levangie PK, Norkin CC. *Joint Structure and Function. A Comprehensive Analysis.* 3rd ed. Philadelphia: FA Davis; 2001.
3. Kapandji IA. *The Physiology of the Joints. Vol. 2. The Lower Limb.* 6th ed. New York: Churchill Livingstone Elsevier; 2011.
4. Norkin CC, White DJ. *Measurement of Joint Motion: A Guide to*

Goniometry. 4th ed. Philadelphia: FA Davis Company; 2009.

5. Daniels L, Worthingham C. *Muscle Testing: Techniques of Manual Examination.* 5th ed. Philadelphia: WB Saunders; 1986.

6. Woodburne RT. *Essentials of Human Anatomy.* 5th ed. London: Oxford University Press; 1973.

7. Magee DJ. *Orthopedic Physical Assessment.* 5th ed. St. Louis: Saunders Elsevier; 2008.

8. American Academy of Orthopaedic Surgeons. *Joint Motion: Method of Measuring and Recording.* Chicago: AAOS; 1965.

9. Berryman Reese N, Bandy WD. *Joint Range of Motion and Muscle Length Testing.* 2nd ed. St. Louis: Saunders Elsevier; 2010.

10. Cyriax J. *Textbook of Orthopaedic Medicine. Vol. 1. Diagnosis of Soft Tissue Lesions.* 8th ed. London: Bailliere Tindall; 1982.

11. Mossberg KA, Smith LK. Axial rotation of the knee in women. *J Orthop Sports Phys Ther.* 1983;4(4):236–240.

12. Osternig LR, Bates BT, James SL. Patterns of tibial rotary torque in knees of healthy subjects. *Med Sci Sports Exerc.* 1980;12:195–199.

13. Levangie PK, Norkin CC. *Joint Structure and Function. A Comprehensive Analysis.* 4th ed. Philadelphia: FA Davis, 2005.

14. Katchburian MV, Bull AMJ, Shih Y-F, Heatley FW, Amis AA. Measurement of patellar tracking: assessment and analysis of the literature. *Clin Orthop Relat Res.* 2003;412:241–259.

15. Heegaard J, Leyvraz P-F, Van Kampen A, Rakotomanana L, Rubin PJ, Blankevoort L. Influence of soft structures on patellar three-dimensional tracking. *Clin Orthop Relat Res.* 1994;299:235–243.

16. Kaltenborn FM. *Mobilization of the Extremity Joints: Examination and Basic Treatment Techniques.* 3rd ed. Oslo: Olaf Norlis Bokhandel; 1985.

17. Soderberg GL. *Kinesiology: Application to Pathological Motion.* 2nd ed. Baltimore: Williams & Wilkins; 1997.

18. Skalley TC, Terry GC, Teitge RA. The quantitative measurement of normal passive medial and lateral patellar motion limits. *Am J Sports Med.* 1993;21:728–732.

19. Zarins B, Rowe CR, Harris BA, Watkins MP. Rotational motion of the knee. *Am J Sports Med.* 1983;11:152–156.

20. Holt KS. *Assessment of Cerebral Palsy. I. Muscle Function, Locomotion and Hand Function.* London: Lloyd-Luke Medical Books; 1965.

21. Palmer ML, Epler ME. *Clinical Assessment Procedures in Physical Therapy.* Philadelphia: JB Lippincott; 1990.

22. Davis DS, Quinn RO, Whiteman CT, Williams JD, Young CR. Concurrent validity of four clinical tests used to measure hamstring flexibility. *J Strength Cond Res.* 2008;22(2):583–588.

23. Youdas JW, Krause DA, Hollman JH, Harmsen WS, Laskowski E. The influence of gender and age on hamstring muscle length in healthy adults. *J Orthop Sports Phys Ther.* 2005;35:246–252.

24. Hamberg J, Bjorklund M, Nordgren B, Sahistedt B. Stretchability of the rectus femoris muscle: investigation of validity and intratester reliability of two methods including x-ray analysis of pelvic tilt. *Arch Phys Med Rehab.* 1993;74:263–270.

25. Van Dillen LR, McDonnell MK, Fleming DA, Sahrmann SA. Effect of knee and hip position on hip extension range of motion in individuals with and without low back pain. *Orthop Sports Phys Ther.* 2000;30:307–316.

26. Kendall FP, McCreary EK, Provance PG, Rodgers MM, Romani WA. *Muscles Testing and Function.* 5th ed. Baltimore: Williams & Wilkins; 2005.

27. Soames RW. Skeletal system. Salmons S, ed. Muscle. In: *Gray's Anatomy.* 38th ed. New York: Churchill Livingstone; 1995.

28. Fiebert IM, Haas JM, Dworkin KJ, LeBlanc WG. A comparison of medial versus lateral hamstring electromyographic activity and force output during isometric contractions. *Isokinetics and Exercise Science.* 1992;2:47–55.

29. Fiebert IM, Pahl CH, Applegate EB, Spielholz NI, Beernik K. Medial-lateral hamstring electromyographic activity during maximum isometric knee flexion at different angles. *Isokinetics and Exercise Science.* 1996;6:157–162.

30. Smith LK, Weiss EL, Lehmkuhl LD. *Brunnstrom's Clinical Kinesiology.* 5th ed. Philadelphia: FA Davis; 1996.

31. Walmsley RP, Yang JF. Measurement of maximum isometric

knee flexor movement. *Physiother Can.* 1980;32:83–86.

32. Edelstein JE. Biomechanics of normal ambulation. *J Can Physiother Assoc.* 1965;17:174–185.

33. Inman VT, Ralston HJ, Todd F. *Human Walking.* Baltimore: Williams & Wilkins; 1981.

34. Rowe PJ, Myles CM, Walker C, Nutton R. Knee joint kinematics in gait and other functional activities measured using flexible electrogoniometry: how much knee motion is sufficient for normal daily life? *Gait and Posture.* 2000;12:143–155.

35. Livingston LA, Stevenson JM, Olney SJ. Stairclimbing kinematics on stairs of differing dimensions. *Arch Phys Med Rehabil.* 1991;72:398–402.

36. Laubenthal KN, Smidt GL, Kettelkamp DB. A quantitative analysis of knee motion during activities of daily living. *Phys Ther.* 1972;52:34–42.

37. Pink M, Perry J, Houglum PA, Devine DJ. Lower extremity range of motion in the recreational sport runner. *Am J Sports Med.* 1994;22:541–549.

38. Hemmerich A, Brown H, Smith S, Marthandam SSK, Wyss UP. Hip, knee, and ankle kinematics of high range of motion activities of daily living. *J Orthop Res.* 2006;24:770–781.

39. Kapoor A, Mishra SK, Kewangan SK, Mody BS. Range of movements of lower limb joints in cross-legged sitting posture. *J Arthroplasty.* 2008;23:451–453.

40. Mann RA, Hagy JL. The popliteus muscle. *J Bone Joint Surg [Am].* 1977;59:924–927.

41. Kettelkamp DB, Johnson RJ, Smidt GL, Chao EYS, Walker M. An electrogoniometric study of knee motion in normal gait. *J Bone Joint Surg [Am].* 1970;52:775–790.

42. Yucesoy CA, Ates F, Akgün U, Karahan M. Measurement of human gracilis muscle isometric force as a function of knee angle, intraoperatively. *J Biomech.* 2010;43:2665–2671.

43. Li L, Landin D, Grodesky J, Myers J. The function of gastrocnemius as a knee flexor at selected knee and ankle angles. *J Electromyogr Kinesiol.* 2002;12:385–390.

44. Basmajian JV, Lovejoy JF. Functions of the popliteus muscle in man. *J Bone Joint Surg [Am].* 1971;53:557–562.

45. Barnett CH, Richardson AT. The postural function of the popliteus muscle. *Ann Phys Med.* 1953;1:177–179.

46. Davis M, Newsam CJ, Perry J. Electromyograph analysis of the popliteus muscle in level and downhill walking. *Clin Orthop.* 1995;310:211–217.

47. Norkin CC, Levangie PK. *Joint Structure & Function: A Comprehensive Analysis.* Philadelphia: FA Davis; 1983.

48. Basmajian JV, DeLuca CJ. *Muscles Alive: Their Functions Revealed by Electromyography.* 5th ed. Baltimore: Williams & Wilkins; 1985.

49. Duarte Cintra AI, Furlani J. Electromyographic study of quadriceps femoris in man. *Electromyogr Clin Neurophysiol.* 1981;21:539–554.

50. Lieb FJ, Perry J. Quadriceps function. *J Bone Joint Surg [Am].* 1971;53:749–758.

51. Signorile JF, Kacsik D, Perry A, Robertson B, Williams R, Lowensteyn I, Digel S, Caruso J, LeBlanc WG. The effect of knee and foot position on the electromyographical activity of the superficial quadriceps. *J Orthop Sports Phys Ther.* 1995;22:2–9.

52. Salzman A, Torburn L, Perry J. Contribution of rectus femoris and vasti to knee extension. *Clin Orthop.* 1993;290:236–243.

53. Portnoy H, Morin F. Electromyographic study of postural muscles in various positions and movements. *Am J Physiol.* 1956;186:122–126.

54. Rab GT. Muscle. In: Rose J, Gamble JG, eds. *Human Walking.* 2nd ed. Baltimore: Williams & Wilkins; 1994.

55. Johnson CE, Basmajian JV, Dasher W. Electromyography of sartorius muscle. *Anat Rec.* 1972;173:127–130.

56. Jonsson B, Steen B. Function of the gracilis muscle: An electromyographic study. *Acta Morphol Neerl-Scand.* 1964;6:325–341.

57. Montgomery WH, Pink M, Perry J. Electromyographic analysis of hip and knee musculature during running. *Am J Sports Med.* 1994;22:272–278.

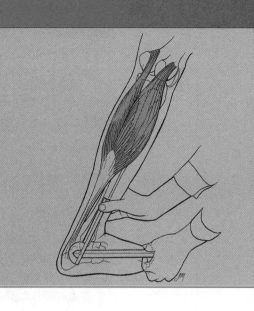

第 **8** 章

踝关节和足部

关节和运动

　　踝关节和足部的关节如图 8-1 所示。通常会测量距骨小腿关节（踝关节）、距下关节、跖趾（metatarsophalangeal，MTP）关节和蹬趾的趾骨间（interphalangeal，IP）关节的活动度，这些关节的运动如表 8-1 和 8-2 所示。

　　踝关节属于滑车关节。近端的关节凹常被称为踝穴，由外踝的内侧，胫骨远端和内踝的外侧组成。关节凹与距骨体相匹配。踝关节的主要运动是跖屈与背伸，它围绕着一条倾斜的额状轴在一个倾斜的额状面内进行（图 8-2）。当踝关节跖屈时，距骨体较窄的后侧面位于踝穴内，这也让关节可以产生更大幅度的运动。这个运动很轻微，包括了两侧的滑动、旋转和内收、外展[2]。

　　距下关节包括距骨和跟骨之间的两个独立关节。它们被跗管隔开。在跗管的后方，距骨下方的关节窝与跟骨上方的关节突相关节。在跗管的前方，距骨的关节窝和跟骨上表面的前中侧组成的关节窝相关节。距下关节的运动轴从后向前，与水平面呈倾斜向上的角度，向内至矢状面

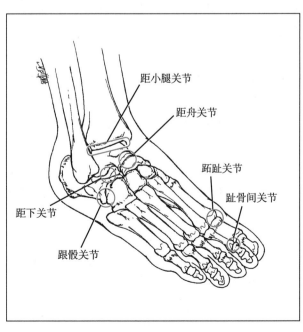

图 8-1　踝和足部的关节

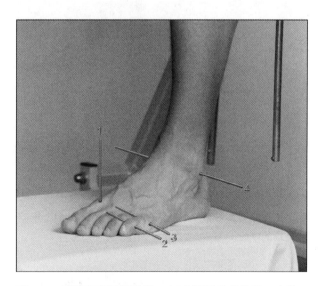

图 8-2　踝和足部的运动轴。（1）跖趾关节外展 – 内收；（2）趾骨间关节屈曲 – 伸展；（3）跖趾关节屈曲 – 伸展；（4）距小腿关节背伸 – 跖屈

表 8-1　关节结构：踝关节和足部运动

	跖屈	背伸	内翻	外翻
关节 [1,2]	距小腿关节	距小腿关节	距下关节	距下关节
运动平面	倾斜的矢状面	倾斜的矢状面	倾斜的额状面	倾斜的额状面
运动轴	倾斜的额状轴	倾斜的额状轴	倾斜的矢状轴	倾斜的矢状轴
正常限制因素 [1-6]* （图 8-4A 和 B）	前关节囊、三角韧带前部、距腓前韧带和踝关节背伸肌的张力；距骨和胫骨的接触	后关节囊、三角韧带、跟腓韧带和距腓后韧带、比目鱼肌的张力；距骨和胫骨的接触	外侧副韧带、踝关节内翻肌、外侧距跟韧带、颈韧带和外侧关节囊的张力	距骨和跟骨的接触；内侧关节囊、内侧副韧带、内侧距跟韧带、胫骨后肌、踇长屈肌和趾长屈肌的张力
正常终末感 [3,7]	紧实/坚硬	紧实/坚硬	紧实	紧实/坚硬
正常 AROM [8]（AROM [9]）	0°～50°（0°～40°至 50°）	0°～20°（0°～15°至 20°）	0°～5°；前足 0°～35°（0°～30°至 35°）	0°～5°；前足 0°～15°
关节囊模式 [7,10]	距小腿关节：跖屈，背伸 距下关节：内翻足（如内翻），外翻足（如外翻）			

注：*缺乏有决定性的研究证实关节运动的正常限制因素（NLF）。此处所列的 NLF 和终末感是根据解剖学、临床经验和可用的参考资料而来的。

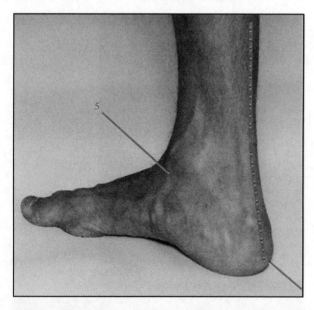

图 8-3　距下关节运动轴。（5）内翻－外翻（M，小腿和足跟的中线）

（图 8-3）。由于关节运动轴倾斜和组成关节的关节面的形状不同（如距骨表面后面是关节凹，前面是关节凸；跟骨后面是关节凸，前面是关节

四），距下关节可以在 3 个平面内产生运动，并被称为旋前和旋后。在不负重（non-weight-bearing，NWB）的情况下，当距下关节旋后时，跟骨在额状面内围绕着矢状轴内翻，在水平面内围绕垂直轴内收，在矢状面内围绕额状轴跖屈 [5]。旋前包含了跟骨的外翻、外展和背伸。在临床情况下，无法直接测量距下关节 3 个平面内的活动度。"按照惯例跟骨的内翻外翻动作代表了距下关节的 3 个平面内的运动 [11, p.430]。"因此，临床上以测量更容易观察的内翻、外翻、运动来说明距下关节的活动度。

跗骨（如跗舟关节和跟骰关节）、跗骨间关节、跗跖关节和趾骨间关节的运动（图 8-1）。对于正常的踝关节和足的功能是至关重要的。这些关节与前足和中足一起配合完成足弓的抬起与放平，让足部能够适应支撑面的情况。在临床上，不可能直接测量这些关节的活动度。

跖趾关节和趾骨间关节组成了足部的远端关节（图 8-1）。跖趾关节属于椭圆关节 [2]，每一个跖趾关节近端的关节突由距骨头构成，远端的关节凹由趾骨的基底部构成。跖趾关节的运动包括屈曲、伸展、内收和外展。屈曲、伸展运动发生在矢状面内，围绕着额状轴进行；内收、外展运动发生在水平面内，围绕着垂直轴进行（图8-2）。趾骨间关节属于滑车关节，由近端的趾骨头构成关节凸，远端的趾骨构成关节凹，趾骨间关节可以产生足趾的屈曲、伸展运动。

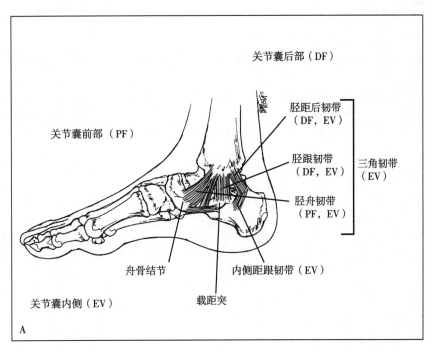

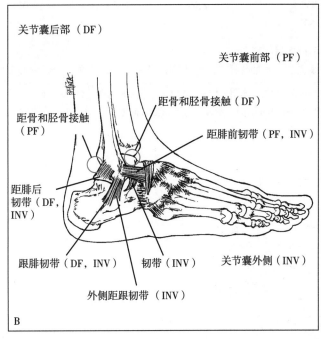

图 8-4 正常限制因素。A. 踝关节和足部内侧观展示了正常限制运动的非弹性因素。B. 踝关节和足部外侧观展示了正常限制踝关节和距下关节运动的非弹性因素。解剖结构所限制的运动以简写的形式在后方标注：DF，背伸；INV，内翻；PF，跖屈；EV，外翻。正常限制运动的肌肉没有展示出来

表 8-2 关节结构：足趾运动

	屈曲	伸展	外展	内收
关节 [1,2]	MTP PIP DIP（第 2～4 趾）	MTP PIP DIP	MTP	MTP
运动平面	矢状面	矢状面	水平面	水平面
运动轴	额状轴	额状轴	垂直轴	垂直轴
正常限制因素 [3, 4, 6*] （图 8-5）	MTP：背侧关节囊、伸肌、副韧带的张力 PIP：趾骨跖面相互之间的软组织占位；背侧关节囊、副韧带的张力 DIP：背侧关节囊、副韧带和支持带斜韧带的张力	MTP：跖侧关节囊、跖侧韧带、屈肌的张力 PIP：跖侧关节囊、跖侧韧带的张力 DIP：跖侧关节囊、跖侧韧带的张力	MTP：内侧关节囊、副韧带、内收肌、网状筋膜皮肤和跖侧骨间肌的张力	MTP：足趾之间的接触
正常终末感 [3,7]	MTP：紧实 PIP：柔软 / 紧实 DIP：紧实	MTP：紧实 PIP：紧实 DIP：紧实	紧实	柔软
正常 AROM[8]	蹈趾 MTP：0°～45° IP：0°～90° 其余四趾 MTP：0°～40° PIP：0°～35° DIP：0°～60°	蹈趾 MTP：0°～70° IP：0° 其余四趾 MTP：0°～40° PIP：0°		
关节囊模式 [7,10]	第一跖趾关节：伸展、屈曲 其余四趾跖趾关节：各种各样，趋向于固定在跖趾关节伸展，趾骨间关节屈曲的位置			

注：*缺乏有决定性的研究证实关节运动的正常限制因素（NLF）。此处所列的 NLF 和终末感是根据解剖学、临床经验和可用的参考资料而来的。MTP，跖趾关节；PIP（proximal interphalangeal），近端趾骨间关节；DIP（distal interphalangeal），远端趾骨间关节。

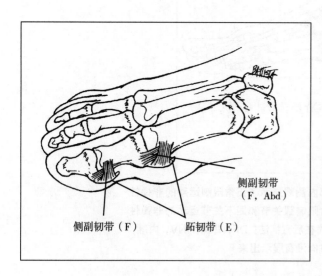

侧副韧带（F, Abd）

侧副韧带（F） 跖韧带（E）

图 8-5 正常限制因素。足部前内侧观展示了正常限制跖趾关节和趾骨间关节（内侧副韧带未展示）运动的非弹性因素。解剖结构所限制的运动以简写的形式在后方标注：F，屈曲；E，伸展；Abd，外展。正常限制运动的肌肉没有展示出来

体表解剖（图 8-6 ~ 8-8）

结构	定位
1. 腓骨头	小腿外侧面圆形的骨性突起，与胫骨结节齐平
2. 胫骨前缘	小腿前侧面皮下的骨性脊状结构
3. 跟腱	踝关节后部明显的脊状结构；可以在跟骨后侧近端触摸到跟腱边缘
4. 内踝	踝关节内侧，胫骨远端的突起
5. 外踝	踝关节外侧，腓骨远端的突起
6. 舟骨结节	内踝前下方 2.5cm 处
7. 第五趾骨基底	足部外侧缘中部的小骨性突起
8. 第一趾骨头	足掌内侧的圆形骨性突起，在踇趾的基底部
9. 跟骨	足跟后部

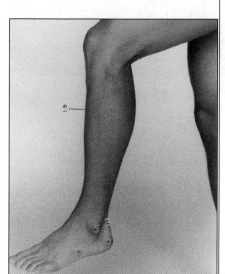

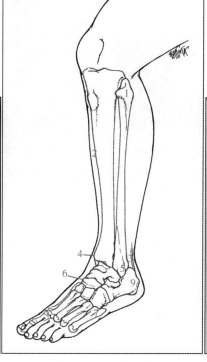

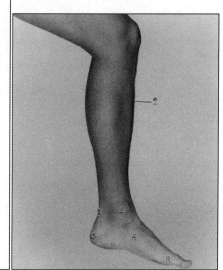

图 8-6　小腿和足部前外侧　　图 8-7　骨性解剖，小腿和足部前外侧　　图 8-8　小腿和足部内侧

ROM 的评估和测量

踝关节背伸和跖屈

AROM 评估

代偿动作。背伸——膝关节伸展，足趾伸展。跖屈——膝关节屈曲，足趾屈曲。

PROM 评估

踝关节背伸

起始位。患者仰卧位。膝关节下方放一个毛巾卷使膝关节处于屈曲 20°～30°，并使腓肠肌松弛（图 8-9A）。踝关节处于解剖位或中立位，足部与小腿垂直（图 8-9B）。

固定。治疗师固定住胫骨和腓骨。

治疗师远端手放置位置。治疗师握住跟骨的后部，前臂抵住前足的跖面（图 8-10）。

终末位。治疗师一边牵引跟骨一边用前臂将足部的背面向着小腿前缘的方向运动，直至运动到踝关节背伸的终末位（图 8-10）。

终末感。背伸——紧实 / 坚硬。

关节滑动。背伸——距骨作为关节突在固定的踝穴这一关节窝上向后滑动。

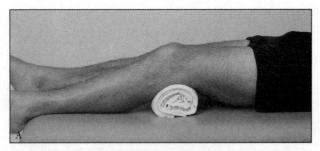
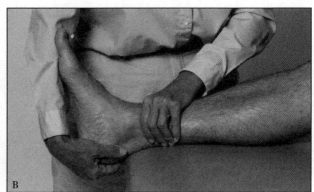

图 8-9　A.膝关节屈曲 20°～30° 来评估踝关节背伸。B. 起始位：踝关节背伸

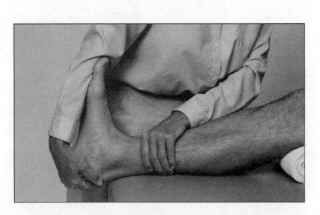

图 8-10　踝关节背伸终末位紧实 / 坚硬的终末感

踝关节跖屈

起始位。患者仰卧位。膝关节下方放一个毛巾卷使膝关节处于屈曲 20°～30°。踝关节处于中立位（图 8-11）。

固定。治疗师固定住胫骨和腓骨。

治疗师远端手放置位置。治疗师握住足部的

背面，示指桡侧缘在距骨和跟骨的前面。

终末位。治疗师将距骨和跟骨向下移动到跖屈的终末位（图 8-12）。

终末感。跖屈——紧实／坚硬。

关节滑动。跖屈——距骨作为关节突在固定的踝关节窝上向前滑动。

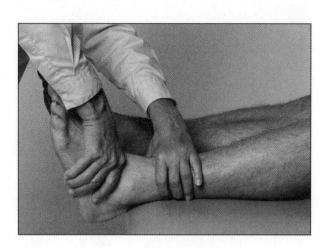

图 8-11　踝关节跖屈起始位

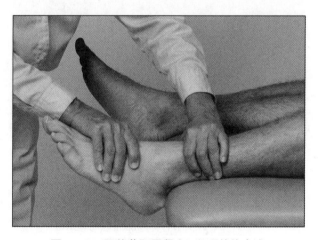

图 8-12　踝关节跖屈紧实／坚硬的终末感

测量：通用关节角度尺

踝关节背伸和跖屈

起始位：患者仰卧位。膝关节下方放一个毛巾卷使膝关节处于屈曲20°～30°，并使腓肠肌松弛（图8-9A）。踝关节处于解剖0°位（图8-13）。其他的方法是，患者可以坐位，膝关节屈曲90°，踝关节处于解剖位（图8-14）。

固定。治疗师固定住胫骨和腓骨。

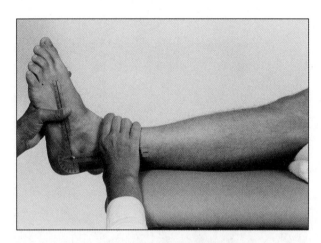

图 8-13　踝关节背伸和跖屈起始位

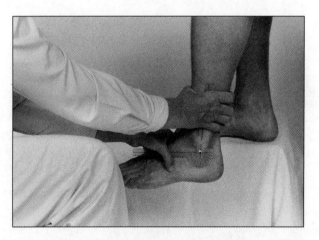

图 8-14　踝关节背伸和跖屈替代起始位

　　角度尺轴心。轴心对准外踝下方（图 8-15），也可以将轴心对准内踝下方（未展示）。

　　固定臂。平行于腓骨长轴，指向腓骨头。

　　移动臂。平行于足底（见参照线）以减少测量时前足的运动。在如上所述的起始位时，角度尺会显示为 90°。这可以被记为 0°。例如，在

踝关节背伸起始位时角度尺读数为 80°，终末位读数为 80°，那么踝关节背伸 PROM 为 10°。

　　终末位。背伸（20°）（图 8-16）：踝关节屈曲，足部背面朝向小腿前缘。跖屈（50°）（图 8-17）踝关节伸展到运动的终末位。

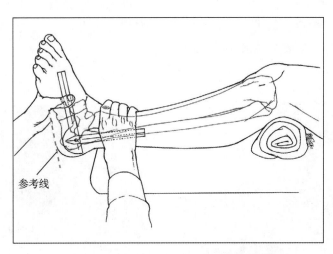

图 8-15　踝关节背伸和跖屈角度尺摆放位置

参考线

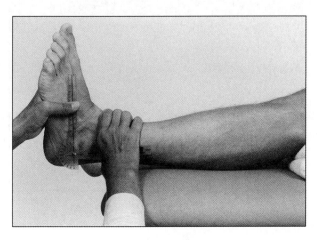

图 8-16　**背伸**

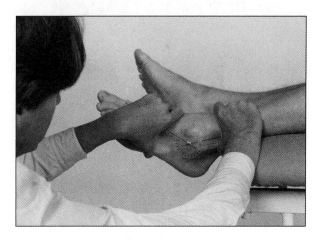

图 8-17　**跖屈**

替代测量方法

这种方法不适合于平衡功能不佳、下肢力量薄弱的患者。

起始位。患者站直（图 8-18）。非检查侧足部抬离地面或轻轻触地以保持平衡（图 8-19）。

固定。患者使用平衡杠或桌子保持平衡。通过体重来固定检查侧的足部。

终末位。指导患者将检查侧的足部平放在地面上，同时足趾朝前，尽可能地屈曲膝关节（图

8-19）。注意：如果比目鱼肌短缩，患者将会在小腿后方感觉到肌肉牵伸感，踝关节背伸活动度也会因为肌肉长度变短而受限。

测量：通用关节角度尺

治疗师测量并记录踝关节背伸 PROM。角度尺的摆放方法同踝关节背伸测量方法（图 8-15）。负重时踝关节背伸 PROM 要比在不负重时大。如果在负重时测量背伸角度，这需要在记录活动度时进行注明。

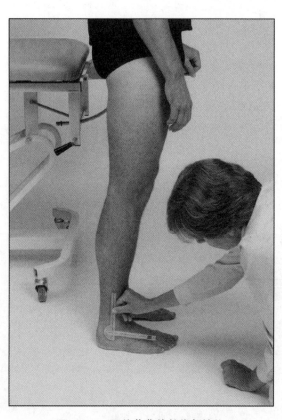

图 8-18　踝关节背伸替代起始位

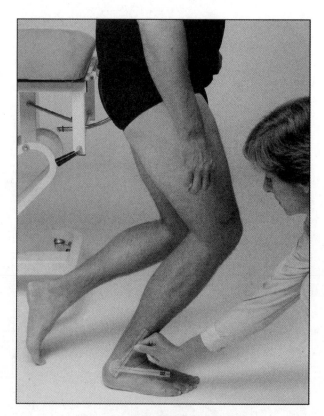

图 8-19　角度尺测量踝关节背伸

测量：OB 角度尺

角度尺摆放位置。绑带绑在小腿上，踝关节近端。表盘放在小腿外侧（图 8-20）。患者在起始位时，指针调至液体容积的 0° 处。在运动终末位，指针在表盘上偏离 0° 箭头的度数就是踝关节的背伸 PROM（图 8-21）（或者，可以将一个标准倾角罗盘放在胫骨前缘来测量站立时的踝关节背伸角度）。

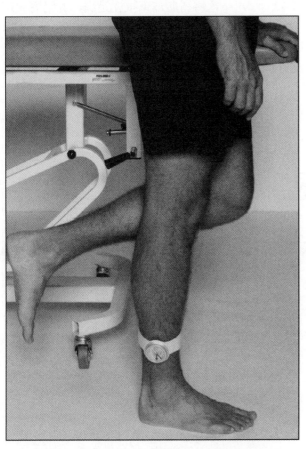

图 8-20　OB 角度尺测量踝关节背伸的起始位

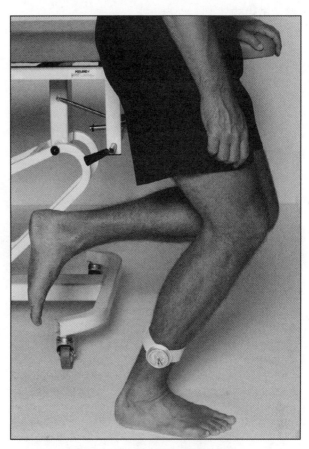

图 8-21　踝关节背伸的终末位

距下关节内翻和外翻

AROM 评估

代偿动作。 内翻——髋关节外旋，外翻——髋关节内旋。

测量：通用关节角度尺

起始位。 患者仰卧位（图 8-22）。膝关节下方垫一个毛巾卷使膝关节处于轻度屈曲位。踝关节处于中立位。将一张纸放在足跟下方。将一个平整的物体（树脂玻璃或书）抵在足底。如图 8-22 一样沿玻璃或书在纸上画一条线。

固定。 治疗师固定住胫骨和腓骨。

终末位。 将足部摆放在内翻的终末位（图 8-23）。再一次将树脂玻璃抵在足底，并沿着玻璃在纸上画一条线（图 8-24）。在外翻 AROM 的终末位重复这一过程（图 8-25，8-26）。

角度尺轴心和移动臂。 角度尺沿着线摆放以测量运动的弧度（图 8-27，8-28）。

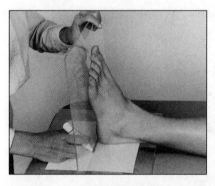

图 8-22　足部内翻外翻 AROM 的起始位

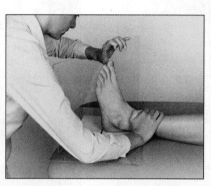

图 8-23　足部摆放在内翻位

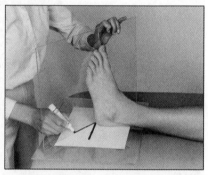

图 8-24　内翻

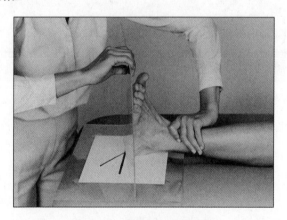

图 8-25　足部摆放在外翻位

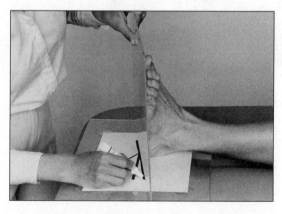

图 8-26　外翻

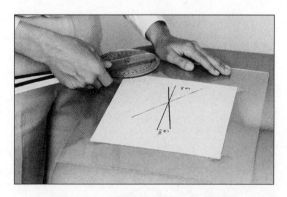

图 8-27　内翻和外翻 AROM 的测量

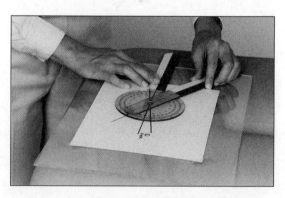

图 8-28　测量内翻 AROM 时角度尺的摆放

PROM 评估

　　起始位。 患者仰卧位。踝关节处于中立位（图 8-29）。

　　固定。 治疗师在内外踝的前后方固定住距骨。现在的研究建议将踝关节摆放在背伸位以稳定住距骨，因为此时距骨体较宽的前部滑入了踝穴之中。

　　治疗师远端手位置。 治疗师握住跟骨的后侧。

　　终末位。 治疗师向里移动跟骨到达内翻的终末位（图 8-30），向外移动跟骨到达外翻的终末位（图 8-31）。

　　终末感。 内翻——紧实；外翻——坚硬 / 紧实。

　　关节滑动。 内翻——①距下关节后侧：跟骨关节面作为关节凸在固定的距骨关节凹上向外滑动；②距下关节前侧：跟骨中部和前侧关节面作为关节凹在固定的距骨关节凸上向内滑动。外翻——①距下关节后侧：跟骨关节面作为关节凸在固定的距骨关节凹上向内滑动；②距下关节前侧：跟骨中部和前侧关节面作为关节凹在固定的距骨关节凸上向外滑动。

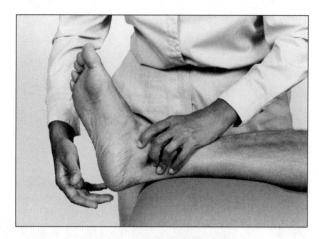

图 8-29　内翻和外翻的起始位

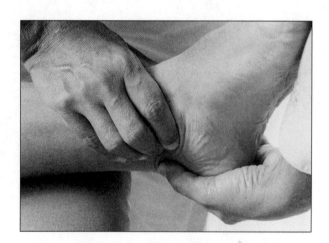

图 8-30　内翻终末位紧实的终末感

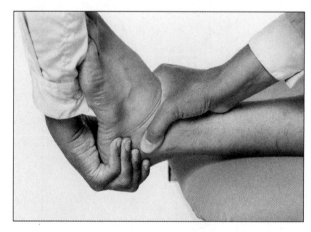

图 8-31　外翻终末位坚硬 / 紧实的终末感

测量：通用关节角度尺

起始位。患者俯卧位，足部垂在治疗床外，踝关节处于中立位。在摆放角度尺时，治疗师标注出跟骨后部的上侧面和足跟后部的内侧面（图8-32A）。

固定。治疗师固定住胫骨和腓骨。

角度尺轴心。轴心对准跟骨上方标志点所在的中线上（图8-32B，8-33）。

固定臂。平行于小腿长轴。

移动臂。沿着跟骨后侧中线。利用足跟后侧的标志点来辅助移动臂的摆放。

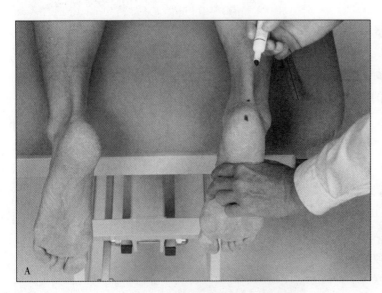
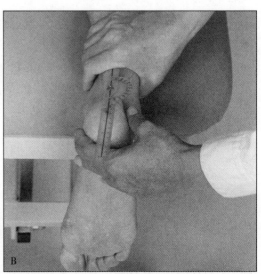

图8-32　A.距下关节内翻和外翻。标志点用于角度尺的摆放。B.距下关节内翻和外翻时角度尺的摆放

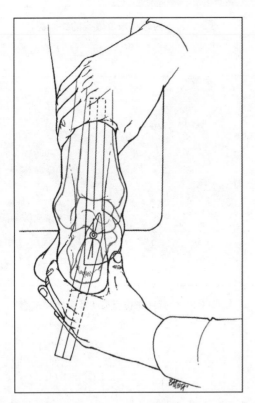

图8-33　内翻和外翻时角度尺的摆放。图示为左足距下关节外翻

　　终末位。跟骨被动内翻（图8-34）和被动外翻（图8-35）到内翻（5°）及外翻（5°）的终末位。

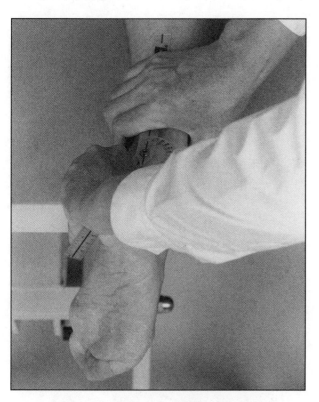

图8-34　右距下关节内翻终末位的测量

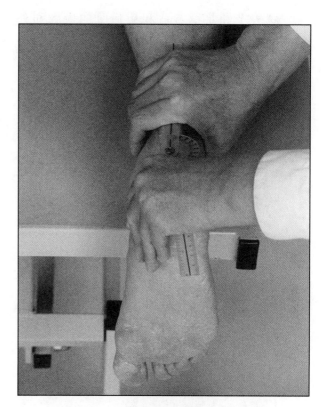

图8-35　右距下关节外翻终末位的测量

踝关节和足部的旋后／旋前：内翻／外翻成分

踝关节和足部旋前和旋后时的内翻和外翻主要发生在距下关节和跗横关节（如距跟舟关节）。

踝关节和足部旋后：内翻

AROM 评估

代偿动作。胫骨内旋，膝关节屈曲，髋关节外旋，髋关节外展。

PROM 评估

起始位。患者坐位，踝关节和足部处于解剖位（图 8–36）。

固定。治疗师握住胫骨和腓骨。

治疗师远端手摆放位置。治疗师握住前足的外侧面。

终末位。踝关节和足部内翻（图 8–37）。

终末感。踝关节和足部内翻——紧实。

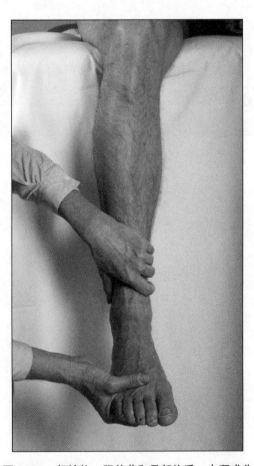

图 8–36　起始位。踝关节和足部旋后：内翻成分

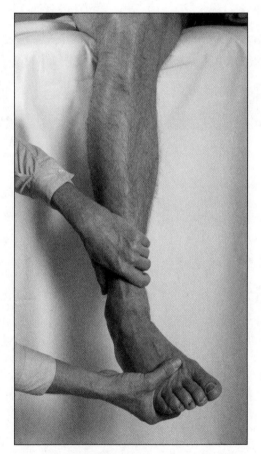

图 8–37　踝关节和足部旋后：内翻成分终末位紧实的终末感

测量：通用关节角度尺

起始位。患者坐位，踝关节和足部在解剖位。

固定。治疗师固定住胫骨和腓骨。

角度尺轴心。轴心对准距小腿关节内外踝的中点（图 8-38）。

固定臂。平行于胫骨中线，指向胫骨结节。

移动臂。平行于第二跖骨的中线。

终末位。踝关节和足部旋后：内翻成分（图 8-39）。

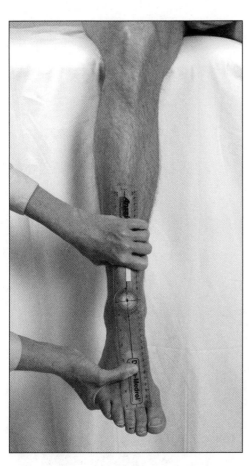

图 8-38　角度尺的摆放。踝关节和足部旋后：内翻成分

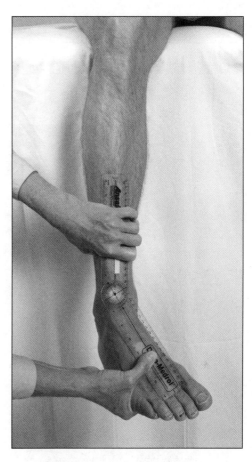

图 8-39　测量的终末位。踝关节和足部旋后：内翻成分

踝关节和足部旋前：外翻成分

AROM 评估

代偿动作。胫骨外旋，膝关节伸展，髋关节内旋，髋关节内收。

PROM 评估

起始位。患者坐位，踝关节和足部处于解剖位（图 8-40）。

固定。治疗师固定住胫骨和腓骨。

治疗师远端手摆放位置。治疗师握住前足的内侧面。

终末位。踝关节和足部外翻（图 8-41）。

终末感。踝关节和足部外翻——紧实 / 坚硬。

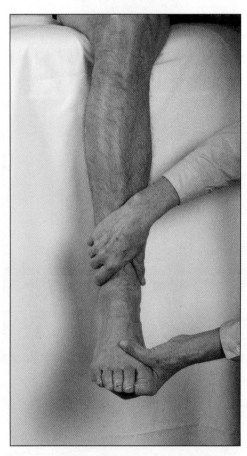

图 8-40　起始位。踝关节和足部旋前：内翻

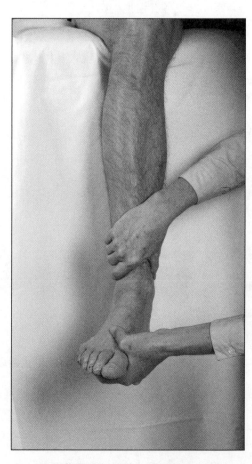

图 8-41　踝关节和足部旋前：外翻终末位紧实 / 坚硬的终末感

测量：通用关节角度尺

起始位。患者坐位，踝关节和足部处于解剖位。

固定。治疗师固定住胫骨和腓骨。

角度尺轴心。轴心对准距小腿关节内外踝的中点（图8-42）。

固定臂。平行于胫骨中线，指向胫骨结节。

移动臂。平行于第二跖骨中线。

终末位。踝关节和足部旋前：外翻（图8-43）。

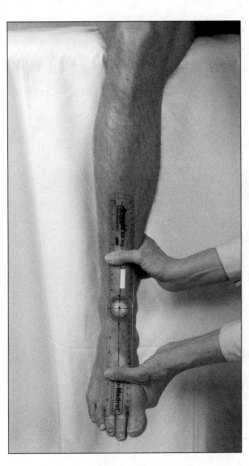

图8-42　角度尺的摆放：踝关节和足部旋前外翻

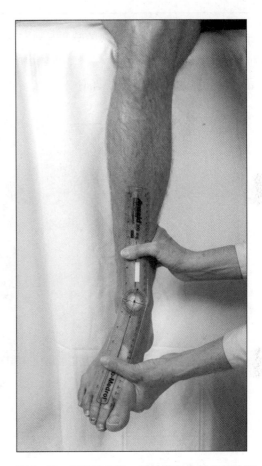

图8-43　测量终末位：踝关节和足部旋前外翻

跗趾跖趾关节屈曲和伸展

AROM 评估

代偿动作。跖趾关节屈曲：踝关节跖屈。跖趾关节伸展：踝关节背伸。

PROM 评估

起始位。患者仰卧位。踝关节和足趾处于中立位（图8-44）。

固定。治疗师固定住第一跖骨。

治疗师远端手摆放位置。治疗师握住近节趾骨。

终末位。治疗师将跗趾的近节趾骨移动到跖趾关节屈曲（图8-45）和伸展（图8-46）的终末位。

终末感。跖趾关节屈曲——紧实；跖趾关节伸展——紧实。

关节滑动。跖趾关节屈曲——近节趾骨基底部作为关节凹在固定的跖骨头上向跖面滑动。跖趾关节伸展——近节趾骨基底部作为关节凹在固定的跖骨头上向背面滑动。

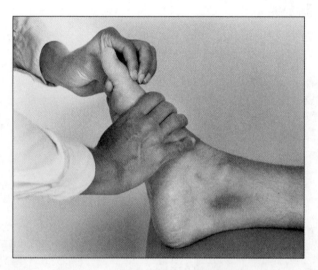

图8-44　跖趾关节屈曲和伸展的起始位

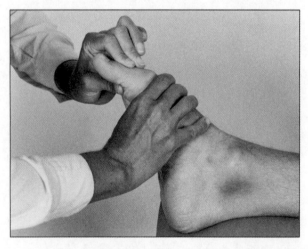

图8-45　跗趾跖趾关节屈曲终末位紧实的终末感

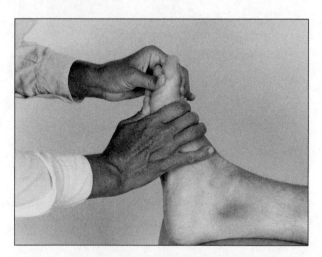

图8-46　跗趾跖趾关节伸展终末位紧实的终末感

测量：通用关节角度尺

起始位。患者仰卧位或坐位。踝关节和足趾处于中立位（图 8-47）。

固定。治疗师固定住第一跖骨。

角度尺轴心。测量跖趾关节屈曲时，轴心对准跖趾关节的背面（图 8-47）。测量跖趾关节伸展时，角度尺轴心对准跖趾关节跖面；或者，轴心可以对准跨趾跖趾关节内侧面的轴心。

固定臂。平行于第一跖骨的长轴。

移动臂。平行于跨趾近节趾骨的长轴。

终末位。跖趾关节屈曲到跖趾关节屈曲的终末位（跨趾为 45°）（图 8-48）。跖趾关节伸展到跖趾关节伸展的终末位（跨趾为 70°）（图 8-49，8-50）。

其余四趾跖趾关节屈曲/伸展

其余四趾跖趾关节的屈曲和伸展通常不使用通用关节角度尺进行测量。其余四趾的跖趾关节屈曲到跖趾关节屈曲的终末位（40°），伸展到跖趾关节伸展的终末位（40°）。观察关节的活动度，并将活动度记为完全或降低。

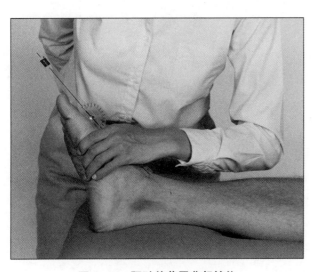

图 8-47 跖趾关节屈曲起始位

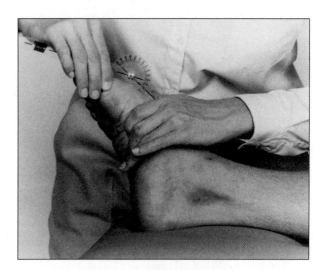

图 8-48 跨趾跖趾关节屈曲

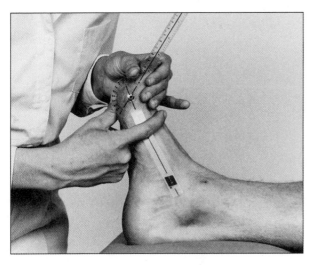

图 8-49 跨趾跖趾关节伸展

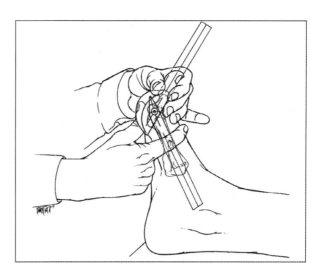

图 8-50 跖趾关节屈曲和伸展角度尺摆放位置

踇趾跖趾关节外展和内收

PROM 评估（跖趾关节外展）

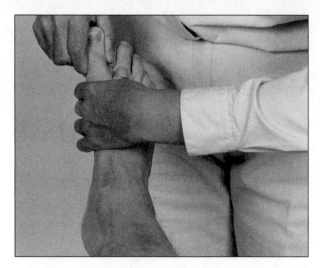

图 8-51　跖趾关节外展终末位紧实的终末感

　　起始位。患者仰卧位。踝关节和踇趾处于中立位。

　　固定。治疗师固定住第一跖骨。

　　治疗师远端手摆放位置。治疗师握住踇趾的近节趾骨。

　　终末位。治疗师将近节趾骨移动到跖趾关节外展终末位（图 8-51）。

　　终末感。跖趾关节外展——紧实。

　　关节滑动。跖趾关节外展——近节趾骨基底部作为关节窝在固定的第一跖骨关节突上向外滑动（相对于穿过第二足趾的足部中线来说）。

测量：通用关节角度尺

　　起始位。患者仰卧位或坐位。踝关节和足趾处于中立位（图8-52）。

　　固定。治疗师固定住第一趾骨和跖趾关节近端。

　　角度尺轴心。轴心对准第一跖趾关节的背面（图8-52，8-53）。

　　固定臂。平行于第一跖骨的长轴。

　　移动臂。平行于拇趾近节趾骨的长轴。

　　终末位。跖趾关节外展到活动的终末位（图8-54），内收到活动的终末位（图8-55）。

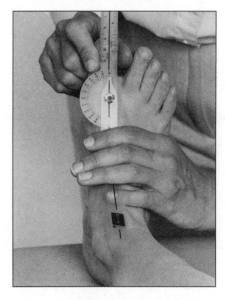

图8-52　跖趾关节内收和外展起始位

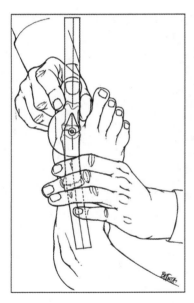

图8-53　跖趾关节内收和外展起始位和角度尺的摆放位置

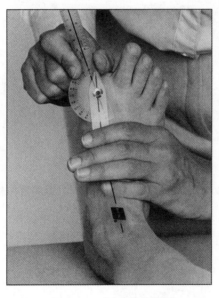

图8-54　跖趾关节外展

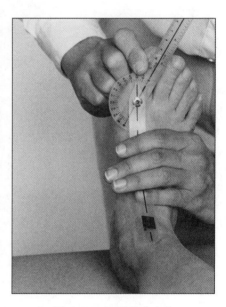

图8-55　跖趾关节内收

姆趾趾骨间关节屈曲 / 伸展

AROM 评估

代偿动作。趾骨间关节屈曲：跖趾关节屈曲，踝关节跖屈；趾骨间关节伸展：跖趾关节伸展，踝关节背伸。

PROM 评估

起始位。患者仰卧位。踝关节和姆趾处于中立位。

固定。治疗师固定住姆趾近节趾骨。

治疗师远端手摆放位置。治疗师握住姆趾的远节趾骨。

终末位。治疗师将远节趾骨移动到趾骨间关节屈曲（图 8-56）和伸展（图 8-57）的终末位。

终末感。趾骨间关节屈曲——柔软 / 紧实；趾骨间关节伸展——紧实。

关节滑动。趾骨间关节屈曲——姆趾远节趾骨作为关节凹在固定的近节趾骨这一关节头上向跖面滑动。趾骨间关节伸展——姆趾远节趾骨作为关节窝在固定的近节趾骨这一关节头上向背面滑动。

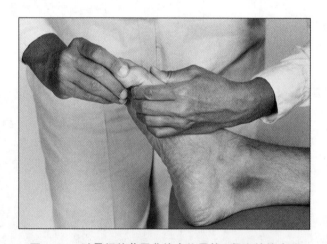

图 8-56　趾骨间关节屈曲终末位柔软 / 紧实的终末感

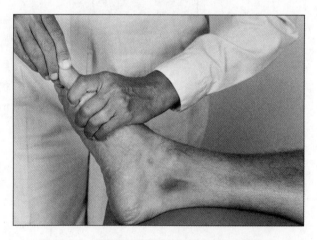

图 8-57　趾骨间关节伸展终末位紧实的终末感

测量：通用关节角度尺

起始位。患者仰卧位或坐位。踝关节和足趾处于中立位（图 8-58）。

固定。治疗师固定住近节趾骨。

角度尺轴心。测量屈曲时轴心对准趾骨间关节的背面（图 8-58），测量伸展时对准趾骨间关节的跖面。

固定臂。平行于近节趾骨的长轴。

移动臂。平行于远节趾骨的长轴。

终末位。趾骨间关节屈曲到终末位（踇趾为 90°）（图 8-59）。趾骨间关节伸展到终末位（踇趾为 0°）。

其余四趾跖趾关节和趾骨间关节的屈曲 / 伸展

其余四趾作为一个整体进行屈曲和伸展。观察其活动度，并将其记录为完全或降低的。

通常不使用通用关节角度尺测量其余四趾的跖趾关节和趾骨间关节的伸展和屈曲。然而如果要使用的话，角度尺的摆放原则和测量手部指骨间关节和掌指关节相同。

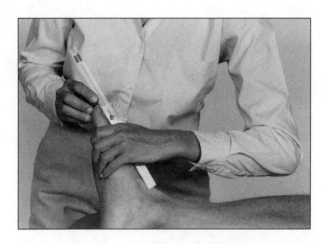

图 8-58　踇趾趾骨间关节屈曲起始位

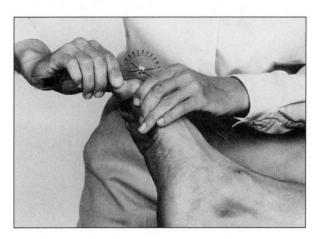

图 8-59　踇趾趾骨间关节屈曲

肌肉长度的评估和测量

腓肠肌

起点 [2]	止点 [2]
腓肠肌	
a. 内侧头：股骨内侧髁近端面和后面，内收肌结节的后方 b. 外侧头：股骨外侧髁的外侧面和后面；髁上线的下方	通过跟腱止于跟骨上

　　起始位。患者站直，下肢处于解剖位。患者面对治疗床或墙面。

　　终末位。患者将非检查侧的下肢放在检查侧的下肢之前，身体前倾将手撑在治疗床或墙上（图 8-60）。指导患者将检查侧的足部平放在地面上，并且足趾朝前，后侧下肢向前倾斜时，膝关节保持伸直状态。随着患者倾斜靠近支撑面时，腿部超过足部并达到踝关节背伸的终末位。腓肠肌处于完全牵伸状态。研究证实踝关节的背伸PROM 可以说明跟腱的长度。

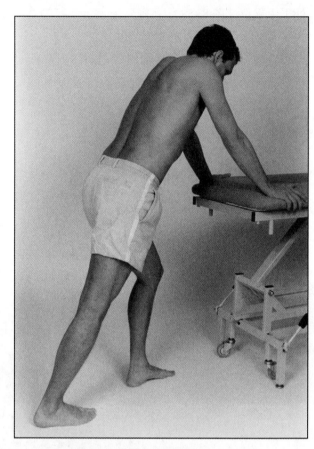

图 8-60　腓肠肌长度测量终末位

测量。如果腓肠肌发生短缩，踝关节的背伸ROM 会因为肌肉长度的变短而受限。治疗师测量并记录踝关节的背伸 PROM。

通用关节角度尺的摆放。角度尺的摆放方法同踝关节背伸 ROM 的测量方法（图 8-61，8-62）。

OB 角度尺的摆放。绑带绑在小腿上，踝关节近端（图 8-63）。表盘摆放在小腿的外侧面。患者站在起始位时，指针对准液体盒子的 0°。在终末位时，指针偏离表盘 0° 的角度被记为腓肠肌的长度。

*注意：*如果对侧腿未摆放在测试腿的前方，非检查腿的足跟轻度地抬离地面。这个体位可以确保腓肠肌紧张度的测量结果准确，因为患者前倾程度不会受到对侧腓肠肌紧张的影响。

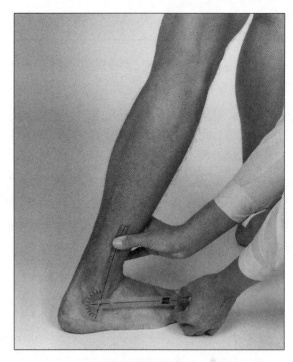

图 8-61　腓肠肌长度测量时角度尺的摆放位置

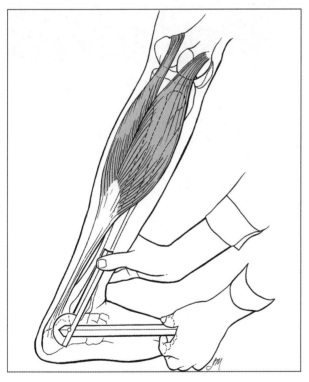

图 8-62　腘绳肌牵伸

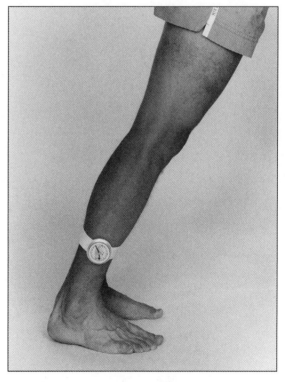

图 8-63　OB 角度尺测量腓肠肌肌肉长度

其他测试方法

　　起始位。患者仰卧位。下肢处于解剖位，膝关节伸展（0°）（图 8-64）。

　　固定。治疗师固定住下肢。

　　终末位。足部被移动到踝关节背伸的终末位（图 8-65）。

　　评估和测量。如果腓肠肌短缩，踝关节背伸活动度将会因为肌肉长度的减少而受限。治疗师可以观察关节 PROM 或者使用通用关节角度尺来测量记录踝关节背伸 PROM。当使用角度尺时，需要另一名治疗师同时进行测量。

　　终末感。腓肠肌牵伸——紧实。

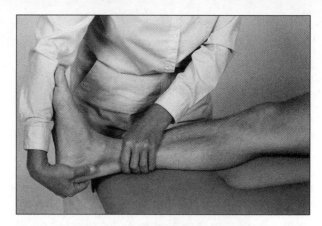

图 8-64　腓肠肌长度替代起始位

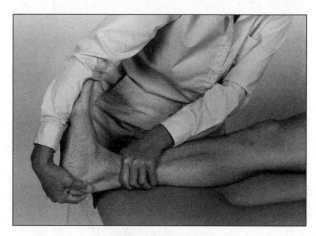

图 8-65　腓肠肌牵伸

肌肉力量评估（表8-3）

表8-3 肌肉功能、起止点和神经支配：踝关节和足部[2]

肌肉	主要功能	肌肉起点	肌肉止点	周围神经	神经根
胫骨前肌	踝关节背伸 足部内翻	胫骨外侧髁；胫骨干外侧上 1/2 至 2/3；骨间膜的前面	中间楔骨的内侧或下面；第一趾骨基底部的内侧面	腓深神经	L4、L5
腓肠肌	踝关节跖屈 膝关节屈曲	a.内侧头：股骨内侧髁近端和后侧面，内收肌结节的后方 b.外侧头：股骨外侧髁的外侧和后面；髁上线的下方	通过跟腱止于跟骨上	胫神经	S1、S2
比目鱼肌	踝关节跖屈	腓骨头后侧，腓骨干的近端 1/4；比目鱼肌线和胫骨内侧 1/3	通过跟腱止于跟骨上	胫神经	S1、S2
胫骨后肌	足部内翻	胫骨比目鱼肌线下方后外侧面的上 2/3；骨间膜的后面；腓骨近端 2/3 的内侧面	足舟骨结节；扩张到内侧、中间和外侧楔骨，骰骨和第二、第三和第四趾骨基底部；腱组织传向载距突的顶点和远端空隙	胫神经	L4、L5
腓骨长肌	足部外翻 踝关节跖屈	腓骨头和腓骨上 2/3 的外侧面，一部分肌纤维起于胫骨外髁	第一跖骨基底部的外侧面和内侧楔骨	腓浅神经	L5、S1
腓骨短肌	足部外翻	腓骨外侧面的下 2/3	第五跖骨基底部的外侧结节	腓浅神经	L5、S1
跗短屈肌	跗趾跖趾关节屈曲	足舟骨跖面的内侧，外侧楔骨的周围	跗趾近节趾骨基底部内侧和外侧面	足底内侧神经	S1、S2
跗长屈肌	跗趾趾骨间关节屈曲	腓骨远端 2/3；骨间膜的后侧面	跗趾远节趾骨基底部的跖面	胫神经	L5、S1、S2
趾长屈肌	外侧四趾远端趾骨间关节屈曲	胫骨比目鱼肌线下中段 3/5 的后面	外侧四趾远节趾骨的跖面	胫神经	L5、S1、S2

续表

肌肉	主要功能	肌肉起点	肌肉止点	周围神经	神经根
趾短屈肌	外侧四趾近端趾骨间关节屈曲	跟骨结节内侧突起；足底筋膜	外侧四趾中节趾骨的内侧和外侧面	足底内侧神经	S1、S2
小趾短屈肌	第五趾跖趾关节屈曲	第五跖骨基底部的内侧面；腓骨长肌鞘	第五趾近节趾骨基底部的外侧面	足底外侧神经	S2、S3
蚓状肌	跖趾关节屈曲趾骨间关节伸展	第一蚓状肌：趾长屈肌腱内侧；第2～4蚓状肌：趾长屈肌腱周围	外侧四趾近节趾骨背侧趾扩张部的内侧	第一蚓状肌：跖足底内侧神经 第2～4蚓状肌：足底外侧神经	S2、S3
姆展肌	姆趾外展	跟骨结节内侧突起；屈肌支持带和跖腱膜	姆趾近节趾骨基底部的内侧面	足底内侧神经	S12
小趾展肌	第五趾外展和屈曲	跟骨结节内侧和外侧突起；突起之间的骨骼；足底筋膜	第五趾近节趾骨基底部的外侧面	足底外侧神经	S1、S2、S3
骨间背侧肌	第2～4趾的外展跖趾关节的屈曲	趾骨相邻的部分	第一骨间背侧肌：第二趾近节趾骨基底部内侧面；第2～4骨间背侧肌：第2～4趾近节趾骨基底部外侧面；背侧扩张部	足底外侧神经	S2、S3
骨间足底肌	第3～5趾内收跖趾关节屈曲	第3～5趾骨内侧面和基底部	第3～5趾的近节趾骨基底部的内侧面；背侧扩张部	足底外侧神经	S2、S3
姆收肌	姆趾内收	a.斜头：第2～4趾骨基底部；腓骨长肌鞘 b.横头：第3～5趾跖趾关节韧带跖面，它们之间的跖骨深横韧带	外侧籽骨和姆趾第一跖骨的基底部	足底外侧神经	S2、S3

肌肉	主要功能	肌肉起点	肌肉止点	周围神经	神经根
踇长伸肌	踇趾趾骨间关节伸展	腓骨内侧面的中间；骨间膜的前侧面	踇趾远节趾骨基底部的背面	腓深神经	L5
趾长伸肌	其余四趾跖趾关节和趾骨间关节伸展	胫骨外侧髁；腓骨内侧的近端 3/4；骨间膜的前面	其余四趾中节趾骨基底部的背面；其余四趾远节趾骨基底部的背面	腓深神经	L5、S1
趾短伸肌	第一跖趾关节伸展 第 2～4 趾骨伸展	跟骨上外侧的前部	肌肉的内侧面（踇短伸肌）：踇趾近节趾骨基底部的背侧面肌腱延伸到第 2～4 趾；延伸到相应的趾长伸肌腱的外侧	腓深神经	L5、S1

踝关节背伸和足部内翻

抗重力位：胫骨前肌

起始位。患者坐位。踝关节处于跖屈位，足部处于轻度外翻位（图 8-66）。

固定。治疗师大腿抵住患者小腿，治疗师固定住小腿踝关节近端。

动作。患者在全范围内背伸踝关节并内翻足部（图 8-67）。指导患者保持足趾放松。

触诊。胫骨前肌是踝关节前内侧面最内侧的肌肉，也可以在胫骨前侧缘的内侧触及。

阻力位置。施加在前足背的内侧面（图 8-68，8-69）。

阻力方向。踝关节跖屈和足部外翻。

代偿动作。趾长伸肌和姆长伸肌（足趾伸展）；这些肌肉在背伸踝关节之前伸展足趾[13]。

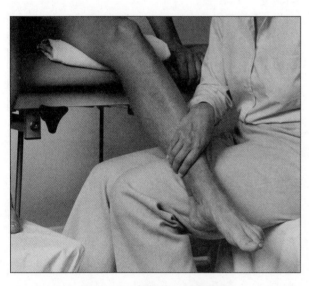

图 8-66　起始位：胫骨前肌

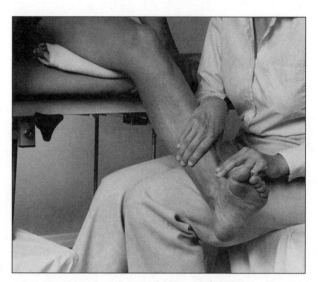

图 8-67　筛查姿势：胫骨前肌

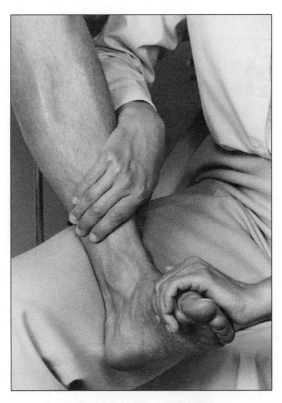

图 8-68　抗阻：胫骨前肌

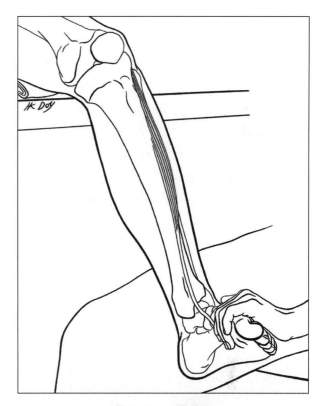

图 8-69　胫骨前肌

去重力位：胫骨前肌

起始位。患者仰卧位，检查侧在下方。膝关节屈曲使腓肠肌放松，踝关节处于跖屈位，足部轻度外翻（图 8-70）。

固定。治疗师固定住小腿的踝关节近端。将手放在小腿下方可以减轻床面的摩擦力。

终末位。患者在完全 ROM 内背伸踝关节并内翻足部（图 8-71）。

代偿动作。蹈长伸肌和趾长伸肌（足趾伸展）。

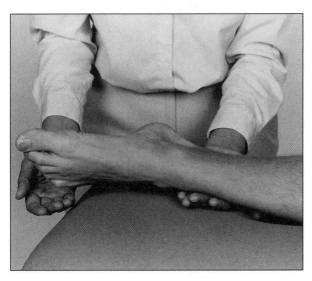

图 8-70　起始位：胫骨前肌

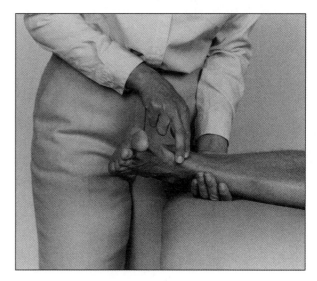

图 8-71　终末位：胫骨前肌

踝关节跖屈

在膝关节伸直时，可以使用踝关节跖屈检查腓肠肌和比目鱼肌。当膝关节屈曲增加时，腓肠肌肌肉活动和踝关节跖屈等长收缩力量逐渐变小，尤其是在膝关节屈曲大于45°时[14]。比目鱼肌活动（在膝关节屈曲90°、45°和0°时测量）在膝关节屈曲90°时最大[15]，在膝关节完全伸直时最小。因此，想要更专门测试比目鱼肌的力量应该在膝关节屈曲至少45°时进行，因为这时腓肠肌处于松弛状态。

抗重力位：腓肠肌和比目鱼肌

起始位。 腓肠肌（图8-72）：患者俯卧位，膝关节伸展，足部垂在治疗床外，踝关节背伸。比目鱼肌（图8-73）：患者俯卧位，检查侧的膝关节屈曲90°，踝关节背伸。

固定。 治疗师固定住小腿踝关节近端。

动作。 患者在完全ROM内跖屈踝关节（图8-74，8-75）。指导患者保持足趾放松。

触诊。 腓肠肌：膝关节远端腘窝的内侧和外侧空隙。比目鱼肌：腓肠肌任意一侧小腿中段。

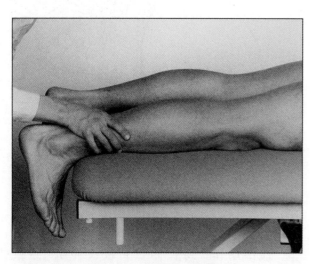

图 8-72　**起始位：腓肠肌**

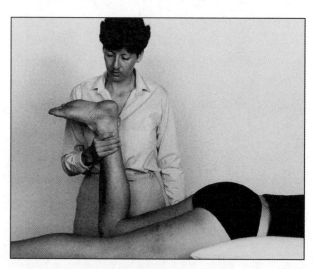

图 8-73　**起始位：比目鱼肌**

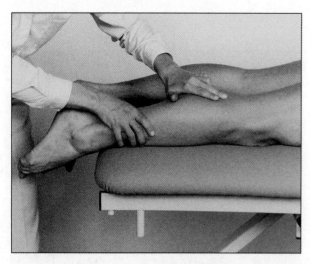

图 8-74　**筛查动作：腓肠肌**

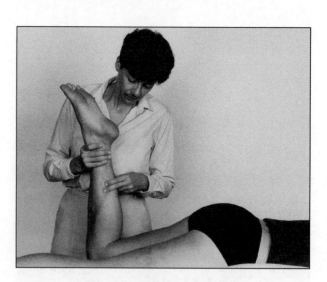

图 8-75　**筛查动作：比目鱼肌**

阻力施加位置。 施加在跟骨后侧（图 8-76～8-79）。

阻力方向。 向下和向前的力来背伸踝关节。

记录。 记录肌力分级，这是一种不负重位。

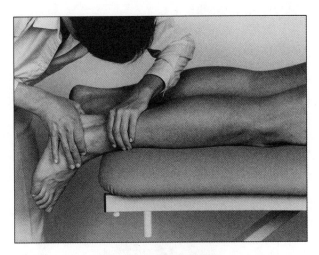

图 8-76　**抗阻：腓肠肌**

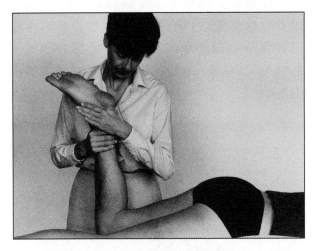

图 8-78　**抗阻：比目鱼肌**

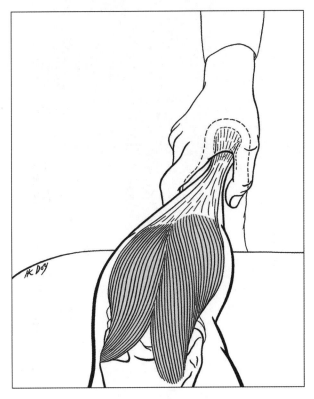

图 8-77　**腓肠肌**

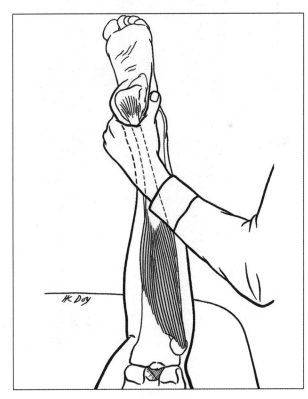

图 8-79　**比目鱼肌**

替代抗重力位：腓肠肌和比目鱼肌

这种测试对于站立平衡不好或者下肢肌力不足的患者是禁忌的。

起始位。腓肠肌（图8-80）：患者站立。患者非检查侧的下肢抬离地面。检查侧的膝关节伸展，足部平放在地面上。比目鱼肌（图8-81）：其他姿势和腓肠肌一样，除了膝关节屈曲约45°。

虽然测试腓肠肌和比目鱼肌时受试者膝关节屈曲角度大致是平均的[16]，但是这个角度会受个体年龄、理解指令和其他因素影响。在每次测试时要监控膝关节位置以保证膝关节屈曲角度在负重测试时是一致的。

固定。患者可以扶着平衡杠或者其他桌子来保持平衡，但是应该告诉他们不要通过平衡杠来支撑体重，或由治疗师提供支撑。

动作。患者跖屈踝关节提踵（图8-82，8-83），

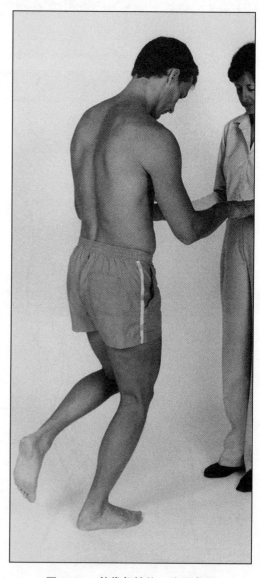

图8-80　**替代起始位：腓肠肌**

图8-81　**替代起始位：比目鱼肌**

重复这一动作直至疲劳或要求停止。

抗阻。身体重量抵抗这个动作。

分级

5 级，维持足跟完全抬离地面，重复超过 6 次；

4 级，维持足跟完全抬离地面，重复 3 ～ 5 次，之后的尝试中活动度变小；

3 级，维持足跟完全抬离地面，重复 1 ～ 2 次，之后的尝试中活动度变小。

Lunsford 和 Perry[17] 研究了 203 名年龄介于 20 ～ 59 岁的正常受试者，并建议将 5 级标准定为提踵 25 次。其他级别的参数没有研究。然而，Jan 等人[18] 研究了 180 名年龄 21 ～ 80 岁的久坐人群的提踵能力，发现极少的人可以完成重复 20 次的正常跖屈动作。重复次数的显著性差异表现在年龄和性别上，随着年龄的增加提踵的次数下降，女性重复次数比男性少。

近年的系统文献综述没有提出一般的检测和参数标准来评估正常的提踵次数[19]。因此，记录力量分级来评估踝关节跖屈力量很重要。

记录。记录分级，所用的分级标准和记录这是一次负重测试。

代偿动作。①比目鱼肌：当检测腓肠肌时膝关节屈曲；②腓肠肌：当检测比目鱼肌时膝关节伸展；③抵住平衡杠或其他支撑物；④身体前倾；⑤当进行不负重测试时：前足向下运动或足趾屈曲（通过胫骨后肌、腓骨长肌、腓骨短肌、蹬长屈肌和趾长屈肌的动作来完成）可以表现出踝关节跖屈的假象。保证足跟向上运动。

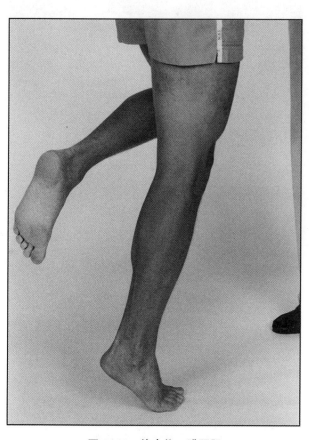

图 8-82　终末位：腓肠肌

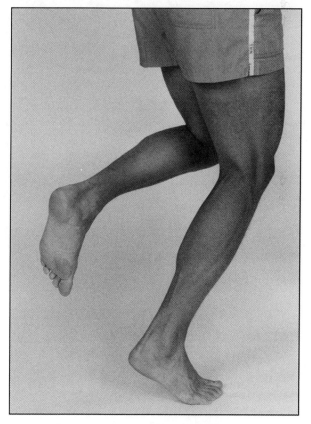

图 8-83　终末位：比目鱼肌

去重力位：腓肠肌和比目鱼肌

起始位。两块肌肉都测试时，患者侧卧位，非检查侧下肢屈曲。腓肠肌（图 8-84）：膝关节伸展、踝关节背伸。比目鱼肌（图 8-85）：膝关节屈曲至 90°，踝关节背伸。

固定。固定小腿，支撑住踝关节近端。

终末位。患者用腓肠肌（图 8-86）。比目鱼肌（图 8-87）在完全 ROM 内跖屈踝关节。

代偿动作。如抗重力测试中所说的前足动作或足趾屈曲。

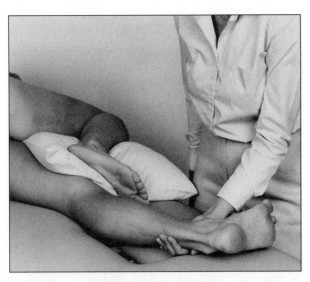

图 8-84　**起始位：腓肠肌**

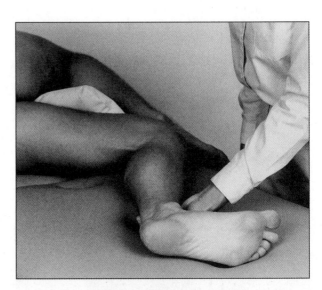

图 8-85　**起始位：比目鱼肌**

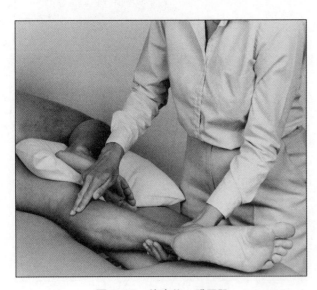

图 8-86　**终末位：腓肠肌**

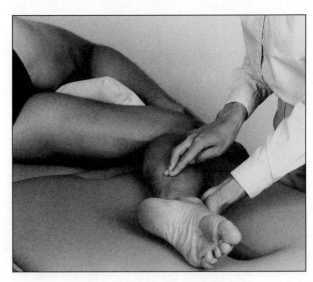

图 8-87　**终末位：比目鱼肌**

足部内翻

抗重力位：胫骨后肌

辅助肌肉：腓肠肌、比目鱼肌、趾长屈肌、姆长屈肌和胫骨前肌。

起始位。患者侧卧位，检查侧下肢膝关节轻度屈曲（图 8-88）。足部垂在治疗床外。因为胫骨前肌只能在外翻位时将足部内翻到中立位，所以足部和踝关节摆放在中立位。

固定。治疗师固定住小腿踝关节近端。

动作。患者在轻度跖屈位时在完全 ROM 内内翻足部（图 8-89）。指导患者足趾放松或保持轻度伸展。

触诊。在内踝尖和足舟骨之间或内踝近端和后侧。

代偿动作。足趾屈曲；胫骨前肌（踝关节背伸）。

阻力位置。施加在前足的内侧缘（图 8-90，8-91）。

阻力方向。足部外翻。

去重力位：胫骨后肌

起始位。患者仰卧位。足跟垂在床外，足部和踝关节处于中立位（图 8-92）。

固定。治疗师固定住小腿踝关节近端。

终末位。患者在轻度跖屈时在完全 ROM 内内翻足部（图 8-93）。

代偿动作。足趾屈曲。

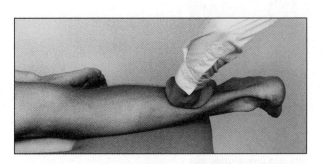

图 8-88　**起始位：胫骨后肌**

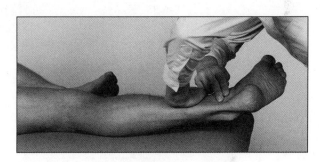

图 8-89　**筛查姿势：胫骨后肌**

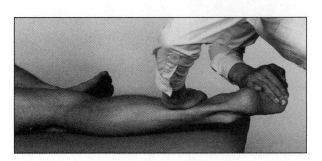

图 8-90　**抗阻：胫骨后肌**

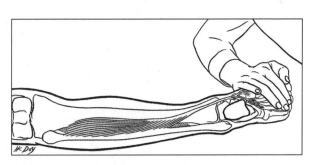

图 8-91　**胫骨后肌**

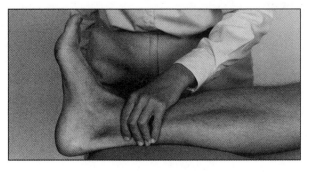

图 8-92　**起始位：胫骨后肌**

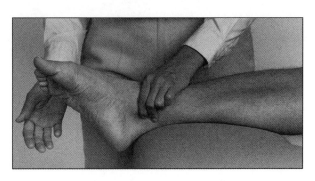

图 8-93　**终末位：胫骨后肌**

足部外翻

抗重力位：腓骨长肌和腓骨短肌

辅助肌肉：第三腓骨肌和趾长屈肌。

起始位。患者侧卧位，非检查侧下肢在下方，足部垂在治疗床外（图 8-94）。踝关节跖屈，足部内翻。

固定。治疗师固定住小腿踝关节近端。

动作。患者足趾放松，并在完全 ROM 内外翻足部（图 8-95）。

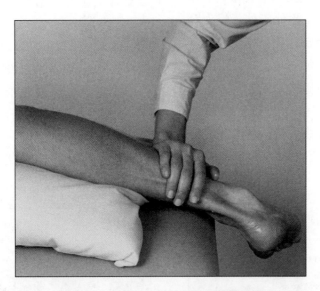

图 8-94 **起始位**：腓骨长肌和腓骨短肌

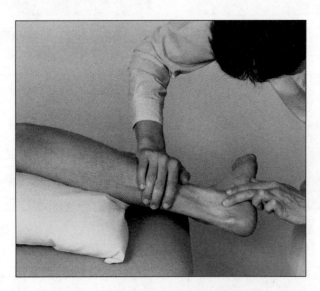

图 8-95 **筛查姿势**：腓骨长肌和腓骨短肌

触诊。腓骨长肌：外踝后侧或者腓骨头远端。腓骨短肌：足部外侧缘第五跖骨基底部。

代偿动作。趾长伸肌和第三腓骨肌。

阻力位置。施加在足部外侧缘，第一跖骨的跖面（图 8-96～8-98）。

阻力方向。足部内翻和第一跖骨的上提。

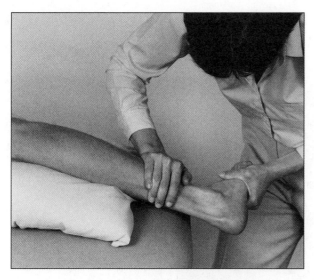

图 8-96　抗阻：腓骨长肌和腓骨短肌

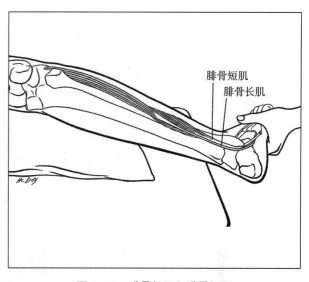

图 8-97　腓骨长肌和腓骨短肌

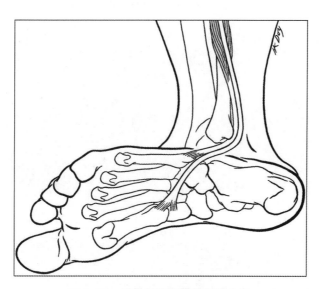

图 8-98　腓骨长肌和腓骨短肌止点

去重力位：腓骨长肌和腓骨短肌

起始位。患者仰卧位，足跟垂在治疗床外。足部和踝关节处于内翻位（图 8-99）。

固定。治疗师固定住小腿踝关节近端。

终末位。患者在完全 ROM 内外翻足部（图 8-100）。

代偿动作。第三腓骨肌和趾长伸肌。

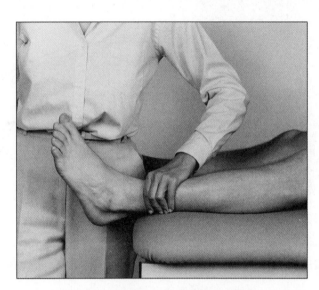

图 8-99　起始位：腓骨长肌和腓骨短肌

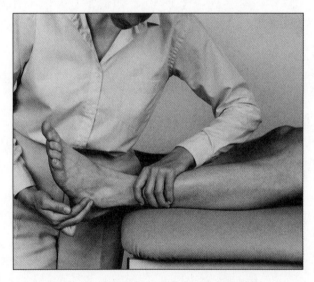

图 8-100　终末位：腓骨长肌和腓骨短肌

足趾活动

当检测足趾的肌肉时，重力不作为一个重要的影响因素。可以在去重力位或抗重力位进行所有分级的力量测试。表 8-4 描述了足趾肌力分级的标准。

日常生活活动很少需要足趾的单独运动，同时不太可能或无法为了测试足部特殊肌肉而执行独立的活动，虽然以下会介绍这些测试。

表 8-4	手指和足趾肌力的分级
分级	描述
	患者可以主动在以下范围内完成运动
5	抗最大阻力、去重力位或抗重力位，完全 ROM
4	抗中度阻力、去重力位或抗重力位，完全 ROM
3	去重力位或抗重力位，完全 ROM
2	去重力位或抗重力位，部分 ROM
1	无 ROM，但在去重力位或抗重力位有可触及或观察到的肌肉收缩
0	无 ROM，在去重力位或抗重力位无可触及或观察到的肌肉收缩

跖趾关节屈曲

姆短屈肌：姆趾；蚓状肌：外侧四趾

辅助肌肉：姆长屈肌、趾长屈肌、趾短屈肌、姆展肌、小趾展肌、背面和跖面蚓状肌。

起始位。患者仰卧位。足部、踝关节和足趾处于解剖位（图 8-101）。

固定。治疗师固定住距骨。

动作。患者屈曲跖趾关节，同时维持趾骨间关节伸展。姆趾（图 8-102）和其余四趾分开测试。

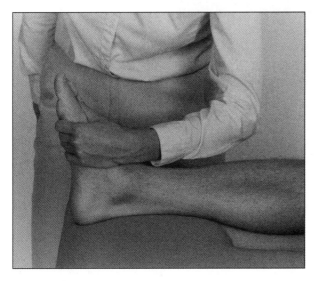

图 8-101　**起始位：姆短屈肌**

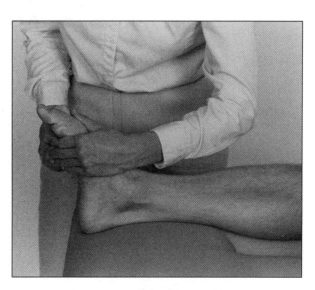

图 8-102　**筛查姿势：姆短屈肌**

触诊。踇短屈肌可以在前足足底处触及。蚓状肌无法触及。

代偿动作。踇趾：踇长屈肌。其余四趾：趾长屈肌和趾短屈肌，小趾屈肌，骨间足底肌和骨间背侧肌。

阻力位置。施加在踇趾近节趾骨的跖面（图8-103，8-104）和其余四趾（图8-105）。

阻力方向。跖趾关节伸展。

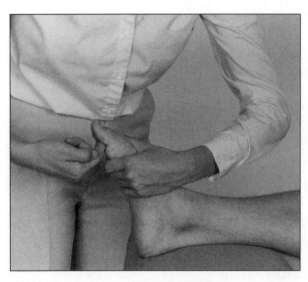

图 8-103　抗阻：踇短屈肌

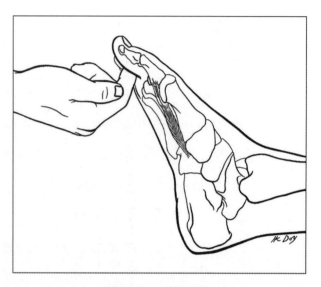

图 8-104　踇短屈肌

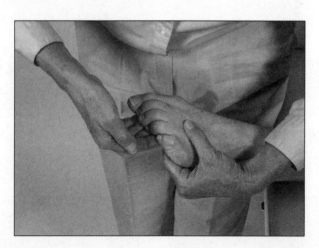

图 8-105　蚓状肌

趾骨间关节

蹈长屈肌：蹈趾趾骨间关节屈曲；趾长屈肌：外侧四趾远端趾骨间关节屈曲；趾短屈肌：外侧四趾近端趾骨间关节屈曲。

起始位。患者仰卧位。足部、踝关节和足趾处于解剖位（图 8-106，8-107）。

固定。治疗师固定住各趾的跖趾关节。如果腓肠肌和比目鱼肌无力，应该固定住跟骨来辅助固定趾短屈肌的起点。

动作。蹈趾和其余四趾分开测试。患者在完全 ROM 内屈曲蹈趾趾骨间关节（图 8-108）。患者在完全 ROM 内屈曲外侧四趾的近端趾骨间关节和远端趾骨间关节（图 8-109）。

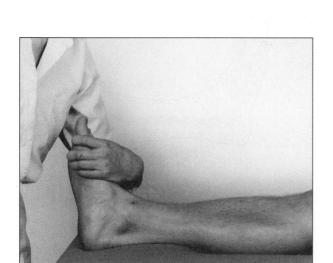

图 8-106　起始位：蹈长屈肌

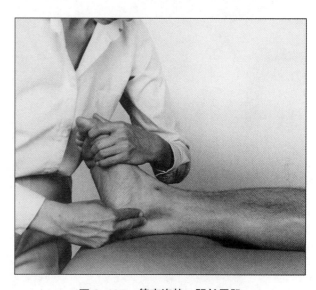

图 8-107　筛查姿势：蹈长屈肌

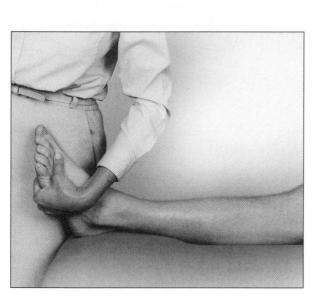

图 8-108　起始位：趾长屈肌和趾短屈肌

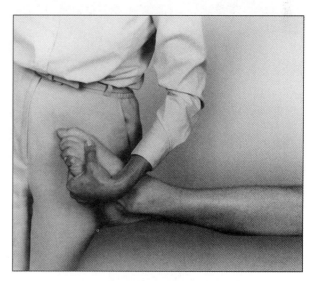

图 8-109　筛查姿势：趾长屈肌和趾短屈肌

触诊。蹈长屈肌可以在蹈趾近节趾骨的跖面或内踝下方触及。趾短屈肌无法触及。趾长屈肌可以在一些个体的近节趾骨的跖面触及。

阻力位置。施加在蹈趾远节趾骨的跖面（图

8-110，8-111），外侧四趾的近节趾骨、远节趾骨（图 8-112～8-114）。

阻力方向。足趾伸展。

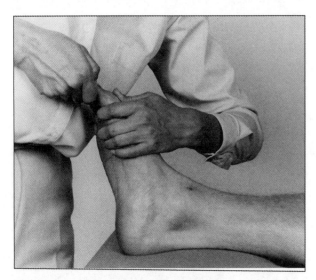

图 8-110　抗阻：蹈长屈肌

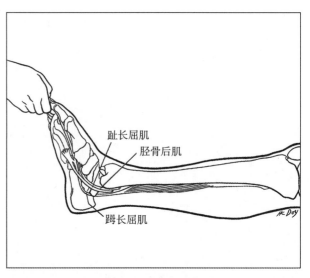

图 8-111　蹈长屈肌

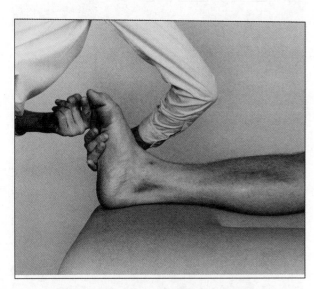

图 8-112　抗阻：趾长屈肌和趾短屈肌

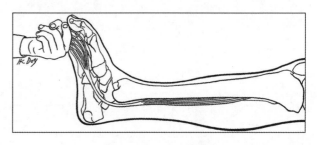

图 8-113　趾长屈肌

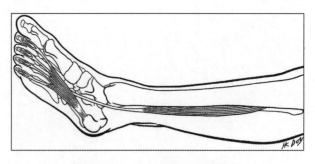

图 8-114　趾长屈肌和趾短屈肌

跆趾跖趾关节外展

跆展肌

起始位。患者仰卧位，踝关节、足部和足趾处于解剖位（图 8-115）。

固定。治疗师固定住第一跖骨。

动作。患者在完全 ROM 内外展跆趾（图8-116）。外展动作会伴随有一些屈曲，因为跆趾展肌外展和屈曲了跆趾的跖趾关节。

触诊。足部内侧缘，第一跖骨表面。

阻力位置。施加在跆趾近节趾骨的内侧缘（图 8-117，8-118）。

阻力方向。跆趾内收。

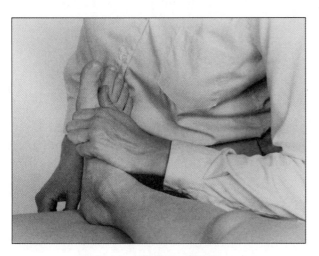

图 8-115　**起始位：跆展肌**

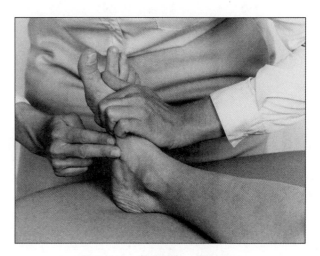

图 8-116　**筛查姿势：跆展肌**

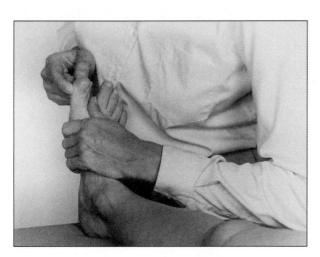

图 8-117　**抗阻：跆展肌**

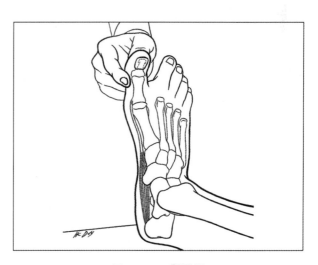

图 8-118　**跆展肌**

跖趾关节外展

小趾展肌和骨间背侧肌

这两块肌肉无法单独进行分级。通过观察外侧三趾的外展来判断这两块肌肉的功能（图8-119）。这个动作和跖趾关节的屈曲相联系。治疗师固定住姆趾。

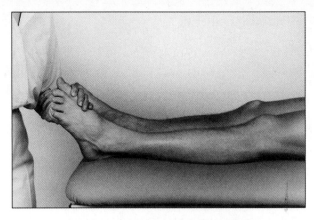

图 8-119　观察小趾展肌和骨间背侧肌

跖趾关节和趾骨间关节伸展

蹞长伸肌：蹞趾趾骨间关节伸展；趾短伸肌：中间三趾的跖趾关节和趾骨间关节的伸展，以及蹞趾的跖趾关节的伸展；趾长伸肌：外侧四趾跖趾关节和趾骨间关节的伸展。

起始位。患者仰卧位。踝关节处于中立位，足趾屈曲（图8-120，8-121）。

固定。治疗师固定住跖骨。

动作。患者在完全ROM内伸展蹞趾（图8-122）。患者在完全ROM内伸展外侧四趾（图8-123）。对于患者来说很难单独伸展蹞趾或其余四趾；因此，这些足趾要作为一个整体来评估。

触诊。蹞长伸肌可以在第一跖趾关节背侧或踝关节前方胫骨前肌腱外侧触及。趾短伸肌可以在足背外侧外踝前方触及到。趾长伸肌可以在外侧四趾跖骨的背面或踝关节前侧蹞长伸肌腱的外侧触及到。

注意：趾短伸肌没有止于第五趾；因此，这个足趾伸展力量下降说明趾长伸肌的力量下降[20]。趾短伸肌止于蹞趾基底部，具有伸展蹞趾跖趾关节的功能。

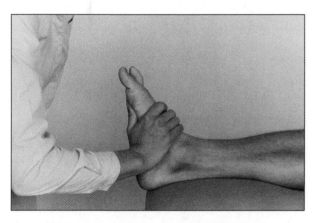

图8-120　**起始位：蹞长伸肌和蹞短伸肌**

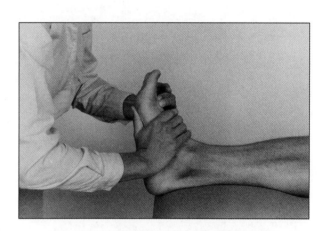

图8-122　**筛查姿势：蹞长伸肌和蹞短伸肌**

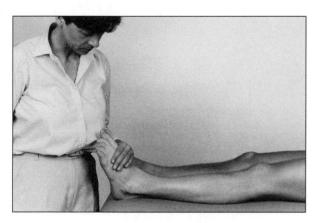

图8-121　**起始位：趾长伸肌和趾短伸肌**

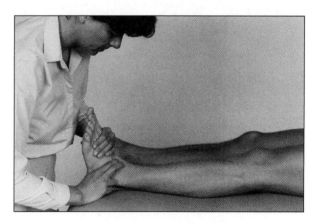

图8-123　**筛查姿势：趾长伸肌和趾短伸肌**

阻力位置。蹈长伸肌和蹈短伸肌（图 8-124 和 8-125）：施加在蹈趾远节趾骨背面。趾长伸肌和趾短伸肌（图 8-126 和 8-127）：施加在外侧四趾的背面。

阻力方向。足趾屈曲。

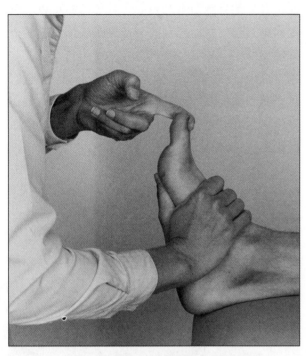

图 8-124　抗阻：蹈长伸肌和蹈短伸肌

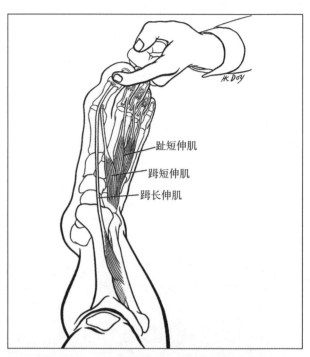

图 8-125　蹈长伸肌、蹈短伸肌和趾短伸肌

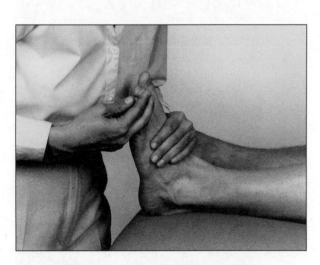

图 8-126　抗阻：趾长伸肌和趾短伸肌

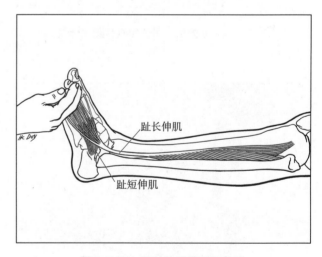

图 8-127　趾长伸肌和趾短伸肌

功能性应用

关节功能

　　足部就像一个可调节的底座[13]，帮助我们适应坚硬的地形。同时，它也可以作为步行周期中站立末期的杠杆[5]。在传递地面和腿部之间的力量时，足部可以吸收冲击力[13]。当足部落在地面时，踝关节和足部将身体拉起，当足部离开地面时，足部可以操控人体[13]。当重力从足部移走时，跖趾关节可以产生足部和足趾间的动作[5]。

功能活动度（表 8-5）

踝关节背伸和跖屈

　　正常的踝关节 AROM 是背伸 20° 和跖屈 50°。然而，负重时（如上下楼梯、从坐位站起、下蹲和跪）踝关节背伸活动度要比在不负重时大。在下楼时，全范围背伸踝关节至关重要（图

8-128）。从坐位站起（图 8-129）同样需要较大的踝关节背伸 ROM（平均 28°[21]）。在东方文化中，踝关节背伸活动度也需要用来适应跪下和蹲下等日常生活活动[25]。

　　当攀爬、跳跃或者够触高处物体时可能需要全范围跖屈踝关节（图 8-130）。踩机动车油门（图 8-131）、踩钢琴踏板或者穿高跟鞋需要比全范围跖屈踝关节稍小的活动范围。亚洲文化中重要的动作——盘腿坐需要比全范围跖屈踝关节稍小一些的活动度，为 26°[25] ～ 29°[26]。

　　Livingston、Stevenson 和 Olney[22] 发现上下楼梯

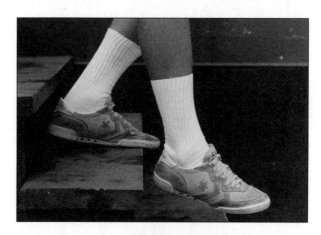

图 8-128　**下楼梯需要全范围背伸踝关节**

表 8-5	特定日常生活活动所需踝关节和拇趾的活动度		
活动	**踝关节背伸**	**踝关节跖屈**	**拇趾跖趾关节伸展**
从坐位站起 *	28°		
上楼梯 †	14° ～ 27°	23° ～ 30°	
下楼梯 †	21° ～ 36°	24° ～ 31°	
步行	10° ‡	20°	90°[23]
跑步 §	17°	32°	
盘腿坐		26°[25] ～ 29°[26]	
踝关节背伸下跪	40°[25]		
足跟着地蹲下	39°[25]		

　　注：* 原始资源中的年轻人和老年人平均值[21]。

　　† 15 名受试者上下不同高度的三组台阶的踝关节背伸和跖屈 ROM。所需的最大踝关节背伸和跖屈活动度根据台阶的高度和受试者的身高而不同。[22]

　　‡ 数据引用自 Levangie and Norkin 中的 Rancho Los Amigos 步态分析表格[5]。

　　§ 快速步行［快于 7.5 分钟 / 英里（4.7min/km）］和慢速步行［慢于 8 分钟 / 英里（5min/km）］中踝关节平均 ROM 没有差异[24]。

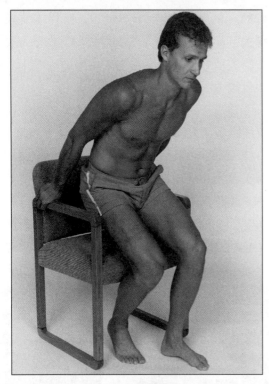

图 8-129　从坐位站起需要踝关节背伸

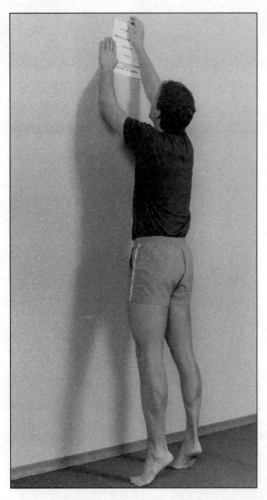

图 8-130　足趾伸展、踝关节跖屈，踝关节跖屈肌群收缩

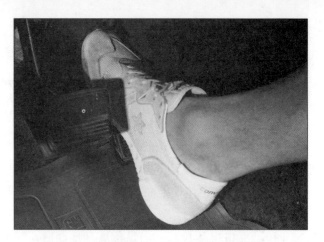

图 8-131　需要踝关节跖屈来踩下机动车油门

所需最大踝关节背伸活动度，上楼梯为 14°～27°，下楼梯为 21°～36°。平均最大踝关节跖屈活动度为上楼梯 23°～30°，下楼梯 24°～31° [22]。

足部的动作

当前足不产生动作时，距下关节内外翻的活动度是 5°。当前足活动时，内外翻的活动度可以增加到 35° 和 15°。距下关节、跗横关节、前足的关节必须具备充分活动性才能使足部适应各种程度坚硬的地形（图 8-132）。当自我检查足底时，将一侧足部搭在对侧大腿上，需要足内翻才可完成。

站立时，由于距骨方向向下，所以距趾关节的伸展活动度最小为 25° [2]。大部分的日常生活活动需要跗趾的距趾关节有近乎 90° 的活动度 [23]。跗趾和其余四趾的伸展对于诸如踮脚够触高处

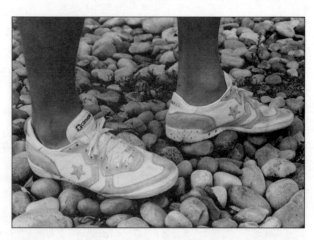

图 8-132　踝关节和足部关节的活动性适应了坚硬的地形

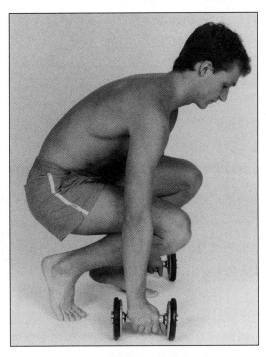

图 8-133 **足趾伸展对下蹲至关重要**

（图 8-130）和下蹲（图 8-133）等动作来说至关重要。对于大部分的日常生活活动来说，跗趾只需要少量的屈曲活动度[23]。跖趾关节内收、外展活动度没有明显的功能作用[5]。

步态

正常的步行（附录 D）站立中期到站立末期时需要最大踝关节背伸 10°。这时，胫骨向前移动超过固定的足部，在摆动前期结束时达到最大 20° 的跖屈。跗趾跖趾关节在摆动前期需要近乎伸展 90°[23]。同时也需要其余四趾的伸展[23]。足趾的伸展牵伸足底筋膜，产生了明显的纵弓支撑[27]。

跑步需要踝关节的活动范围从背伸平均 17°（站立中期）至跖屈最大 32°（摆动早期）[24]。快速跑和慢速跑时的 ROM 相同[24]。

肌肉功能

踝关节跖屈

小腿三头肌、腓肠肌和比目鱼肌是踝关节主要的跖屈肌。腓肠肌跨过了膝关节，在膝关节

伸展时最能产生跖屈的效果[28]。腓肠肌肌肉活动和踝关节跖屈等长收缩力量显示随膝关节屈曲增加而减少，尤其是在膝关节屈曲大于 45° 时。Herman 和 Bragin[29] 发现当踝关节已经处于跖屈位、需要快速产生跖屈张力或需要产生较强收缩时，腓肠肌可以产生作用。

比目鱼肌肌肉活动在膝关节屈曲 90° 时最大，膝关节伸展时变小[15]。当踝关节已经处于背伸位或者收缩力量较小时，比目鱼肌的活动较明显[29]。胫骨后肌、跗长屈肌、趾长屈肌和腓骨长肌、腓骨短肌在踝关节处作为跖屈的辅助肌肉。这些跖屈肌的活动表现在踝关节需要抗阻跖屈的动作中，如踮脚站立（图 8-130）、跳跃和踩下机动车的油门（图 8-131）。踝关节跖屈肌同样也会在跖屈动作终末位收缩，如穿上袜子。当足部固定在地面时，如在下楼梯时跖屈肌控制踝关节背伸[30]（图 8-128）。

踝关节背伸

踝关节背伸肌群包括胫骨前肌、跗长伸肌、趾长伸肌和第三腓骨肌。胫骨前肌的功能是启动踝关节背伸的动作[31]。胫骨前肌和跗长伸肌相比于趾长伸肌和第三腓骨肌来说，是更强壮的背伸肌[32]。在诸如剪趾甲和系鞋带等动作中，背伸肌收缩将踝关节维持在一个背伸位置中。这些肌肉同样可以在将足部放平在地面时或步行周期的负重反应期收缩控制踝关节跖屈（附录 D）。当从坐位站起，足部放在地面这一姿势中，背伸肌收缩将胫骨固定在跗骨上[33]。

足内翻和外翻

胫骨后肌、跗长屈肌、趾长屈肌、比目鱼肌、腓肠肌和胫骨前肌负责内翻。胫骨后肌是足部主要的内翻肌。腓肠肌和比目鱼肌使跟骨内翻踝关节跖屈[13]。对于胫骨前肌在足部内翻过程中的作用，观点各异。胫骨前肌的作用线是沿着距下关节轴进行内翻、外翻[28]。而 Soderberg[28] 指出胫骨前肌没有沿着这条轴产生动作。Smith、Weiss 和 Lehmkuhl[13] 指出胫骨前肌和趾长屈肌

是较弱的内翻肌，可以将足部从外翻位内翻到中立位。O'Connell[31] 总结道，胫骨前肌只有在足部内侧缘抬起时才能发挥内旋的作用。当足部搭在对侧大腿来检查足底皮肤或在坚硬的地形步行时，内翻肌发挥作用并辅助稳定足部（图8-132）。

腓骨长肌和腓骨短肌，同时还有趾长伸肌和第三腓骨肌发挥外翻的作用。外翻肌的作用表现在步行穿过坚硬的地形时（图 8-132）。

足趾屈曲和伸展

姆趾的屈肌包括姆长屈肌、姆短屈肌、姆展肌。姆展肌屈曲跖趾关节和伸展其趾骨间关节[34]。趾长屈肌和趾短屈肌屈曲其余四趾。小趾屈肌和小趾展肌同样辅助小趾的屈曲。趾屈肌收缩以使姆趾有力地踩在地面上，同时其余四趾抓住地面以维持单腿站立或提踵时的平衡（图8-130）[35]。趾屈肌离心收缩来控制从地上捡拾物体或步行时足趾的被动伸展。

足部的伸肌类似于手部的伸肌。姆趾的伸肌包括姆长伸肌、姆短伸肌和姆展肌。趾长伸肌和趾短伸肌伸展其余四趾的跖趾关节。趾短伸肌没有延伸到小趾，但是小趾展肌和小趾屈肌的纤维附着在了小趾背侧扩张部以辅助伸展[34]。蚓状肌和骨间肌同时屈曲跖趾关节并伸展其余四趾的趾骨间关节。趾伸肌在步行和爬楼梯时收缩，其动作表现在剪趾甲时伸展脚趾。

足弓的维持

与手不一样，足部内在肌不表现出特定的功能，但常常作为一组肌肉和外在肌一起做出粗大动作。内在肌在前进运动中固定足部[36]。Mann和 Inman[36] 解释主要的内在肌（姆展肌、姆短屈肌、趾短屈肌和小趾展肌）组成了足弓的主要的肌肉支撑。它们产生了强大的屈曲力量并施加在前足上，帮助固定跗横关节。但体重从前足跨过时内在肌收缩固定足部，如踮脚站立（图8-130）、上下楼梯或斜坡。小腿三头肌、腓骨长肌和腓骨短肌、胫骨前肌、胫骨后肌和足部内在

肌可以在跑步或者攀爬时让足部更加稳定[37]。

站立姿势

站立时，重力线落在踝关节轴前方，产生了一个背伸的力矩[32]。比目鱼肌对抗背伸力矩，因为它可以收缩将胫骨拉向后方[32]。站立时不需要肌肉活动来维持足弓[36]。

步态

以下关于步行周期中肌肉活动的描述来自Norkin 和 Levangie[32]、Inman、Ralston 和 Todd[38]。踝关节背伸肌在步行周期的摆动期收缩以使足部廓清地面。从摆动前期到摆动中期，胫骨前肌、姆长伸肌和趾长伸肌向心收缩以使踝关节背伸，之后等长收缩以使足部维持在这个姿势。在步行周期的站立相中，初次着地到负重反应期同样的肌肉离心收缩来控制足部放到地面的过程。

从负重反应期到站立末期，身体向前移动导致的胫骨相对足部向前运动，并导致踝关节背伸。腓肠肌与比目鱼肌离心收缩控制这个背伸过程。在摆动前期，腓肠肌、比目鱼肌、腓骨长肌、腓骨短肌和姆长屈肌向心收缩，足跟抬离地面。腓骨长肌在正常步态过程中控制平衡，尤其是在慢速步行过程中[39]。

足部内在肌在步行周期的站立相中收缩[36]。内在肌的收缩时间与步行周期中需要最大稳定性的时间几乎相同。

Reber 等人[40] 描述了跑步时的踝关节肌肉活动。

参考文献

1. Kapandji AI. *The Physiology of the Joints. Vol. 2. The Lower Limb.* 6th ed. New York, NY: Churchill Livingstone Elsevier; 2011.
2. Soames RW. Skeletal system. Salmon S, ed. Muscle. In: *Gray's Anatomy.* 38th ed. New York: Churchill Livingstone; 1995.
3. Norkin CC, White DJ. *Measurement of Joint Motion: A Guide to Goniometry.* 4th ed. Philadelphia, PA: FA Davis; 2009.
4. Daniels L, Worthingham C. *Muscle Testing: Techniques of Manual Examination.* 5th ed. Philadelphia, PA: WB Saunders; 1986.
5. Levangie PK, Norkin CC. *Joint Structure & Function: A Comprehensive Analysis.* 3rd ed. Philadelphia, PA: FA Davis; 2001.
6. Woodburne RT. *Essentials of Human Anatomy.* 5th ed. London: Oxford University Press; 1973.

7. Magee DJ. *Orthopedic Physical Assessment.* 5th ed. St. Louis, MO: Saunders Elsevier; 2008.

8. American Academy of Orthopaedic Surgeons. *Joint Motion: Method of Measuring and Recording.* Chicago, IL: AAOS; 1965.

9. Berryman Reese N, Bandy WD. *Joint Range of Motion and Muscle Length Testing.* 2nd ed. St. Louis, MO: Saunders Elsevier; 2010.

10. Cyriax J. *Textbook of Orthopaedic Medicine. Vol. 1. Diagnosis of Soft Tissue Lesions.* 8th ed. London: Bailliere Tindall; 1982.

11. Taylor Major KF, Bojescul Captain JA, Howard RS, Mizel MS, McHale KA. Measurement of isolated subtalar range of motion: a cadaver study. *Foot Ankle Int.* 2001;22:426–432.

12. Costa ML, Logan K, Heylings D, Donell ST, Tucker K. The effects of achilles tendon lengthening on ankle dorsiflexion: a cadaver study. *Foot Ankle Int.* 2006;27(6):414–417.

13. Smith LK, Weiss EL, Lehmkuhl LD. *Brunnstrom's Clinical Kinesiology.* 5th ed. Philadelphia, PA: FA Davis; 1996.

14. Fiebert IM, Correia EP, Roach KE, Carte MB, Cespedes J, Hemstreet K. A comparison of EMG activity between the medial and lateral heads of the gastrocnemius muscle during isometric plantarflexion contractions at various knee angles. *Isokinet Exerc Sci.* 1996;6:71–77.

15. Signorile JE, Applegate B, Duque M, Cole N, Zink A. Selective recruitment of the triceps surae muscles with changes in knee angle. *J Strength Cond Res.* 2002;16(3):433–439.

16. Hébert-Losier K, Schneiders AG, Sullivan SJ, Newsham-West RJ, Garcia JA, Simoneau GG. Analysis of knee flexion angles during two clinical versions of the heel-raise test to assess soleus and gastrocnemius function. *J Orthop Sports Phys Ther.* 2011;41(7):505–513.

17. Lunsford BR, Perry J. The standing heel-rise test for ankle plantar flexion: criterion for normal. *Phys Ther.* 1995;75:694–698.

18. Jan MH, Chai HM, Lin YF, Lin JC, Tsai LY, Ou YC, Lin DH. Effects of age and sex on the results of an ankle plantar-flexor manual muscle test. *Phys Ther.* 2005;85(10):1078-1084.

19. Hébert-Losier K, Newsham-West RJ, Schneiders AG, Sullivan SJ. Raising the standards of the calf-raise test: a systematic review. *J Sci Med Sport.* 2009;12(6):594–602.

20. Janda V. *Muscle Function Testing.* London: Butterworth; 1983.

21. Ikeda ER, Schenkman ML, Riley PO, Hodge WA. Influence of age on dynamics of rising from a chair. *Phys Ther.* 1991;71:473–481.

22. Livingston LA, Stevenson JM, Olney SJ. Stairclimbing kinematics on stairs of differing dimensions. *Arch Phys Med Rehabil.* 1991;72:398–402.

23. Sammarco GJ, Hockenbury RT. Biomechanics of the foot and ankle. In: Nordin M, Frankel VH, eds. *Basic Biomechanics of the Musculoskeletal System.* 3rd ed. Philadelphia, PA: Lippincott Williams & Wilkins; 2001.

24. Pink M, Perry J, Houglum PA, Devine DJ. Lower extremity range of motion in the recreational sport runner. *Am J Sports Med.* 1994;22:541–549.

25. Hemmerich A, Brown H, Smith S, Marthandam SSK, Wyss UP. Hip, knee, and ankle kinematics of high range of motion activities of daily living. *J Orthop Res.* 2006;24:770–781.

26. Kapoor A, Mishra SK, Kewangan SK, Mody BS. Range of movements of lower limb joints in cross-legged sitting posture. *J Arthroplasty.* 2008;23:451–453.

27. Thordarson DB, Schmotzer H, Chon J, Peters J. Dynamic support of the human longitudinal arch. *Clin Orthop Relat Res.* 1995;316:165–172.

28. Soderberg GL. *Kinesiology: Application to Pathological Motion.* 2nd ed. Baltimore: Williams & Wilkins; 1997.

29. Herman R, Bragin SJ. Function of the gastrocnemius and soleus muscles. *Phys Ther.* 1967;47:105–113.

30. Andriacchi TP, Andersson GBJ, Fermier RW, Stern D, Galante JO. A study of lower-limb mechanics during stair-climbing. *J Bone Joint Surg [Am].* 1980;62:749–757.

31. O'Connell AL. Electromyographic study of certain leg muscles during movements of the free foot and during standing. *Am J Phys Med.* 1958;37:289–301.

32. Norkin CC, Levangie PK. *Joint Structure and Function: A Comprehensive Analysis.* 2nd ed. Philadelphia: FA Davis; 1992.

33. Houtz SJ, Walsh FP. Electromyographic analysis of the function of the muscles acting on the ankle during weight-bearing with special reference to the triceps surae. *J Bone Joint Surg [Am].* 1959;41:1469–1481.

34. Sarrafian SK, Topouzian LK. Anatomy and physiology of the extensor apparatus of the toes. *J Bone Joint Surg [Am].* 1969;51:669–679.

35. Cailliet R. *Foot and Ankle Pain.* Philadelphia, PA: FA Davis; 1968.

36. Mann R, Inman VT. Phasic activity of the intrinsic muscles of the foot. *J Bone Joint Surg [Am].* 1964;46:469–481.

37. Sammarco GJ. Biomechanics of the foot. In: Nordin M, Frankel VH, eds. *Basic Biomechanics of the Musculoskeletal System.* 2nd ed. Philadelphia, PA: Lea & Febiger; 1989.

38. Inman VT, Ralston HJ, Todd F. *Human Walking.* Baltimore, MD: Williams & Wilkins; 1981.

39. Louwerens JWK, van Linge B, de Klerk LWL, Mulder PGH, Snijders CJ. Peroneus longus and tibialis anterior muscle activity in the stance phase. *Acta Orthop Scand.* 1995;66:517–523.

40. Reber L, Perry J, Pink M. Muscular control of the ankle in running. *Am J Sports Med.* 1993;21:805–810.

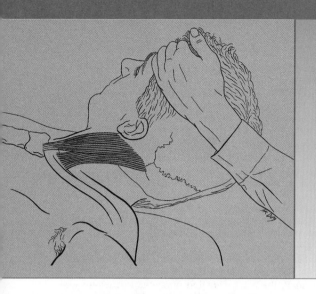

第**9**章

头部、颈部和躯干

关节和运动：头和颈

颞下颌关节（temporomandibular joint，TMJ）、颈椎关节和关节运动轴如图 9-1、9-2、9-3 所示。颞下颌关节、颈椎结构和运动如下文所描述，并总结在表 9-1，9-2 中。

颞下颌关节

颞下颌关节位于头部两侧，耳前方，属于髁状关节。两侧的颞下颌关节一起组成双髁关节，并通过下颌骨相连[2]。两侧的颞下颌关节作为一个功能单位进行评估。颞下颌关节的关节面不互相匹配，但是关节间的关节盘提高了关节面的对

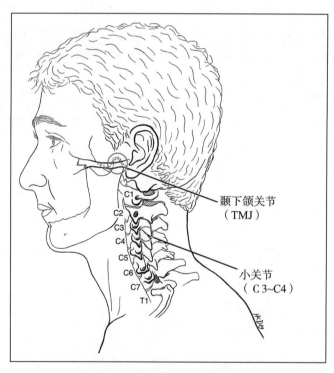

C1
C2
C3
C4
C5
C6
C7
T1

颞下颌关节（TMJ）

小关节（C 3~C4）

图 9-1 颞下颌关节和颈椎关节

应性，并把颞下颌关节分成了上室和下室（图9-4C）。

每侧颞下颌关节的上室上方由下颌窝和窝前的颞关节突组成。这些骨性表面一起组成了颞下颌关节的上关节面，它和形状相适应的关节盘上表面相关节。上表面前面凹陷后面突起，关节盘的下表面是凹陷的，它与颞骨突起的髁相适应组成了颞下颌关节的下室。

两侧颞下颌关节同时运动产生了下颌骨的下降（打开口腔）、上提（关闭口腔）、前伸、回缩和侧移。下颌骨的上提和下降发生在矢状面上，围绕着额状轴进行（图9-2）。口腔打开时，每侧颞下颌关节的下室产生两个动作。首先，下颌骨突旋转，在关节盘上向前向下滑动。之后，因为关节盘后侧与下颌骨突相连，两个结构一起向前运动[2]。这个运动导致关节盘在上室中髁关节的关节面上向前滑动[2]。口腔关闭时，动作相反。

当下颌前伸或者后缩时，每侧颞下颌关节的关节盘随着下颌骨髁在水平面内前后一起运动[2]。每侧颞下颌关节上室的运动发生在关节盘和髁之间[4]。

下颌骨的侧移包括下颌髁在下颌窝上的旋转、方向同偏移的方向，还包括对侧下颌髁在下颌窝和下颌关节突起上的向前滑动[2]。

颈部：颈椎

颈椎由 7 节椎体组成（图9-1）。第3至第7颈椎有相似的结构，第1和第2颈椎结构不同。

第1颈椎，简写为C1，又被称为寰椎，通过寰枕关节与头颅的枕骨相关节（图9-1，9-5A）。这些关节上方由枕突构成关节突，下方由第1颈椎的上关节面组成关节窝。关节窝处于水平面，朝向前侧和内侧。关节面的朝向决定了寰枕关节的运动。主要的运动是屈曲和伸展，还有轻微的侧屈[14]，没有旋转运动[15]。

寰椎（C1）和枢椎（C2）之前有 3 个寰枢关节（图9-1，9-5）。C2的齿突前形成了一个轴枢，它前方和C1前弓的后侧面凹陷相关节，后方与横韧带的软骨后侧面相关节[2]。横韧带维持齿突的位置。C1和C2之间每侧各有一个小关节，在水平面上，该小关节位于横韧带之后。在每一侧

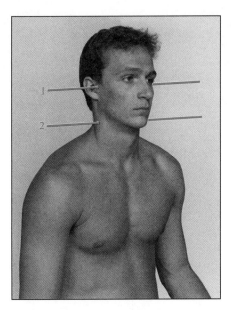

图9-2 （1）颞下颌关节运动轴：上提－下降；（2）颈椎运动轴：屈曲－伸展

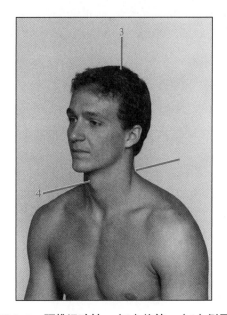

图9-3 颈椎运动轴：（3）旋转；（4）侧屈

的小关节中，C1 的下关节面和 C2 的上关节面相关节。小关节的朝向导致寰枢关节的主要运动是旋转。颈椎的大部分旋转发生在寰枢关节[15]。

从 C2 到 C7，每个椎体分段包括了 2 节椎体和椎体之间的 3 个关节。在前方，椎间盘位于相邻的两个椎体之间（图 9-5B 和 C）。两个小关节处在椎体分段后方两侧。每个小关节（图 9-1）有上一节段的椎体下关节面（朝向前下方）和下一节段的椎体上关节面（朝向后上方）组成。小关节所在的平面与水平面大约呈 45°。从 C2 到

C7 小关节的朝向允许颈椎产生屈曲、伸展、侧屈和旋转运动。

当评估颈椎的 ROM 时，评估和测量的是从枕骨到 C7 的联合运动，因为临床上无法测量单一椎体分段的运动。颈椎运动包括颈部在矢状面内围绕额状轴的屈曲和伸展（图 9-2）；在额状面内围绕矢状轴的侧屈（图 9-3）和水平面内围绕垂直轴的旋转（图 9-3）。大约 40% 的颈椎屈曲和 60% 的颈椎旋转发生在枕骨 /C1/C2 这些节段上[16]。

表 9-1　关节结构：下颌运动

	打开口腔（下颌骨下降）	关闭口腔（关闭）	前伸	回缩	侧移
关节[1, 2]	颞下颌关节	颞下颌关节	颞下颌关节	颞下颌关节	颞下颌关节
运动平面	矢状面	矢状面	水平面	水平面	水平面
运动轴	额状轴	额状轴			
正常限制因素[2,3]*（图 9-4）	侧副韧带 / 颞下颌韧带的张力和关节盘后方的组织	关闭或牙齿相碰	侧副韧带 / 颞下颌、蝶下颌和茎突下颌韧带的张力		侧副韧带 / 颞下颌韧带的张力
正常 AROM†	35 ～ 50cm[4]	牙齿相碰	3 ～ 7mm[5]		10 ～ 15mm[4]
关节囊模式[4,6]	打开口腔受限				

注：* 缺乏有决定性的研究证实关节运动的正常限制因素（NLF）。此处所列的 NLF 和终末感是根据解剖学、临床经验和可用的参考资料而来的。

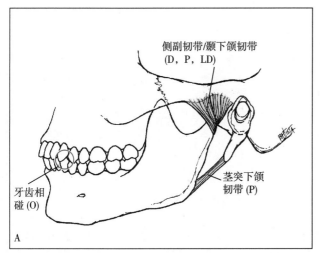

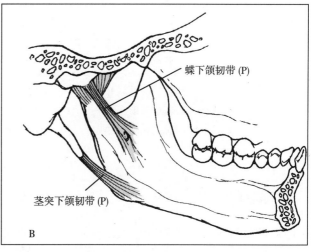

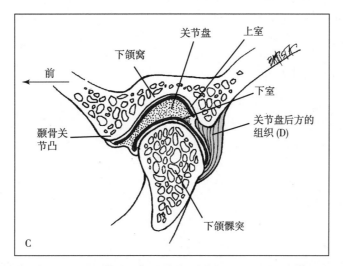

图 9-4 正常限制因素：颞下颌关节。A. 侧面观。B. 内侧观（矢状部分）。C. 矢状部分正常限制运动的非弹性结构。解剖结构所限制的运动以简写的形式在后方标注：D（depression of mandible），下颌骨下降；O（occlusion），关闭；P（protrusion），前伸；LD（lateral deviation），侧移

表 9-2   关节结构：颈椎运动

	屈曲	伸展	侧屈	旋转
关节 [1,2]	寰枕关节 寰枢关节 椎间关节	寰枕关节 寰枢关节 椎间关节	寰枕关节 椎间关节（伴旋转）	寰枕关节 寰枢关节 椎间关节（伴侧屈）
关节面	矢状面	矢状面	冠状面	水平面
关节运动轴	额状轴	额状轴	矢状轴	垂直轴
正常限制因素 [7,8]* （图 9-5）	顶膜、寰枕后韧带、后纵韧带、项韧带、黄韧带、颈后肌肉和纤维环后部纤维的张力；枕骨大孔前缘和穴的接触（寰枕关节）	前纵韧带、寰枕前肌肉的张力；纤维环前部纤维；棘突之间的骨性接触	翼状韧带的张力限制向对侧的侧屈；纤维环侧面的纤维；钩突	翼状韧带的张力限制向同侧的旋转；纤维环的张力
正常 AROM [9]†	0°～45°	0°～65°	0°～35°	0°～60°
卷尺测量 [10,11]‡	3cm	20cm	13cm	11cm
倾斜计 [12]	0°～50°	0°～60°	0°～45°	0°～80°
通用关节角度尺 [13]	0°～45°	0°～45°	0°～45°	

注：*缺乏有决定性的研究证实关节运动的正常限制因素（NLF）。此处所列的 NLF 和终末感是根据解剖学、临床经验和可用的参考资料而来的。†AROM 数据来自 337 名年龄介于 11～97 岁的受试者。数据代表的是不同组别的平均值 [9]。‡数值代表的是从两个研究中得到的平均值 [10,11]。

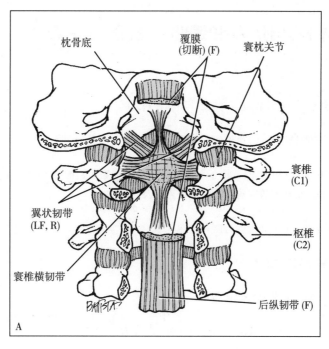

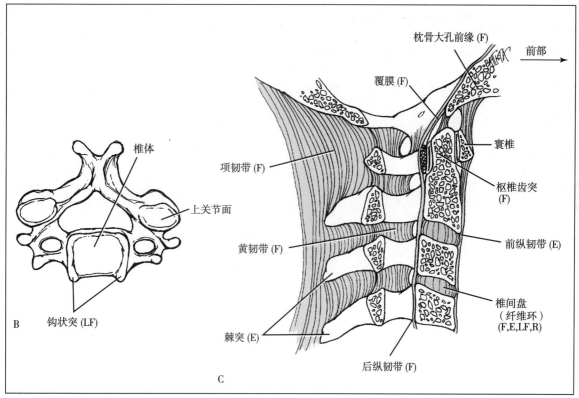

图 9-5 正常限制因素。A. 枕骨和上颈椎后面观（额状部分）。B. 颈椎上面观。C. 枕骨和颈椎（C1～C4）矢状部分展示了正常限制运动的非弹性结构。解剖结构所限制的运动以简写的形式在后方标注：F（flexion），屈曲；E（extension），伸展；LF（lateral flexion），侧屈；R（rotation），旋转。限制运动的肌肉没有展示

体表解剖：头和颈部（图9-6 ~ 9-9）

结构	定位
1. 胸骨上切迹	胸骨上缘圆形的凹陷，在两侧锁骨和胸骨端之间
2. 甲状软骨	最明显的喉部软骨，与第4、第5颈椎齐平；皮下突起
3. 舌骨	下颌骨下方U形的骨骼，位于甲状软骨上方，与第3颈椎齐平；舌骨体可以在下颌下方，口腔平面和颈部前方所成角度的中线位置触及
4. 下颌角	下颌的转角，位于耳垂的内侧和远端
5. 口角	上下嘴唇之间构成的转角
6. 鼻唇沟	皮肤的折痕，从鼻子延伸到嘴角
7. 颞下颌关节	这个关节可以在张开或关闭口腔时在外耳耳屏前方触及
8. 乳突	颅骨的骨性突起，位于耳后
9. 肩峰	肩胛冈外侧的突起，位于肩关节的顶部
10. 肩胛冈	跨过肩胛冈上4/5的骨性脊状突起
11. C7棘突	通常是颈后突起最明显的棘突
12. T1棘突	C7棘突下一节段的棘突
13. 耳垂	耳下方柔软的部分

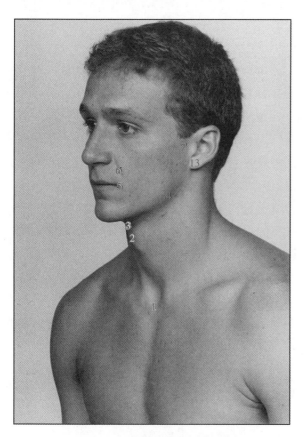

图 9-6 头部和颈部的前外侧面

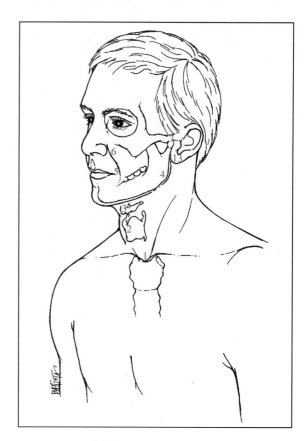

图 9-7 **体表解剖，头部和颈部的前外侧面**

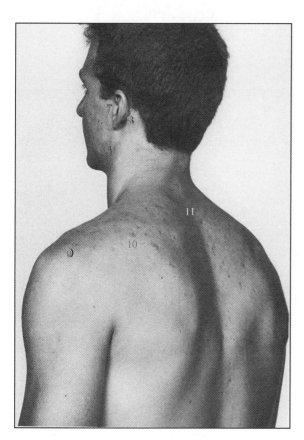

图 9-8 头部和颈部的后外侧面

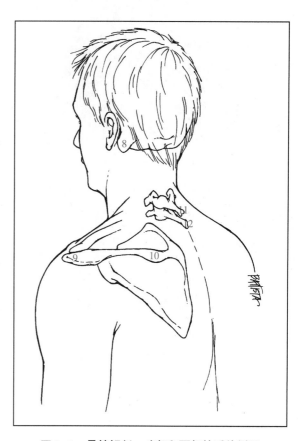

图 9-9 **骨性解剖，头部和颈部的后外侧面**

工具和测量步骤：颞下颌关节和脊柱

可以使用直尺或者卡尺来测量颞下颌关节的AROM。测量脊柱AROM的工具包括卷尺、标准倾斜计、颈椎活动度测量计[17]、背部活动度测量计和通用关节角度尺。下面描述这些工具的使用方法和使用原则，其中通用关节角度尺和OB "Myrin" 角度尺的使用方法在第1章中已经进行过描述。

卷尺／直尺／卡尺

可以使用直尺或者卡尺来测量颞下颌关节的AROM，通常使用卷尺来测量脊柱的AROM。

测量步骤：卷尺／直尺

可以使用卷尺测量AROM的直线距离，方法有如下3种。

方法1（图9-10）。患者移动到测试动作的终末位。治疗师使用卷尺测量2个特定解剖标志间的距离或者1个解剖标志与固定外部表面的距离，如治疗床或地面。测量结果以厘米为单位。

方法2（图9-11）。在起始位测量2个特定椎体间的距离，在终末位再测定这2个椎体间的距离。2次测量结果之间的差值就是关节ROM，结果以厘米为单位。

方法3（图9-12）。在起始位时，找到某个会随着测试动作而移动的解剖标志，以它为参照在身体固定部分做1个标记，再在终末位时在身体固定部分做1个标记。2个点之间的距离就是这个运动的ROM。

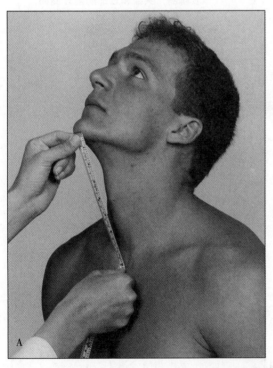

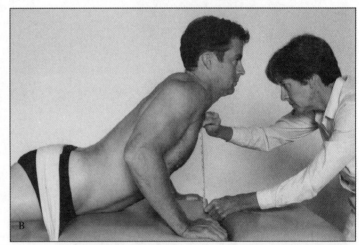

图9-10　卷尺测量方法1：测量以下部位间的距离。2个解剖标志点（A），如颈部伸展AROM，或者1个解剖标志点和外表面（B），如胸腰伸展AROM时选择治疗床面

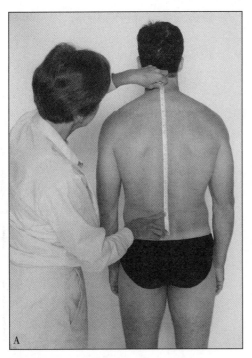
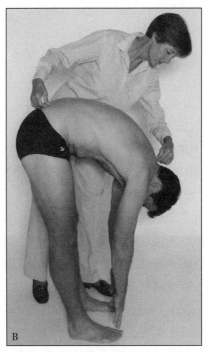

图 9-11　卷尺测量方法 2：如胸腰屈曲 AROM 在起始位（A）和终末位（B）所测量的两节椎体 S2 和 C7 距离之间的差值，即为胸腰屈曲的 AROM

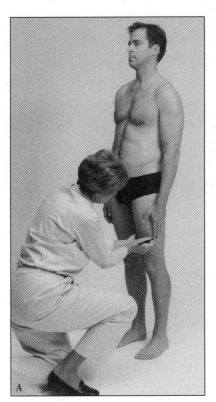
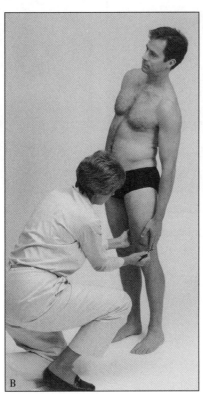
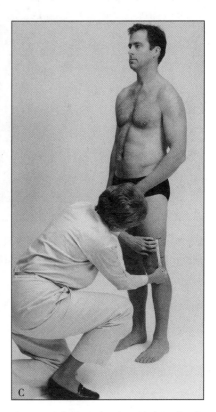

图 9-12　卷尺测量方法 3：如，躯干侧屈 AROM——中指指尖在大腿上的位置做上标记。在起始位（A）、终末位（B）两点（C）之间的距离就是躯干侧屈的 AROM

标准倾斜计

标准倾斜计包括 1 个重力指针和 1 个 360° 的分度表盘（图 9-13）。在一些倾斜计上，可以选择分布表盘以使重力指针在测量起始位时处于 0° 位。在这种情况下，倾斜指针相对于表盘的终末位就是关节 ROM 或者关节角度。如果指针无法归零，测试动作起始位和终末位时的倾斜计的度数差值即为运动的 ROM。

治疗师通常在 1 个解剖标志上固定住标准倾斜计。倾斜计和患者接触的部分可能包括一个固定的平面、支撑脚或可调节脚。可调节脚（见图 1-30）可以让倾斜计放在有弧度的身体表面。美国医学会（American Medical Association，AMA）建议在评估脊柱的永久性损伤时使用倾斜计进行脊柱 ROM 的测量[12]。可能需要 1 ～ 2 个标准倾斜计来评估脊柱的 ROM。

测量步骤：标准倾斜计

单一倾斜计（图 9-13）。当身体近端或远端固定时可以使用一个倾斜计进行 AROM 的评估。患者在起始位时，倾斜计摆放在 1 个特定的解剖标志上，通常摆放在移动端的远端。如果可以的话，倾斜计的分度计在起始位时调到 0°，或者记录下此时的度数。指导患者在 AROM 内移动肢体。在动作的终末位，治疗师读取倾斜计的度数。如果在起始位时倾斜计调零，那么这个读数就是 ROM 的值。如果在起始位时倾斜计未调零，那么起始位和终末位读数间的差值就是运动的 ROM。

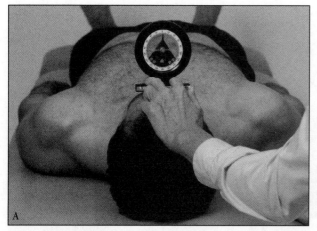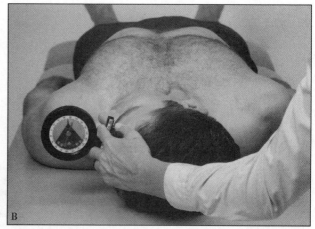

图 9-13　单一倾斜计。A. 颈椎旋转 AROM 起始位：仰卧位，躯干固定，单个倾斜计摆放在额头位置上，表盘调零。B. 终末位：倾斜计上的读数代表颈部旋转 AROM

两个倾斜计（图 9-14）。当使用两个倾斜计评估 AROM 时，患者在起始位时，一个倾斜计摆放在特定解剖标志上，测量脊柱节段的下端。第二个倾斜计测量脊柱节段的上端的解剖标志上。每个倾斜计的分度器可以是以下之一。

1. 由第二名治疗师在起始位时将倾斜计调零。

2. 记录下起始位时倾斜计的读数。

指导患者在 AROM 内移动肢体。

在活动终末位，治疗师读取每个倾斜计的读数。

如果倾斜计在起始位时是 0°，终末位上 2 个倾斜计上读数的差值就是所测脊柱节段的 AROM。

如果倾斜计在起始位时不是 0°，每个倾斜计在起始位和终末位时的读数差值代表的是每个位置上的 ROM。2 个 ROM 之间的差值被记为运动的 ROM。

当测量 ROM 时，治疗师要保证不要出现误差（如第 1 章所述）或将误差最小化。这样 ROM 测量结果是可信的，患者的进步才能得到有效地监控。注意 Mayer 等人[18]研究了使用倾斜计测量脊柱 ROM 误差的来源，发现训练和实践是最有效的改善测量表现的因素（消除了最大的误差来源）[18]（p.1981）。

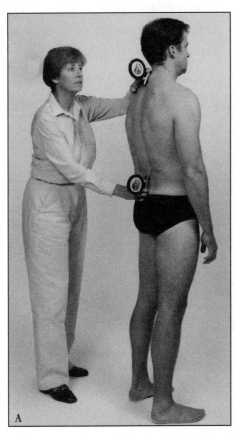
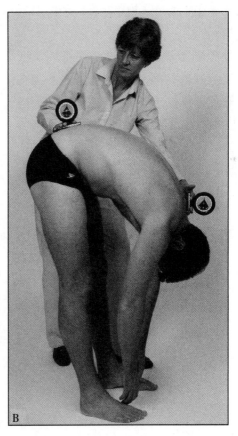

图 9-14　两个倾斜计。A. 胸腰椎屈曲 AROM 起始位，倾斜计放在 S2 和 C7 上，并调零。B. 终末位：两个倾斜计上读数之间的差值就是胸腰椎屈曲 AROM

颈椎活动度测量仪

颈椎活动度测量器（CROM）[17]（图 9-15）可以测量颈椎的活动。它包括头盔（如包括 3 个倾斜计的框架）和 1 个磁轭。倾斜计位于 CROM 的前面和两侧；每个里面都包含一根指针，它会受到重力的影响。第 3 个倾斜计位于水平面上，包括了 1 个磁针，它会对地球磁场产生反应来对颈椎旋转进行测量。

测量步骤：CROM

CROM 放在患者的头部，框架夹在鼻子和枕骨之间（图 9-15）。当测量颈椎旋转 ROM 时需要使用到磁轭，它可以减少测量颈椎旋转 ROM 时躯干旋转的代偿动作。磁轭放在肩上，磁轭上的箭头指向北方 [在 4 英尺（约 1.2 米）之外观察表盘上红针的位置]。

当患者处于起始位时，无论是处在矢状面（如屈曲 / 伸展）或额状面（如侧屈），与所测动作同处一个平面的倾斜计都应该被记为 0°。当患者在起始位要进行水平面内运动时（如旋转），两个重力倾斜计都应该被记为 0°。表盘倾斜计旋转后被记为 0°。

患者在 AROM 内移动肢体。在测试动作的终末位，治疗师读取重力或表盘上的度数，并记录下颈椎 AROM 测量结果。

背部活动度测量仪

背部活动度测量器（back range-of-motion instrument，BROMII）[19]（Performance Attainment Associates，Roseville，MN）是一种测量腰椎 AROM 的工具。它包括了两个测量背部 ROM 的部件。第一，一个包含有分度计的框架，它放在 S1 上，使用 Velcro 绑带固定住。L 形的伸展臂伸入框架内，这个部件可以测量腰椎的屈曲和伸展 ROM。第二，一个包含有两个倾斜计的框架，它被放在与 T12 棘突同水平的高度，测量侧屈和旋转时由治疗师维持住它的位置。一个倾斜计位于额状面内，有一根重力指针测量侧屈；另一个倾斜计指向水平面，包含有一个指南针，对旋转测量时的地球磁场产生反应。磁轭放在骨盆周围减少测量旋转活动度时骨盆的代偿动作。

BROM 测量器价格相对较高，根据最新的研究结果，它并没有比其他的测量腰椎 AROM 的方法更好。因为这个原因，BROM 测量器测量方法没有在本书中提及。

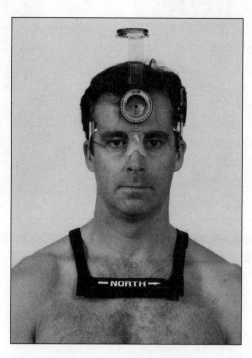

图 9-15　CROM 测量器

AROM 的评估和测量：头部和颈部

使用直尺和卡尺测量颞下颌关节 AROM 的方法如下所述。

颞下颌关节运动

起始位。患者坐位，头部、颈部和躯干处于解剖位。在整个测试过程中患者保持这个位置。维持头部和颈部的标准姿势很重要，因为下颌骨打开的程度会受到头部和颈部姿势的影响[20,21]。从休息位（如牙齿稍微分开）开始，患者进行下颌骨的上提、下降、前伸或者侧移。

下颌骨上提

患者下颌骨上提，到达牙齿完全相互接触的位置（图 9-16）。观察上颌骨与下颌骨牙齿的位置。

下颌骨下降

要求患者打开口腔。在主动缓慢打开口腔的过程中，治疗师观察下颌骨相对于中线的偏离情况。在正常的口腔打开过程中，下颌骨直线下降。下颌骨以一个 C 形向左偏移表示 C 形凸侧的颞下颌关节 ROM 下降，或者 C 形凹侧的颞下颌关节 ROM 过大[4]。如果呈现 S 形的偏移表示肌肉失衡或者下颌髁的位置移位[4]。

日常活动所需的功能 ROM 可以通过将 2～3 个屈曲的近端指骨间关节并列垂直放在上下中切牙之间进行测量[4]（图 9-17）。这个距离为 25～35mm[4]。

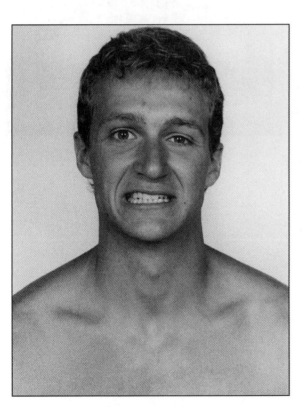

图 9-16　牙齿咬合

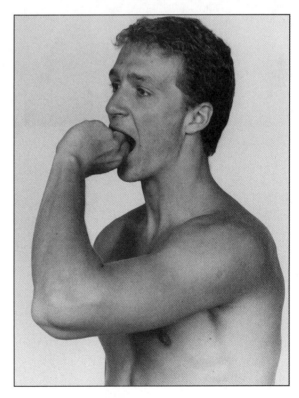

图 9-17　功能 ROM：口张开（下颌骨下降）

以上下中切牙为参照物（图9-18），可以使用直尺测量打开的口腔的距离来记录口腔打开程度的变化[22]（图9-19）。可以使用游标卡尺来测量上下中切牙之间的距离来表示下颌骨下降的活动度（图9-20）。下颌骨正常下降距离（口腔打开）是35～50mm[4]。

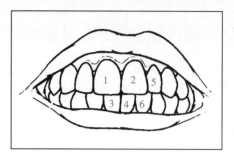

图9-18 牙齿咬合。上颌中切牙（1，2）；下颌中切牙（3，4）；侧切牙（5，6）

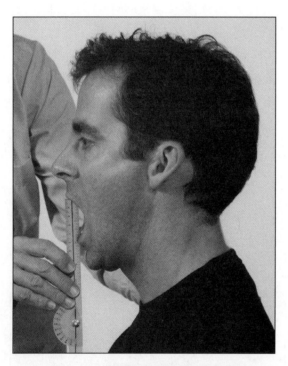

图9-19 使用直尺测量下颌骨的下降

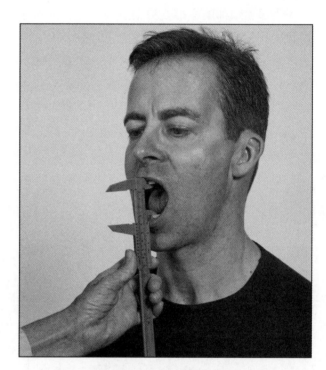

图9-20 使用游标卡尺测量下颌骨的下降

下颌骨前伸

患者前伸下颌骨（图 9-21）以使下牙超过上牙。使用直尺测量上牙和下牙之间的距离[22]（图 9-21）。从休息位开始，正常前伸距离是 3～7mm[5]。

下颌骨侧移

患者将下颌骨向一侧侧移之后朝向另一侧（图 9-22）。下颌骨的侧移应该是两侧对侧的。可以选择 2 个水平的点来测量它们之间的距离，一个在上牙一个在下牙[4]，如中切牙之间的距离，以此来记录侧移的程度。正常侧移的活动度是 10～15mm。

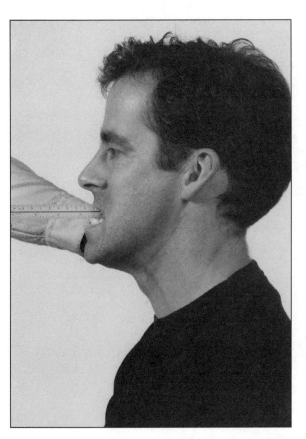

图 9-21　使用直尺测量上下中切牙之间的距离来测量下颌骨前伸的程度

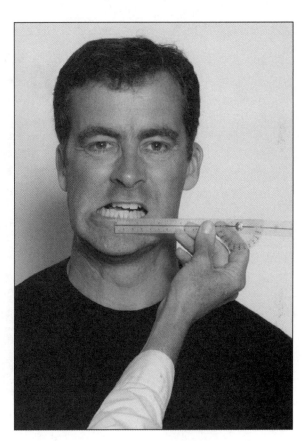

图 9-22　下颌骨的侧移

颈部动作

在一些情况下，头部和颈部的测试是不允许的。禁忌证包括可能导致脊椎不稳的疾病和脊柱动脉疾病。在没有禁忌证的情况下，可以进行颈椎 AROM 的评估。

在进行颈椎 AROM 的测量时，我们采用的是直尺、倾斜计、CROM 和通用关节角度尺。无论使用哪种工具进行 AROM 的测量，所有颈部动作的起始位和固定方式都是一样的。只有一个例外，就是当使用倾斜计进行颈椎主动旋转测试时，患者是采用仰卧位。

起始位。患者坐在椅子上，后背由椅背支撑。足部平放在地面上，手臂放松垂在身体两侧。头部和颈部处于解剖位（0°位）（图 9-23）。

固定。椅背给胸椎和腰椎提供了支撑。指导患者避免出现代偿动作，治疗师固定住躯干。

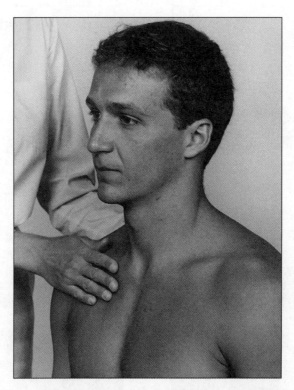

图 9-23　颈部动作的起始位，除使用倾斜计测量旋转时

颈部屈曲 – 伸展

终末位。屈曲：患者屈曲颈部到达动作的终末位。伸展：患者伸展颈部到达动作的终末位。

代偿动作。口腔打开（卷尺测量），躯干屈曲 – 伸展。

卷尺测量方法

屈曲。测量下颌尖和胸骨切迹之间的距离。在屈曲位进行测量（图 9-24）。直线测量反映了颈部屈曲 AROM（3cm）。

伸展。使用同样的参照点。在伸展位进行测量（图 9-25）。直线测量反映了颈部伸展 AROM（20cm）。

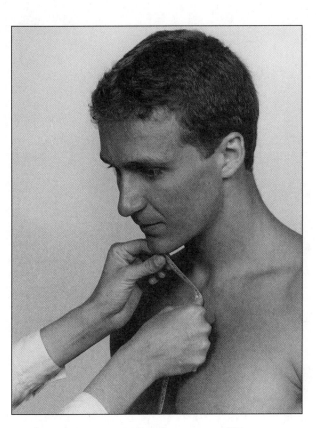

图 9-24　**颈部屈曲：AROM 受限**

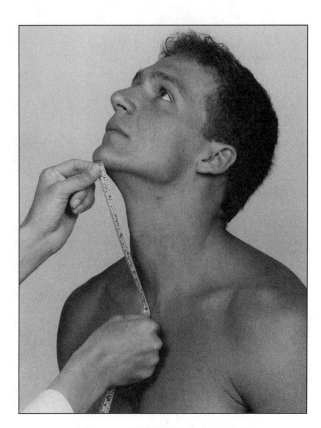

图 9-25　**颈部伸展：完全 AROM**

倾斜计测量方法

倾斜计的摆放。上：放在头顶，下：T1 上。在起始位时（图 9-26），倾斜计记为 0°。

替代摆放方法

如果倾斜计放在 T1 上时阻碍颈部伸展 ROM，或者大的颈部伸展 ROM 会将倾斜计移位的话，下方倾斜计可以放在肩胛冈上 [24]，如图 9-29 所示。

屈曲。在颈部屈曲的终末位（图 9-27 或 9-30），治疗师记录两个倾斜计的测量结果。两个倾斜计读数之间的差值就是颈部屈曲 AROM（50°）。

伸展。在颈部伸展的终末位（图 9-28 或 9-31），治疗师记录两个倾斜计的测量结果。两个倾斜计读数之间的差值就是颈部屈曲 AROM（60°）。

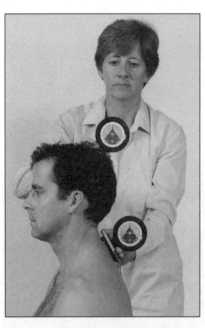

图 9-26　起始位：将倾斜计摆放在头顶和 T1 上测量颈部的屈曲和伸展

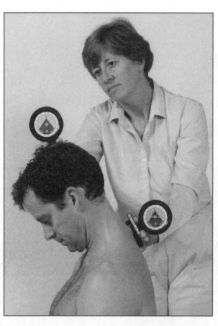

图 9-27　终末位：颈部屈曲

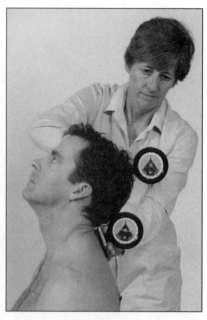

图 9-28　终末位：颈部伸展

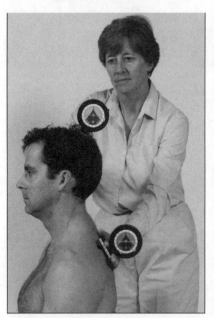

图 9-29　替代倾斜计摆放方法，起始位：倾斜计摆放在头顶和肩胛冈上以测量颈部屈曲和伸展

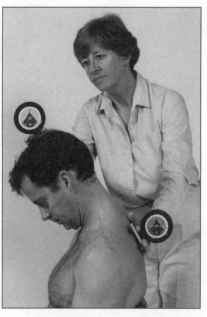

图 9-30　终末位：颈部屈曲

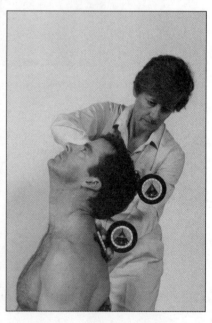

图 9-31　终末位：颈部伸展

CROM 测量方法

通过患者头部的摆位，CROM 侧面的倾斜计可以在起始位时调成 0°（图 9-32）。

屈曲。颈部屈曲到运动的终末位，侧面倾斜计的读数就是颈部屈曲的 AROM（45°）（图 9-33）。

伸展。颈部伸展到运动的终末位，侧面倾斜计的读数就是颈部伸展的 AROM（65°）（图 9-34）。

通用关节角度尺

角度尺轴心：对准耳垂（图 9-35）。

固定臂。垂直于地面。

移动臂。平行于闭孔。在起始位时（图 9-35），角度尺呈 90°，这时可以记为 0°。

屈曲。角度尺重新摆放在颈部屈曲终末位（图 9-36）。移动臂远离 90° 的角度被记为颈部屈曲 AROM（45°）。

伸展。角度尺重新摆放在颈部伸展终末位（图 9-37）。移动臂远离 90° 的角度被记为颈部伸展 AROM（45°）。

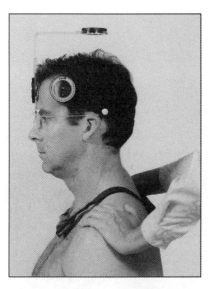

图 9-32 **起始位：颈部屈曲和伸展**

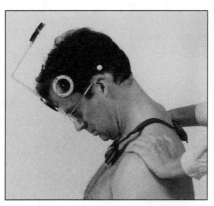

图 9-33 **终末位：颈部屈曲**

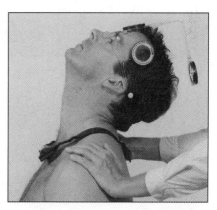

图 9-34 **终末位：颈部伸展**

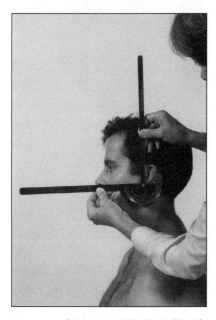

图 9-35 **起始位：测量颈部屈曲和伸展时通用关节角度尺摆位**

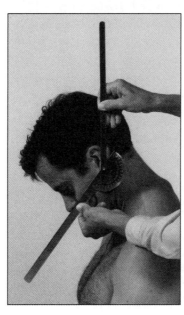

图 9-36 **终末位：颈部屈曲**

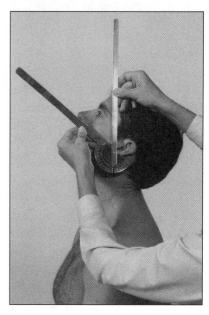

图 9-37 **终末位：颈部伸展**

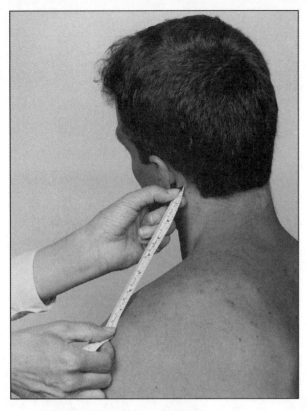

图 9-38 颈部侧屈

颈部侧屈

终末位： 患者颈部向左侧屈（无旋转）到活动的终末位（图 9-38）。患者颈部向右侧屈（无旋转）到活动的终末位。

代偿动作。 肩带上提靠近耳；同侧躯干侧屈。

卷尺测量方法

侧屈。 测量颅骨乳突和肩峰外侧之间的距离（图 9-38）。所测的直线距离反映了颈部侧屈 AROM（13cm）。

倾斜计测量方法

倾斜计摆放方法。 上：放在头顶。下：放在 T1。起始位时（图 9-39），倾斜计调零。

侧屈。 在侧屈的终末位（图 9-40），治疗师记录两个倾斜计的读数。两个倾斜计读数之间的差值就是颈部侧屈的 AROM（45°）。

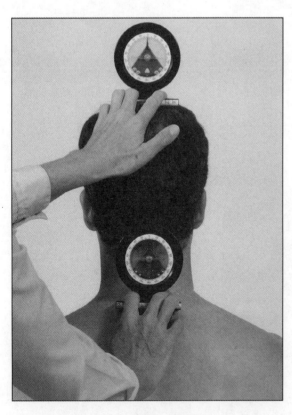

图 9-39　起始位：颈部侧屈

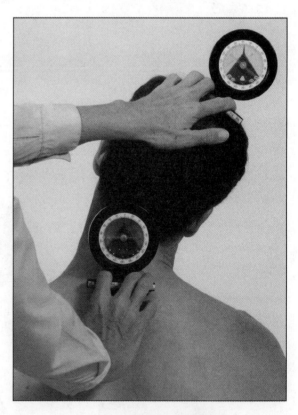

图 9-40　终末位：颈部侧屈

CROM 测量方法

通过患者头部的摆位，将 CROM 前面的倾斜计在起始位时摆在 0°（图 9-41）。

侧屈。颈部向侧面屈曲到活动的终末位，前面倾斜计的读数就是颈部侧屈的 AROM（35°）（图 9-42）。

通用关节角度尺

角度尺轴心。对准 C7 棘突（图 9-43）。

固定臂。沿着脊柱，垂直于地面。

移动臂。指向头部中点。在起始位时（图 9-43），角度尺表示 0°。

侧屈。角度尺在颈部侧屈的终末位重新摆位（图 9-44）。移动臂远离 0° 位的读数就是颈部侧屈的 AROM（45°）。

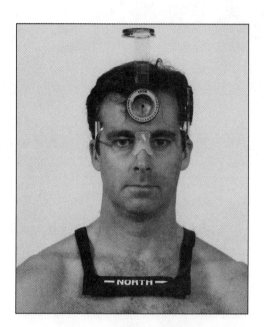

图 9-41　**起始位：颈部侧屈**

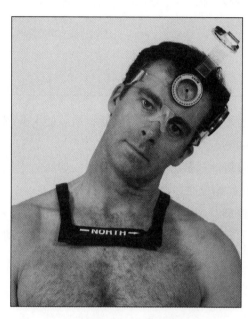

图 9-42　**颈部侧屈**

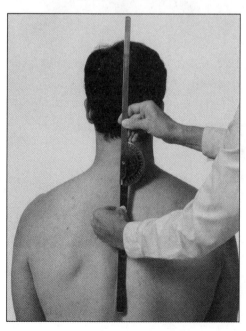

图 9-43　**起始位：通用关节角度尺测量颈部侧屈**

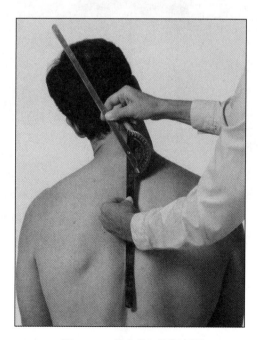

图 9-44　**终末位：颈部侧屈**

颈部旋转

终末位。患者头部向左转向运动的终末位（图 9–45）。患者头部向右转向运动的终末位。

代偿动作。肩带向上或向前以靠近下颌（卷尺测量）；躯干旋转。

卷尺测量方法

旋转。测量下颌尖和肩峰外侧之间的距离（图 9–45）。测量的直线反映了颈部旋转的 AROM（11cm）。

倾斜计测量方法

起始位。患者仰卧，头部和颈部处于解剖位（图 9–46）。

倾斜计摆放方法。摆放在额头基底的中线位置。在起始位时，倾斜计调至 0°。

旋转。在颈部旋转的终末位（图 9–47），治疗师记录倾斜计的读数作为颈部旋转活动度（80°）。

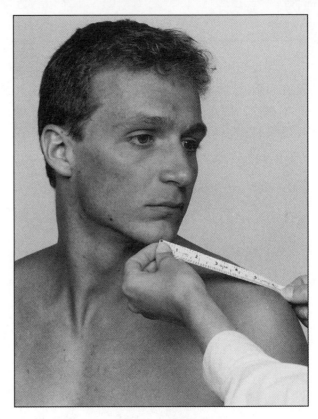

图 9–45　颈部旋转

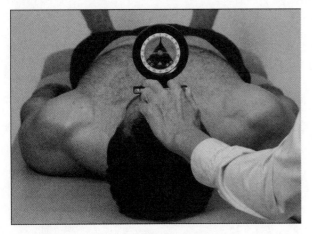

图 9–46　使用倾斜计测量颈部旋转的起始位，倾斜计摆放在额头基底的中线位置

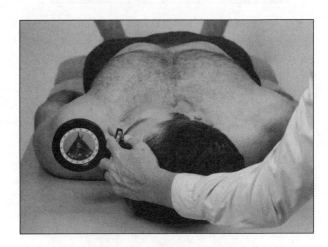

图 9–47　终末位：颈部旋转

CROM 测量方法

　　磁轭放在肩上，指针指向北方。患者在起始位，两个重力倾斜计读数都为 0°（调整患者头部位置），表盘倾斜计旋转到 0°（图 9-48）。

　　旋转。颈部旋转到运动的终末位，指南针倾斜计上的读数就是颈部旋转 AROM（60°）（图 9-49）。

通用关节角度尺

　　角度尺轴心：对准头顶中点。

　　固定臂：平行于两侧肩峰连线。

　　移动臂。与鼻尖对齐。在起始位时（图 9-50），角度尺是 90°，但被记为 0°。

　　旋转。角度尺在颈部旋转终末位时重新摆位（图 9-51）。移动臂远离 90° 的角度被记为颈部旋转 AROM。

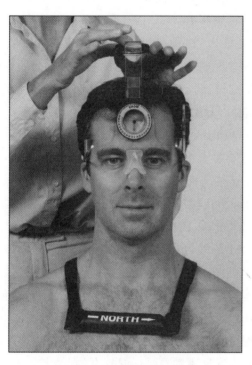

图 9-48　起始位：颈部旋转

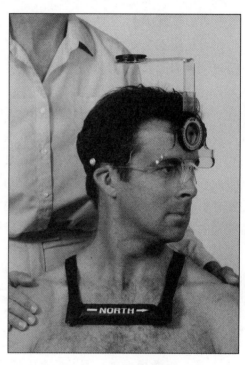

图 9-49　**颈部旋转**

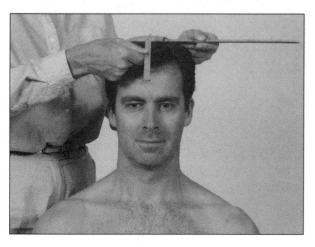

图 9-50　起始位：通用关节角度尺测量颈部旋转

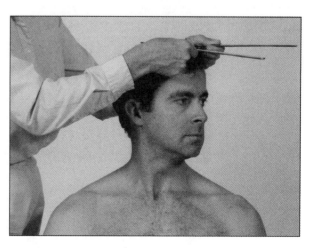

图 9-51　**终末位：颈部旋转**

效度和信度：颞下颌关节和颈椎 AROM 的测量

颞下颌关节

在本书中使用直尺和游标卡尺测量颞下颌关节 AROM。

Walker、Bohannon 和 Cameron[25] 评估了使用直尺来测量颞下颌关节下颌下降、侧移和前伸的 AROM 的效度。口腔打开测量是唯一一个具有结构效度的识别颞下颌关节病理情况的测量方法。因此，作者总结道：使用直尺测量口腔打开程度可以是记录和监测患者颞下颌关节紊乱病的一种方法。

在评估使用直尺测量口腔打开 AROM 的测试者内部和测试者间信度时，研究人员发现直尺是可信的 [21,25-28]。Dijkstra 等人 [26] 指出下颌骨的长度可能影响到口腔的打开程度。因此，当比较口腔张开直线距离相同的不同受试者时，他们不具备相似的颞下颌关节的活动性。然而，当评估同一受试者不同时间的进步过程时，使用直尺测量口腔最大打开时中切牙之间的距离是一个可信而且准确的方法。

Al-Ani 和 Gray[28] 评估了使用直尺和 Alma bite 器测量的口腔打开程度的工具间的信度。Alma bite 是一组游标卡尺，可以抵在中切牙上。研究人员发现 Alma bite 器相比于直尺信度更高且更容易操作。

当使用直尺测量颞下颌关节侧移和前伸时，Walker、Bohannon 和 Cameron[25] 发现测试者间的可信度在允许范围内，测试者内部信度也很好。但是 Dworkin 等人 [27] 发现测试者内部信度一般。他还发现经过标准化程序培训的检测者在测量颞下颌关节 AROM 时相较于未培训检测者，有更好的检测者间信度，这也支持了需要用标准化步骤来获得可信的临床颞下颌关节 AROM 测量结果的重要性。

颈椎

研究测量颈椎 ROM 工具和测试方法的文章都表示出了和本书中一致的关于信度和效度的观点 [29-31]。这种类型选择合适的测量方法评估 ROM 的回顾性研究执行起来很难，因为缺少理想的研究设计、存在不良的研究报告、测量方法研究过少、研究对象人数太少 [31]。

Williams 等人 [30,31] 的回顾性研究总结道：虽然仍需要更多的研究，但是 CROM 和单一倾斜计在评估颈椎 ROM 时仍具有很好的信度和效度。Jordan[29] 在稍早的测量颈椎 ROM 工具的文献中指出"没有任何工具有很强的推荐性"，但发现 CROM 是最可信的工具。他还指出 CROM 在临床中可能不是最实用的工具，原因包括造价高、可携带性差、只能单独在颈椎 ROM 测量时使用。Jordan[29] 建议使用卷尺是更好的临床选择，因为它更便宜、好携带、在临床上也能接受，但他发现使用卷尺测量需要有更多的文献支持。Williams 等人 [31] 发现视觉评估是最不可信和最不有效的方法。同时，Koning 等人 [30] 建议不要使用视觉评估的方法来测量颈椎 ROM。

肌力评估：面部肌肉（表9-3）

面部和眼部的肌肉（图9-52～9-55）由脑神经支配。脑神经Ⅲ、Ⅳ、Ⅴ、Ⅵ、Ⅶ和Ⅻ的运动功能测试可以作为神经检查的组成部分。测试的目的是判断有无功能障碍和力量减弱或无力的可能性。根据这些肌肉的脑神经支配和共同作用进行分组测试。

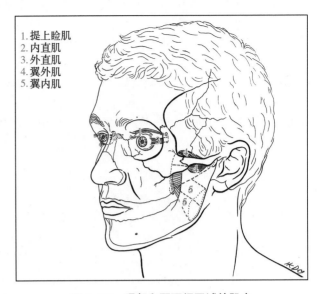

1. 提上睑肌
2. 内直肌
3. 外直肌
4. 翼外肌
5. 翼内肌

图 9-53　眼部和颞下颌区域的肌肉

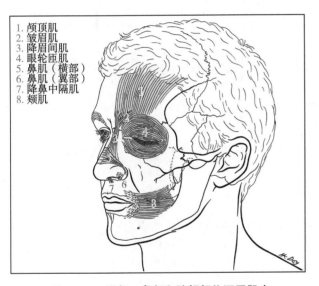

1. 颅顶肌
2. 皱眉肌
3. 降眉间肌
4. 眼轮匝肌
5. 鼻肌（横部）
6. 鼻肌（翼部）
7. 降鼻中隔肌
8. 颊肌

图 9-52　眼部、鼻部和脸颊部位深层肌肉

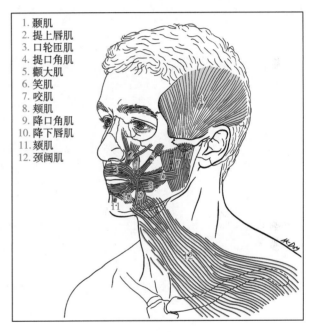

1. 颞肌
2. 提上唇肌
3. 口轮匝肌
4. 提口角肌
5. 颧大肌
6. 笑肌
7. 咬肌
8. 颊肌
9. 降口角肌
10. 降下唇肌
11. 颏肌
12. 颈阔肌

图 9-54　口部、颞下颌部位的肌肉和颈阔肌

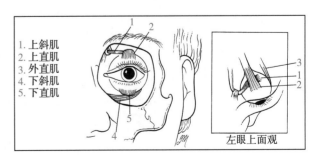

1. 上斜肌
2. 上直肌
3. 外直肌
4. 下斜肌
5. 下直肌

左眼上面观

图 9-55　控制眼部运动的肌肉

表 9-3 肌肉功能、起止点和神经支配：头部和眼部 [2]

肌肉	主要肌肉功能	肌肉起点	肌肉止点	脑神经
提上睑肌	提上眼睑	蝶骨翼的下面，视神经管的前部和上部	上眼睑的皮肤；上睑板的前面；上结膜穹窿；颧骨结节；眼窝的上面	III
上直肌	向外的眼球向上	环形肌腱（纤维环包裹视神经管的上侧、内侧和下侧空隙）	巩膜上方，角膜空隙的后方	III
下直肌	向外的眼球向下	环形肌腱	巩膜下方，角膜空隙的后方	III
上斜肌	向内的眼球向下	蝶骨体，视神经管的上内侧；肌腱连于上直肌	肌腱跨过滑车（连于额骨窝的纤维软骨环）之后在后外侧向下止于巩膜，眼球上外侧	IV
下斜肌	向内的眼球向上	上颌骨眶面，鼻泪沟外侧	巩膜外侧，眼球后部	III
外直肌	眼球向外	环形肌腱；蝶骨大翼的眶面	巩膜外侧，角膜空隙的后部	
内直肌	眼球向内	环形肌腱	巩膜内侧，角膜空隙的后部	
颞肌	下颌骨上提；下颌骨左右移动	颞窝；颞筋膜的深层	下颌骨冠突；下颌支前缘，最远可到最后一颗磨牙	V
咬肌	下颌骨上提；对下颌骨左右移动有轻微作用；下颌骨前伸和回缩	a. 浅层：颧骨的上颌突；颧弓的前 2/3 b. 中层：颧弓前 2/3 的内侧面；下颌支后 1/3 的下缘 c. 深层：颧弓的深层	a. 浅层：下颌支外侧面的下半部分和转角 b. 中层：下颌支的中间部分 c. 深层：下颌支的上部；下颌骨冠突	V

肌肉	主要肌肉功能	肌肉起点	肌肉止点	脑神经
翼内肌	下颌骨上提；下颌骨前伸（与翼外肌一起）；下颌左右运动	翼突外侧板的内侧面；上颌骨的三角突起；上颌骨结节	下颌骨支和下颌角内侧面的后下部	V
翼外肌	下颌骨前伸（和翼内肌一起）；打开口腔；在口腔关闭时控制颞下颌关节关节盘和下颌髁的向后运动；下颌骨左右运动	a. 上部：蝶骨大翼下部和外侧面 b. 下部：翼突外侧板的外侧面	下颌骨颈部前面的凹陷；颞下颌关节囊的前部和关节盘	V
舌骨上肌（二腹肌、茎突舌骨肌、下颌舌骨肌和颏舌骨肌）				
二腹肌	下颌骨下降；舌骨上提（吞咽、咀嚼）	后腹：颞骨乳突 前腹：下颌骨在中线附近的二腹窝	肌肉走行过程中变化方向，它会经过一个连于舌骨的纤维环	V、VII
茎突舌骨肌	舌骨上提和后缩（吞咽）	颞骨茎突后面	颞骨体和大角的结合部	VII
下颌舌骨肌	口腔层上提（吞咽）；舌骨上提；下颌骨下降	下颌骨的整个下颌舌骨肌线	颞骨体；从下颌骨联合体到舌骨之间的中间纤维缝	V
颏舌骨肌	舌骨上提和前伸；下颌骨下降	颏联合后部的颏棘下部	颞骨体的前部	XII
颅顶肌	眉毛和鼻根皮肤上提；使前额产生皱纹	前部：颅顶腱膜，冠状缝前方	纤维和降眉间肌、皱眉肌和眼轮匝肌相连；眉毛部和鼻根处的皮肤	VII

续表

肌肉	主要肌肉功能	肌肉起点	肌肉止点	脑神经
上皱眉肌	将眉毛聚在一起，使前额间产生竖直的皱纹	眉弓中部	眼窝上方的皮肤	VII
降眉肌	将眉毛内角向下拉向鼻翼之间	鼻骨下方的筋膜；外侧鼻软骨的上部	两侧眉毛之间前额下部的皮肤	VII
眼轮匝肌	a. 环形部分：通过下拉前额的皮肤将眼睑闭上，太阳穴和脸颊向内朝向鼻 b. 眼睑部：轻轻地闭上眼睑	a. 环形部：额骨的鼻部；上颌骨的额突；内侧眼睑韧带 b. 眼睑部：内侧眼睑韧带和韧带上下的骨骼 c. 泪腺部：泪腺筋膜；眉弓的上部和泪骨的相邻部位	纤维扫过环形部位的外周；眉毛周围的皮肤和皮下组织；眼睑的睑板；外侧眼睑缝	VII
鼻肌				
1. 翼部	张开鼻孔	上颌骨，侧门齿之上	鼻翼状软骨	VII
2. 横部	关闭鼻孔	上颌骨，鼻切迹外侧	通过腱膜跨过鼻翼与对侧肌肉相连；降眉间肌腱膜	VII
降鼻中隔肌	张开鼻孔	上颌骨，中切牙之上	鼻中隔	VII
口轮匝肌	关闭嘴唇；嘴唇前伸	口角外侧的耳蜗轴；很多肌纤维伸入嘴唇，主要是颊肌	大部分纤维进入皮肤和黏膜深层	VII
颊肌	将脸颊压向牙齿	上颌骨和下颌骨的牙槽突，三颗白齿的对侧；翼突下颌缝的前缘	嘴唇的皮肤和黏膜与口轮匝肌相混合；耳蜗轴	VII

续表

肌肉	主要肌肉功能	肌肉起点	肌肉止点	脑神经
提口角肌	上提口角；产生鼻唇沟	上颌骨尖牙窝，眶下孔下方	口角外侧耳蜗轴与口轮匝肌相混合，降口角肌；鼻唇沟下部的真皮层	Ⅶ
笑肌	口角后缩	咬肌上方的腮腺筋膜；腮腺筋膜；颧弓；部分盖住颈阔肌的筋膜；乳突上的筋膜	外口角的耳蜗轴	Ⅶ
颧大肌	向上、向外提拉口角	颧骨下颌缝前方的颧骨上	外口角的耳蜗轴；与提口角肌和口轮匝肌相混合	Ⅶ
颈阔肌	口角和下唇下降；下颌下降；拉紧颈部的皮肤	覆盖在胸大肌和三角肌上的筋膜	下颌骨的下缘；面部下方的皮肤和皮下组织，口角到耳蜗轴的部位；与对侧颈阔肌相混合；下唇的外侧半	Ⅶ
降口角肌	口角下降	下颌骨斜线	外口角的耳蜗轴	Ⅶ
降下唇肌	下唇下降和向外运动	下颌骨斜线，颏孔和颏联合之间	下唇的皮肤与对侧降下唇肌和口轮匝肌相混合	Ⅶ
提上唇肌	上唇上提和外翻	眼窝下方，眶下孔的上方，从上颌骨到颧骨	上唇外侧半的肌肉部分	Ⅶ
颧小肌	上唇上提	颧骨外侧面，颧骨下颌缝的后部	上唇外侧的肌肉部分	Ⅶ
提上唇鼻翼肌	上唇上提；闭孔扩张	下颌骨额突的上方	鼻翼；上唇外侧的皮肤和肌肉	Ⅶ

续表

肌肉	主要肌肉功能	肌肉起点	肌肉止点	脑神经
颏肌	下唇的上提和前伸	上颌骨切牙窝	下部的皮肤	Ⅶ
颏舌肌	舌前伸；舌中部下降	上颌骨联合部内侧面的上颏结节	舌下，从舌根到舌尖；通过腱膜到舌骨前表面的上方	Ⅻ

　　测试结果不适合使用通用的分级方法。因为通常来说不容易触诊肌肉、给肌肉施加阻力或者给患者摆位。测试结果可以根据下面的参数标准进行描述或者记录[8]：

　　●5，N（正常）能够轻松而且有控制地完成测试动作；

　　●3，F（一般）完成测试动作有些困难；

　　●1，T（微弱）不能产生动作、极小的肌肉收缩；

　　●0，没有肌肉收缩；

　　●如果观察到不对称的动作，也要记录下来。

　　舌骨下肌肉的测试方法也包含在面部肌肉测试方法中。因为这些肌肉在咀嚼和吞咽时也发挥了重要的作用。吞咽是个复杂的过程，包含了下颌、舌、唇、软腭、咽、喉和舌骨上、下肌群的参与。这些肌肉中肌力不足或者无力都会影响到患者将食物从舌移动到咽喉，再移动到食管中的能力。头部的控制对于吞咽来说也很重要。当测试头部、下颌和颈部肌肉时，治疗师应该按照程序询问患者在吞咽过程中是否有困难，或者观察患者吞咽液体或者食块的过程。

动眼神经、滑车神经和外展神经（CN Ⅲ、Ⅳ和Ⅵ）

　　运动功能。 包括打开眼睑（提上睑肌）（图9-53）和控制眼球运动（眼外的6块肌肉）（图9-53，9-55）。

　　运动成分检查。 包括上眼睑上提和眼球的上提、外展、下降和内收。

上眼睑上提

提上睑肌

测试。患者将上眼睑上提（图 9-56）。若无法完成这个动作，则用上睑下垂来形容。

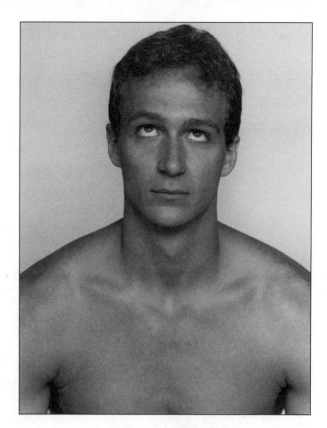

图 9-56 上眼睑上提

眼球的运动

上直肌、下直肌、上斜肌、下斜肌、外直肌、内直肌

　　每一块眼外肌可以在它发挥最大功能的位置上进行测试。这个位置是在肌肉的运动与运动轴处在合适的角度时[32]。起始位时患者目视前方。

之后要求患者转动眼球向各个方向看。结合肌肉的测试判断患者是否有斜视（重视）[32-34]。以下所有的运动都是根据患者右眼进行描述的（图9-57～9-62）。可以同时观察两侧眼球特定的运动和肌肉测试。肌肉的联合运动包括：

1. 右上直肌和左下斜肌（图9-57）；
2. 右下直肌和左上斜肌（图9-58）；
3. 右上斜肌和左下直肌（图9-59）；

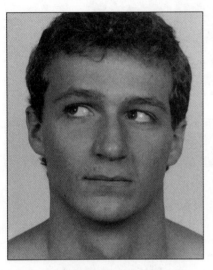

图 9-57　要求患者向上向外看来检测上直肌，观察上提的受限程度

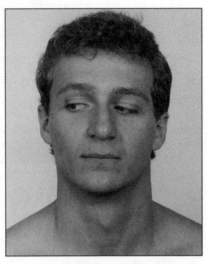

图 9-58　要求患者向下向外看来检测下直肌，观察下降的受限程度

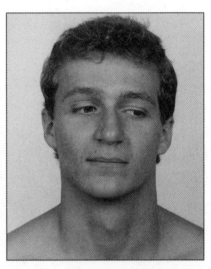

图 9-59　要求患者向下向内看来检测上斜肌，观察下降的受限程度

4. 右下斜肌和左上直肌（图 9-60）；

5. 右外直肌和左内直肌（图 9-61）；

6. 右内直肌和左外直肌（图 9-62）。

观察动作是否正常（如在完全 ROM 内动作平稳）。

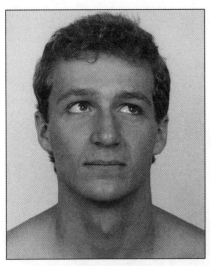 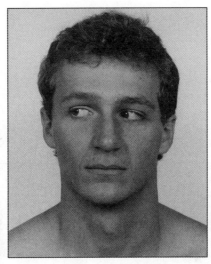 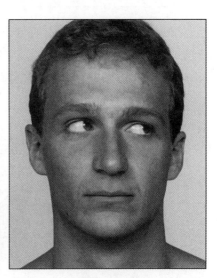

图 9-60　要求患者向上向内看来检测下斜肌，观察上提的受限程度

图 9-61　要求患者向外（外展）看来检测外直肌，观察外展的受限程度

图 9-62　要求患者向内（内收）看来检测内直肌，观察内收的受限程度

三叉神经（CN V）

运动功能。咀嚼。

运动成分检查。包括下颌骨的上提、下降、前伸和后缩。

下颌骨的上提和回缩

颞肌、咬肌、翼状肌内侧、翼状肌外侧（上头）

测试。患者下颌闭上咬紧牙齿（图 9–63）。可以通过触诊来判断颞肌和咬肌的收缩力量和肌肉膨胀。颞肌可以在颞骨上方触摸到。咬肌可以在下颌角处触摸到。

下颌骨的下降

翼状肌外侧、舌骨上肌（下颌舌骨肌、二腹肌、茎突舌骨肌、颏舌骨肌）

测试。患者下颌骨下降打开口腔（图 9–64）。外侧翼状肌在全范围内都是激活的，二腹肌在下降终末位或者用力下降时是激活的[35]。二腹肌前部可以在下颌骨下方触摸到。当舌骨上肌收缩时，舌骨是由舌骨下肌固定的[36]。

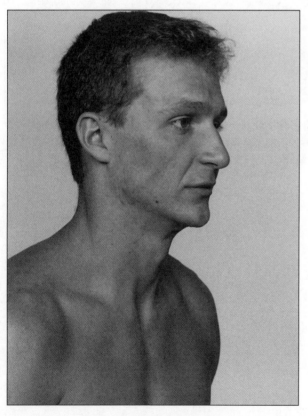

图 9–63　**下颌骨的上提和回缩**

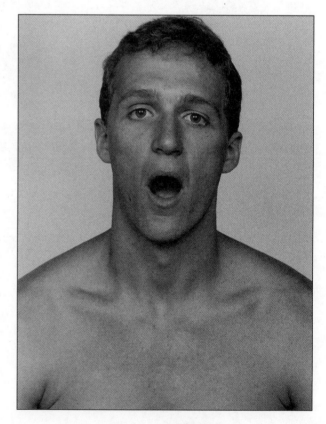

图 9–64　**下颌骨的下降**

下颌骨的前伸

内侧翼状肌和外侧翼状肌

测试。口腔部分打开，患者前伸下颌骨（图 9–65）。

下颌骨的侧移

颞肌、内侧和外侧舌骨肌、咬肌

测试。口腔部分打开，患者将下颌向一个方向侧移之后向另一个方向侧移（图 9–66）。

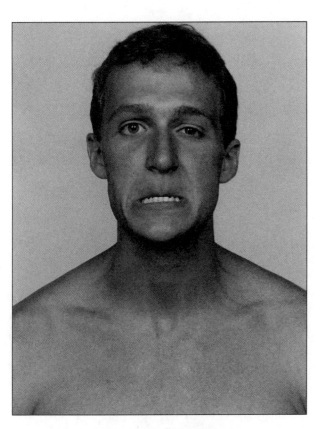

图 9–65　**下颌骨的前伸**

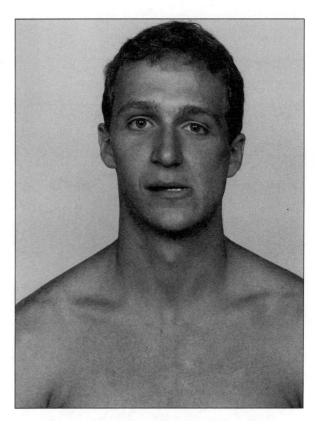

图 9–66　**左侧颞肌和右侧的内侧翼状肌和外侧翼状肌产生了下颌骨的左侧移**

面神经（CN Ⅶ）

运动功能。动作功能包括面部表情和眉毛、眼睑、鼻和口的肌肉控制。

运动成分检查。动作成分包括：①眉毛：上提、内收和下降；②眼睑：关闭；③鼻子：鼻孔扩张和鼻孔收缩；④口：关闭和唇前伸；脸颊下降；口角上提、后缩和下降；上唇上提；下唇上提和前伸。

眉毛上提

颅顶肌（枕额肌）

测试。患者上提眉毛（图9-67）。这个动作可以产生前额皮肤上横向的皱纹和惊讶的表情。

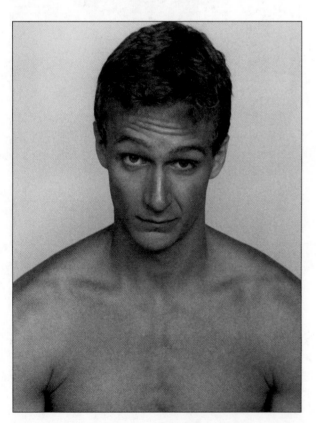

图 9-67　眉毛上提

眉毛内收

上皱眉肌

测试。患者将眉头向内挤（图9-68）。这个动作可以在眉毛之间产生竖直的皱纹和皱眉头的表情。

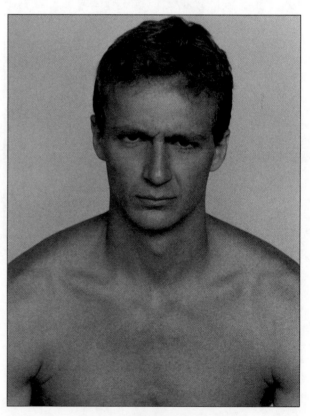

图 9-68　眉毛的内收和下降

眉毛内角的下降

降眉间肌

　　测试。患者将眉头向下拉同时上提鼻子的皮肤（图 9-69）。这个动作在鼻翼之间可以产生横向的皱纹。可以要求患者皱起鼻翼上的皮肤做出一个厌恶的表情来。

眼睑闭合

眼轮匝肌

　　测试。患者紧紧地闭合眼睑（图 9-70）。这个动作会把前额、太阳穴和脸颊挤向鼻子。

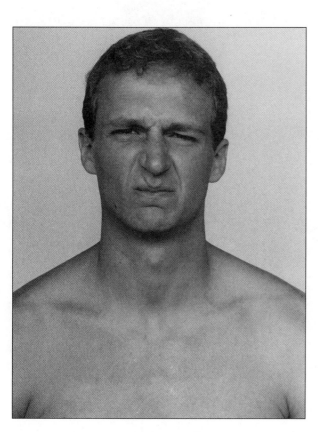

图 9-69　眉头下降

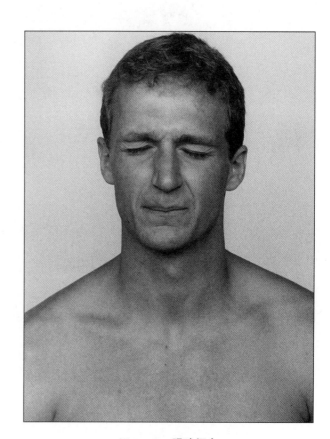

图 9-70　眼睑闭合

鼻孔张开

降鼻中隔肌（翼部）

测试。患者张开或者打开鼻孔（图 9-71）。可以要求患者深吸一口气来完成这个动作。

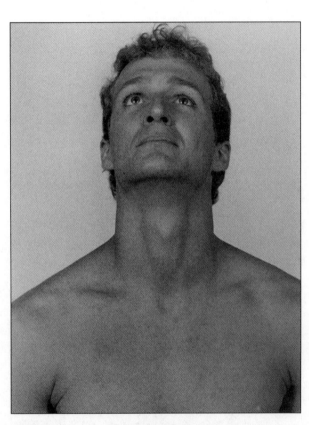

图 9-71 **鼻孔张开**

鼻孔闭合

鼻肌（横部）

测试。患者将鼻孔闭合（图 9-72）。

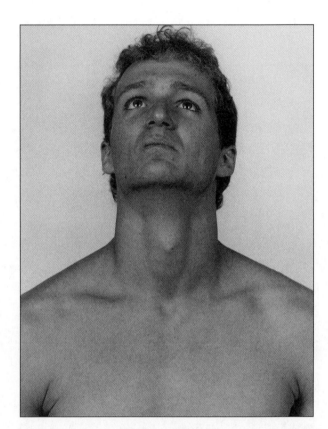

图 9-72 **鼻孔闭合**

嘴唇关闭和前伸

口轮匝肌

测试。患者口唇闭合和前伸（图 9-73）。可以要求患者同时嘬嘴吹口哨。

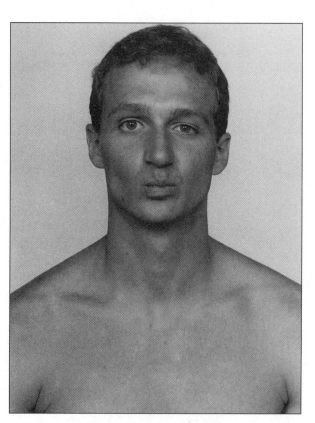

图 9-73　口唇闭合和前伸

皱起脸颊

颊肌

测试。患者将脸颊挤向牙齿（图 9-74）。可以要求患者同时做出吹乐器的动作。在做动作的时候可以触诊到颊肌。

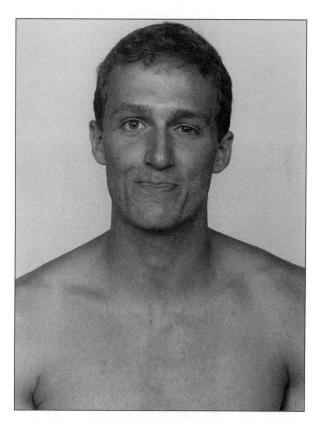

图 9-74　脸颊挤向牙齿

口角上提

提口角肌

测试。患者上提口角（图 9–75）。这个动作会加深鼻唇沟。

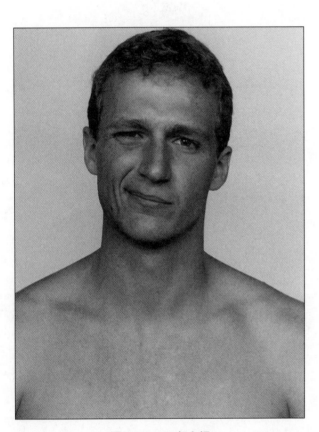

图 9–75   口角上提

口角上提和后缩

颧大肌

测试。患者向上向外提拉口角（图 9–76）。这个动作会形成微笑的表情。可以在口角上方和外侧触诊到肌肉。

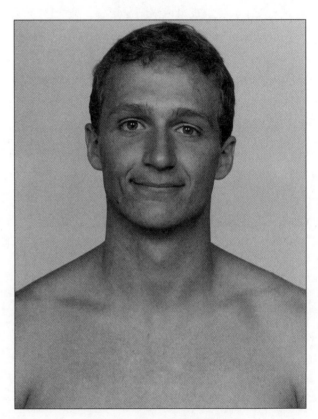

图 9–76   口角上提和向两侧拉

口角后缩

笑肌

测试。患者后缩将口角向后拉（图 9-77）。这个动作会做出一个鬼脸的表情。

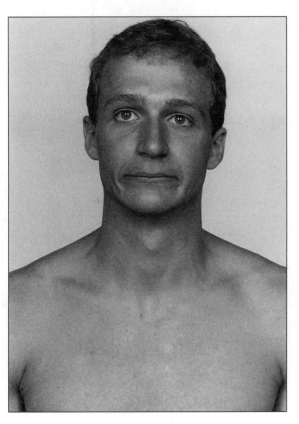

图 9-77 **口角后缩**

口角和下唇下降

翼状肌、降口角肌、降下唇肌

测试。患者通过将口角下拉和拉紧下颌和锁骨之间的皮肤来使下唇和口角下降（图 9-78）。可以让患者模仿解开衬衫领口扣得很紧的扣子的动作。

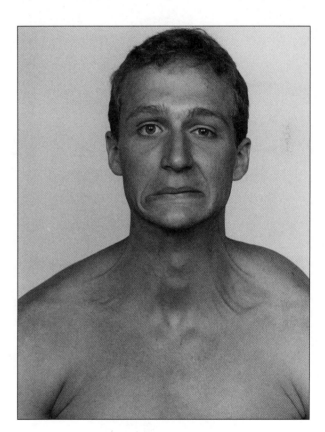

图 9-78 **口角下降**

上唇上提

提上唇肌、颧小肌

测试。患者上提和前伸（外翻）上唇（图9-79），好像要露出上切牙和上牙龈一样。

下唇上提和前伸

颏肌

测试。患者上提下颌的皮肤同时前伸下唇（图9-80）。这个动作形成了噘嘴的面部表情。

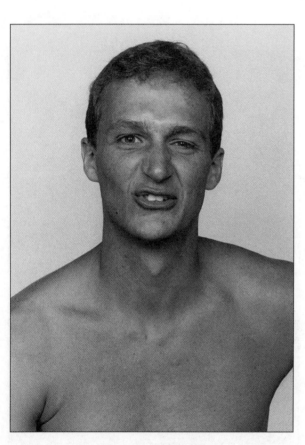

图 9-79　上唇上提

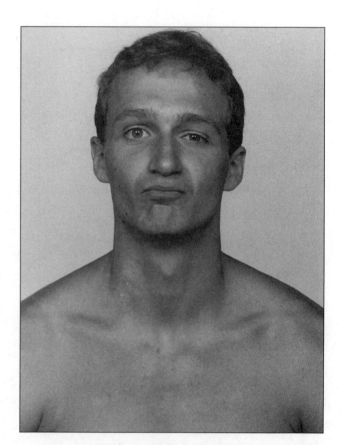

图 9-80　下唇的上提和前伸

舌下神经（CN Ⅻ）

运动功能。舌下神经支配的肌肉产生舌部的动作来发挥咀嚼、品尝、消化、说话和口腔清洁的功能。

运动成分检查。舌前伸是唯一一个测试动作。

舌前伸

颏舌肌

测试。张开口，舌伸出于口外。用一根木质压舌板放在下颌中线上作为舌中线的参照物[33]。要求患者把舌前伸以使舌尖够到压舌板（图9-81）。注意通过观察舌系带和压舌板边缘所成夹角来判断有无偏移。在舌运动时，颏舌肌将舌骨向前上方拉。舌骨的运动可以触诊到。检测松弛一侧的舌有无萎缩。

注意： 因为有感染和接触到体液的风险，治疗师必须采取综合预防措施，佩戴手套、面罩和防护服。

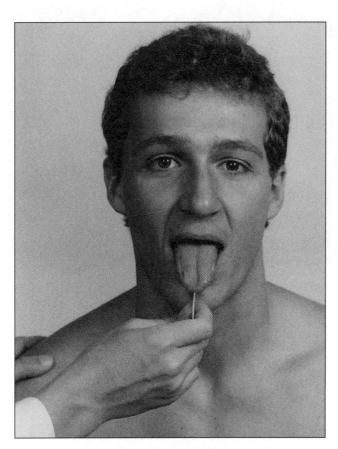

图 9-81　**舌前伸**

舌骨下降

舌骨下肌：胸骨舌骨肌、甲状软骨、肩胛舌骨肌

舌骨下肌的主要功能是在吞咽和说话时下压舌骨。

运动成分检查。 舌骨下降（舌骨下肌）和舌下降（舌骨舌肌）。

测试。 要求患者将舌根下降就好像在吞咽一样（图 9-82 和 9-83）。治疗师可以在舌骨下方触诊到舌骨下肌的收缩。

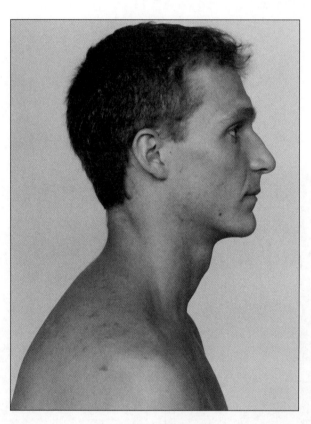

图 9-82　舌骨放松位

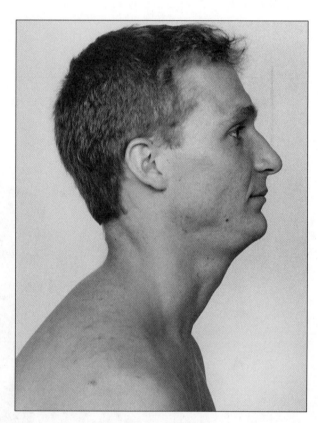

图 9-83　舌骨下降位

肌力评估：头部和颈部（表 9-4）

表 9-4　肌肉功能、起止点、神经支配：头部和颈部[2]

肌肉	主要肌肉功能	肌肉起点	肌肉止点	周围（脑）神经	神经根
胸骨舌骨肌	舌骨下降	锁骨胸骨端的后面；后胸锁韧带；胸骨柄的上面和后面	舌骨体下面	颈袢	C1、C2、C3
胸骨甲状肌	喉头下降	胸骨舌骨肌起点下方胸骨柄的后面，第 1 肋软骨	喉软骨层的斜线	颈袢	C1、C2、C3
甲状软骨肌	舌骨下降；喉头上提	喉软骨层的斜线	舌骨大角下方和舌骨体相邻部位	（舌下神经 CN XII）	C1
肩胛舌骨肌	舌骨下降	肩胛切迹旁边的肩胛骨上缘；肩胛骨上横韧带	一束深层的颈部筋膜维持住这块肌肉的中间部分向下朝向锁骨和第 1 肋，在这一点上肌肉走行发生变化；舌骨体下缘	颈袢	C1、C2、C3
胸锁乳突肌	颈部伸展；颈部屈曲；颈部向对侧旋转；颈部向同侧侧屈	a. 胸骨头：胸骨柄上面 b. 锁骨头：锁骨内侧 2/3 的上面	乳突的外侧；上项线的外侧半	（CN XI）	C2、C3、C4

续表

肌肉	主要肌肉功能	肌肉起点	肌肉止点	周围（脑）神经	神经根
颈长肌	颈部屈曲；颈部向对侧旋转（下部斜行纤维）；颈部侧屈（斜行纤维）	a. 下斜部：T1～T3椎体的前面 b. 上斜部：C3～C5横突的前结节 c. 竖直部：T1～T5和C5～C7椎体前面	a. 下斜部：C5～C6横突的前结节 b. 上斜部：寰椎椎弓前方结节表面的前外侧 c. 竖直部：C2～C4椎体的前面		C2、C3、C4、C5、C6
头长肌	头部屈曲	C3～C6横突前结节	枕骨底面下面		C1、C2、C3
头前直肌	头部屈曲	寰椎外侧的前面；寰椎横突根部	枕骨底面下面，枕骨髁的前面		C1、C2
头外侧直肌	头部向同侧侧屈	寰椎横突上面	枕骨颈静脉突的下面		C1、C2
前斜角肌	颈部屈曲和颈部向同侧侧屈	C3～C6的横突前结节	第1肋内缘的斜角肌结节和锁骨下动脉沟前方的肋骨上面		C4、C5、C6
中斜角肌	颈部向同侧侧屈	枢椎横突；C3～C7横突后结节的上面	第1肋上面，肋骨结节和锁骨下动脉之间		C3～C8
后斜角肌	颈部相同侧侧屈	C4～C6横突的后结节	第2肋的外侧面		C6、C7、C8
斜方肌上束	头部和颈部伸展	枕骨上项线的内侧1/3；外侧枕骨突起；项韧带	锁骨外侧1/3的后缘	（CN XI）	
头夹肌	颈部伸展；颈部向同侧旋转	项韧带的下半部分；C7～T4的棘突和对应的棘上韧带	颞骨乳突；上项线外侧1/3下部的枕骨	颈脊髓神经中部	

肌肉	主要肌肉功能	肌肉起点	肌肉止点	周围（脑）神经	神经根
颈夹肌	颈部伸展；颈部向同侧旋转	T3 ～ T6 的棘突	C1 ～ C3 横突的后结节	下颈脊髓神经	
头后大直肌	头部伸展和向同侧旋转	枢椎棘突	下项线外侧和线下方的骨性区域	第 1 颈脊髓神经	
头后小直肌	头部伸展	寰椎后弓的结节	下项线内侧和线与枕骨大孔之间的骨性区域	第 1 颈脊髓神经	
头下斜肌	头向同侧旋转	脊柱外侧和相邻的枢椎上表面	枢椎横突下面和后面	第 1 颈脊髓神经	
头上斜肌	头部伸展和头向同侧侧屈	寰椎横突的上面	头半棘肌外侧项线上方和下方之间的枕骨	第 1 颈脊髓神经	

注意：在一些情况下，头部和颈部的徒手肌力评定是禁忌的。禁忌证包括病理因素导致脊椎不稳和椎动脉损伤。当给头部和颈部施加阻力不存在禁忌时，要小心不要给所测肌肉施加过大的阻力。

头部和颈部屈曲

头前直肌、头长肌、颈长肌、前斜角肌、胸锁乳突肌

辅助肌肉：中斜角肌、后斜角肌、舌骨上肌、舌骨下肌和头外侧直肌。

在抗重力位时测试头部和颈部屈肌（图9-84）。头前部肌肉和颈部屈肌作为一整个肌群进行测试，之后单独测试胸锁乳突肌。

起始位。患者仰卧位（图 9-85）。手臂上举放在治疗床上，肘关节屈曲。

固定。治疗床固定住躯干。腹部前方的肌肉要足够强壮，能够把胸廓固定在骨盆上。对于腹部力量薄弱的患者，治疗师可以把手放在胸廓上施加一个向下的力（图 9-86）。

动作。患者在部分（2 级）或全范围内（3级）屈曲头部和颈部（图 9-87）。指导患者在颈部屈曲时保持下颌回缩（朝向胸骨柄）。

触诊。头长肌、颈长肌和颈前直肌太深无法触诊到。胸锁乳突肌可以在锁骨或胸骨近端触及。这块肌肉在包含旋转的动作中更容易被触及。前斜角肌可能在锁骨上方和胸锁乳突肌后方触及。

阻力位置。施加在前额（图 9-88）。

阻力方向。头部和颈部伸展。

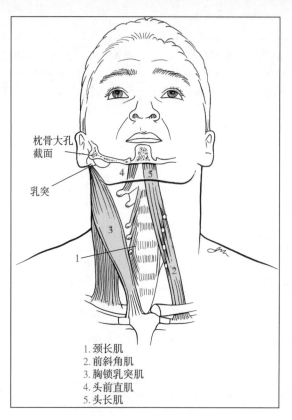

枕骨大孔
截面

乳突

4
5

3

1
2

1. 颈长肌
2. 前斜角肌
3. 胸锁乳突肌
4. 头前直肌
5. 头长肌

图 9-84　头部和颈部屈肌

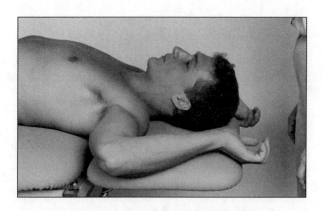

图 9-85　头部和颈部屈曲的起始位

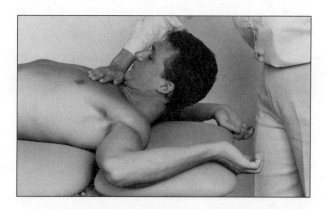

图 9-86　筛查姿势：固定患者，头部和颈部屈曲

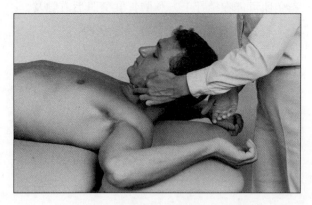

图 9-87　筛查姿势：头部和颈部屈曲

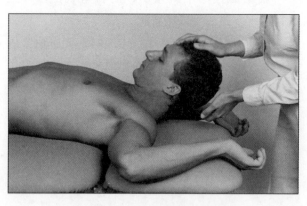

图 9-88　抗阻：头部和颈部屈曲

头部和颈部屈曲、旋转和侧屈

胸锁乳突肌

起始位。患者仰卧位（图 9-89）。手臂上举过头放在治疗床上，肘关节屈曲。

固定。治疗床固定住躯干。腹部肌肉薄弱时，需要固定胸腔[37]。

动作。患者向测试侧侧屈颈部并向对侧旋转颈部（图 9-90）。每侧都要进行测试。患者在部分（2 级）或全范围内（3 级）侧屈。

触诊。每侧胸锁乳突肌可以在从乳突到胸骨或锁骨这一斜行的肌肉上任意一点触及。

阻力位置。治疗师用手指在头部颞区施加阻力（图 9-91，9-92）。

阻力方向。斜后方，向同侧旋转。

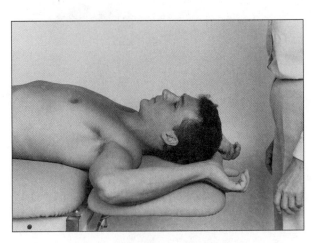

图 9-89 **起始位：胸锁乳突肌**

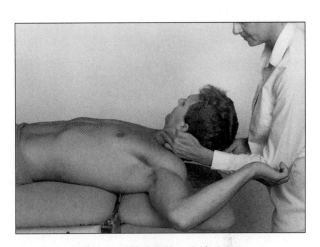

图 9-90 **筛查姿势：胸锁乳突肌**

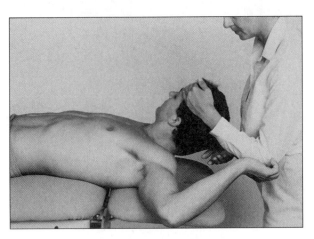

图 9-91 **抗阻：胸锁乳突肌**

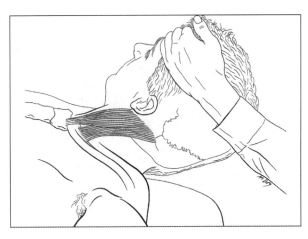

图 9-92 **胸锁乳突肌**

头部和颈部伸展

头部和颈部伸肌在抗重力位下作为一整个肌群进行测试。这些肌肉包括头半棘肌、头后大直肌和头后小直肌、头上斜肌和头下斜肌、头夹肌、颈半棘肌、头最长肌和颈最长肌、颈夹肌、头棘肌、颈棘肌、颈髂肋肌。

上斜方肌作为上提肩胛骨的肌肉来测试。

起始位。患者俯卧位（图 9-93）。手臂上举过头放在治疗床两边，肘关节屈曲。

固定。患者抓住治疗床边缘以固定躯干。治疗师可以固定住上胸椎区域以防止躯干伸展。

动作。患者伸展和旋转头部和颈部（图 9-94）。

触诊。平行于脊柱触诊伸肌群（图 9-96）。

阻力位置。施加在头部、枕骨近端（图 9-95）。

阻力方向。头部和颈部屈曲和旋转。

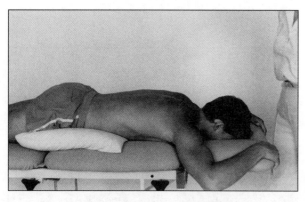

图 9-93　起始位：头部和颈部伸展

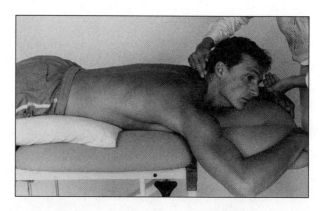

图 9-94　筛查姿势：头部和颈部伸展

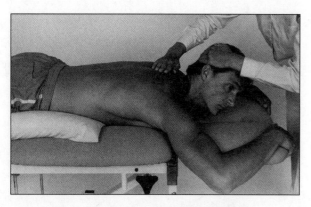

图 9-95　抗阻：头部和颈部右侧伸展

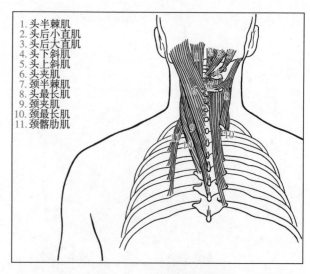

1. 头半棘肌
2. 头后小直肌
3. 头后大直肌
4. 头下斜肌
5. 头上斜肌
6. 头夹肌
7. 颈半棘肌
8. 头最长肌
9. 颈夹肌
10. 颈最长肌
11. 颈髂肋肌

图 9-96　头部和颈部伸肌

关节和运动：躯干

躯干：胸椎和腰椎

躯干的关节和关节轴列在图 9–97 ～ 9–99 中。躯干的关节结构和运动情况见表 9-5。

胸椎有 12 节椎体，腰椎有 5 节椎体（图 9–97）。当描述脊椎关节时常常会使用椎体节段的概念。一个椎体节段包括 2 节椎体和它们之间的 3 个关节（图 9–100）。在前方，椎间盘位于相邻两节椎体之间。然而决定椎体节段主要运动的是位于后方的椎间关节的方向，每个椎间关节由上节椎体的下关节面和下节椎体的上关节面组成。

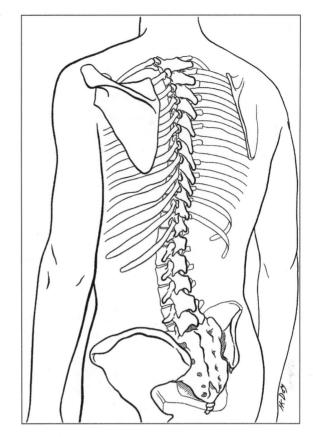

图 9–97　躯干关节

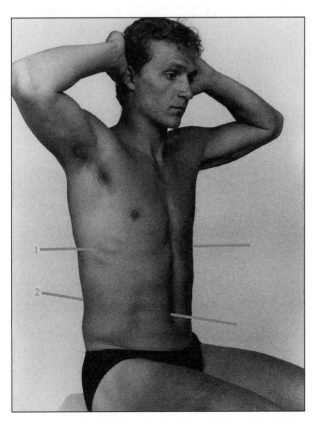

图 9–98　躯干运动轴：（1）屈曲 – 伸展；（2）侧屈

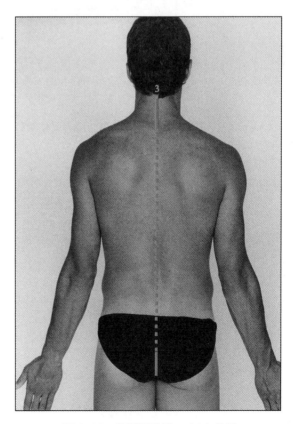

图 9–99　躯干运动轴：（3）旋转

表 9-5   关节结构：躯干运动

	屈曲	伸展	侧屈	旋转
关节 [38]	腰椎、胸椎（主要是 T6～T12）	腰椎、胸椎（主要是 T6～T12）	腰椎、胸椎	胸椎、腰骶关节
运动平面	矢状面	矢状面	额状面	水平面
运动轴	额状轴	额状轴	矢状轴	垂直轴
正常限制因素 [8,9,39]* （图 9-100）	后纵韧带、棘上韧带、棘间韧带、横突间韧带、椎间孔、椎间关节囊和脊柱伸肌群的张力；椎间盘前方的压迫；纤维环后部纤维的张力；胸椎椎间关节面的占位；胸廓	前纵韧带、腹肌、椎间关节囊和纤维环前部的张力；相邻棘突的接触；胸椎椎间关节面的占位	髂嵴和胸椎的接触；躯干对侧侧屈肌肉、横突间和髂腰韧带、椎间关节囊的张力；纤维环对侧纤维的张力；腰椎椎间关节的占位	肋椎韧带、棘上韧带、棘间韧带、横突间韧带、髂腰韧带和椎间关节囊和椎间盘纤维环的张力；同侧腹外斜肌和对侧腹内斜肌的张力；腰椎椎间关节的占位
正常 AROM 卷尺测量	10cm [5]† 6cm [40] §		22cm [41]‡	
倾斜计 [12]	0°～60° + 腰椎	0°～25° 腰椎	0°～25° 腰椎	0°～30° 腰椎
通用关节角度尺 [3]			0°～35°	
关节囊模式	因为躯干大小和重量的关系，很难进行躯干的被动关节活动 很难判断躯干的关节囊模式 [6]			

注：* 缺乏有决定性的研究证实关节运动的正常限制因素（NLF）。此处所列的 NLF 和终末感是根据解剖学、临床经验和可用的参考资料而来的。

† 测量的是 C7 和 S1 之间的数值。

‡ 测量解剖位时中指在大腿的位置和侧屈终末位时的 ROM。数字代表了 39 名健康受试者左右侧屈 ROM 的平均值。

§ 测量的是髂后上棘水平和近端 15cm 的数值。数值代表了 104 名 13～18 岁儿童的平均值。

虽然胸椎和腰椎的所有节段都作用于躯干的屈曲、伸展、侧屈和旋转。但是不同节段椎体对这些动作的作用是不一样的。胸椎椎间关节的关节面位于额状面内，有利于侧屈和旋转。腰椎椎间关节的关节面位于矢状面内，有利于屈曲和伸展。

当测量胸椎和腰椎 ROM 时，测量和评估的是椎体的联合运动，因为临床上无法测量单一节段的运动。胸椎和腰椎运动包括发生在矢状面围绕额状轴进行的屈曲和伸展（图 9–98），发生在额状面围绕矢状轴进行的侧屈（图 9–98）和发生在水平面围绕垂直轴进行的旋转（图 9–99）。

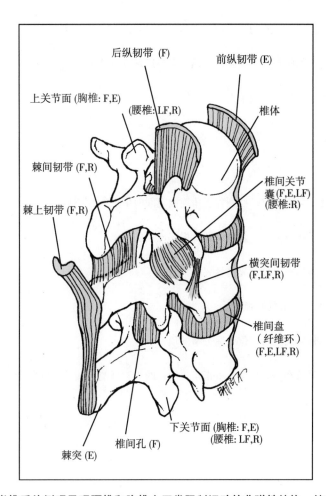

图 9–100　正常限制因素。脊椎后外侧观呈现腰椎和胸椎上正常限制运动的非弹性结构。结构限制的动作在括号中标出，并使用简写：F，屈曲；E，伸展；LF，侧屈；R 旋转。正常限制运动的肌肉没有展现出来

体表解剖：躯干（图 9-101 ~ 9-104）

结构	定位
1. 胸骨上切迹	胸骨上缘圆形的凹陷，在两侧锁骨胸骨端之间
2. 剑突	胸骨体下端
3. 髂前上棘	髂嵴前端圆形的骨性突起
4. 髂嵴	髂骨的上缘；突起的骨性脊，它的顶部与 L4 和 L5 椎体间隙齐平
5. 髂后上棘	髂嵴后部的圆形骨性突起，可以在臀部近端皮下感觉到
6. S2 棘突	两侧髂后上棘连线的中点
7. 肩胛下角	肩胛冈内侧缘的下端
8. 肩胛冈	扩过肩胛冈上 4/5 的骨性突起
9. T7 棘突	身体处于解剖位时，肩胛骨下角连线之间的中点
10. T3 棘突	身体处于解剖位时，两侧肩胛骨根部连线的中点
11. C7 棘突	通常是颈后突起最明显的棘突
12. T1 棘突	C7 棘突下一节段的棘突
13. 肩峰	肩胛冈外侧的突起，位于肩关节的顶部
14. 大转子	拇指指尖放在髂嵴外侧，中指指尖所在的大腿外侧远端的位置即为大转子的上缘

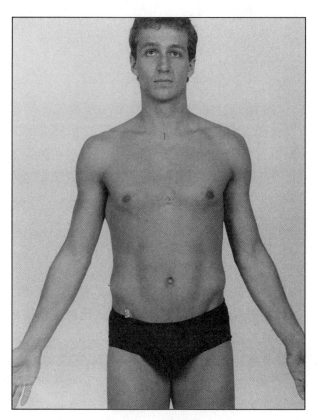

图 9-101　躯干前面

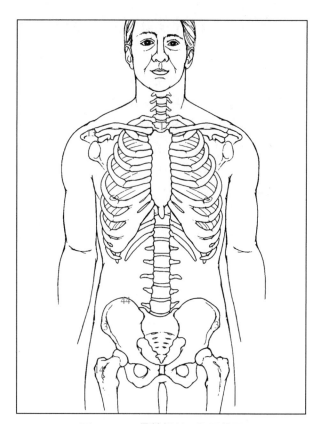

图 9-102　**骨性解剖，躯干前面**

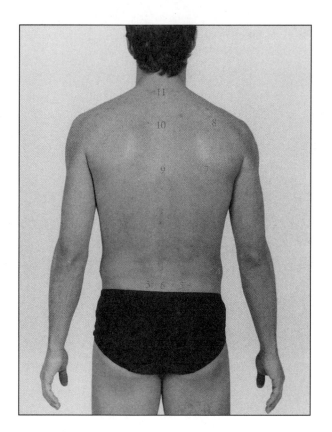

图 9-103　躯干后面

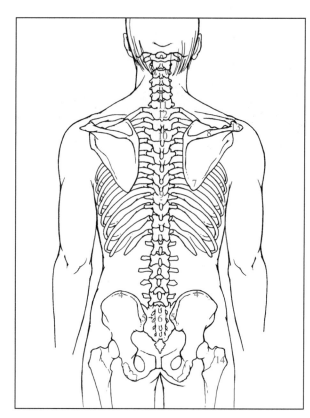

图 9-104　**骨性解剖，躯干后面**

AROM 的评估和测量：躯干

本书中描述了使用卷尺 / 通用关节角度尺和标准倾斜计来客观测量脊柱 AROM 的方法。卷尺测量，标准倾斜计和 BROM 测量仪的一般使用原则可以在本章开头的"工具和测量步骤：颞下颌关节和脊柱"中找到。下面进行脊柱 AROM 和测量方法的描述和展示。

躯干屈曲和伸展：胸腰椎

卷尺测量方法

起始位。屈曲：患者站立，双足与肩同宽（图 9-105）。使用卷尺测量 C7 和 S2 棘突之间的距离。测量胸腰椎伸展时，患者双手放在髂嵴上（图 9-106）。使用卷尺测量 C7 和 S2 棘突之间的距离。指导患者在完成测试动作时，膝关节要保持伸直。

代偿动作。无。

终末位。屈曲：患者向前屈曲到胸腰椎屈曲的终末位（图 9-107）。再次测量 C7 和 S2 棘突之间的距离。起始位和终末位距离之间的差值就是胸腰椎屈曲的 ROM。伸展：患者向后伸展躯干到胸腰椎伸展的终末位（图 9-108）。再次测量 C7 和 S2 棘突之间的距离。起始位和终末位距离之间的差值就是胸腰椎伸展的 ROM。

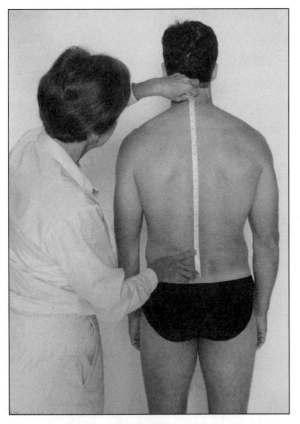

图 9-105 **起始位：胸腰椎屈曲。测量 C7 和 S2 之间的距离**

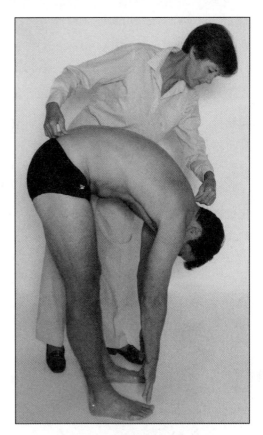

图 9-107 **胸腰椎屈曲终末位**

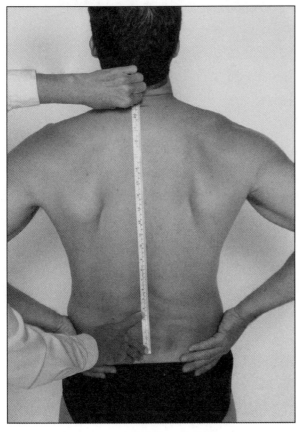

图 9-106 **胸腰椎伸展起始位**

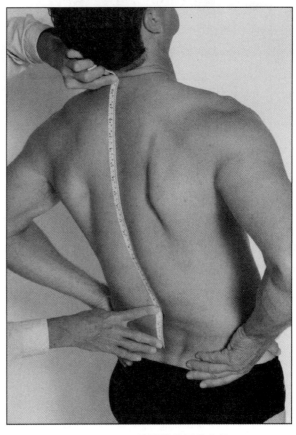

图 9-108 **胸腰椎伸展终末位**

躯干屈曲和伸展：胸腰椎

倾斜计测量

起始位。患者站立双足与肩同宽（图 9-109）。测量胸腰椎伸展时，患者的双手放在髂嵴上（图 9-110）。倾斜计放在各自起始位并调零。指导患者在进行测试动作时保持膝关节伸直。

代偿动作。无。

倾斜计摆放位置。上：C7 棘突。下：S2 棘突。

终末位。患者向前屈曲到胸腰椎屈曲的终末位（图 9-111）。患者向后伸直到胸腰椎伸展的终末位（图 9-112）。在每个动作的终末位，治疗师记录两个倾斜计的角度读数。

每个倾斜计读数之间的差值就是动作的 AROM。

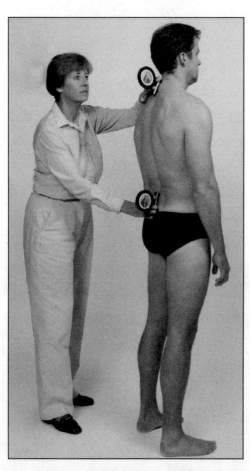

图 9-109　起始位：胸腰椎屈曲，倾斜计放在 C7 和 S2 的棘突上

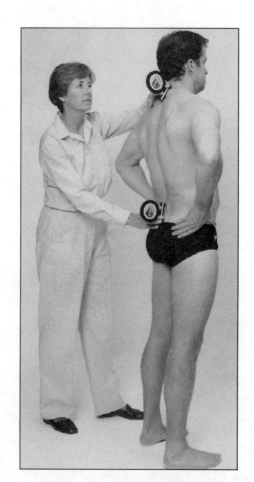

图 9-110　起始位：胸腰椎伸展

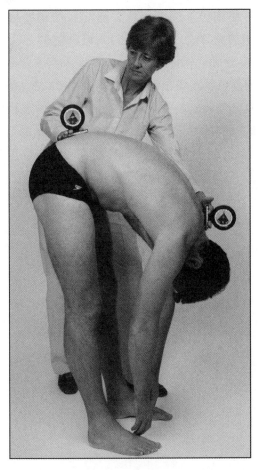

图 9-111 **胸腰椎屈曲**

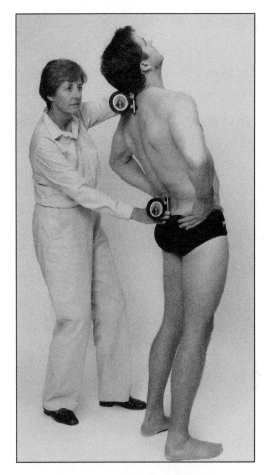

图 9-112 **终末位：胸腰椎伸展**

躯干伸展：胸腰椎

卷尺测量（俯卧撑）

起始位。患者俯卧位（图 9-113）。双手放在治疗床上，与肩平齐。

固定。使用绑带固定在骨盆上。

终末位。患者肘关节伸展撑起躯干，伸展胸腰椎（图 9-114）。使用卷尺在动作终末位时测量胸骨上切迹和治疗床之间的垂直距离。这个方法不适合于上肢力量薄弱或者感觉俯卧位不适的患者。在这种情况下，使用卷尺在站立位进行测量。

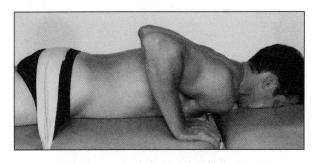

图 9-113 **起始位：胸腰椎伸展**

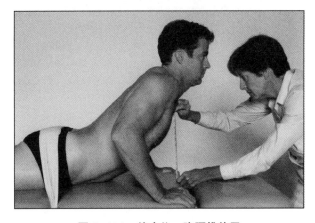

图 9-114 **终末位：胸腰椎伸展**

躯干屈曲和伸展：腰椎

卷尺测量方法

　　起始位。屈曲[40]：患者站立，双足与肩同宽。患者在起始位时，使用卷尺测量两侧髂后上棘（如 S2 棘突）连线中点上 15cm 的位置，并做上记号（图 9-115）。伸展：测量腰椎伸展时，患者双手放在髂嵴上（图 9-116）。指导患者在完成测试动作时保持膝关节伸直。

　　终末位。屈曲：患者向前屈曲到腰椎屈曲运动的终末位（图 9-117）。再测量髂后上棘和 15cm 处进行标记的距离。起始位和终末位测量结果的差值就是腰椎屈曲 ROM。这个方法又被称为改良 Schöber 方法。伸展：患者向后伸展到腰椎伸展动作的终末位（图 9-118）。再测量髂后上棘和 15cm 处标记的距离。起始位和终末位测量结果的差值就是腰椎伸展 ROM。

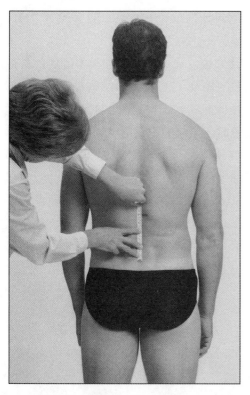

图 9-115　起始位：腰椎屈曲，改良 Schöber 方法。测量 S2 和 S2 上 15cm 标志点之间的距离

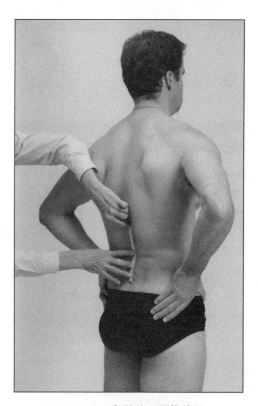

图 9-116　起始位：腰椎伸展

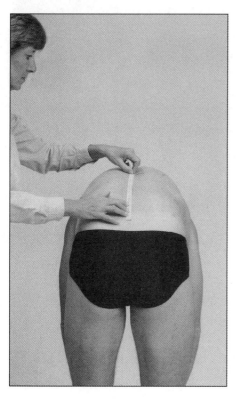

图 9-117　终末位：腰椎屈曲，改良 Schober 方法

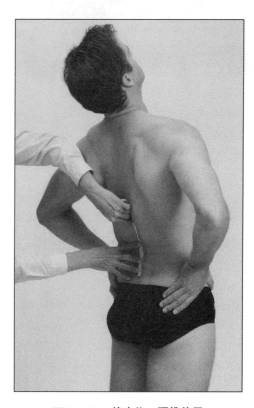

图 9-118　终末位：腰椎伸展

躯干屈曲和伸展：腰椎

倾斜计测量方法

起始位。屈曲：测量腰椎屈曲时，患者站立，双足与肩同宽（图 9–119）。伸展：测量腰椎伸展时，患者双手放在髂嵴和腰背部（图 9–120）。

倾斜计放在各自起始位并调零，指导患者在完成测试动作时保持膝关节伸直。

倾斜计摆放位置。上：S2 棘突向上 15cm 的标志处。下：S2 上。

终末位。患者向前屈曲躯干到达腰椎屈曲的终末位（图 9–121）。伸展：患者向后伸展躯干到达腰椎伸展的终末位（图 9–122）。在每个运动的终末位时，治疗师记录两个倾斜计的读数。

终末位时两个倾斜计读数之间的差值即为腰椎屈曲和伸展 AROM。

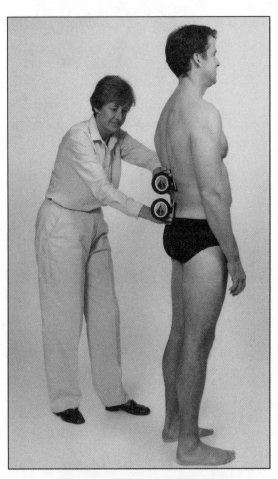

图 9–119　**起始位**：腰椎屈曲，倾斜计摆放在 S2 上和 S2 上方 15cm 的标志处

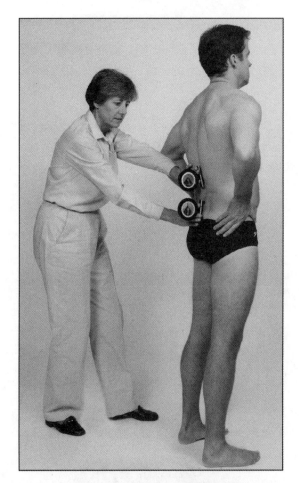

图 9–120　**起始位**：腰椎伸展

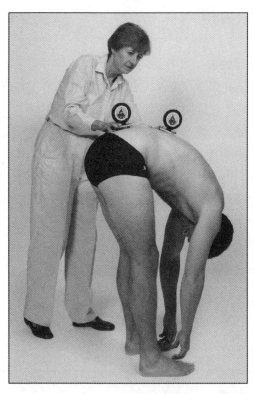

图 9-121 腰椎屈曲

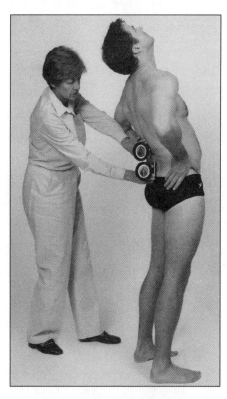

图 9-122 腰椎伸展

躯干侧屈

卷尺测量方法

起始位。患者站立，双足与肩同宽（图 9-123）。指导患者进行测试动作时双足保持平放在地面上。

固定。无。

代偿动作。躯干屈曲、躯干伸展、同侧髋关节和膝关节屈曲、对侧或者同侧足抬离地面。

终末位。患者侧屈躯干到达运动的终末位（图 9-124）。使用卷尺测量中指和地面之间的距离。

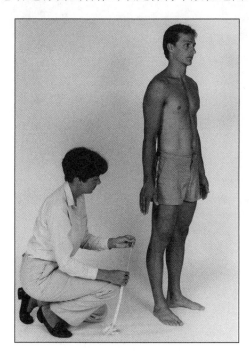

图 9-123 **起始位：躯干侧屈**

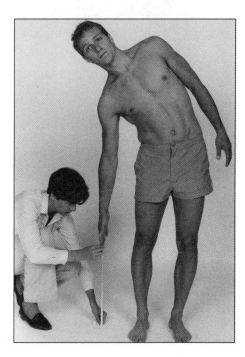

图 9-124 **终末位：躯干侧屈**

其他的卷尺测量方法 [41]

起始位。患者站立，双足与肩同宽。在大腿外侧与中指平齐的位置上做一个标记（图9-125）。指导患者完成测试动作时保持双足平放在地面上。

固定。无。

终末位。患者侧屈躯干到达运动的终末位。在大腿外侧与中指平齐的位置上再做一个标记（图9-126）。

测量。使用卷尺测量大腿外侧起始位和终末位时2个标记之间的距离（图9-127），测量所得的距离代表侧屈ROM。

倾斜计测量

起始位。患者站立，双足与肩同宽。摆放好倾斜计并调零（图9-128）。指导患者在完成测试动作时将双足平放在地面上。

倾斜计摆放位置。上：T1上。下：S2上。

终末位。患者侧屈躯干到达运动的终末位（图9-129）。在终末位时，治疗师记录两个倾斜计的读数。侧屈的AROM就是两个读数之间的差值。

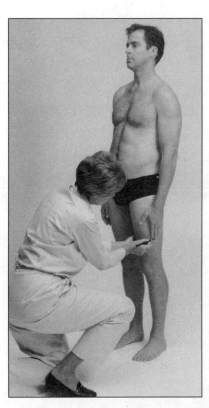

图 9-125　**起始位：躯干侧屈**

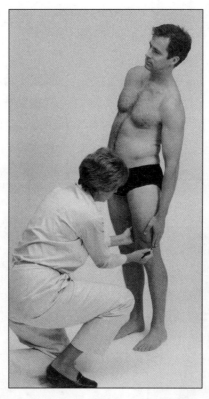

图 9-126　**终末位：躯干侧屈**

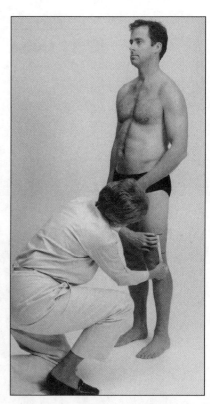

图 9-127　**测量：躯干侧屈**

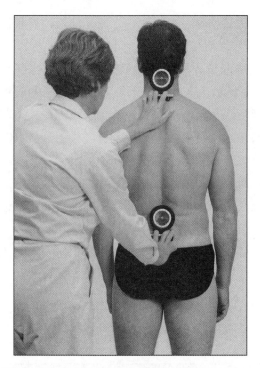

图 9-128　躯干侧屈倾斜计的摆放位置（T1 和 S2）

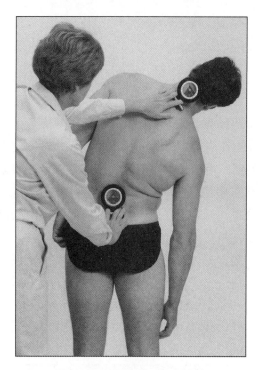

图 9-129　终末位：躯干侧屈

通用关节角度尺

起始位。站立（图 9-130）。

角度尺轴心。髂后上棘中线水平（在 S2 棘突上）。

固定臂。垂直于地面。

移动臂。指向 C7 棘突。

侧屈。当运动到侧屈的终末位时重新摆放角度尺（图 9-131）。移动臂偏离 0° 位的角度就是胸腰椎侧屈 ROM 的数值。

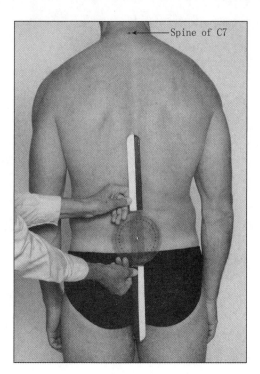

图 9-130　**起始位：**通用关节角度尺测量躯干侧屈

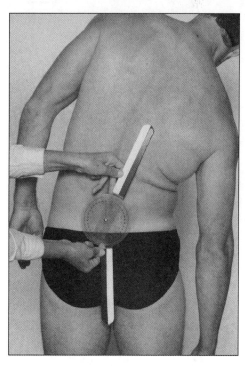

图 9-131　**终末位：**躯干侧屈

躯干旋转：胸腰椎

卷尺测量方法

起始位。患者坐位，双脚放在椅子上，双手环抱在胸前。患者一只手将卷尺一端固定在肩峰外侧。治疗师握住卷尺另一端，固定在髂嵴最高点与腋中线（未演示）或者大转子上缘（图9-132）。测量肩峰外侧和髂嵴在腋中线上最高点或者大转子上缘的距离。

固定。体重固定住骨盆；治疗师也可以固定住骨盆。

代偿动作。躯干旋转，躯干伸展，肩带前伸（握住卷尺的一侧）。

终末位。患者旋转躯干到达运动的终末位（图9-133）。在旋转终末位测量肩峰外侧和髂嵴在腋中线上最高点或者大转子上缘的距离。起始位和终末位测量的差值就是胸腰椎的旋转ROM。应该记录下测量过程中使用的体表标志。

Frost等人[42]描述了使用卷尺测量躯干旋转的方法，并指出在评估过程中准确定义和触诊骨性标志对于评估结果的可信度至关重要。

Clarkson建议使用肩峰外侧和髂嵴最高点来作为体表标志，因为这些地方比较容易触及。

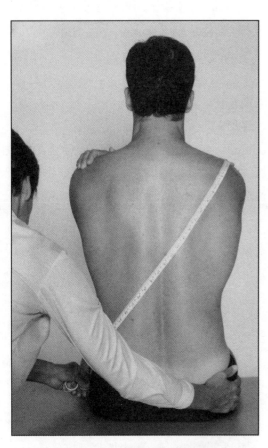

图9-132　**起始位：躯干旋转**

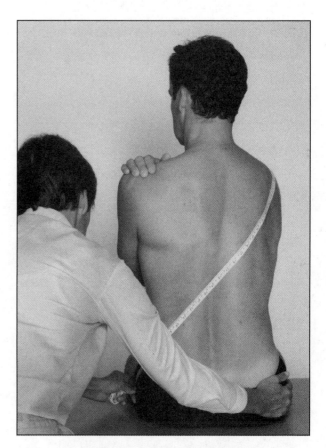

图9-133　**终末位：躯干旋转**

躯干旋转：胸椎

倾斜计测量方法

起始位。患者站立，手臂环抱在胸前。患者前倾，头部和身体平行于地面或者尽可能接近这个姿势。摆放好倾斜计并调零（图9–134）。

倾斜计的摆放位置。上：T1 上。下：T12 上。

终末位。患者旋转躯干到达运动的终末位（图9–135）。在终末位时，治疗师记录两个倾斜计的读数。两个倾斜计读数的差值就是胸椎旋转AROM。

代偿动作。躯干屈曲、躯干伸展。前倾或者弯腰姿势下测量的躯干旋转活动度会比站立时的旋转活动度小。这可能是因为背部肌肉收缩维持弯腰姿势导致的躯干旋转受限。

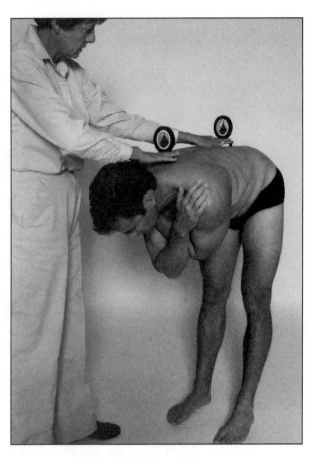

图 9–134 **起始位：胸椎旋转，倾斜计放在 T1 和 T12 上**

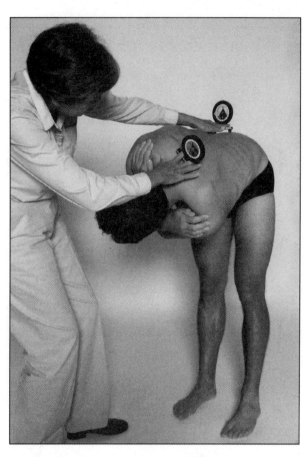

图 9–135 **终末位：胸椎旋转**

胸部扩张

卷尺测量方法

起始位。患者坐位。患者进行 1 次深吸气（图 9–136）。

终末位。患者进行 1 次深呼气（图 9–137）。

测量。使用卷尺在胸骨剑突关节水平测量胸廓的周长。在深吸气和深呼气时进行测量。两次测量之间的差值就是胸廓的扩张程度。也可以在乳头水平或者腋前水平测量胸廓的扩张程度。后两个位置测量的胸廓扩张程度略小于胸骨剑突关节处的测量结果。建议 [44] 在剑突和腋前两个部位。患者采用固定的姿势来进行完整的呼气状态下的评估。正常胸廓扩张的数字范围很广，从30 多岁开始，胸廓扩张逐渐随着年龄增大而减小 [45]。胸廓扩张减小可能代表肋椎关节发生了某些病变 [46] 或者患者患有慢性阻塞性肺疾病（如肺气肿）。

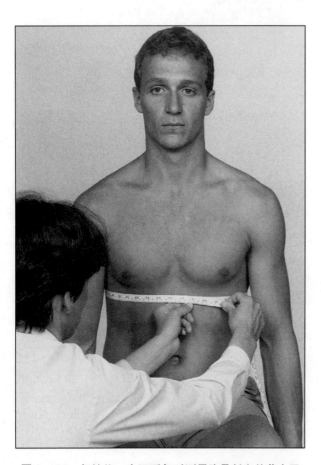

图 9–136　起始位：在深呼气时测量胸骨剑突关节水平

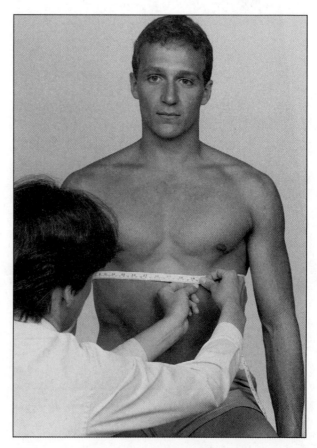

图 9–137　终末位：在深吸气时测量胸骨剑突关节水平

效度和信度：胸椎和腰椎 AROM 的测量

Littlewood 和 May[47] 回顾了关于非特异性下背痛患者腰椎 ROM 测量方法效度的研究报告。这些测量方法相较于 X 线（金标准）测量方法，具有科技含量低、非侵入性的特点。只有 4 篇文章符合纳入的标准。Littlewood 和 May[47] 发现改良 Schöber 腰椎屈曲 ROM 测量方法、腰椎屈曲 / 伸展双倾斜计测量方法、腰椎伸展 ROM 测量方法只有有限的效度。还有一些证据反对双倾斜计测量腰椎屈曲 ROM 的效度。因此，Littlewood 和 May[47] 无法得出令人信服的结论。这些研究人员 [47] 也表示需要有更高质量的研究和关于低技术含量（相较于放射学方法）临床测量腰椎 ROM 方法效度的研究报告。

Essendrop 等人 [48] 研究了下背部 ROM、力量和耐力测试方法的信度。这个研究团队研究了 1980—1990 年的丹麦语、德语、英语文献。只有 6 篇关于下背部 ROM 测试方法信度的研究符合既定的质量标准并纳入了研究。当以肌群而不是单一肌肉为测量对象时，最有效的测量下背部灵活性的方法是卷尺测量和 Cybex EDI 320 角度尺测量躯干侧屈，没有发现可信的测量躯干伸展或旋转的方法。Essendrop[48] 也无法做出一个一致的结论，他指出需要有更高质量的关于下背部功能测量的研究和文献。

肌肉长度评估和测量：躯干

躯干伸肌和腘绳肌（触趾测试）

　　躯干伸肌包括竖脊肌（髂肋肌胸段和腰段、胸最长肌、胸棘肌、胸半棘肌和多裂肌）。髋伸肌群和膝屈肌群中的是腘绳肌（半腱肌、半膜肌和股二头肌）。触趾测试是一个综合了髋关节、脊柱和肩带 ROM 的测试。

　　起始位。患者站立（图 9–138）。

　　代偿动作。膝关节屈曲。

　　固定。无。

　　终末位。使用卷尺测量地板和双手够触的最远的点。如果患者可以摸到足趾，即是正常 ROM。如果患者触摸范围超过地板，那么可以让患者站在台阶或者平台上来测量其超过支持面的距离。

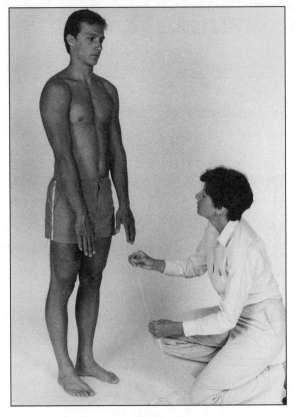

图 9–138　**起始位：触趾测试**

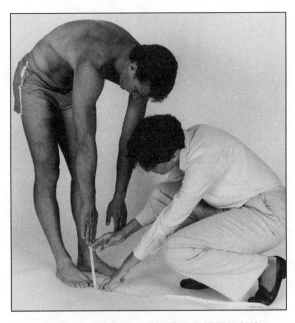

图 9–139　**终末位：躯干伸肌和腘绳肌长度**

肌力评估：躯干肌肉（表 9-6）

表 9-6　肌肉功能、起止点和神经支配：躯干、头部和颈部 [2]

肌肉	主要肌肉功能	肌肉起点	肌肉止点	周围神经	神经根
腹直肌	躯干屈曲	髂嵴和耻骨上支；覆盖耻骨联合的韧带	第 5、第 6、第 7 肋软骨	下 6 节或 7 节胸椎脊神经	T5 ～ T12
腹外斜肌	躯干旋转；躯干屈曲	下 8 肋外侧和下侧表面的 8 个肌齿	髂嵴前半部；通过腱膜与一块从对侧到同侧白线、从剑突到耻骨联合的腱膜相融合；随着腹股沟韧带进入髂嵴前内侧和耻骨结节	下 6 节胸椎脊神经	T6 ～ T12
腹内斜肌	躯干旋转；躯干屈曲	腹股沟韧带外侧 2/3；髂嵴的前 2/3；胸腰筋膜	下 3 节或 4 节肋骨的下缘；耻骨棘和耻骨梳的内侧面；通过包绕腹直肌的腱膜和第 7、第 8、第 9 肋的肋软骨	下 6 节胸椎和第 1 腰椎脊神经	T6 ～ T12，L1
腹横肌	压迫腹部内容物	腹股沟韧带外侧 2/3；髂嵴内侧唇的前 2/3；髂嵴和第 12 肋之间的胸腰筋膜；下 6 肋的肋软骨之间的空隙	通过腱膜止于髂嵴和耻骨梳及白线	下 6 节胸椎和第 1 腰椎脊神经	T6 ～ T12，L1
腰方肌	骨盆上提；躯干侧屈	髂腰韧带和髂嵴后部相邻部位	第 12 肋下缘的内侧半；通过 4 根小肌腱止于上 4 节腰椎横突的尖端	第 12 胸椎和上 3 节或 4 节腰椎脊神经	T12，L1 ～ L4

续表

肌肉	主要肌肉功能	肌肉起点	肌肉止点	周围神经	神经根
竖脊肌	竖脊肌排列在脊柱两侧。这块肌肉由 3 块主要的肌肉组成（从外侧到内侧：髂肋肌、最长肌和棘肌）它们有共同的起点				C1 ～ C8 T1 ～ T12 L1 ～ L5
		骶骨和髂嵴后面；骶结节韧带和骶髂背侧韧带；L1 ～ L5 和 T11 及 T12 棘突和相对应的棘上韧带			
	3 块肌肉除了共同的起点之外还有各自的起点。这 3 块肌肉在腰椎的不同节段变得有所区别。每块肌肉都由 3 块小一些的肌肉组成，这些小肌肉跨过了 6 ～ 8 个脊椎节段				
1. 髂肋肌 a. 髂肋肌腰段	躯干伸展；躯干侧屈		第 5 ～ 12 肋角的下缘	下颈段、胸段、上腰段脊神经	
b. 髂肋肌胸段	躯干伸展；躯干侧屈	第 6 ～ 12 肋角上缘	第 1 ～ 6 肋的上缘；C7 横突后面		
c. 髂肋肌颈段	颈部伸展；颈部侧屈	第 3 ～ 6 肋上角	C4 ～ C6 横突后结节		
2. 最长肌 a. 最长肌胸段	躯干伸展	L1 ～ L5 横突和其他突起的后面；胸腰筋膜中层	T1 ～ T12 横突顶端；下 9 ～ 10 肋的肋骨角和结节之间	下颈段、胸段、腰段脊神经	
b. 最长肌颈段	颈部伸展	T1 ～ T5 横突	C2 ～ C6 横突后结节		
c. 最长肌头段	头部和颈部伸展头部和颈部旋转（同侧）	T1 ～ T5 横突；C3 ～ C7 关节突	乳突		
3. 棘肌 a. 棘肌胸段	躯干伸展	L1、L2、T11 和 T12 的棘突	T1 ～ T4 或 T8 棘突	下颈段、胸段脊神经	

续表

肌肉	主要肌肉功能	肌肉起点	肌肉止点	周围神经	神经根
b. 棘肌颈段	颈部伸展	项韧带下方，C7、T1 和 T2 棘突	枕骨项线上下部之间的区域		
c. 棘肌头段	头部伸展	C7 和 T1 ～ T7 横突尖端；C5 ～ C7 关节突	C6、C7 和 T1 ～ T4 的棘突		
横突棘肌 1. 半棘肌 a. 半棘肌胸段	躯干伸展；躯干对侧旋转	T6 ～ T10 横突	C6、C7 和 T1 ～ T4 的棘突	颈段和胸段脊神经	
b. 半棘肌颈段	颈部伸展；颈部对侧旋转	T1 ～ T6 横突	C2 ～ C5 的棘突		
c. 半棘肌头段	头部伸展；头部对侧旋转	C7 和 T1 ～ T7 的横突尖端；C4 ～ C6 关节突	枕骨项线上下部之间区域的内侧		
2. 多裂肌	躯干伸展；躯干侧屈；躯干旋转（姿势控制）	骶骨后面；竖脊肌腱膜；髂后上棘；骶髂背侧韧带；C4 ～ L5 的横突	上方 1 ～ 4 节椎体棘突	脊神经背侧支	
回旋肌	躯干旋转（姿势控制）	颈椎、胸椎和腰椎横突的上下面	颈椎、胸椎和腰椎椎体筋膜层的下面和侧面	脊神经背侧支	
棘间肌	躯干伸展（姿势控制）	颈椎、胸椎和腰椎棘间韧带两侧，椎体突起的短肌纤维		脊神经背侧支	
横突间肌	躯干侧屈（姿势控制）	颈椎、胸椎和腰椎横突间的短肌纤维		脊神经背侧支和腹侧支	

躯干屈曲

在测试腹肌力量之前应该先测试颈部和髋关节屈肌的力量[36]。如果颈部屈肌力量薄弱，则需要在测试过程中给头部一个支撑。

进行一个半卷腹来评估腹肌的力量。这个动作从仰卧位开始，此时足部无支撑。患者开始后倾骨盆，屈曲腰椎，屈曲颈椎。之后屈曲胸椎以使头部和肩胛骨抬离治疗床。

足部无支撑的卷腹动作要比足部有支撑的仰卧起坐动作更能激活腹直肌[49]。卷腹的第一阶段，从仰卧位到45°的活动范围内主要是腹直肌发力，第二阶段从45°到坐直的姿势，主要由髂肌发力[50]。因此，使用半卷腹来测试腹肌的力量。

腹直肌

辅助肌肉：髂腰肌、股直肌、腹内斜肌和腹外斜肌。

抗重力位下可以测试各级的腹直肌的力量（图9-145）。

起始位。患者仰卧位。

固定。颈椎屈曲可以固定胸椎，当骨盆后倾时，这两个动作一起可以产生一个理想的姿势使腰椎前凸变小，减少施加在下背部的压力，激活卷腹时的腹肌[51]。如果患者在进行腹肌力量测试时无法完成骨盆后倾并把腰椎维持在屈曲位的话，那就不要再继续这个测试。

为了防止髂腰肌的收缩和腰椎过伸增大，治疗师不应该固定患者的足部[52]。

动作。患者骨盆后倾，屈曲腰椎，屈曲颈椎，让头部抬离治疗床面，之后屈曲胸椎完成1次卷腹。动作应缓慢。

代偿动作。髋关节屈曲（腰椎前凸）。

触诊。胸骨和耻骨中间腹壁前侧中线的外侧。

分级

● 0级：没有动作，没有明显的可触及的收缩。

● 1级：没有动作，但是可以触及肌肉收缩。当测试1级的力量时，可以要求患者咳嗽，同时治疗师观察并触诊有无肌肉收缩（图9-140）。

● 2级（图9-141）手臂放在躯干前方，患者将头部和颈椎抬离床面，肩胛骨与床面接触。

● 3级（图9-142）手臂放在躯干前方，患者可以将肩胛骨下角抬离床面。

抗阻。治疗师不需要通过徒手施加阻力，而是通过手臂的摆位来施加阻力。头部、躯干和上肢的阻力随着手臂上举的过程而增加。因此，手臂交叉放在胸前（图9-143）或者肩关节水平面上方；双手放在耳边（图9-144），这分别是4级和5级肌力的测试姿势。*注意*：进行5级肌力测试时，双手放在耳边而不是头后面，以防止测试过程中压力施加在颈椎上。

分级

● 4级（图9-143）双臂交叉放在胸前，患者将肩胛骨下角抬离床面。

● 5级（图9-144）双手放在耳边，患者将肩胛骨下角抬离床面。

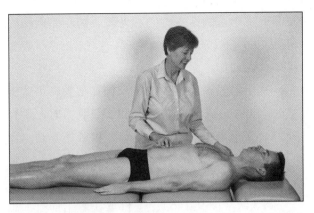

图 9-140 测试姿势：腹直肌，0 级或 1 级。治疗师可以在触诊肌肉收缩时要求患者咳嗽

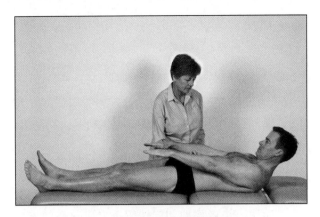

图 9-141 测试姿势：腹直肌，2 级

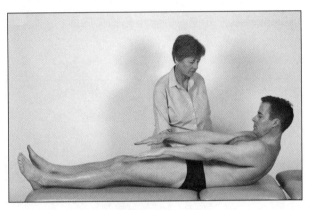

图 9-142 筛查姿势：腹直肌，3 级

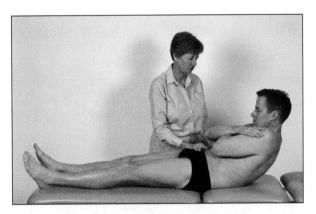

图 9-143 测试姿势：腹直肌，4 级

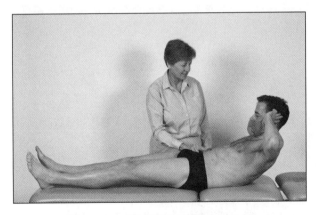

图 9-144 测试姿势：腹直肌，5 级

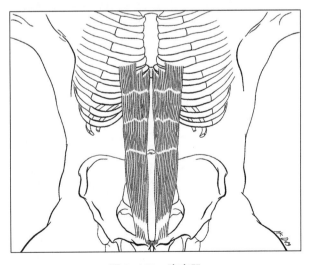

图 9-145 腹直肌

躯干屈曲和旋转

抗重力位：腹外斜肌和腹内斜肌

　　辅助肌肉：腹直肌、半棘肌胸段、多裂肌、回旋肌和背阔肌。

　　起始位。患者仰卧位。

　　固定。无

　　动作。患者屈曲和旋转躯干完成一个伴旋转的半卷腹动作（图9-146）。患者缓慢完成动作。

　　触诊。腹外斜肌：胸廓下缘。腹内斜肌：髂前上棘内侧和上侧。

　　在患者完成躯干朝右侧旋转时，触诊左侧的腹外斜肌和右侧的腹内斜肌。在患者完成躯干朝

左侧旋转时，触诊右侧的腹外斜肌和左侧的腹内斜肌。

　　代偿动作。无。

　　抗阻。通过手臂的摆位来施加阻力，手臂上举时阻力增加。在评估4级和5级肌力时，手臂分别交叉放在胸前（图9-147）和放在耳边（图9-148）。

　　分级

●3级（图9-146）：手臂放在躯干前方，患者屈曲并旋转躯干并使肩胛骨下角抬离床面。

●4级（图9-147）：手臂交叉放在胸前，患者屈曲并旋转躯干并使肩胛骨下角抬离床面。

●5级（图9-148）：手臂放在耳边，患者屈曲并旋转躯干并使肩胛骨下角抬离床面。

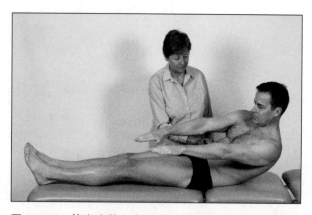

图9-146　**筛查姿势**：右侧腹外斜肌和左侧腹内斜肌，3级

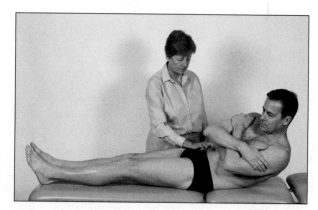

图9-147　**测试姿势**：右侧腹外斜肌和左侧腹内斜肌，4级

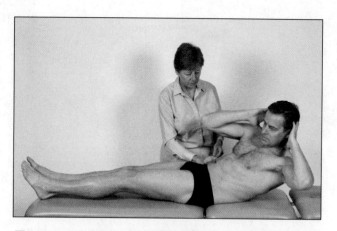

图9-148　**测试姿势**：右侧腹外斜肌和左侧腹内斜肌，5级

去重力位：腹外斜肌，腹内斜肌

起始位。患者坐位，双手不扶床面，足部支撑（图9-149）。

固定。患者的体重固定住骨盆。

终末位。患者旋转胸椎并伴轻微屈曲（图9-150，9-151）。

代偿动作。无。

肚脐的偏移[36]：如果腹肌有明显的力量薄弱，可以在测试过程中发生脐偏移。脐会拉向力量更强的那侧，远离力量更弱的那侧。脐也可能会被拉向短缩的肌肉一侧。可以通过肌肉的触诊来确定脐部是否因为肌肉失衡而发生了偏移。

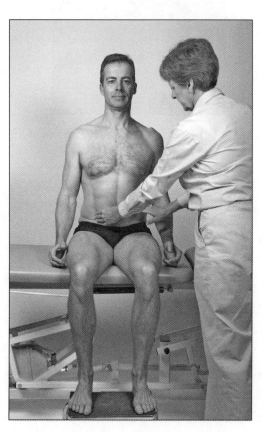

图9-149 **起始位：腹外斜肌、腹内斜肌**

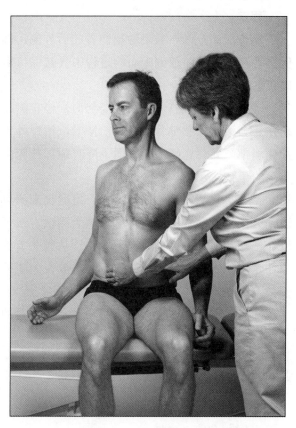

图9-150 **终末位：左侧腹外斜肌和右侧腹内斜肌**

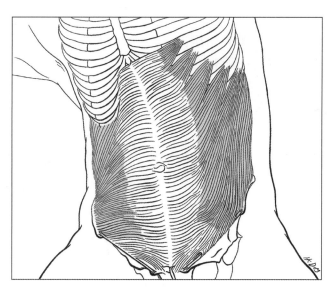

图9-151 **左侧腹外斜肌、右侧腹内斜肌**

双侧直腿下降 [53]

腹外斜肌、腹内斜肌、腹直肌

起始位。患者仰卧位。治疗师抬起双腿达到屈髋 90°的位置（图 9-152）。患者后倾骨盆以屈曲腰椎并使腰背部贴在床面上。

固定。无。

动作。治疗师一只手触摸髂骨的后外侧，确保患者在缓慢把腿放到床面的过程中骨盆保持后倾状态。

当患者无法维持骨盆后倾姿势时，停止测试动作。当治疗师感觉骨盆开始前倾时，治疗师支撑住腿部，并注意腿部往床面下降时腿部与床面所呈的角度。

测量。可以使用 OB "Myrin" 角度尺来测量运动终末位时髋关节屈曲角度。这个测试方法可以让治疗师在无辅助的情况下轻松评估髋关节的屈曲角度。绑带放在大腿远端，表盘放在大腿外侧（图 9-154）。

分级 [36]。髋关节的屈曲角度可以代表力量的分级：

- 3 级：75°～90°；
- 3+ 级：60°～74°（图 9-153）；
- 4- 级：45°～59°；
- 4 级：30°～44°；
- 4+ 级：15°～29°（图 9-154）；
- 5 级：0°～14°。

触诊。腹外斜肌：胸廓的下缘。腹内斜肌：髂前上棘内侧和上侧。腹直肌：胸骨和耻骨中间的腹壁前侧正中线外侧。

代偿动作。因为骨盆前倾而导致的腰椎前凸增大。

抗阻。治疗师不徒手施加阻力，而是由下肢从屈髋 90°到平放在床面上这一过程中力矩的增加来施加。

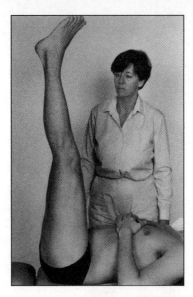

图 9-152　**起始位：双侧直腿下降**

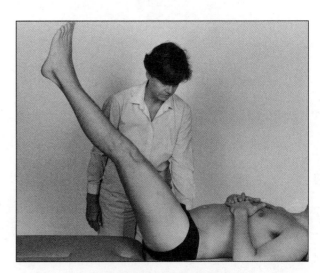

图 9-153　**测试姿势：髋关节屈曲 60°，3+ 级**

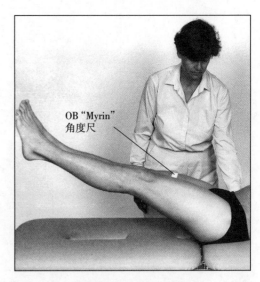

OB "Myrin"
角度尺

图 9-154　**测试姿势：髋关节屈曲 20°，4+ 级**

躯干伸展

竖脊肌：髂肋肌胸段和腰段、最长肌胸段、棘肌胸段、半棘肌胸段和多裂肌

辅助肌肉：棘间肌、腰方肌和背阔肌。

在测试躯干伸肌力量之前应该测试颈部和髋关节伸肌的力量[37]。如果颈部伸肌力量薄弱，则需要在测试过程中支撑头部。如果髋关节伸肌力量薄弱或者无力，那么骨盆将不能充分在大腿上维持伸展姿势。因为患者在尝试躯干伸展时将无法伸展躯干[36]。

躯干伸肌在抗重力位时作为一整个肌群进行测试。

起始位。患者俯卧位，足部垂在治疗床外，腹部下方垫一个枕头（图 9-155）。

固定。绑带固定在骨盆上方以孤立腰椎伸肌的作用。治疗师在踝关节近端固定腿部。

代偿动作。无。

触诊。躯干伸肌作为一整个腰椎或胸椎旁的肌群进行触诊。

分级

● 0 级：无动作，没有可触及的收缩。

● 1 级：可能无动作，但可以在患者尝试抬头时触及或观察到一次肌肉收缩。

● 2 级：手臂放在身体两侧，患者抬头，胸骨上部抬离治疗床面（图 9-156）。

● 3 级：双手放在背后，患者可以在部分范围 ROM 内伸展躯干（图 9-157）。

抗阻。治疗师不徒手施加阻力。通过患者手臂的摆位施加阻力并随着手臂向头部移动来增加阻力。在评估 4 级和 5 级力量时，手臂分别放在背后（图 9-158）或者头后（图 9-159，9-160）[37]。

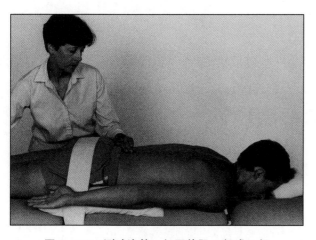

图 9-155 **测试姿势：躯干伸肌 0 级或 1 级**

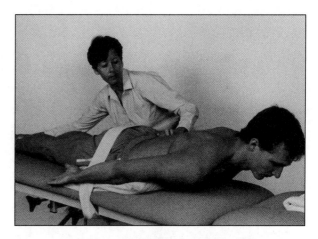

图 9-156 **测试姿势：躯干伸肌，2 级**

● 4级：双手放在背后，患者在完全ROM内伸展躯干，抬起头部和胸骨上部，使剑突抬离床面（图9-158）。

● 5级：双手放在头后，患者在完全ROM内伸展躯干，抬起头部和胸骨上部，使剑突抬离床面（图9-159）。

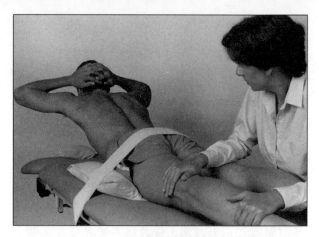

图 9-159　测试姿势：躯干伸肌，5级

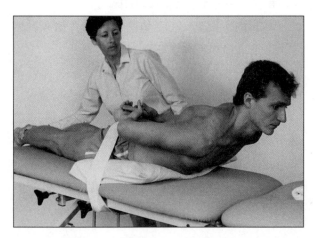

图 9-157　筛查姿势：躯干伸肌，3级

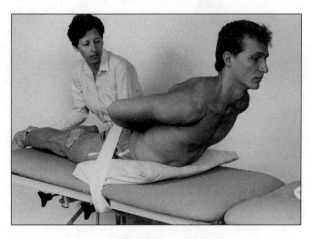

图 9-158　测试姿势：躯干伸肌，4级

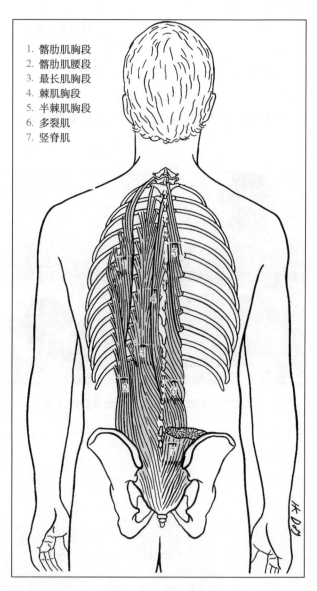

1. 髂肋肌胸段
2. 髂肋肌腰段
3. 最长肌胸段
4. 棘肌胸段
5. 半棘肌胸段
6. 多裂肌
7. 竖脊肌

图 9-160　躯干伸肌

骨盆上提

去重力位：腰方肌

辅助肌肉：背阔肌、对侧髋关节外展肌、腹内斜肌、腹外斜肌和竖脊肌。

在去重力位测试腰方肌的力量。

起始位。患者仰卧或者俯卧（图 9-161），双足垂在治疗床外，髋关节外展轻度伸展。

固定。躯干的重量；患者抓住床缘。

触诊。髂嵴上方，脊柱伸肌外侧，腰方肌很难触及。

代偿动作。腹外斜肌和腹内斜肌外侧纤维，

背阔肌和竖脊肌。

分级

● 0级：无动作，没有可观察到的肌肉收缩。

● 1级：无动作，当患者尝试上提髂嵴时可以触及肌肉收缩。

● 2级：患者在完全 ROM 内上提髂嵴（图 9-162）。

去重力位抗阻：腰方肌

起始位。患者仰卧或者俯卧（图 9-161），双足垂在治疗床外，髋关节外展并轻度伸展。

固定。躯干的重量；患者抓住床缘。

动作。患者在完全 ROM 内向着肋骨上提髂嵴。

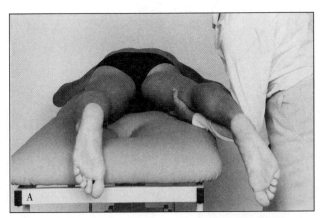
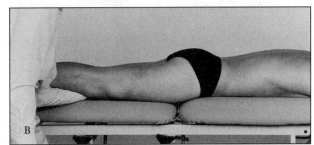

图 9-161 **起始位：腰方肌**

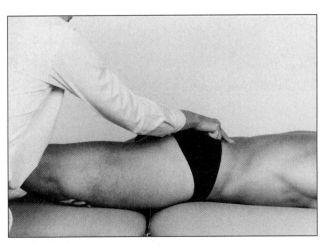

图 9-162 **终末位：腰方肌**

阻力施加部位。股骨远端前面（图 9–163）。或者，当髋关节有病变时阻力可以施加在髂嵴上方（图 9–164）。

阻力方向。当进行筛查测试时，在股骨上施加一个与腿部重量相等的牵引力，4 级和 5 级测试时还要施加额外阻力。

分级

● 3 级：患者抵抗与下肢重量相等的阻力，在完全 ROM 内向着肋骨上提髂嵴（图 9–163）。

● 4 级：患者抵抗略大于下肢重量的阻力，

在完全 ROM 内向着肋骨上提髂嵴。

● 5 级：患者抵抗与下肢重量和大阻力相等的牵引力，在完全 ROM 内向着肋骨上提髂嵴。

或者，可以在站立位测试腰方肌。治疗师必须保证对侧的髋外展肌没有收缩以下降同侧骨盆和上提同侧髂嵴。

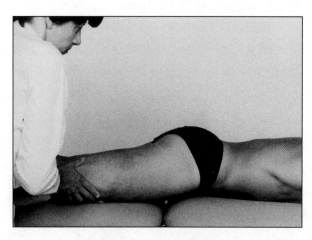

图 9–163　**抗阻：腰方肌**

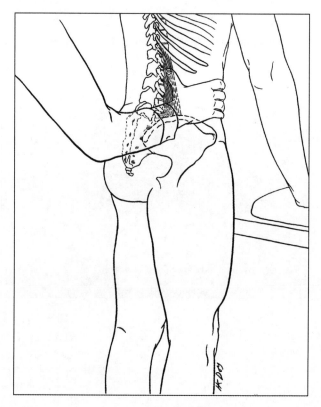

图 9–164　**腰方肌**

功能性应用：颈部和躯干

关节功能：颈部和躯干

躯干的关节包括脊柱、骶骨尾骨、肋骨、肋软骨和胸骨。脊柱和与它相连的系统对于 ROM 和力量来说具有重要意义。脊柱的稳定性功能包括抵抗压缩力、支撑大部分的体重、支撑头部、手臂和躯干以对抗重力、吸收冲击力、保护脊髓、为四肢的动作提供一个稳定的结构基础[7,55]。

脊柱椎体间的连接和椎间关节让颈部和背部能够产生屈曲、伸展、侧屈和旋转的动作。脊椎下部的功能范围还能通过骨盆的倾斜得到增加。脊柱整个的活动范围是脊柱多个节段各个动作叠加的结果[7,14,56]。某一节段活动的受限都可能导致其他节段活动的增加[56]。颈椎的活动度在各个平面内是最大的。胸椎的活动度因为胸廓的关系所以活动度是最小的[1,7,14]。通过胸壁的活动，胸腔的容积发生扩张和缩小，以产生吸气和呼气。腰椎在矢状面的活动度最大。下面描述颈椎、胸椎和腰椎的功能 ROM。

功能活动度

颈椎

颈椎的活动让头部的感觉器官发挥作用[57]，并且可以进行非语言的交流，例如表示肯定（点头）或否定（摇头）的反应。屈曲、伸展、侧屈和旋转 ROM 的维持对个人通过视觉与环境产生互动是极为重要的。视觉和颈部动作之间相互作用的重要性在很多自我护理、休闲和职业活动中都得到了表现。

在日常生活活动中，颈部屈曲和伸展是最经常进行的颈部活动，它的发生率是侧屈和旋转的 2 倍[58]。大部分的自我护理活动不需要各个平面内的完全 ROM（表 9-7）（图 9-165，9-166）。在日常生活活动中大部分的颈部活动度小于 15°（如屈曲、伸展和旋转的中位数是 13°，侧屈是 10°）[58]。

接近完全的 ROM 可能在诸如驾驶（左手驾车时：颈部向左旋转 36°，向右旋转 43°）[60]（图 9-167）、粉刷天花板、把物品放到高处（图 9-168）、仰望星空（伸展）和其他特定的视觉和

表 9-7	日常生活活动所需的颈椎 ROM[59,60*,61*]			
活动	最大屈曲 ROM	最大伸展 ROM	最大旋转 ROM	最大侧屈 ROM
颈椎 ROM				
洗头[59]	46°	—	—	—
洗脸[59]	16°	—	—	—
吃饭[59]	—	8°	—	—
开车[60]*（左手驾驶）	—	—	向左 36° 向右 43°	—
腰椎 ROM				
坐着穿袜子[61]*	48°		3°	4°

注：* 原始数据的平均值[60,61] 四舍五入到最近的度数。

职业任务相联系的工作中。当眼部活动受限时，可能需要有更大的颈椎 ROM[62] 或者头部运动 [63]，以适应视野的受限。

颈部伸展在喝水动作中是有要求的（图 9-169）。水杯的形状和水杯的直径是决定从水杯内喝到水所需的颈部伸展活动度的因素 [64]。杯子大而杯口小的水杯要求有更大的颈椎伸展活动度 [64]。例如，从一个窄口的香槟杯中喝到酒需要几乎全范围的颈部伸展活动度（平均 40°），而从碟形杯子中喝酒只需要 0° 的颈部伸展活动度 [64]。

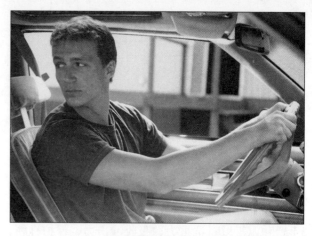

图 9-167　需要颈部旋转完全 ROM 的活动

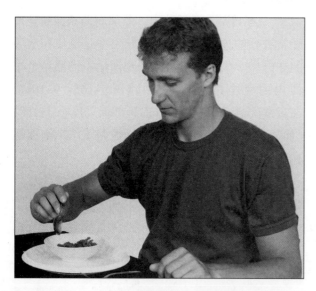

图 9-165　吃饭：不需要颈部完全 ROM 的活动

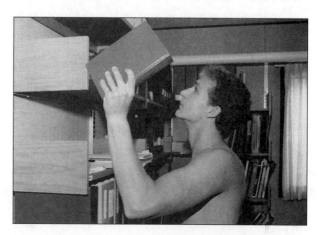

图 9-168　需要颈部伸展完全 ROM 的活动

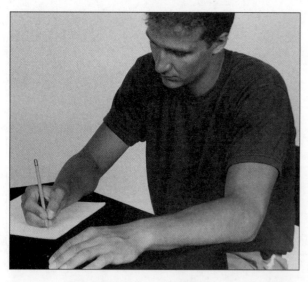

图 9-166　坐在桌子上写字：不需要颈部完全 ROM 的活动

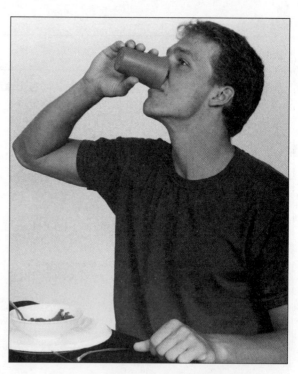

图 9-169　喝水：需要颈部伸展的活动

胸椎和腰椎

躯干旋转增加了双手在身体对侧的触及范围，让人可以在不产生足部运动的情况下面对不同的方向（图9–170），并在斜躺时翻身。躯干的旋转是通过胸椎和腰椎的运动来完成的，通常还伴有轻微的侧屈[35,55,56]。旋转在脊柱上段最为自如，越往脊柱下段，活动范围越小[35]。

腰椎活动度对日常功能的作用主要是通过屈曲和伸展运动来完成。当与颈椎和胸椎运动相结合时，个体可以触及下肢和最远的物体（图9–168，9–171～9–173）。最终的功能活动度是通过与骨盆和髋关节的相互作用一起达到的[7,14]。

当向前摸脚趾时（图9–138，9–139），腰椎和骨盆的动作协调发生，这称作"腰椎–骨盆节律"[65]。这为下肢产生了一个平滑的运动和大范

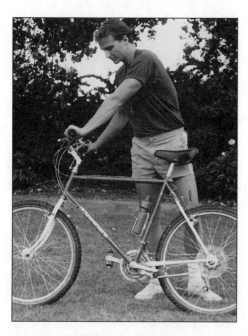

图9–170 躯干旋转

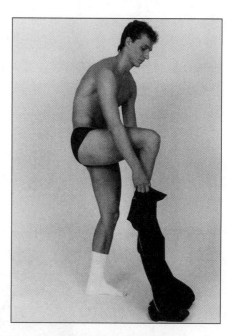

图9–171 穿裤子需要胸椎和腰椎的屈曲

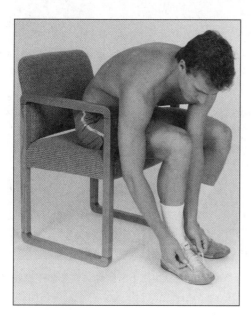

图9–172 脚平放在地面上系鞋带需要胸椎和腰椎的屈曲和颈部的伸展

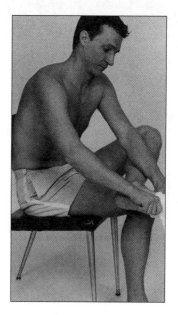

图9–173 腰椎屈曲

围的活动曲线。腰椎和髋关节（如骨盆在股骨上的移动）在向前弯曲的动作中，各自贡献了 40°的腰椎屈曲和 70°的髋关节屈曲[66]。腰椎和骨盆的运动几乎是同时产生的，它们各自的作用程度各不相同[66,67]。运动速度的改变、提起不同的重物、既往下背痛病史都会影响腰椎 – 骨盆节律[66,67]。

正常的腰椎屈曲 ROM 大概是 60°[68]。坐着穿袜子（图 9–173）和蹲下从地上捡物体（图 9–174）需要几乎完全腰椎屈曲 ROM（各自需要 90% 和 95% 的 ROM）[68]。从坐位到站立需要 56%～66% 的完全腰椎屈曲 ROM[68]（图 9–175）。腰椎关节和 L5–S1 关节在懒散坐姿时达到了完全屈曲 ROM[69]。

需要脊柱侧屈的活动包括从身体一侧捡起物体，从侧卧位到坐在床边和触及头顶上方的物体（图 9–176）。跨坐上自行车时，一条腿上举跨过车座，躯干向同侧屈曲。

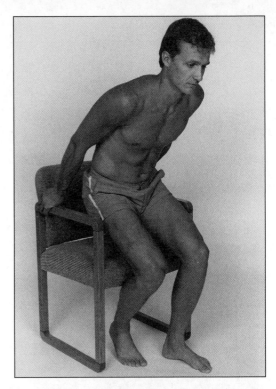

图 9–175 从坐位站起需要 56%～66% 的完全腰椎屈曲 ROM[68]

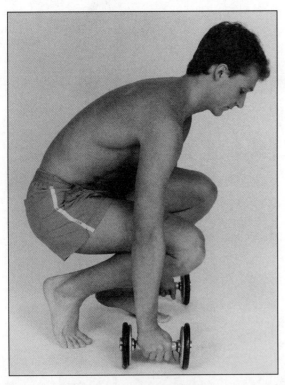

图 9–174 蹲下从地上捡起物体需要几乎完全腰椎屈曲 ROM（如完全屈曲 ROM 的 95%）[68]

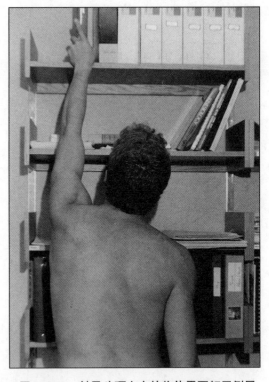

图 9–176 触及头顶上方的物体需要躯干侧屈

肌肉功能

头部和颈部

头部和颈部的肌肉维持头部的姿势，将头部摆放在适应视觉和进食的位置，辅助呼吸和咳嗽。下面根据功能描述各组肌群的活动和一些独立肌肉的活动。

头部和颈部屈肌。 两侧头长肌、颈长肌、胸锁乳突肌和前、中、后斜角肌同时收缩屈曲头部，颈部双侧胸锁乳突肌收缩让颈椎相对胸椎屈曲，在椎体前方的肌肉收缩将颈椎拉平时可以屈曲头部[1]。在椎前肌肉保持颈椎直立时，双侧斜角肌收缩同样可以在胸椎上屈曲颈椎[1]。咀嚼、吞咽和言语是舌骨上肌和舌骨下肌的主要功能，这些肌肉作用在舌骨、下颌骨和甲状软骨上[55]。当咬肌和颞肌收缩保持下颌骨关闭时，这些肌肉也可以屈曲颈椎[1]。两侧头前直肌和侧肌同时收缩在颈椎上屈曲头部[1]。

当抵抗阻力（如头的重量）屈曲时，头部和颈部屈肌产生收缩。当仰卧位将头部从支撑面上抬起时，屈肌屈曲头部和颈部，并将头部维持在这个屈曲位置，如起床（图 9-177）。当仰卧将头部放回支撑面时，那么屈肌控制颈部的伸展。在直立姿势中，当需要全范围屈曲和抵抗阻力时，颈部屈肌产生收缩，如低头系衬衫扣子和在颈后扣上项链的扣子。

当进食时，双侧胸锁乳突肌收缩将头向前伸并辅助颈长肌屈曲颈部[2]。肌电研究显示头前伸时颈长肌和胸锁乳突肌产生了大量的活动[70]（图 9-178）。

头部和颈部伸肌。 头部和颈部的伸肌包括头半棘肌和颈半棘肌、头夹肌和颈夹肌、头后大直肌和头后小直肌、头上斜肌和头下斜肌和竖脊肌（如髂肋肌颈段、最长肌头段和颈段、棘肌头段和颈段）。肩胛提肌、胸锁乳突肌和斜方肌上束也可以伸展头部和颈部。当颈椎屈曲且没有被椎体前方的肌肉拉平时，双侧胸锁乳突肌收缩可以让头部伸展和让颈椎在胸椎上伸展。单侧的胸锁乳突肌收缩可以使颈部伸展并向同侧侧屈或向对侧旋转[1]。双侧头上斜肌、头下斜肌、头后大直肌和头后小直肌收缩伸展头部和上颈部[1]。两侧头部和颈部伸肌同时收缩可以产生颈部伸展，并减少这些肌肉单侧收缩时的侧屈和旋转动作。

当伸展运动在终末位受力或者抵抗阻力时，头部和颈部伸肌产生收缩。一些过头的动作在活动的终末位需要伸肌的收缩，如够书架高处的书（图 9-179）。其他需要在终末位肌肉收缩的动作，如从水杯里面喝水（图 9-180）和投出保龄球时看保龄球跑道。当俯卧时颈部伸肌收缩抵抗阻力将头抬离支撑面，并且可以在头部放回支撑面的

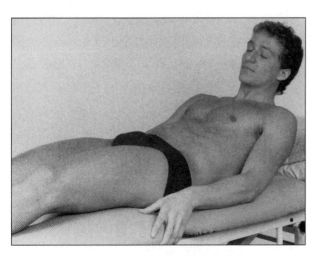

图 9-177　**颈部屈肌和腹肌的作用**

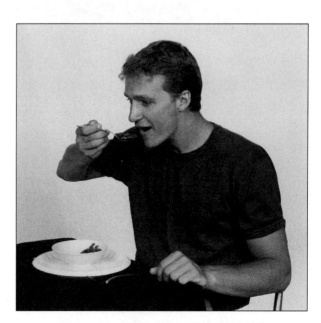

图 9-178　**胸锁乳突肌和颈长肌使头前伸**

过程中控制颈部的屈曲。伸肌在头部需要前伸的动作时收缩，如写字（图 9-166）和阅读[55]。当颈部变得完全屈曲时颈部伸肌的活动得到释放，项韧带的张力维持头部的姿势[55]。

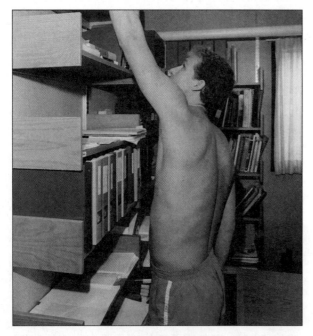

图 9-179　颈部伸肌

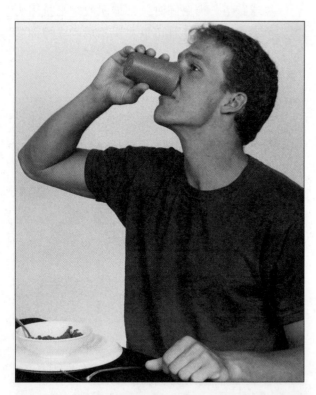

图 9-180　喝水时颈部伸肌收缩将颈部摆放在完全伸展位

头部和颈部侧屈肌。单侧头部和颈部伸肌的收缩，或者很多头部和颈部屈肌的收缩可以将头部和颈部向同侧侧屈。从功能上说，这些肌肉收缩侧屈颈椎，并控制头部的倾斜以观察不处于水平位置的物体。侧屈肌肉收缩可以摆正头部，辅助身体从倚靠姿势或俯卧姿势重新摆在一个直立的姿势。当一个人从侧卧位转换到坐位，如从床上坐起时，侧屈肌收缩维持头部姿势。

呼吸。颈部的一些肌肉辅助呼吸。前、中、后斜角肌是主要的吸气肌肉，在颈椎固定时可以上提第 1 和第 2 肋。如在训练时，胸锁乳突肌、舌骨上肌、舌骨下肌作为吸气的辅助肌肉被募集参与强力的呼吸。咳嗽这个动作需要呼吸主动肌辅助肌和固定肌的收缩。

姿势。重力线位于颈部寰枕关节之前产生了一个屈曲动作，让头部向前倾。坐位或站立位时的头部前屈通过头部和颈部伸肌的收缩来抑制。头部的重量和颈部伸肌收缩的力量加剧了颈椎的前凸[71]。颈长肌的收缩稳定并抵抗增加前凸的力，维持颈椎的前凸[71]。

躯干

躯干肌肉为头部和四肢的动作稳定住胸廓、骨盆和脊柱，维持姿势，辅助呼吸、咳嗽和用力。腹肌同样支撑和保护腹部内脏，有利于正常步行姿势，在上举活动中保护脊柱。

躯干屈曲。腰大肌、腹肌和竖脊肌负责躯干的屈曲。当躯干抵抗阻力如身体重量进行屈曲时，腹部肌肉产生收缩。因此，当人从仰卧位起身并站立在床边时腹部肌肉是主要的动力肌（图 9-177）。仰卧位时，头部抬起之后腹直肌是最活跃的腹肌[72]，它收缩稳定胸廓。当进行推拉或者上举活动时，腹肌等长收缩并稳定胸廓和骨盆[59]。

当一个人从地上捡东西或者系鞋带时产生躯干的屈曲。躯干的屈曲由腹肌和腰大肌竖直部产生[56]。一旦躯干向前倾之后，重力开始屈曲躯干。躯干的屈曲之后通过竖脊肌的控制直到达到一个重要体位，即竖脊肌放松，并通过髋关节的屈曲来产生进一步的屈曲时[73]。胸腰筋膜后层[74]的弹力是通过肌肉被动牵伸产生的[75]，它与椎体后方的韧带在完全屈曲位支撑躯干。此时竖脊肌放松。Wolf 等人[76]指出重要体位出现在躯干屈曲 70°以后，通常出现在 80°～90°。如果在动作终末位需要有进一步的运动，腹肌必须收缩来产生运动的动力[77]。

躯干伸展。 在站立位时竖脊肌收缩启动躯干伸展运动，一旦启动之后，重力会将躯干拉向更加伸展的位置，之后伸展运动主要由腹肌进行控制[56]。竖脊肌在需要时可以再次收缩在终末位伸展躯干[56]。当抵抗阻力进行躯干伸展时，竖脊肌收缩完成整个动作。这发生在躯干从坐位前倾位开始伸展和从俯卧位伸展以触摸头前方的电灯开关时。

当使用前屈姿势把物体从地面举起时，肌肉运动的模式和站立前屈时相反。在上举的起始阶段竖脊肌没有产生收缩，胸腰筋膜和伸肌肌肉组织产生的弹力和椎体后的韧带承担负荷，伸展动作从髋关节启动，此时骨盆还会后倾。随着运动的继续，竖脊肌收缩接近关键点，收缩过程继续直到达到竖直位置[73]。当从前屈位抬起时躯干会承受一个很大的负荷。因此，应该尽量避免这个姿势，将物体上举时应该保持背部直立，膝关节屈曲[78]，物体尽量靠近身体。当要举起很重的负荷时巨大的应力会施加在脊柱上，腹肌（主要是腹横肌[79]）、膈肌和肋间肌收缩增加腹内压和胸内压，这样胸廓和腹腔就变成了半刚性圆柱体[80]。这可以让一部分应力通过手臂传到胸部和腹部，之后传到骨盆，减小施加在脊柱上的应力[80]。这还可以导致躯干稳定性增加，通过腹横肌的激活可以给腰椎[79]施加一个伸展的力量，之后胸腰筋膜的张力也增大。

躯干侧屈。 竖脊肌、横突间肌和腹外斜肌后外侧纤维、腰方肌和髂腰肌可以产生躯干的侧屈。日常生活活动中不常用到侧屈的动作，除非从身侧的桌面上拿起物品或者从侧卧位转移到坐在床边或者从站立位转移到侧卧位。同侧的侧屈肌收缩启动动作，对侧的侧屈肌在直立位收缩纠正动作[56]。

躯干旋转。 躯干旋转肌包括竖脊肌、多裂肌、回旋肌、腹内斜肌和腹外斜肌，腹内斜肌和腹外斜肌是主要的躯干旋转肌[81]。在躯干旋转时，伸肌对抗腹斜肌产生的屈曲力矩[81]。当依卧位转变姿势、转身向后看或手臂向身体后方够时，肌肉产生收缩。

姿势。 肌电图研究表明站立时竖脊肌有轻微的活动[73]，腹内斜肌也有轻微收缩[72]。在无支撑的直立位时，竖脊肌收缩，但是当脊柱弯曲处于懒散站姿时是放松的[73]。

呼吸。 呼吸过程中当通气量增加时竖脊肌是激活的[82]。当用力吸气时，肋椎关节和肋横突关节将力传递到脊柱上，促进了脊柱的屈曲。脊柱的屈曲可以在胸廓上产生一个紧缩效应，这种紧缩效应通过竖脊肌收缩加强并伸展脊柱。

静息呼气时腹肌是不激活的。当通气量增加时，腹肌（腹直肌、腹外斜肌、腹内斜肌和腹横肌）收缩将肋骨向下拉，增加腹内压，因此，将腹部内容物和膈肌向上顶向胸腔内，减小了肺部容积并促进气体排出[83]。

步态[7]。 随着骨盆在迈步腿一侧向前旋转，躯干在另一侧向前旋转以保持身体在步行周期中朝向前方。对侧竖脊肌收缩来支持腿部以防躯干因为站立时的髋关节屈曲动作向前摔倒。竖脊肌在首次触地和摆动前期收缩，当在平路上行走时腹肌通常不收缩[84]。

参考文献

1. Kapandji AI. *The Physiology of the Joints. Vol 3. The Spinal Column, Pelvic Girdle and Head.* 6th ed. London: Churchill Livingstone Elsevier; 2008.
2. Soames RW, ed. Skeletal system. Salmon S, ed. Muscle. In: *Gray's Anatomy.* 38th ed. New York: Churchill Livingstone; 1995.
3. Berryman Reese N, Bandy WD. *Joint Range of Motion and Muscle Length Testing.* 2nd ed. St. Louis, MO: Saunders Elsevier; 2010.
4. Magee DJ. *Orthopedic Physical Assessment.* 4th ed. Philadelphia, PA: Saunders; 2002.
5. American Academy of Orthopaedic Surgeons. *Joint Motion: Method of Measuring and Recording.* Chicago, IL: AAOS; 1965.
6. Cyriax J. *Textbook of Orthopaedic Medicine. Vol 1. Diagnosis of Soft Tissue Lesions.* 8th ed. London: Bailliere Tindall; 1982.
7. Levangie PK, Norkin CC. *Joint Structure and Function: A Comprehensive Analysis.* 3rd ed. Philadelphia, PA: FA Davis; 2001.
8. Daniels L, Worthingham C. *Muscle Testing: Techniques of Manual Examination.* 5th ed. Philadelphia, PA: WB Saunders; 1986.
9. Youdas JW, Garrett TR, Suman VJ, Bogard CL, Hallman HO, Carey JR. Normal range of motion of the cervical spine: an initial goniometric study. *Phys Ther.* 1992;72:770–780.
10. Balogun JA, Abereoje OK, Olaogun MO, Obajuluwa VA. Inter- and intratester reliability of measuring neck motions

with tape measure and Myrin gravity-reference goniometer. *J Orthop Sports Phys Ther.* 1989;10:248–253.

11. Hsieh C-Y, Yeung BW. Active neck motion measurements with a tape measure. *J Orthop Sports Phys Ther.* 1986;8:88–92.

12. American Medical Association. *Guides to the Evaluation of Permanent Impairment.* 5th ed. Chicago, IL: AMA Press; 2001.

13. American Medical Association. *Guides to the Evaluation of Permanent Impairment.* 2nd ed. Chicago, IL: AMA Press; 1984.

14. Soderberg GL. *Kinesiology: Application to Pathological Motion.* 2nd ed. Baltimore, MD: Williams & Wilkins; 1997.

15. Iglarsh ZA, Snyder-Mackler L. Temporomandibular joint and the cervical spine. In: Richardson JK, Iglarsh ZA. *Clinical Orthopaedic Physical Therapy.* Philadelphia, PA: WB Saunders; 1994.

16. Moskovich R. Biomechanics of the cervical spine. In: Nordin M, Frankel VH. *Basic Biomechanics of the Musculoskeletal System.* 3rd ed. Philadelphia, PA: Lippincott Williams & Wilkins; 2001.

17. Performance Attainment Associates. *CROM Procedure Manual: Procedure for Measuring Neck Motion with the CROM.* St. Paul, MN: University of Minnesota; 1988 (copyright University of Minnesota).

18. Mayer TG, Kindraske G, Beals SB, Gatchel RJ. Spinal range of motion: accuracy and sources of error with inclinometric measurement. *Spine.* 1997;22:1976–1984.

19. Performance Attainment Associates, 958 Lydia Drive, Roseville, MN: 55113.

20. Calder I, Picard J, Chapman M, O'Sullivan C, Crockard HA. Mouth opening: a new angle. *Anesthesiology.* 2003;99:799–801.

21. Higbie EJ, Seidel-Cobb D, Taylor LF, Cummings GS. Effect of head position on vertical mandibular opening. *J Orthop Sports Phys Ther.* 1999;29:127–130.

22. Thurnwald PA. The effect of age and gender on normal temporomandibular joint movement. *Physiotherapy Theory Practice.* 1991;7:209–221.

23. Venes D, ed. *Taber's Cyclopedic Medical Dictionary.* 19th ed. Philadelphia, PA: FA Davis; 2001.

24. American Medical Association. *Guides to the Evaluation of Permanent Impairment.* 3rd ed (Revised). Chicago, IL: AMA Press; 1990.

25. Walker N, Bohannon RW, Cameron D. Discriminant validity of temporomandibular joint range of motion measurements obtained with a ruler. *J Orthop Sports Phys Ther.* 2000;30:484–492.

26. Dijkstra PU, De Bont LGM, Stegenga B, Boering G. Temporomandibular joint mobility assessment: a comparison between four methods. *J Oral Rehab.* 1995;22:439–444.

27. Dworkin SF, LeResche L, DeRouen T, VonKorff M. Assessing clinical signs of temporomandibular disorders: reliability of clinical examiners. *J Prosthet Dent.* 1990;63:574–579.

28. Al-Ani MZ, Gray RJ. Evaluation of three devices used for measuring mouth opening. *Dent Update.* 2004;31(6):346–348, 350.

29. Jordan K. Assessment of published reliability studies for cervical range-of-motion measurement tools. *J Manip Physiol Ther.* 2000;23:180–195.

30. de Koning CHP, van den Heuvel SP, Staal JB, Smits-Engelsman BCM, Hendriks EJM. Clinimetric evaluation of active range of motion measures in patients with non-specific neck pain: a systematic review. *Eur Spine J.* 2008;17:905-921.

31. Williams MA, McCarthy CJ, Chorti A, Cooke MW, Gates S. Literature Review. A systematic review of reliability and validity studies of methods for measuring active and passive cervical range of motion. *J Manipulative Physiol Ther.* 2010;33(2):138.

32. Moore KL. *Clinically Oriented Anatomy.* Baltimore, MD: Williams & Wilkins; 1980.

33. Gilroy J, Holliday PL. *Basic Neurology.* New York, NY: MacMillan, 1982.

34. Mancall EL. *Alpers and Mancall's Essentials of the Neurologic Examination.* 2nd ed. Philadelphia, PA: FA Davis; 1981.

35. MacConaill MA, Basmajian JV. *Muscles and Movements: A Basis for Human Kinesiology.* Huntington, NY: RE Krieger; 1977.

36. Kendall FP, McCreary EK, Provance PG. *Muscles Testing and*

Function. 4th ed. Baltimore, MD: Williams & Wilkins; 1993.

37. Kendall FP, McCreary EK. *Muscles Testing and Function.* 3rd ed. Baltimore, MD: Williams & Wilkins; 1983.

38. White AA, Panjabi MM. *Clinical Biomechanics of the Spine.* Philadelphia, PA: JB Lippincott; 1978.

39. Neumann DA. *Kinesiology of the Musculoskeletal System: Foundations for Rehabilitation.* 2nd ed. St. Louis, MO: Mosby Elsevier; 2010.

40. van Adrichem JAM, van der Korst JK. Assessment of the flexibility of the lumbar spine. *Scand J Rheumatol.* 1973;2:87–91.

41. Mellin GP. Accuracy of measuring lateral flexion of the spine with a tape. *Clin Biomechanics.* 1986;1:85–89.

42. Frost M, Stuckey S, Smalley LA, Dorman G. Reliability of measuring trunk motions in centimeters. *Phys Ther.* 1982;62:1431–1437.

43. Pearcy MJ. Twisting mobility of the human back in flexed postures. *Spine.* 1993;18:114–119.

44. Harris J, Johansen J, Pedersen S, LaPier TK. Site of measurement and subject position affect chest expansion measurements. *Cardiopulmonary Phys Ther.* 1997;8:12–17.

45. Moll JMH, Wright V. An objective clinical study of chest expansion. *Ann Rheum Dis.* 1972;31:1–8.

46. Neustadt DH. Ankylosing spondylitis. *Postgrad Med.* 1977;61:124–135.

47. Littlewood C, May S. Measurement of range of movement in the lumbar spine – what methods are valid? A systematic review. *Physiotherapy.* 2007;93:201–211.

48. Essendrop M, Maul I, Läubli T, Riihimäki H, Schibye B. Measures of low back function: a review of reproducibility studies. *Phys Ther in Sport.* 2003;4:137-151. Reprinted from *Clinical Biomech.* 2002;17:235–249.

49. Beim GM, Giraldo JL, Pincivero DM, Borror MJ, Fu FH. Abdominal strengthening exercises: a comparative EMG study. *Sport Rehabil.* 1997;6:11–20.

50. Flint MM. An electromyographic comparison of the function of the iliacus and the rectus abdominis muscles. *J Am Phys Ther Assoc.* 1965;45:248–253.

51. Shirado O, Toshikazu I, Kaneda K, Strax TE. Electromyographic analysis of four techniques for isometric trunk muscle exercises. *Arch Phys Med Rehabil.* 1995;76:225–229.

52. Norris CM. Abdominal muscle training in sport. *Br J Sports Med.* 1993;27:19–27.

53. Gilleard WL, Brown JMM. An electromyographic validation of an abdominal muscle test. *Arch Phys Med Rehabil.* 1994;75:1002–1007.

54. Graves JE, Webb DC, Pollock ML, Matkozich J, Leggett SH, Carpenter DM, Foster DN, Cirulli J. Pelvic stabilization during resistance training: its effect on the development of lumbar extension strength. *Arch Phys Med Rehabil.* 1994;75: 210–215.

55. Smith LK, Weiss EL, Lemkuhl LD. *Brunnstrom's Clinical Kinesiology.* 5th ed. Philadelphia, PA: FA Davis; 1996.

56. Lindh M. Biomechanics of the lumbar spine. In: Nordin M, Frankel VH. *Basic Biomechanics of the Musculoskeletal System.* 2nd ed. Philadelphia, PA: Lea & Febiger; 1989.

57. Cailliet R. *Neck and Arm Pain.* 3rd ed. Philadelphia, PA: FA Davis; 1991.

58. Sterling AC, Cobian DG, Anderson PA, Heiderscheit C. Annual frequency and magnitude of neck motion in healthy individuals. *Spine.* 2008;33(17):1882–1888.

59. Henmi S, Yonenobu K, Masatomi T, Oda K. A biomechanical study of daily living using neck and upper limbs with an optical three-dimensional motion analysis system. *Mod Rheumatol.* 2006;16:289–293.

60. Shugg JAJ, Jackson CD, Dickey JP. Cervical spine rotation and range of motion: pilot measurements during driving. *Traffic Inj Prev.* 2011;12:82–87.

61. Shum GLK, Crosbie J, Lee RYW. Symptomatic and asymptomatic movement coordination of the lumbar spine and hip during an everyday activity. *Spine.* 2005;30(23):E697–E702.

62. Hutton JT, Shapiro I, Christians B. Functional significance of restricted gaze. *Arch Phys Med Rehabil.* 1982;63:617–619.

63. Muñoz M. Congenital absence of the inferior rectus muscle.

Am J Ophthalmol. 1992;121:327–329.

64. Pemberton PL, Calder I, O'Sullivan C, Crockard HA. The champagne angle. *Anaesthesia.* 2002;57:402–403.

65. Cailliet R. *Low Back Pain Syndrome.* 5th ed. Philadelphia, PA: FA Davis; 1995.

66. Esola M, McClure PW, Fitzgerald GK, Siegler S. Analysis of lumbar spine and hip motion during forward bending in subjects with and without a history of low back pain. *Spine.* 1996;21(1):71–78.

67. Granata KP, Sanford AH. Lumbar-pelvic coordination is influenced by lifting task parameters. *Spine.* 2000;25(11): 1412–1418.

68. Hsieh CJ, Pringle RK. Range of motion of the lumbar spine required for four activities of daily living. *J Manipulative Physiol Therap.* 1994;17:353–358.

69. Dunk NM, Kedgley AE, Jenkyn TR, Callaghan JP. Evidence of a pelvis-driven flexion pattern: are the joints of the lower lumbar spine fully flexed in seated postures? *Clin Biomech.* 2009;24:164–168.

70. Vitti M, Fujiwara M, Basmajian JV, Iida M. The integrated roles of longus colli and sternomastoid muscles: an electromyographic study. *Anat Rec.* 1973;177:471–484.

71. Mayoux-Benhamou MA, Revel M, Vallee C, Roudier R, Barbet JP, Bargy F. Longus colli has a postural function on cervical curvature. *Surg Radiol Anat.* 1994;16:367–371.

72. Carman DJ, Blanton PL, Biggs NL. Electromyographic study of the anterolateral abdominal musculature utilizing indwelling electrodes. *Am J Phys Med.* 1972;51:113–129.

73. Floyd WF, Silver PHS. The function of the erectores spinae muscles in certain movements and postures in man. *J Physiol.* 1955;129:184–203.

74. Bogduk N, Macintosh JE. The applied anatomy of the thoracolumbar fascia. *Spine.* 1984;9:164–170.

75. McGill SM, Kippers V. Transfer of loads between lumbar tissues during the flexion-relaxation phenomenon. *Spine.* 1994;19:2190–2196.

76. Wolf SL, Basmajian JV, Russe TC, Kutner M. Normative data on low back mobility and activity levels. *Am J Phys Med.* 1979;58:217–229.

77. Basmajian JV, DeLuca CJ. *Muscles Alive: Their Functions Revealed by Electromyography.* 5th ed. Baltimore, MD: Williams & Wilkins; 1985.

78. Davis PR, Troup JDG, Burnard JH. Movements of the thoracic and lumbar spine when lifting: a chrono-cyclophotographic study. *J Anat (Lond).* 1965;99:13–26.

79. Cresswell AG, Thorstensson A. Changes in intra-abdominal pressure, trunk muscle activation and force during isokinetic lifting and lowering. *Eur J Appl Physiol.* 1994;68: 315–321.

80. Morris JM, Lucas DB, Bresler B. Role of the trunk in stability of the spine. *J Bone Joint Surg [Am].* 1961;43:327–351.

81. Macintosh JE, Pearcy MJ, Bogduk N. The axial torque of the lumbar back muscles: torsion strength of the back muscles. *Aust NZJ Surg.* 1993;63:205–212.

82. Cala SJ, Edyvean J, Engel LA. Chest wall and trunk muscle activity during inspiratory loading. *Appl Physiol.* 1992;73: 2373–2381.

83. Epstein SK. An overview of respiratory muscle function. *Clin Chest Med.* 1994;15:619–639.

84. Sheffield FJ. Electromyographic study of the abdominal muscles in walking and other movements. *Am J Phys Med.* 1962;41:142–147.

第 3 部分

附 录

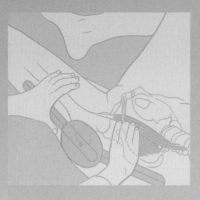

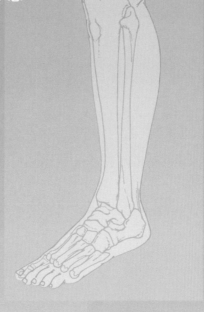

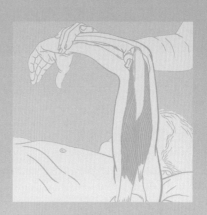

附录 A

数字记录表格样本：关节
活动度评估和测量

关节活动度评估和测量

患者姓名 _____

诊断 _____

治疗师姓名 _____

签名 _____

出生日期 / 年龄 _____

发病日期 _____

主动活动度□　　被动活动度□

记录：

1. 使用美国骨科医师学会[1]的中立 0°位的方法来测量和记录。

2. 美国骨科医师学会[1]提出的平均活动度标注在括号内。

3. 带星号的竖列用于表示活动度受限和总结。

4. 每一部分下方留有空格可以记录过大的活动度和关于患者身体部位摆位、测量工具、肿胀、疼痛和（或）终末感的备注。

左侧					右侧			
	*		*	治疗师	*		*	
				测量日期				
				头部、颈部和躯干				
				下颌：下降				
				前伸				
				侧移				
				颈部：屈曲　　　　　（0°～45°）				
				伸展　　　　　（0°～45°）				
				侧屈　　　　　（0°～45°）				
				旋转　　　　　（0°～60°）				
				躯干：屈曲　　　　　（0°～80°，10cm）				
				伸展　　　　　（0°～20°至30°）				
				侧屈　　　　　（0°～35°）				
				旋转　　　　　（0°～45°）				
				活动度过大： 备注：				

患者姓名 _____

				左侧　　　　　　治疗师　　　　　　右侧				
	*		*	治疗师	*		*	
				测量日期				
				肩胛骨				
				上提				
				下降				
				外展				
				内收				
				肩关节复合体				
				屈曲上举　　　　（0°～180°）				
				外展上举　　　　（0°～180°）				
				肩关节（盂肱关节）				
				屈曲　　　　　（0°～120°）[2]				
				外展　　　　　（0°～90°至120°）[2]				
				伸展　　　　　（0°～60°）				
				水平外展　　　（0°～45°）				
				水平内收　　　（0°～135°）				
				内旋　　　　　（0°～70°）				
				外旋　　　　　（0°～90°）				
				活动度过大： 备注：				
				肘关节和前臂				
				屈曲　　　　　（0°～150°）				
				旋后　　　　　（0°～80°）				
				旋前　　　　　（0°～80°）				
				活动度过大： 备注：				

患者姓名 _____

				治疗师				

左侧　　　　　　　　　　　　　　　　　　　　　　　　右侧

	*		*	治疗师	*		*	
				测量日期				
				腕关节				
				屈曲　　　　　（0°～80°）				
				伸展　　　　　（0°～70°）				
				尺偏　　　　　（0°～30°）				
				桡偏　　　　　（0°～20°）				
				活动度过大： 备注：				
				拇指				
				腕掌关节屈曲　　（0°～15°）				
				腕掌关节伸展　　（0°～20°）				
				外展　　　　　　（0°～70°）				
				掌指关节屈曲　　（0°～50°）				
				指骨间关节屈曲　（0°～80°）				
				对掌				
				活动度过大： 备注：				
				手指				
				第二掌指关节屈曲（0°～90°）				
				伸展（0°～45°）				
				外展				
				内收				
				第三掌指关节屈曲（0°～90°）				
				伸展（0°～45°）				
				外展（桡侧）				
				内收（尺侧）				
				第四掌指关节屈曲（0°～90°）				
				伸展（0°～45°）				
				外展				
				内收				

患者姓名 _____

				治疗师				
左侧					右侧			
	*		*	治疗师	*		*	
				测量日期				
				第五掌指关节屈曲　　　　　（0°～90°）				
				伸展　　　　　（0°～45°）				
				外展				
				内收				
				近端指骨间关节　第2指屈曲（0°～100°）				
				第3指屈曲（0°～100°）				
				第4指屈曲（0°～100°）				
				第5指屈曲（0°～100°）				
				远端指骨间关节　第2指屈曲（0°～90°）				
				第3指屈曲（0°～90°）				
				第4指屈曲（0°～90°）				
				第5指屈曲（0°～90°）				
				手指外展/拇指伸展——距离				
				拇指至第2指				
				第2～3指				
				第3～4指				
				第4～5指				
				屈曲——距离：				
				指腹—远侧掌纹				
				指腹—近侧掌纹				
				活动度过大： 备注：				

患者姓名 _____

		*		*	治疗师		*		*	
					测量日期					
					髋关节					
					屈曲　　　　　（0°～120°）					
					伸展　　　　　（0°～30°）					
					外展　　　　　（0°～45°）					
					内收　　　　　（0°～30°）					
					内旋　　　　　（0°～45°）					
					外旋　　　　　（0°～45°）					
					活动度过大： 备注：					
					膝关节					
					屈曲　　　　　（0°～135°）					
					胫骨旋转					
					髌骨活动度——远端滑动					
					髌骨活动度——内外滑动					
					活动度过大： 备注：					
					踝关节					
					背伸　　　　　（0°～20°）					
					跖屈　　　　　（0°～50°）					
					内翻　　　　　（0°～35°）					
					外翻　　　　　（0°～15°）					
					活动度过大： 备注：					

左侧　　　　　　　　　　　　　　　　　　　　　　　　右侧

患者姓名 _____

左侧				治疗师	右侧			
	*		*	治疗师	*		*	
				测量日期				
				足趾				
				跖趾关节　蹈趾　屈曲(0°～45°)				
				伸展(0°～70°)				
				外展				
				跖趾关节　第2趾　屈曲(0°～40°)				
				伸展（0°～40°）				
				跖趾关节　第3趾　屈曲（0°～40°）				
				伸展（0°～40°）				
				跖趾关节　第4趾　屈曲（0°～40°）				
				伸展（0°～40°）				
				跖趾关节　第5趾　屈曲（0°～40°）				
				伸展（0°～40°）				
				趾骨间关节　　蹈趾　　屈曲（0°～90°）				
				近端趾骨间关节　第2趾　屈曲（0°～35°）				
				近端趾骨间关节　第3趾　屈曲（0°～35°）				
				近端趾骨间关节　第4趾　屈曲（0°～35°）				
				近端趾骨间关节　第5趾　屈曲（0°～35°）				
				活动度过大： 备注：				

活动度受限总结：

其他情况：

注：[1]American Academy of Orthopaedic Surgeons: Joint Motion: Method of Measuring and Recording. Chicago: AAOS, 1965.

[2]Levangie PK, Norkin CC. Joint Structure and Function: A Comprehensive Analysis. 3rd ed. Philadelphia: FA Davis, 2001.

附录 B

记录表格样本：徒手肌力
评定

徒手肌力评定

患者姓名 _____　　出生日期 / 年龄 _____ID_____

诊断 _____　　发作日期 _____

治疗师姓名 _____

签名 _____

徒手肌力评定（MMT）方法

评估日期 _____　　　MMT 方法 _____

评估日期 _____　　　MMT 方法 _____

评估日期 _____　　　MMT 方法 _____

评估日期 _____　　　MMT 方法 _____

关键：使用的方法

C：传统活动范围内分级

I：等长收缩分级：b 突破试验或维持试验

（如 Ib 表示等长突破试验）

左侧						右侧		
			治疗师					
			评估日期					
		运动	肌肉	神经支配				
			眼部					
		眼睑上抬	提上眼睑肌	CN Ⅲ				
		眼睑闭合	眼轮匝肌	CN Ⅶ				
		眼球上抬	眼上直肌	CN Ⅲ				
			眼下斜肌	CN Ⅲ				
		眼球下降	眼下直肌	CN Ⅲ				
			眼上斜肌	CN Ⅳ				
		眼球外展	眼外直肌	CN Ⅵ				
		眼球内收	眼内直肌	CN Ⅲ				
			眉					
		上抬	颅顶肌	CN Ⅶ				
		内收	皱眉肌	CN Ⅶ				
		下降	降眉间肌	CN Ⅶ				
			下颌					
		上抬	颞肌 / 咬肌 / 内侧翼状肌	CN Ⅴ				
		下降	外侧翼状肌 / 舌骨上肌	CN Ⅴ				
		前伸	舌骨肌	CN Ⅴ				

注备：

患者姓名 /ID _____

左侧						右侧		
			治疗师					
			评估日期					
		运动	肌肉	神经支配				
		鼻孔						
		扩张	鼻肌 / 降鼻中隔肌	CN VII				
		关闭	鼻肌	CN VII				
		唇 / 口						
		口唇关闭	口轮匝肌	CN VII				
		挤压脸颊	颊肌	CN VII				
		口角上抬	提口角肌	CN VII				
		口角回缩	颧大肌 / 笑肌	CN VII				
		口角下降	颈阔肌 / 降口角肌 / 降下唇肌	CN VII				
		上唇上抬	提上唇肌 / 颧小肌	CN VII				
		下唇上抬	颏肌	CN VII				
		舌						
		前伸	颏舌肌	CN XII				
		颈部						
		舌骨下降	舌骨下肌群	颈神经				
		屈曲	屈肌群	颈神经				
			胸锁乳突肌	颈神经				
		伸展	伸肌群	颈神经				
		肩胛骨						
		外展 – 外旋	前锯肌	胸长神经				
		上抬	上斜方肌 肩胛提肌	副神经，CN XI 肩胛神经 背神经				
		内收	中斜方肌	副神经，CN XI				
		内收 内旋	菱形肌	背神经 肩胛神经				
		下降	下斜方肌	副神经，CN XI				

备注：

患者姓名 /ID _____

左侧						右侧		
			治疗师					
			评估日期					
			运动	肌肉	神经支配			
			肩					
			屈曲	三角肌前束	腋神经			
			屈曲－内收	喙肱肌	肌皮神经			
			伸展	背阔肌	胸背神经			
				大圆肌	肩胛下神经			
			外展	三角肌中束	腋神经			
				冈上肌	肩胛上神经			
			内收	胸大肌	胸神经			
				大圆肌	肩胛下神经			
				背阔肌	胸背神经			
			水平内收	胸大肌	胸神经			
			水平外展	三角肌后束	腋神经			
			内旋	肩胛下肌	肩胛下神经			
			外旋	冈下肌	肩胛上神经			
				小圆肌	腋神经			
			肘关节 / 前臂					
			屈曲	肱二头肌	肌皮神经			
				肱桡肌	桡神经			
				肱肌	肌皮神经 / 桡神经			
			伸展	肱三头肌	桡神经			
			旋后	旋后肌	桡神经			
			旋前	旋前圆肌	正中神经			
				旋前方肌				
			腕关节					
			屈曲	桡侧腕屈肌	正中神经			
				尺侧腕屈肌	尺神经			
			伸展	桡侧腕长伸肌	桡神经			
				桡侧腕短伸肌	桡神经			
				尺侧腕伸肌	桡神经			

备注：

患者姓名 /ID _____

左侧						右侧		
			治疗师					
			评估日期					
			运动	肌肉	神经支配			
			第 2~4 指					
			掌指关节伸展	指伸肌	桡神经			
				示指伸肌	桡神经			
				小指伸肌	桡神经			
			掌指关节外展	骨间背侧肌	尺神经			
				小指外展肌	尺神经			
			掌指关节内收	骨间掌侧肌	尺神经			
			掌指关节屈曲 – 指骨间关节 伸展	第一和第二蚓状肌	正中神经			
				第三和第四蚓状肌	尺神经			
			第五掌指关节屈曲	小指屈肌	尺神经			
			近端指骨间关节屈曲 第2指	指浅屈肌	正中神经			
			第 3 指					
			第 4 指					
			远端指骨间关节屈曲 第2指	指深屈肌	正中神经			
			第 3 指		正中神经			
			第 4 指		尺神经			
			第 5 指		尺神经			
			拇指					
			指骨间关节屈曲	拇长屈肌	正中神经			
			掌指关节屈曲	拇短屈肌	尺神经			
			指骨间关节伸展	拇长伸肌	桡神经			
			掌指关节伸展	拇短伸肌	桡神经			
			桡侧外展	拇长展肌	桡神经			
			掌侧外展	拇短展肌	正中神经			
			内收	拇收肌	尺神经			
			对掌	拇指对掌肌	正中神经			
				小指对掌肌	尺神经			
			躯干					
			屈曲	腹直肌	胸神经			
			旋转	腹外斜肌	胸神经			
				腹内斜肌	胸神经			
			伸展	伸肌群	胸神经			
			骨盆上抬	腰方肌	腰神经			

备注：

患者姓名 /ID _____

左侧						右侧		
			治疗师					
			评估日期					
		运动	肌肉	神经支配				
			髋关节					
		屈曲	腰大肌	腰神经				
			髂肌	股神经				
			缝匠肌	股神经				
		伸展	臀大肌	臀神经				
			股二头肌	坐骨神经				
			半腱肌	坐骨神经				
			半膜肌	坐骨神经				
		外展	臀中肌	臀神经				
			臀小肌	臀神经				
			阔筋膜张肌	臀神经				
		内收	内收肌群	闭孔神经				
		内旋	臀中肌	臀神经				
			臀小肌	臀神经				
			阔筋膜张肌	臀神经				
		外旋	外旋肌群	骶神经 / 腰神经				
			膝关节					
		屈曲	股二头肌	坐骨神经				
			半腱肌	坐骨神经				
			半膜肌	坐骨神经				
		伸展	股四头肌	股神经				
			踝关节					
		背伸	胫骨前肌	腓神经				
		跖屈	腓肠肌	胫神经				
			比目鱼肌	胫神经				
		内翻	胫骨后肌	胫神经				
		外翻	腓骨长肌	腓神经				
			腓骨短肌	腓神经				
			足趾					
		跖趾关节屈曲	蹒短屈肌	胫神经				
			蚓状肌	胫神经				
		趾骨间关节屈曲	蹒长屈肌	胫神经				
			趾长屈肌	胫神经				
			趾短屈肌					
		跖趾关节外展	蹒展肌	胫神经				
			小趾展肌	胫神经				
			背侧蚓状肌	胫神经				
		伸展	蹒长伸肌	腓神经				
		趾短伸肌						
		趾长伸肌						

备注：

附录 C

关节运动、肌肉长度及肌力评估和测量的患者摆位总结

治疗师可以利用下面这张总结表来对患者关节 ROM、肌肉长度和肌力进行有组织和高效的评估，并避免不必要的患者摆位和出现疲劳。

表中列出了关节活动即关节 ROM、肌肉长度和徒手肌力评估的摆位方法，首先是根据能给这些评估方法提供最佳固定作用的推荐起始位。在一些情况下，如果临床使用率较高的话，则其他的起始位也被列在表格中。下面的表格总结了

治疗师评估和测量关节 ROM 和徒手测试肌力时的推荐起始位［P（preferred）］和替代起始位［A（alternate）］。在评估大于 2 级的肌力时，患者在抗重力位［AG（against gravity）］完成测试动作，在评估小于等于 2 级肌力时，患者在去重力位［GE（gravity eliminated）］完成测试动作，除非有特殊说明。

关节运动评估表

关节运动	坐位	仰卧位	俯卧位	侧卧位	站立位
肩关节复合体					
肩胛骨运动	P			P	
屈曲上举	A	P			
盂肱关节屈曲		P			
伸展	A	P			
外展上举	A	P			
盂肱关节外展		P			
内收	A	P			
水平内收/外展	P				
内旋	A	A	P		
外旋	A	P			
胸大肌长度		P			
胸小肌长度	P	P			
肘关节和前臂					
屈曲/伸展	A	P			
旋后/旋前	P				
肱二头肌长度		P			
肱三头肌长度	P	A			
腕关节和手部					
所有腕关节运动	P				
所有手指运动	P				
指长屈肌长度	A	P			
指伸肌长度	P				
蚓状肌长度	P				
髋关节					
屈曲		P			

肌力评估表

肌力	坐位	仰卧位	俯卧位	侧卧位	站立位
肩关节复合体					
前锯肌	P (GE)/A (AG)	P (AG)			
上斜方肌 肩胛提肌	P (AG)		P (GE)		
中斜方肌	P (GE)		P (AG)		
菱形肌	P (GE)		P/A (AG)		
下斜方肌			P (GE)/P (AG)		
三角肌前束	P (AG)			P (GE)	
喙肱肌				P (GE)	
背阔肌			P (AG)	P (GE)	
大圆肌			P (AG)	P (GE)	
三角肌中束, 冈上肌	P (AG)	P (GE)			
胸大肌	P (GE)	P (AG)			
三角肌后束	P (GE)		P (AG)		
肩胛下肌	P (GE)/A (GE)		P (AG)		
冈下肌, 小圆肌	P (GE)		P (AG)		
肘关节和前臂					
肱二头肌	P (GE)	P (AG)			
肱桡肌/肱肌	P (GE)	P (AG)			
肱三头肌	P (GE)	P (AG)	A (AG)	A (GE)	
旋后肌	P (AG)	P (GE)			
旋前圆肌, 旋前方肌	P (AG)	P (GE)			
腕关节和手部					
所有肌肉	P				
髋关节					
髂腰肌	P (AG)	A (AG)		P (GE)	

续表

关节运动 / 肌肉长度

关节运动	坐位	仰卧位	俯卧位	侧卧位	站立位
伸展			P		
外展/内收		P			
内旋/外旋	P	A	A		
髋关节屈肌长度		P			
腘绳肌长度（直腿抬高）		P			
阔筋膜张肌长度			A	P	
内收肌长度	A	P			
膝关节					
屈曲/伸展		P			
髌骨滑动		P			
胫骨旋转	P				
股直肌长度		A	P		
腘绳肌长度		P			
踝关节和足部					
背伸	A	P			A
跖屈	A	P			A
旋前/旋后	P				
内翻/外翻					
距下关节内翻/外翻		P	A		
所有足趾运动		P			
腓肠肌长度		A			P
比目鱼肌长度					P
脊柱					
屈曲					P
伸展					A
旋转	P				

肌力

肌力	坐位	仰卧位	俯卧位	侧卧位	站立位
缝匠肌	P/A（AG）/ P（辅助 AG）*				
臀大肌 腘绳肌		A（AG）	A（AG）	P（GE）	P（AG）
臀中肌 臀小肌		P（GE）		P（AG）	P（AG）
阔筋膜张肌		P（GE）		P（AG）	
内收肌	P（AG）	P（GE）		P（AG）	
内旋肌	P（AG）	P（GE）			
外旋肌	P（AG）	P（GE）			
膝关节					
腘绳肌	P（AG）		P（AG）	P（GE）	
股四头肌	P（GE）			P（GE）	
踝关节和足部					
胫骨前肌	P（AG）				
腓肠肌			P（AG）NWB		P（AG）WB
比目鱼肌			P（AG）NWB		P（AG）WB
胫骨后肌		P（GE）		P（AG）	
腓骨长肌		P（GE）		P（AG）	
所有足部动作		P			
躯干					
腹直肌		P			
腹外斜肌 腹内斜肌		P（AG）			
伸肌群			P		

续表

关节运动	坐位	仰卧位	俯卧位	侧卧位	站立位	肌力	坐位	仰卧位	俯卧位	侧卧位	站立位
侧屈					P	腰方肌			P（抗阻 GE）† P（GE）		
躯干伸肌腘绳肌（触趾测试）					P						
颈部						**颈部**					
所有的颈部运动	P					舌骨下肌群	P				
						屈肌群		P			
						胸锁乳突肌		P			
						伸肌群			P		
颞下颌关节						**下颌和脸部**					
所有的颞下颌关节运动	P					下颌和面部所有肌肉	P				

注：*P（GE）相当于 P（辅助 AG）：当患者摆放在抗重力位检查 ≤ 2 级肌力时，治疗师提供一个等于肢体重量的辅助力来模拟去重力的情况。

†P（AG）相当于 P（抗阻 GE）：当患者摆放在去重力位检查 > 2 级肌力时，治疗师提供一个等于肢体重量的辅助力来模拟抗重力的情况。

步态

步行周期包含了一系列的运动，发生在一侧下肢不断地与地面接触的过程中[1]。步行周期分为两个阶段：站立相与摆动相。前者是指足部与地面接触，身体越过支撑腿向前移动的时期。后者是指下肢不负重，向前迈动并为下一次的支撑相做准备的时期。每一个时期可以再细分为 8 个瞬间或短暂时期。站立相有 5 个时期，摆动相有 3 个时期。以下是对正常步行模式的描述。这样可以帮助理解关节 ROM 和徒手肌力评估结果对步态的影响。本附录中步行周期中的平均位置和关节 ROM 数据引用于 Levangie 和 Norkin 的 Rancho Los Amigos 步态分析表格[2]。在步行周期中使用右腿来展示关节位置和下肢的活动。

站立相

在摆动相时，下肢在身体的前方向前迈动。站立相开始于首次接触（图 D-1），这时通过足跟进行足部与地面的第一次接触。在首次接触时，站立侧的骨盆向前旋转而躯干向后旋转。骨盆的旋转与躯干的旋转相抵消以阻止躯干产生过多的活动。在另一侧，上肢在肩关节处屈曲。随着站立相过程中身体向前越过支撑腿，摆动侧的骨盆向后旋转而躯干向前旋转。随着支撑腿在髋关节处伸展，对侧的上肢也发生伸展。在矢状面上的平均关节位置和右下肢的活动正如下文描述。

从 A 到 B 的运动（图 D-1 和 D-2）髋关节：伸展（从屈曲 30°到 25°）；膝关节：屈曲（从 0°到屈曲 15°）；踝关节：跖屈（从 0°到跖屈 15°）；足趾跖趾关节：0°。

从 B 到 C 的运动（图 D-2 和 D-3）髋关节：伸展（从屈曲 25°到 0°）；膝关节：伸展（从屈曲 15°到 5°）；踝关节：背伸（从跖屈 15°到背伸 5°～10°）；足趾跖趾关节：保持 0°。

从 C 到 D 的运动（图 D-3 和 D-4）髋关节：伸展（从屈曲 0°到伸展 10°～20°）；膝关节：伸展（从屈曲 5°到 0°）；踝关节：跖屈（从背伸 5°～10°到 0°）；足趾跖趾关节：伸展（从 0°到伸展 20°）。

从 D 到 E 的运动（图 D-4 和 D-5）髋关节：屈曲（从伸展 10°～20°到 0°）；膝关节：屈曲（从 0°到屈曲 30°）；踝关节：跖屈（从 0°到跖屈 20°）；踇趾跖趾关节：伸展（从伸展 30°到 50°～60°）。

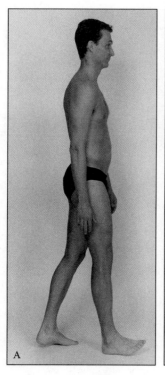

图 D-1　首次接触（A）

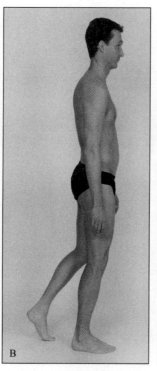

图 D-2　负重反应期（B）

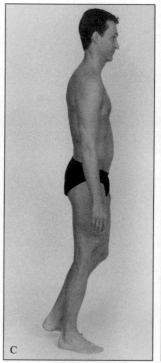

图 D-3　站立中期（C）

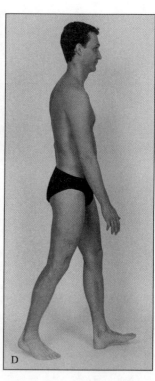

图 D-4　站立末期（D）

摆动相

　　摆动相开始于摆动前期之后，此时足部离开地面按着一系列步骤前进并为下一次的首次接触做准备。下面描述和演示右下肢的位置和运动。

　　从 E 到 F 的运动（图 D-5 和 D-6）髋关节：屈曲（从 0°到屈曲 20°）；膝关节：屈曲（从屈曲 30°到 60°）；踝关节：背伸（从跖屈 20°到 10°）。

　　从 F 到 G 的运动（图 D-6 和 D-7）髋关节：屈曲（从屈曲 20°到 30°）；膝关节：伸展（从屈曲 60°到 30°）；踝关节：背伸（从跖屈 10°到 0°）。

　　从 G 到 H 的运动（图 D-7 和 D-8）髋关节：保持屈曲 30°；膝关节：伸展（从屈曲 30°到 0°）；踝关节：保持 0°。

　　从 H 到 A 的运动（图 D-8 和 D-1）髋关节：保持屈曲 30°；膝关节：保持 0°；踝关节：保持 0°。

参考文献

1. Koerner I. *Observation of Human Gait.* Edmonton, Alberta: Health Sciences Media Services and Development, University of Alberta; 1986.
2. Levangie PK, Norkin CC. *Joint Structure & Function: A Comprehensive Analysis.* 3rd ed. Philadelphia: FA Davis; 2001.

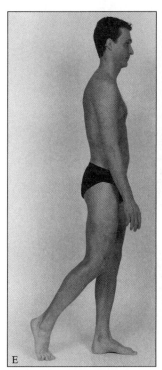
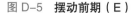
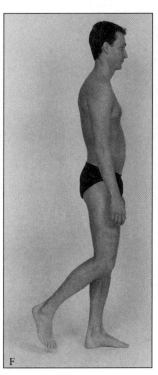
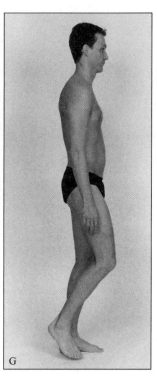
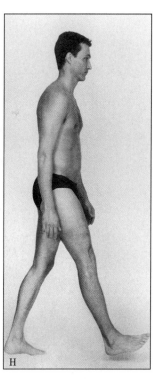

图 D-5　摆动前期（E）　　图 D-6　摆动初期（F）　　图 D-7　摆动中期（G）　　图 D-8　摆动末期（H）

索 引